国内名院、名科、知名专家临床病理"一书一网络平台"丛书

临床病理诊断与鉴别诊断
——眼耳鼻咽喉疾病

主　编　刘红刚

编　者　（以姓氏笔画为序）

王纾宜（复旦大学附属眼耳鼻喉科医院）

毛美玲（首都医科大学附属北京同仁医院）

白玉萍（首都医科大学附属北京同仁医院）

朴颖实（首都医科大学附属北京同仁医院）

刘红刚（首都医科大学附属北京同仁医院）

苏才丽（首都医科大学附属北京同仁医院）

李　智（广东省人民医院）

何小金（首都医科大学附属北京同仁医院）

宋志刚（中国人民解放军总医院第一医学中心）

张　旭（首都医科大学附属北京同仁医院）

张　红（首都医科大学附属北京同仁医院）

张　雪（首都医科大学附属北京同仁医院）

岳常丽（首都医科大学附属北京同仁医院）

赵艺晔（首都医科大学附属北京同仁医院）

赵晓丽（首都医科大学附属北京同仁医院）

阎晓初（陆军军医大学第一附属医院）

人民卫生出版社
·北　京·

图书在版编目（CIP）数据

临床病理诊断与鉴别诊断. 眼耳鼻咽喉疾病 / 刘红刚主编. —北京：人民卫生出版社，2020.12
ISBN 978-7-117-30938-7

Ⅰ.①临… Ⅱ.①刘… Ⅲ.①眼病－病理学－诊断学②耳鼻咽喉病－病理学－诊断学③眼病－鉴别诊断④耳鼻咽喉病－鉴别诊断 Ⅳ.①R446.8②R447

中国版本图书馆 CIP 数据核字（2020）第 248547 号

| 人卫智网 | www.ipmph.com | 医学教育、学术、考试、健康，购书智慧智能综合服务平台 |
| 人卫官网 | www.pmph.com | 人卫官方资讯发布平台 |

临床病理诊断与鉴别诊断
——眼耳鼻咽喉疾病
Linchuang Bingli Zhenduan yu Jianbie Zhenduan
——Yanerbiyanhou Jibing

主　　编：刘红刚
出版发行：人民卫生出版社（中继线 010-59780011）
地　　址：北京市朝阳区潘家园南里 19 号
邮　　编：100021
E - mail：pmph@pmph.com
购书热线：010-59787592　010-59787584　010-65264830
印　　刷：北京盛通印刷股份有限公司
经　　销：新华书店
开　　本：889×1194　1/16　印张：28
字　　数：946 千字
版　　次：2020 年 12 月第 1 版
印　　次：2021 年 1 月第 1 次印刷
标准书号：ISBN 978-7-117-30938-7
定　　价：339.00 元

打击盗版举报电话：010-59787491　E-mail：WQ@pmph.com
质量问题联系电话：010-59787234　E-mail：zhiliang@pmph.com

主编简介

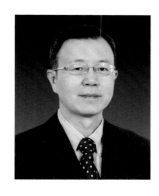

刘红刚 主任医师，教授，博士生导师。现任首都医科大学附属北京同仁医院病理科主任，头颈部分子病理诊断北京市重点实验室主任，首都医科大学临床病理学系常务副主任。

社会兼职有中华医学会病理学分会委员、头颈疾病学组组长；中国医疗保健国际交流促进会病理分会副主任委员；中国研究型医院学会超微与分子病理学专业委员会副主任委员；中国医师协会病理科医师分会常务委员；中国医学促进会甲状腺疾病分会副主任委员；北京医学会病理学分会副主任委员；《中华病理学杂志》《临床与实验病理学杂志》及《诊断病理学杂志》等杂志编委。

刘红刚教授于 1993 年获北京医科大学博士学位，1996 年北京市耳鼻咽喉科研究所博士后出站，其后在首都医科大学附属北京同仁医院病理科工作至今。曾获得笹川医学奖学金在日本信州大学医学部及附属医院研修病理学 2 年。已从事病理学诊断、教学及科研工作 36 年，主要研究方向是头颈部病理，带领学科主办了 15 届头颈部病理国家级继续教育项目，成为北京市病理科医师规培基地、获批北京地区首个病理学专业重点实验室及北京市医管局病理专业重点医学扬帆计划（头颈部病理）；个人获得过国家自然科学基金在内的多项研究课题，以第一作者或通讯作者发表学术文章 200 余篇，其中 SCI 收录论文 40 余篇，主编及主译病理学专著 10 部，培养毕业硕士及博士研究生各 20 余人。

出版说明

病理诊断是很多疾病明确诊断的主要依据，但即便是经验丰富的病理专家，在日常病理诊断中也经常会遇到以往从来没有见过的"疑难病变"。病理诊断水平的提升需要不断学习、反复实践，只有"见多"，才能"识广"。从"多见"的角度来讲，由于人口基数大，国内病理专家所诊断的病例无疑是最丰富的，这方面的临床经验尤其值得总结和推广。

为了充分展现病理学"靠图说话、百闻不如一见"的特点，最大程度发挥互联网的载体优势，最大程度满足病理科医师临床诊疗水平提升的需求，进而更好地服务于国家"强基层""医疗卫生资源下沉"的医疗体制改革战略目标，人民卫生出版社决定邀请国内名院、名科的知名病理专家围绕病理诊断所涉及的各个领域策划出版临床病理"一书一网络平台"丛书，即围绕每个领域编写一本书（如"临床病理诊断与鉴别诊断——乳腺疾病"），搭建一个网络平台（如"中国临床病理电子切片库——乳腺疾病病理电子切片库"）。目的是对国内几十家名院病理专家曾经诊断的所有疾病进行系统的梳理和全面的总结。

希望该套丛书对病理科住院医师、专科医师的培养以及国内病理诊断水平的整体提升发挥重要的引领和推动作用。

登录中国临床病理电子切片库步骤

扫描下方的二维码

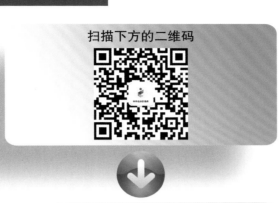

点击"关注公众号"

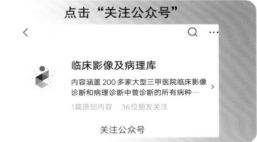

点击"病理库"菜单，进入"中国临床病理电子切片库"

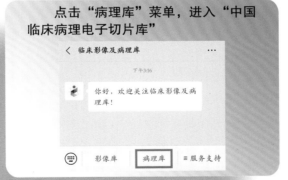

购书前免费试用

"登录"→"商城"→"产品试用"→成功开通"中国临床病理电子切片库"

购书后兑换使用权

"登录"→"商城"→"兑换"→输入激活码（刮开封底涂层获取激活码）→
"激活"→成功开通"中国临床病理电子切片库"

前　言

在全国人民众志成城抗击新冠肺炎取得阶段性胜利的时刻，在抗疫英雄精神鼓舞下，经大家的共同努力，所编写《临床病理诊断与鉴别诊断——眼耳鼻咽喉疾病》分册就要出版了。眼、耳、鼻和咽喉是人体的重要器官，发挥着重要的生理功能，其解剖学、组织学结构复杂交错、细胞种类之全也是人体器官所少有。多数医院耳鼻咽喉头颈外科和眼科规模和设置较小、病例相对少见。在病理学教学中，耳鼻咽喉眼部病理为非重点内容，国内以耳鼻咽喉眼专科病理作为诊断及研究重点的病理医师数量十分有限。再加上耳鼻咽喉眼在日常外检病理检查中取材组织常常较小，标本及典型病变有限，屡遇诊断及鉴别诊断困难。因此，促进和加强该领域病理诊断专科的学科发展和诊断水平十分必要。

眼、耳、鼻和咽喉部的病种和病变既包括局部特有的，也包含人体它处可见的。为避免内容重复，本书着重对此部位重点疾病和病变进行介绍，同时将可见于多个部位的疾病放在其较多见的部位进行介绍，如特殊感染性疾病、鼻硬结病可见于整个上气道，但本书将其在鼻腔鼻窦一章重点介绍，结核在喉部疾病中重点介绍，梅毒在咽部疾病中重点介绍。另外耳鼻咽喉淋巴组织增生性疾病、耳鼻咽喉骨和软骨组织肿瘤及系统性疾病在耳鼻咽喉的表现等内容归纳为单独章节进行介绍。本书对身体其他系统常见疾病累及到眼、耳、鼻和咽喉部时的基本病理改变不再赘述，如累及眼眶的淋巴瘤及泪腺的唾液腺型肿瘤等，可查阅相关专著。

本书是在 2012 年出版的《头颈部诊断病理学》的基础上结合近年的研究进展和本套丛书的体例格式进行补充和修改而成。曾参加 2012 年版《头颈部诊断病理学》编写的医师有 卢志达 、张盛忠、李明、金玉兰、何春燕、李雪、杜江、周全、方微、储杨、吕晶、张扬等。对于他/她们对此书所做出的贡献表示衷心的感谢！

本书的编写是集体智慧和劳动的结晶，是参编人员在繁忙的日常工作中，抓紧业余时间完成的。编写人员和材料以首都医科大学附属北京同仁医院为主体，同时邀请国内数所医疗单位的头颈部知名病理专家对一些少见病例进行了重要补充。他们是复旦大学附属眼耳鼻喉科医院的王纾宜教授、广东省人民医院的李智教授、陆军军医大学第一附属医院的阎晓初教授、中国人民解放军总医院的宋志刚教授。曹丁方、马红艳、张倩、王晶、李文静、冯金、马东林等同志协助本书图文材料和文献的收集和整理，在此一并致谢。

本文的内容是眼耳鼻咽喉疾病病理诊断的基础，期望成为病理医师了解和掌握耳鼻咽喉眼部疾病病理诊断的案头书，并有助于相关领域临床医师对本部位疾病的理解和掌握。

由于编者时间和学识所限，本书还有很多待完善、不当和错误之处，期望读者不吝批评指正。

刘红刚

2020 年 12 月

目 录

第一篇　耳鼻咽喉疾病

第一章　鼻腔鼻窦 ···········2
　第一节　非特异性炎症 ···········2
　　一、急性鼻炎 ···········2
　　二、慢性鼻窦炎及鼻息肉 ···········2
　　三、过敏性鼻炎、鼻窦炎 ···········5
　　四、慢性萎缩性鼻炎 ···········5
　　五、干酪性鼻炎 ···········6
　　六、肌球病 ···········6
　第二节　特异性炎症 ···········7
　　一、真菌性鼻窦炎 ···········7
　　二、鼻硬结病 ···········16
　　三、鼻部结核 ···········20
　　四、鼻孢子菌病 ···········20
　　五、奴卡菌病 ···········21
　第三节　被覆上皮肿瘤及瘤样病变 ···········23
　　一、假上皮瘤样增生 ···········23
　　二、鳞状细胞乳头状瘤 ···········23
　　三、呼吸上皮乳头状瘤 ···········23
　　四、角化性鳞状细胞癌 ···········29
　　五、非角化性鳞状细胞癌 ···········29
　　六、具有腺样囊性结构的 HPV 相关性癌 ···········31
　　七、梭形细胞鳞状细胞癌 ···········33
　　八、淋巴上皮癌 ···········34
　　九、鼻腔鼻窦未分化癌 ···········34
　　十、鼻腔鼻窦 SMARCB1 缺失癌 ···········35
　　十一、NUT 癌 ···········38
　第四节　腺上皮肿瘤及瘤样病变 ···········42
　　一、化生及增生 ···········42
　　二、呼吸上皮腺瘤样错构瘤 ···········42
　　三、浆黏液性错构瘤 ···········42
　　四、唾液腺型肿瘤 ···········45
　　五、非唾液腺型腺癌 ···········51
　第五节　神经外胚层上皮来源的肿瘤 ···········56
　　一、嗅神经母细胞瘤 ···········56
　　二、恶性黑色素瘤 ···········65
　　三、Ewing 肉瘤 / 原始神经外胚瘤 ···········69
　第六节　畸胎癌肉瘤 ···········71
　第七节　神经内分泌癌 ···········74
　第八节　异位性肿瘤及瘤样病变 ···········77
　　一、异位垂体腺瘤 ···········77
　　二、异位中枢神经系统组织 ···········82
　　三、脑膜及脑膜脑膨出 ···········83
　　四、原发性脑膜瘤 ···········88
　　五、颅咽管瘤 ···········88
　　六、鼻腔鼻窦成釉细胞瘤 ···········92
　第九节　软组织肿瘤及瘤样病变 ···········94
　　一、良性肿瘤及瘤样病变 ···········94
　　二、交界性及潜在低度恶性肿瘤 ···········96
　　三、恶性肿瘤 ···········105
　第十节　鼻颅沟通性肿瘤及瘤样病变 ···········116
　第十一节　其他部位浸润及转移性肿瘤 ···········116

第二章　咽 ···········123
　第一节　非特异性炎症 ···········123
　　一、急性咽炎 ···········123
　　二、慢性咽炎 ···········123
　　三、慢性扁桃体炎 ···········123
　　四、其他咽及扁桃体病变 ···········124
　第二节　特异性炎症 ···········124
　　一、结核 ···········124
　　二、梅毒 ···········124
　　三、艾滋病 ···········127
　第三节　上皮性肿瘤及瘤样病变 ···········128
　　一、良性上皮性肿瘤及瘤样病变 ···········128

二、癌 …………………………………………130
三、口咽部 HPV 阳性鳞状细胞癌 ………136
第四节 异位颅内肿瘤 ………………………141
一、异位垂体腺瘤 …………………………141
二、颅咽管瘤 ………………………………141
第五节 软组织肿瘤 …………………………141
一、良性软组织肿瘤 ……………………141
二、恶性软组织肿瘤 ……………………147
第六节 转移性肿瘤 …………………………148
第七节 鼻咽部肿瘤及瘤样病变的临床病理特点…148
一、常见疾病类型及一般发病情况 ……148
二、常见疾病的临床病理学特点 ………148
第八节 咽旁间隙肿瘤 ………………………149

第三章 喉 ………………………………………151
第一节 非特异性炎症性疾病 ………………151
一、急性喉炎 ………………………………151
二、急性会厌炎 …………………………151
三、慢性喉炎 ………………………………151
四、声带息肉 ………………………………151
第二节 特异性炎症性疾病 …………………153
一、结核 ……………………………………153
二、其他 ……………………………………154
第三节 被覆上皮的肿瘤及瘤样病变 ………156
一、良性肿瘤及瘤样病变 ………………156
二、恶性肿瘤 ………………………………159
第四节 唾液腺型肿瘤 ………………………181
第五节 软组织肿瘤 …………………………181
一、良性肿瘤及瘤样病变 ………………181
二、肉瘤 ……………………………………189
第六节 神经内分泌肿瘤 ……………………196
一、高分化神经内分泌癌 ………………197
二、中分化神经内分泌癌 ………………198
三、低分化神经内分泌癌 ………………198
四、混合性神经内分泌癌 ………………199
第七节 转移性肿瘤 …………………………201
第八节 会厌部疾病的临床病理学特点 ……201
一、疾病类型及发病构成比 ……………201
二、疾病发病与年龄之间的关系 ………202
三、常见疾病的发病特点 ………………202
四、临床与病理学特点 …………………202

第四章 耳 ………………………………………206
第一节 发育异常 ……………………………206
一、耳前瘘管 ………………………………206
二、鳃裂囊肿和瘘管 ……………………206
三、耳郭畸形 ………………………………207
四、外耳道闭锁 …………………………207
五、中耳畸形 ………………………………207
第二节 炎症性疾病 …………………………208
一、急性炎症 ………………………………208
二、慢性炎症 ………………………………208
三、耳息肉 …………………………………208
四、恶性耳炎 ………………………………209
五、特发性囊性软骨软化 ………………209
六、慢性结节性耳轮软骨皮炎 …………211
七、复发性多软骨炎 ……………………211
八、耳硬化症 ………………………………211
九、耳部结核 ………………………………213
第三节 肿瘤及瘤样病变 ……………………214
一、外耳道 …………………………………214
二、中耳 ……………………………………218
三、内耳 ……………………………………231
第四节 耳部其他病变 ………………………234
一、皮肤表皮病变 ………………………234
二、良性软组织肿瘤及瘤样病变 ………234
三、恶性软组织肿瘤 ……………………239
四、造血组织肿瘤 ………………………243
五、转移性肿瘤 …………………………246

第五章 耳鼻咽喉淋巴组织增生性疾病 ………248
第一节 良性淋巴组织增生 …………………248
一、淋巴组织反应性增生 ………………248
二、嗜伊红淋巴肉芽肿 …………………252
三、结外 Rosai-Dorfman 病 ……………252
四、传染性单核细胞增多症 ……………256
第二节 恶性淋巴瘤 …………………………260
一、头颈部淋巴瘤的发病特点 …………260
二、霍奇金淋巴瘤 ………………………260
三、非霍奇金淋巴瘤 ……………………263
第三节 组织细胞和树突细胞肿瘤 …………299
一、朗格汉斯细胞组织细胞增生症 ……299
二、朗格汉斯细胞肉瘤 …………………302
三、滤泡树突状细胞肉瘤 ………………303

第六章　耳鼻咽喉骨及软骨组织肿瘤 …………308
　第一节　骨组织良性肿瘤及瘤样病变 …………308
　　一、骨瘤 ………………………………………308
　　二、外生骨疣 …………………………………309
　　三、纤维结构不良 ……………………………309
　　四、骨母细胞瘤 ………………………………310
　　五、巨细胞瘤 …………………………………311
　　六、骨化性纤维瘤 ……………………………315
　第二节　骨肉瘤 …………………………………318
　第三节　软骨组织良性肿瘤及瘤样病变 ………321
　　一、软骨瘤 ……………………………………321
　　二、骨软骨瘤 …………………………………322
　　三、软骨母细胞瘤 ……………………………323
　　四、软骨黏液样纤维瘤 ………………………325
　　五、鼻软骨间叶性错构瘤 ……………………325
　第四节　软骨组织恶性肿瘤 ……………………329
　　一、软骨肉瘤 …………………………………329
　　二、间叶性软骨肉瘤 …………………………330
　　三、去分化软骨肉瘤 …………………………332
　　四、透明细胞软骨肉瘤 ………………………334
　第五节　脊索瘤 …………………………………334

第七章　系统性疾病在头颈部的表现 …………340
　第一节　肉芽肿性多血管炎 ……………………340
　第二节　嗜酸性血管中心性纤维化 ……………343
　第三节　淀粉样变性 ……………………………344
　第四节　痛风 ……………………………………345
　第五节　结节病 …………………………………345
　第六节　IgG4 相关性疾病 ……………………347
　第七节　类脂质蛋白沉积症 ……………………353

第二篇　眼部疾病

第八章　眼睑 ……………………………………358
　第一节　炎症 ……………………………………358
　　一、睑腺炎 ……………………………………358
　　二、睑板腺囊肿 ………………………………358
　第二节　囊肿 ……………………………………358
　第三节　肿瘤及瘤样病变 ………………………359
　　一、黄斑瘤或黄色瘤 …………………………359
　　二、淀粉样变性 ………………………………359
　　三、血管瘤 ……………………………………359

　　四、鳞状细胞乳头状瘤 ………………………361
　　五、基底细胞癌 ………………………………361
　　六、皮脂腺癌 …………………………………361

第九章　结膜及角膜 ……………………………364
　第一节　发育异常 ………………………………364
　第二节　变性 ……………………………………364
　　一、翼状胬肉 …………………………………364
　　二、角膜变性 …………………………………366
　第三节　结膜炎 …………………………………366
　　一、细菌性结膜炎 ……………………………366
　　二、病毒性结膜炎 ……………………………366
　　三、衣原体结膜炎 ……………………………366
　　四、肉芽肿性结膜炎 …………………………366
　第四节　角膜其他疾患 …………………………366
　第五节　肿瘤 ……………………………………366
　　一、良性肿瘤 …………………………………366
　　二、恶性肿瘤 …………………………………368

第十章　眼球内组织 ……………………………374
　第一节　炎症 ……………………………………374
　　一、眼内炎 ……………………………………374
　　二、肉芽肿性炎 ………………………………374
　第二节　眼外伤 …………………………………375
　第三节　青光眼 …………………………………375
　　一、先天性青光眼 ……………………………375
　　二、原发性青光眼 ……………………………376
　　三、继发性青光眼 ……………………………376
　第四节　变性疾病 ………………………………376
　　一、老年性玻璃体变性 ………………………376
　　二、原发性视网膜色素变性 …………………376
　第五节　血管疾病 ………………………………376
　　一、糖尿病性视网膜病变 ……………………376
　　二、视网膜中心动脉阻塞 ……………………376
　　三、视网膜静脉阻塞 …………………………376
　第六节　葡萄膜肿瘤及瘤样病变 ………………376
　　一、黑色素细胞瘤 ……………………………376
　　二、黑色素瘤 …………………………………377
　　三、睫状体髓上皮瘤 …………………………378
　　四、睫状体上皮腺瘤及腺癌 …………………381
　　五、平滑肌瘤 …………………………………382
　第七节　视网膜肿瘤 ……………………………383

一、视网膜母细胞瘤 ……………………383

二、视网膜血管母细胞瘤 ………………383

三、视网膜神经胶质肿瘤 ………………385

第八节　眼球内转移性肿瘤 ………………385

第十一章　泪腺及泪道 ………………………391

第一节　泪腺炎症 …………………………391

一、泪腺炎 ………………………………391

二、良性淋巴上皮病变 …………………391

三、IgG4 相关性疾病 ……………………391

第二节　泪腺肿瘤 …………………………393

一、唾液腺型肿瘤 ………………………393

二、淋巴瘤 ………………………………393

第三节　泪道疾病 …………………………397

一、泪道炎症 ……………………………397

二、泪道肿瘤 ………………………………397

第十二章　眶内组织 …………………………400

第一节　炎症 ………………………………400

第二节　炎性假瘤 …………………………400

第三节　肿瘤 ………………………………403

一、眼眶内肿瘤分类 ……………………403

二、视神经肿瘤 …………………………415

三、淋巴组织增生性病变 ………………416

四、横纹肌肉瘤 …………………………424

第四节　鼻眶沟通性肿瘤及瘤样病变 ……429

索引 ……………………………………………435

第一篇

耳鼻咽喉疾病

第一章

鼻腔鼻窦

第一节　非特异性炎症

一、急性鼻炎

【概念】

急性鼻炎（acute rhinitis）主要是指由病毒侵入鼻腔引起的鼻黏膜化脓性及卡他性炎症，其中以鼻病毒、腺病毒、流感和副流感病毒最常见，常继发流感杆菌、溶血性链球菌及肺炎链球菌等细菌感染。可见于各年龄段，儿童易患，尤多见于季节转换期。急性鼻炎不仅是耳鼻咽喉科常见病及多发病，也是慢性鼻炎、鼻窦炎、鼻息肉最主要或直接的病因。

【病理变化】

镜下观　可见鼻黏膜充血、水肿、中性粒细胞浸润。

二、慢性鼻窦炎及鼻息肉

【概念】

慢性鼻窦炎及鼻息肉（chronic sinusitis and nasal polyps）是对鼻窦慢性炎症的总称，一般认为症状和体征持续时间在 3 个月以上者称为慢性鼻窦炎。有文献将慢性鼻窦炎及鼻息肉作为一个疾病单元，认为前者是后者的早期阶段，鼻息肉通常是鼻窦炎反复发作的结果。

【临床特点】

慢性鼻窦炎及鼻息肉是耳鼻喉科的一种常见病和多发病，发病率占人口的 5%～15%，其以青壮年多发，男女性别无明显差异。临床表现为鼻堵、大量脓涕或黏液涕，病史延长则可发生嗅觉障碍、头昏头痛。常伴有患侧面部压痛、黏膜水肿等特征。引起慢性鼻窦炎的病因仍不明确，普遍认为多种因素（包括各种病原体感染、变应性反应、局部解剖结构异常及全身因素等）共同参与其发生、发展。

【病理变化】

1. 肉眼观　鼻息肉通常光滑、有光泽、半透明、灰粉色（图 1-1A）。

2. 镜下观　鼻息肉根据其主要组织形态学改变特点可分为 5 型，即水肿型、纤维增生型、淋巴血管瘤型、腺体增生型及间质异型核细胞型。常见的是水肿型，以极度水肿的间质，缺乏或有很少浆液黏液腺，有不规则囊性扩张的腺体及大量嗜酸性粒细胞浸润为特点；纤维增生型以纤维组织增生为主；淋巴血管瘤型以淋巴细胞浆细胞浸润及血管增生为明显；腺体增生及浆液腺的黏液化生则是腺体增生型的特点；如在间质中出现较多的异形核肌纤维母细胞则为间质异形核细胞型。鼻息肉常见黏液潴留囊肿形成，可继发出血、坏死（出血坏死型鼻息肉）及感染，伴发胆固醇性肉芽肿、糜烂、溃疡及炎性肉芽组织形成。鼻息肉被覆的纤毛柱状上皮可以脱落、增生、鳞化及呈小灶状内生性乳头状瘤样增生。鼻息肉内腺体导管也可见鳞化及在鳞化基础上发生不典型增生（图 1-1B～K），偶可癌变为鳞状细胞癌。当黏膜的慢性炎症未形成典型的息肉时，可诊断为息肉样黏膜组织慢性炎症。另有研究发现息肉间质内嗜酸性粒细胞浸润明显者术后复发率较高。

原发于上颌窦的息肉向后脱垂至后鼻孔或鼻咽部时称为后鼻孔息肉，后鼻孔息肉质硬不透明，镜下为纤维性，黏膜腺体减少或消失（图 1-1L）。

3. 超微结构　透射电镜下黏膜上皮细胞的纤毛变短、脱落及排列紊乱。扫描电镜显示黏膜上皮细胞纤毛排列紊乱、倒伏及脱落，纤毛上可见黏液附着（图 1-2）。

【鉴别诊断】

慢性鼻窦炎鼻息肉结合病史及临床表现诊断并不困难。应注意间质异形核细胞型勿诊断为肉瘤；当腺体导管出现明显的鳞化及伴有不典型增生时应注意与鳞状细胞癌的鉴别，尤其在老龄病人。腺体增生较明显时应注意与呼吸上皮腺瘤样错构瘤鉴别。出血坏死型鼻息肉应注意避免误认为血管瘤，后者增生血管多呈分叶状，以毛细血管为主，缺乏息肉炎性水肿等间质改变及临床经过特点。鼻窦的其他病变，如内翻性乳头状瘤、横纹肌肉瘤

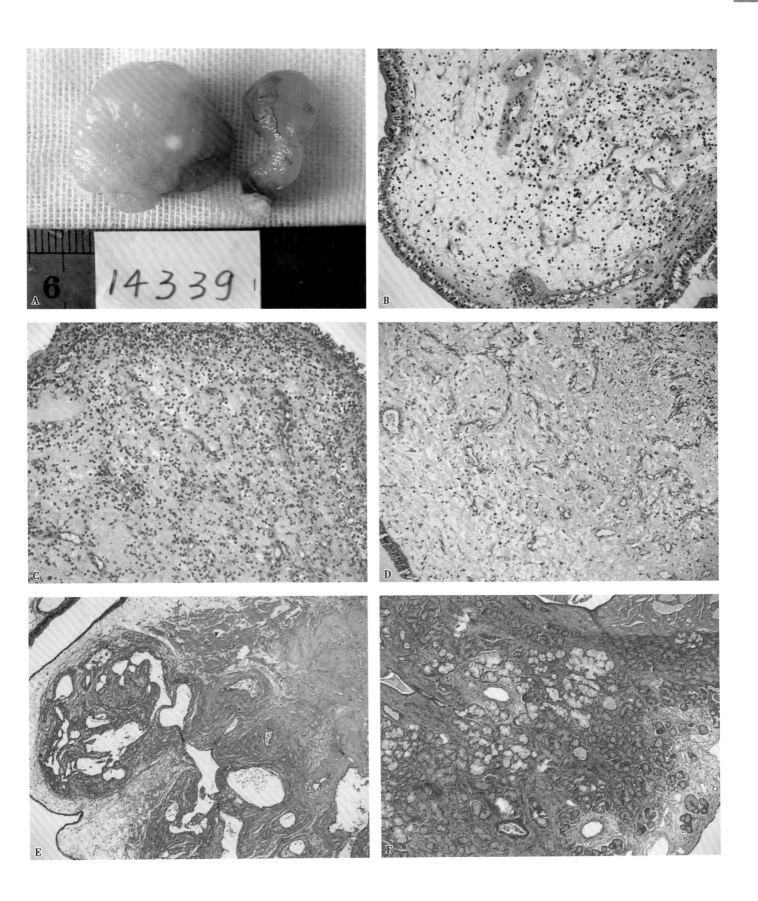

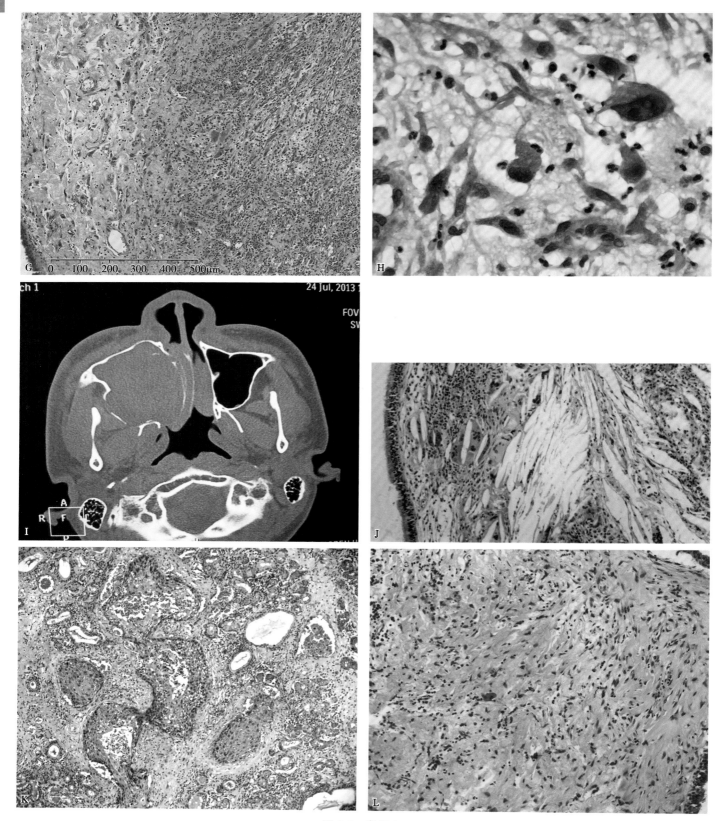

图 1-1 鼻息肉

A. 表面光滑,有光泽,半透明;B. 水肿型,间质水肿明显;C. 间质水肿,伴大量嗜酸性粒细胞浸润;D. 纤维增生型,血管及纤维组织增生明显;E. 血管瘤样型,可见血管样结构、出血及纤维素渗出;F. 腺体增生型,黏液腺增生、浆液腺的黏液腺化生明显;G. 间质异形核细胞型,纤维性及炎性间质内出现较多大型梭形的肌纤维母细胞,细胞胞质有长突起;H. 同上例,增生的肌纤维母细胞有异型性,体积大,核大,可见大的核仁;I. 同上例,CT 示右侧上颌窦及鼻腔内均质密度影,鼻中隔受压推至对侧;J. 间质内有大量胆固醇结晶(裂隙)和异物性肉芽肿反应;K. 息肉内腺体导管鳞化及增生;L. 后鼻孔息肉,纤维组织增生及纤维化明显

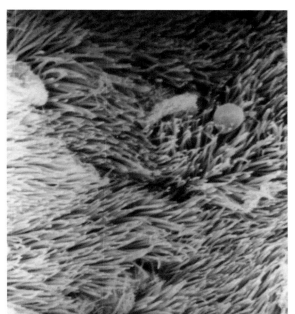
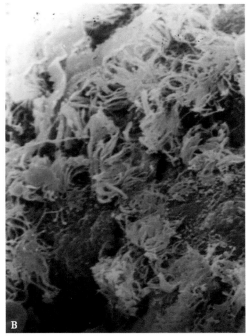

图 1-2　慢性鼻窦炎扫描电镜观察

A. 扫描电镜：正常鼻窦黏膜，黏膜纤毛细长、密集、排列整齐，×4 000；B. 扫描电镜：慢性鼻窦炎，黏膜上皮细胞纤毛排列紊乱、倒伏、脱落，纤毛上可见黏液附着，×200

及嗅神经母细胞瘤等，可伴有鼻窦黏膜的息肉样改变，此时应注意避免遗漏原发肿瘤。

三、过敏性鼻炎、鼻窦炎

【概念】

过敏性鼻炎、鼻窦炎（allergic rhinitis, sinusitis）是由 IgE 介导的鼻黏膜的 I 型变态反应性疾病。

【临床特点】

人群平均发病率在 10%～20%，为临床常见疾病。主要临床表现为打喷嚏、水样涕，鼻痒及鼻塞。其过敏原比较复杂，植物花粉是造成季节性过敏性鼻炎的主要原因，而尘螨、毛发、真菌等则是造成常年过敏性鼻炎的主要原因。40%～50% 的病人对特定的过敏原皮肤试验阳性或血清 IgE 升高。过敏性鼻窦炎常常和过敏性鼻炎同时存在，且治疗效果不很理想。

【病理变化】

镜下观　鼻黏膜水肿，黏膜及黏膜表面大量嗜酸性粒细胞浸润和渗出是本病的特点（图 1-3），此外，还有一定数量的淋巴细胞、浆细胞和肥大细胞浸润。

四、慢性萎缩性鼻炎

【概念】

慢性萎缩性鼻炎（chronic atrophic rhinitis）指原因不明的鼻黏膜和骨质发生萎缩的慢性疾病。

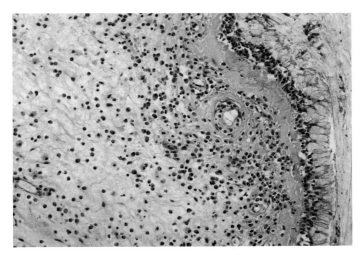

图 1-3　过敏性鼻炎、鼻窦炎

被覆纤毛柱状上皮杯状细胞增生，间质水肿，大量嗜酸性粒细胞浸润

【临床特点】

10～20 岁儿童最多见，女性较多见，40 岁以后少有初发病例。临床以鼻黏膜萎缩、结痂及恶臭为主要表现。目前认为其与臭鼻杆菌（Klebsiella ozaena）感染、营养、遗传及手术创伤等因素有关。

【病理变化】

镜下观　被覆上皮可见鳞化、固有膜内腺体萎缩、甚至消失，大量慢性炎症细胞浸润，间质纤维化，鼻甲骨质吸收（图 1-4）。

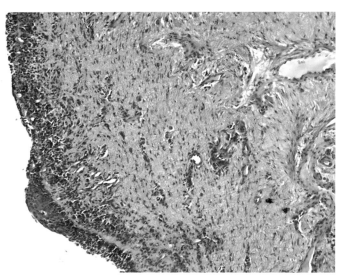

图 1-4　慢性萎缩性鼻炎
固有膜内腺体萎缩,慢性炎症细胞浸润,间质纤维化

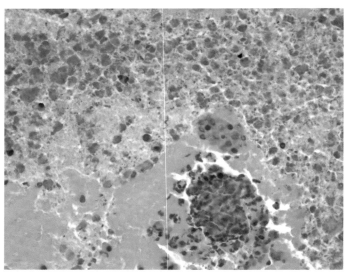

图 1-5　干酪性鼻炎
炎性渗出物、坏死物及脱落变性的上皮细胞

五、干酪性鼻炎

【概念】

干酪性鼻炎(rhinitis caseosa)多数人认为是鼻腔或鼻窦自然开口狭窄或阻塞,引起化脓及脓液经长期一系列变质浓缩过程而形成干酪样物质潴留。原因不清,多见于上颌窦。镜下见干酪样物质主要为脓细胞、脱落的上皮细胞、磷酸钙结晶及少量胆固醇结晶。未见真菌(图 1-5)。

六、肌球病

【概念】

肌球病(myospherulosis)是一种医源性异物反应性疾病,罕见。临床可表现为持续性鼻窦炎、面部疼痛和肿胀。影像学可见占位性改变及骨质破坏。出现于术中填塞医源性油脂、羊毛脂后,其与红细胞、创伤后的脂肪组织相互作用而引起病变。

【病理变化】

镜下观　在致密的纤维组织中可见薄壁囊状结构,直径在 100μm,囊状结构具有非折光性的薄膜,内含褐色或无色变形的红细胞,但红细胞银染不着色(图 1-6)。

本病采用保守治疗,有时需要再次手术,再次手术时应避免使用油性填塞物。

【鉴别诊断】

包括球孢子菌病(coccidioidomycosis)和鼻孢子虫病(rhinosporidium)。肌球病的囊状结构壁厚约 1μm,与球孢子菌和鼻孢子虫厚的双层双折光的囊壁不同。

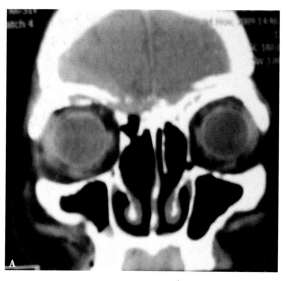

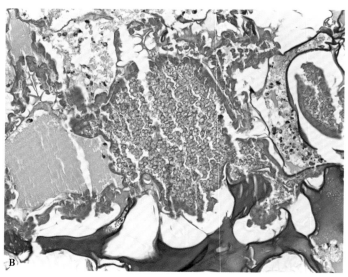

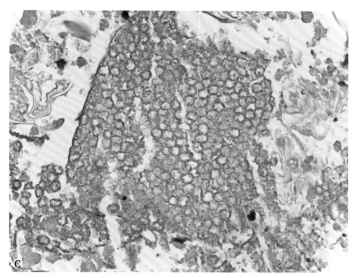

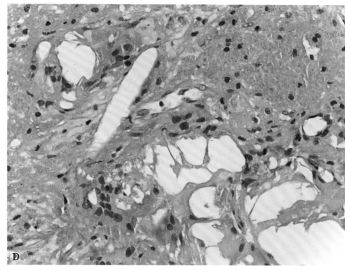

图1-6 肌球病

病例，男，51岁：A. CT示额窦软组织增高影，窦壁骨质有溶解破坏；B. 囊状结构内聚集的红细胞；C. 囊壁较薄，囊内红细胞退行性变；D. 纤维组织增生及纤维化，其内可见多核组织细胞及脂肪空泡

第二节 特异性炎症

一、真菌性鼻窦炎

真菌性鼻窦炎（fungal sinusitis，FS）是因真菌在鼻窦内生长或侵袭而引起的鼻窦炎。真菌性鼻窦炎主要根据真菌是否侵至组织内分为非侵袭性和侵袭性两种类型。按不同的发病机制和临床特征又将非侵袭型分为真菌球和变应性真菌性鼻窦炎，将侵袭型分为慢性侵袭性真菌性鼻窦炎和急性爆发性真菌性鼻窦炎。

湿热气候如中国南方省份的发病率相对北方高，有研究表明，长期经常性从事接触土壤、花盆及家禽的工作人员易罹患。也有作者观察发现，大多数病人并无相关接触史或从事特殊职业。真菌球和变应性真菌性鼻窦炎多发生于免疫功能正常的年轻人，而侵袭性真菌性鼻窦炎多发生于有基础疾病或免疫力低下的老年人。鼻腔及各组鼻窦均可发生，上颌窦更为多见。其临床症状与鼻窦炎相似，不同之处在于本病单侧鼻腔或鼻窦发病多见，表现为鼻塞、流涕，有时伴有少量脓血涕、失嗅或偏头痛。侵袭性真菌性鼻窦炎可侵入眶内或颅内，引起眼部及颅内症状及鼻 - 眶 - 脑真菌病的各种表现。CT检查可见鼻窦黏膜增厚、窦腔内形成团块状软组织密度影，伴有不规则钙化斑点及窦壁骨质破坏征象。

（一）真菌球

【概念】

真菌球（fungus ball，FB）多发生在全身免疫状态正

常者，与鼻窦解剖结构异常有密切的关系。女性发病高于男性。上颌窦易发病，依次为筛窦、蝶窦及额窦。单窦发病为主，也可逐渐累及一侧全组鼻窦。症状多不典型，表现为单侧鼻塞、脓涕、涕中带血、涕中污秽物或干酪样物、鼻内异味。部分病例首发症状为单侧头面部疼痛，发生在后组筛窦者可出现无任何诱因的视力下降。CT检查鼻窦内病变为高密度影，可见钙化（图1-7A）。

【病理变化】

1. 肉眼观 真菌球为黄绿色、棕褐色或黑色不等的质硬易碎团块。

2. 镜下观 表现为大量紧紧缠绕在一起的真菌菌丝及孢子，炎症背景不明显，菌丝细胞壁有折光性，分隔不明显（图1-7B～F），多为曲霉菌。病灶鼻窦黏膜组织呈慢性炎症反应，轻到中度的淋巴细胞和浆细胞浸润，也可见中性粒细胞和嗜酸性粒细胞。真菌球可引起黏膜糜烂及浅溃疡，糜烂表面有时可见菌丝或霉菌球附着。黏膜内无真菌侵入。

（二）变应性真菌性鼻窦炎

【概念】

变应性真菌性鼻窦炎（allergic fungal sinusitis，AFS）在中青年多见，常有特异性体质或哮喘病史。多表现为长期反复发作，以一侧为主的双侧全组鼻窦炎、鼻息肉症状。鼻塞，流脓涕，部分严重病例可出现面部和眶部畸形，眼球前凸，活动受限或视力障碍等症状。

【病理变化】

1. 肉眼观 为稠厚的分泌物，呈"油灰样""花生酱样"或"油脂样"外观，有臭味。

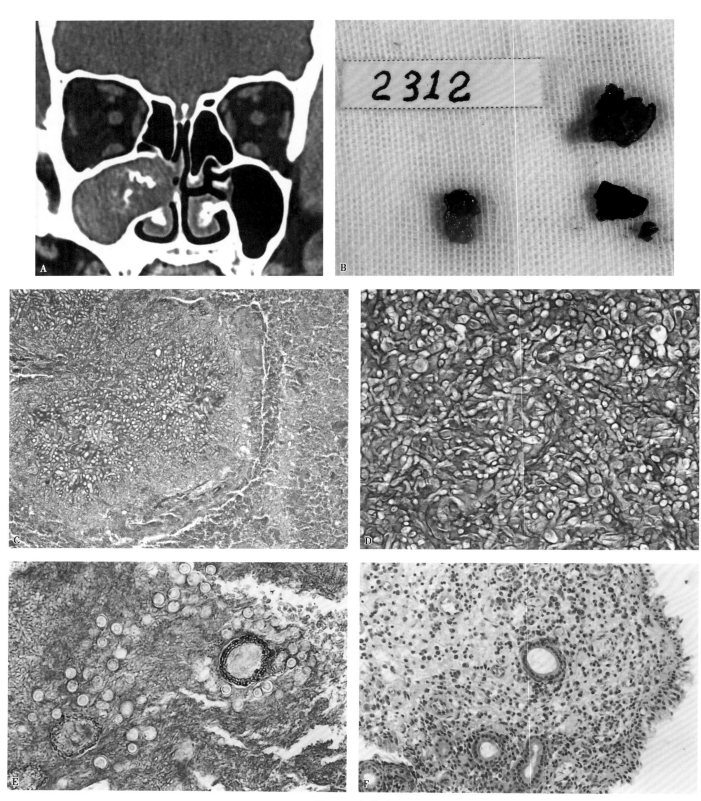

图 1-7　真菌球

A. 冠状位无增强 CT 示右侧上颌窦内真菌球伴高密度物，包括多发小圆形至线样基质钙化；B. 肉眼呈黑褐色团块状物（王毓新提供）；
C. 曲霉菌菌丝紧密缠绕在一起形成真菌球；D. 紧密缠绕在一起的曲霉菌菌丝，图 C 的放大；E. 真菌菌丝团外侧可见厚壁孢子及孢子囊；
F. 真菌球黏膜病变，黏膜内淋巴细胞、浆细胞及少量嗜酸性粒细胞、中性粒细胞浸润；纤毛柱状上皮变短脱落，黏膜内无菌丝浸润

2. **镜下观** 最具诊断意义的为无定形淡嗜酸性或淡嗜碱性的变应性黏蛋白成分，其内散布着大量的嗜酸性粒细胞，并可见较多的夏克莱登（Charcot-Leyden）结晶。嗜酸性粒细胞或散在分布，或聚集成大小不等的簇；散在者常呈破裂状，其颗粒散于黏蛋白中，但仍然围绕着核，聚集成簇者常呈核固缩和胞质深橙色的退变状态。夏克莱登结晶大小不一，呈淡橙色，横切面呈六角形，纵切面则呈角锥形或纺锤形。这些簇状和散在分布的嗜酸性粒细胞碎片中还可见到退变的中性粒细胞和吞噬细胞成分，偶有钙化。鼻窦黏膜表面上皮倒伏脱落，基底膜增厚，黏膜水肿，黏膜内有大量嗜酸性粒细胞和浆细胞浸润，腺体数量增多并扩张，黏液分泌亢进（图1-8）。在黏膜外的黏蛋白内可见真菌成分，黏膜内无真菌侵入。

（三）慢性侵袭性真菌性鼻窦炎

【概念】

慢性侵袭性真菌性鼻窦炎（chronic invasive fungal sinusitis，CIFS）为缓慢进行性侵犯组织的真菌性鼻窦炎，早期临床表现与非侵袭性真菌性鼻窦炎相似。窦内病变多为泥沙样物，窦黏膜多表现为极度肿胀、暗红色、质脆、易出血和表面颗粒样改变，或黏膜呈黑色、坏死样改变，伴血性涕或严重头痛。

【病理变化】

镜下观 以黏膜内形成慢性化脓性肉芽肿性炎症病变为主，常伴有慢性非特异性炎症反应。黏膜深部组织可见大的化脓性肉芽肿，肉芽肿中心区为化脓性炎症，有大量真菌菌丝，纵切面呈丝状，横切面呈大小不等的圆形，周围有类上皮细胞和多核巨细胞围绕，伴大量淋巴细胞及浆细胞浸润。多核巨细胞内常吞噬真菌菌丝和孢子。小的肉芽肿内常无化脓灶，但也可见到巨噬细胞吞噬真菌的现象。肉芽肿反应是慢性侵袭性真菌性鼻窦炎的主要的组织学特点（图1-9）。

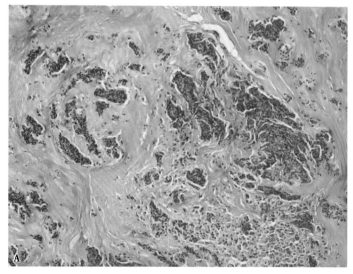

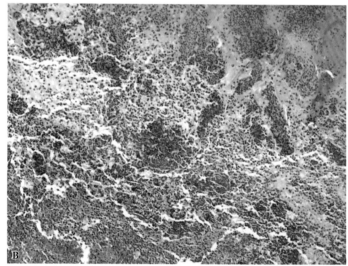

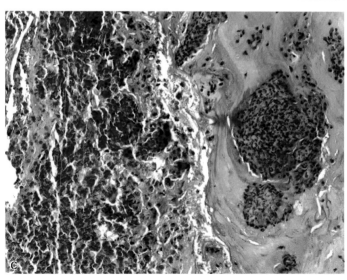

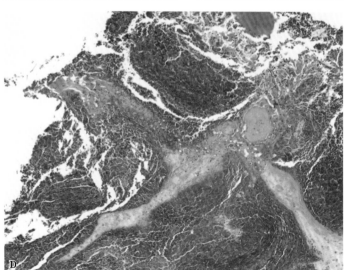

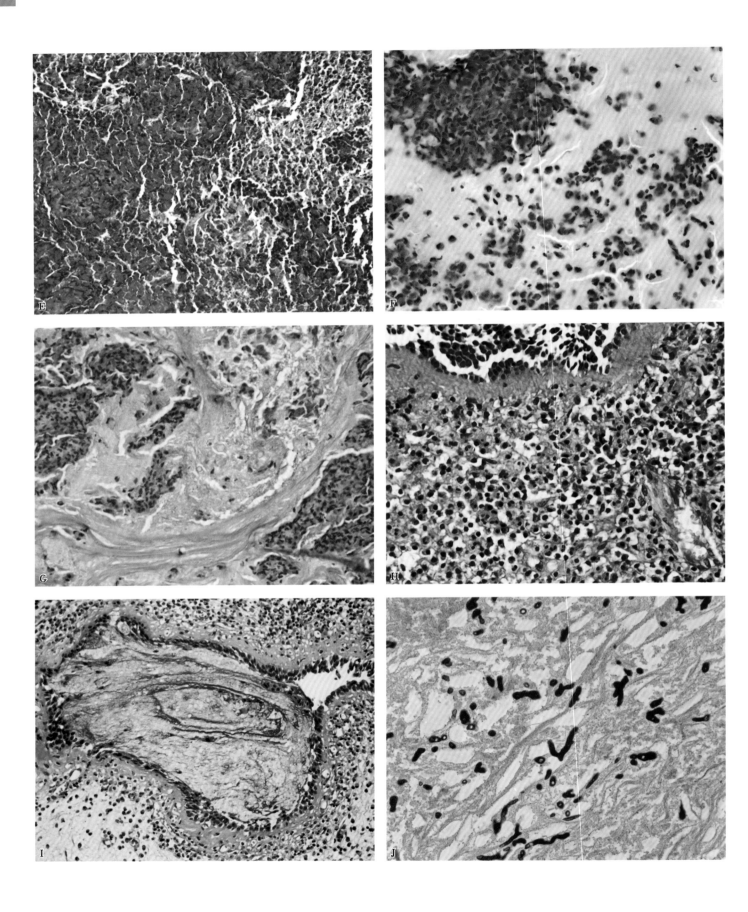

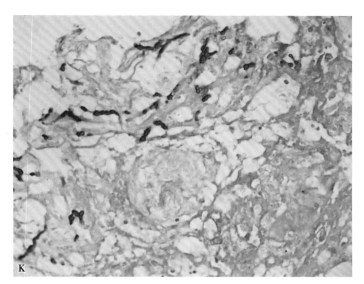

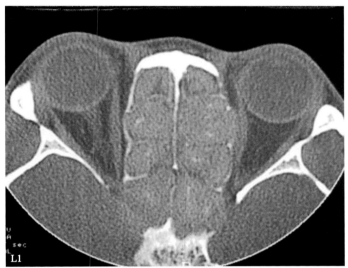 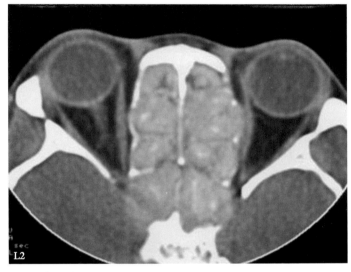

图 1-8 变应性真菌性鼻窦炎

A. 成片的黏液中散布着团簇状聚集的细胞碎片；B. 退变的嗜酸性粒细胞及中性粒细胞碎片；C. B 的高倍；D. 嗜酸性及嗜碱性区域交替分布，呈"潮汐样"分布；E. D 的高倍；F. 嗜酸性粒细胞散在分布或聚集成簇，散在者细胞破裂，聚集成簇者呈核固缩和胞质深橙色的退变状态；G. Charcot-Leyden 结晶呈淡橙色，横切面六角形，纵切面角锥形或纺锤形；H. 鼻窦黏膜内大量嗜酸性粒细胞和浆细胞浸润；I. 黏膜内腺体扩张，黏液分泌亢进；J. 六胺银染色真菌散在分布于黏液中；K. AB/PAS 染色真菌主要位于阿尔新蓝阳性的酸性黏液内；L1、L2. 为横断位（骨窗和软组织窗）CT 示双侧筛窦内充满软组织样密度影，并可见匐匐状高密度条影。窦腔膨胀，窦壁骨质变薄吸收

（四）急性爆发性真菌性鼻窦炎

【概念】

急性爆发性真菌性鼻窦炎（acute fulminant fungal sinusitis，AFFS）病程短，发展快（24h～1 周），早期表现为发热、眶部肿胀，面部疼痛肿胀，进一步可有头痛加剧，视力下降，神情淡漠，嗜睡，甚至死亡。本病常伴有某些全身易感因素，包括代谢性酸中毒倾向，全身免疫功能严重抑制，如慢性肾功能衰竭、严重腹泻、胰腺炎或糖尿病、白血病、艾滋病、骨髓或器官移植后等。也有病例见于拔牙后的年轻人。

【病理变化】

镜下观 以组织的大片凝固性坏死和真菌性血管炎为主，也可伴有化脓性肉芽肿形成。大部分病例在黏膜深部发生凝固性坏死的组织中容易找到侵袭的真菌菌丝，菌丝会因变性而肿胀变形，呈节段性无规律分布。以凝固性坏死为主的病变，往往是病情迅速进展的标志。真菌性血管炎表现为毛霉菌、曲霉菌等菌丝侵犯小静脉及小动脉（图 1-10）。还可见血管内皮细胞肿胀、内膜增厚、管腔狭窄，甚至管腔闭塞或真菌菌栓栓塞。

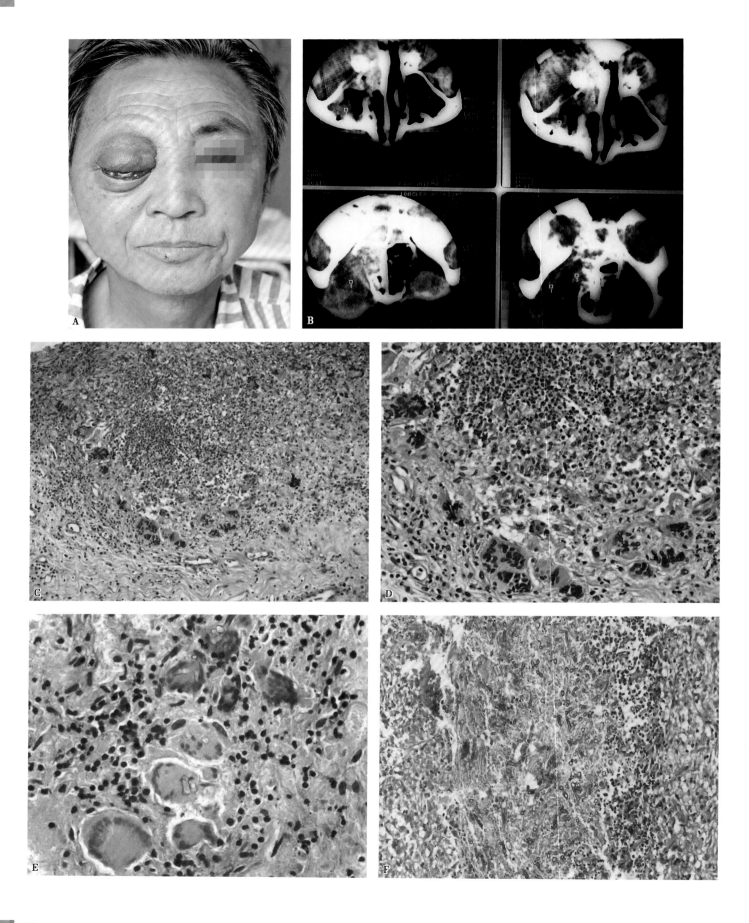

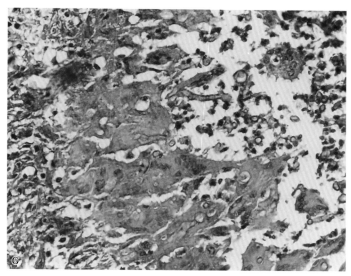
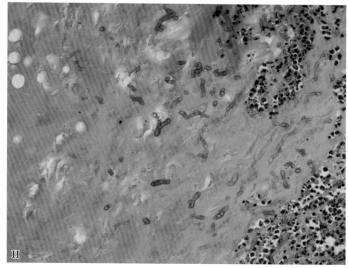
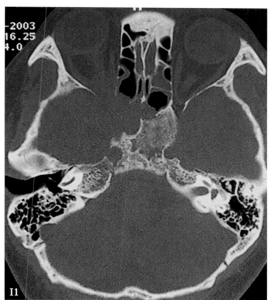
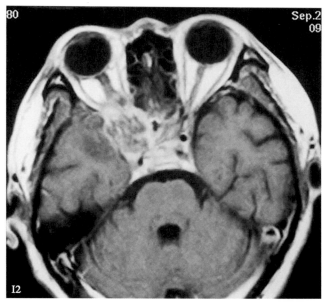

图 1-9　慢性侵袭性真菌性鼻窦炎

A. 真菌侵透眶底，侵入眶内导致眼球突出；B. CT 示右上颌窦占位性病变，眶底骨质破坏，球后软组织增生影；C、D. 化脓性肉芽肿，中心区为化脓性炎症，周围有类上皮细胞和多核巨细胞反应；肉芽肿周围有大量淋巴细胞、浆细胞浸润；E、F、G. 脓肿周围多核巨细胞吞噬真菌菌丝和孢子；H. 真菌侵袭软骨，周围伴急性及慢性炎症反应；I1. 水平位骨 CT 示右眶尖及蝶窦侵袭性真菌性鼻窦炎伴侵袭性骨破坏；I2. 水平位增强 T$_1$WI 示右眶尖、蝶窦及海绵窦明显、不均匀增强的真菌性软组织，累及视神经

【病原学检查】

　　临床上常见的致病真菌主要是曲霉菌，占 80% 以上，其次为毛霉菌、白色念珠菌等，这些均为条件致病菌。致病的曲霉菌主要有烟色曲霉菌和黑色曲霉菌。多数真菌成分 HE 染色着色效果不佳，可采取 PAS 染色、环六亚甲基四胺银染色（GMS）或免疫组化染色方法查找真菌菌丝及孢子（图 1-11），以 PAS 染色、环六亚甲基四胺银染色效果为佳。形态学上曲霉菌菌丝较细，可见菌体内分隔和锐角分支，毛霉菌粗大，菌体内通常无分隔，菌体分支近直角。真菌培养是确认真菌种属的金标准，但有时需时较长，可为阴性结果；血清学检测抗体或抗原可作

为早期诊断的方法，但有时机体免疫力低下的病人可为阴性；电泳核型分析技术、PCR 及相关技术、原位杂交、rDNA 序列分析等分子生物学方法以灵敏度高、特异性强等特点为致病真菌的检测与鉴定带来新的可能。

【鉴别诊断】

　　从临床特点到组织病理学表现，真菌性鼻窦炎可以和部分疾病发生混淆。

　　1. 其他炎症性疾病　包括非特异性炎症和特异性炎症。变应性真菌性鼻窦炎镜下特有的黏液如认识不足则易误认为单纯的炎性渗出物而诊断为非真菌性鼻窦炎；慢性侵袭性真菌性鼻窦炎中的肉芽肿性病变需与其他可

13

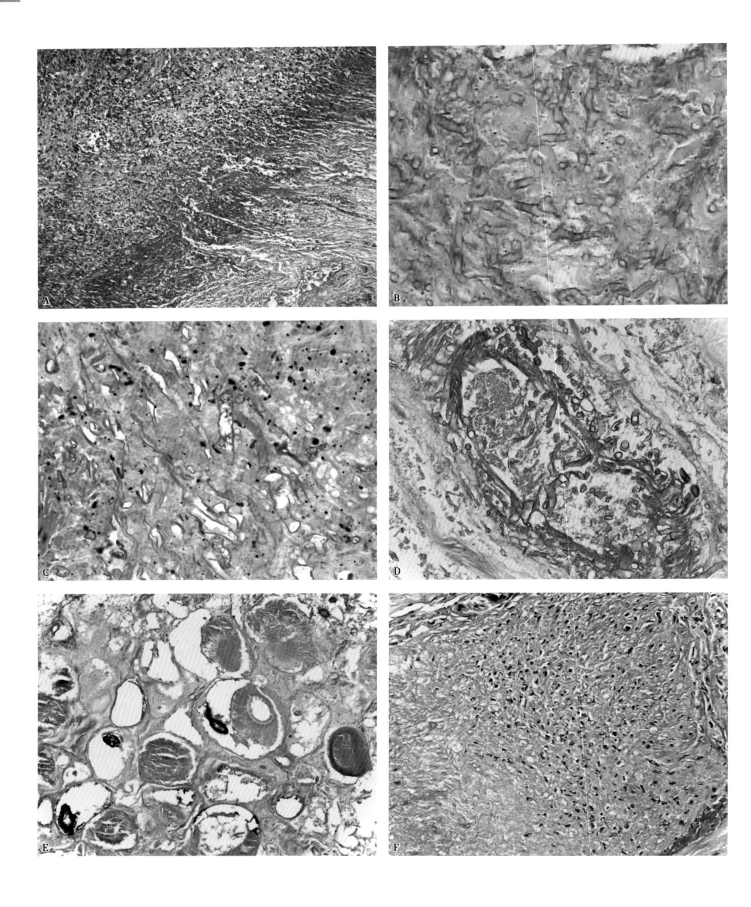

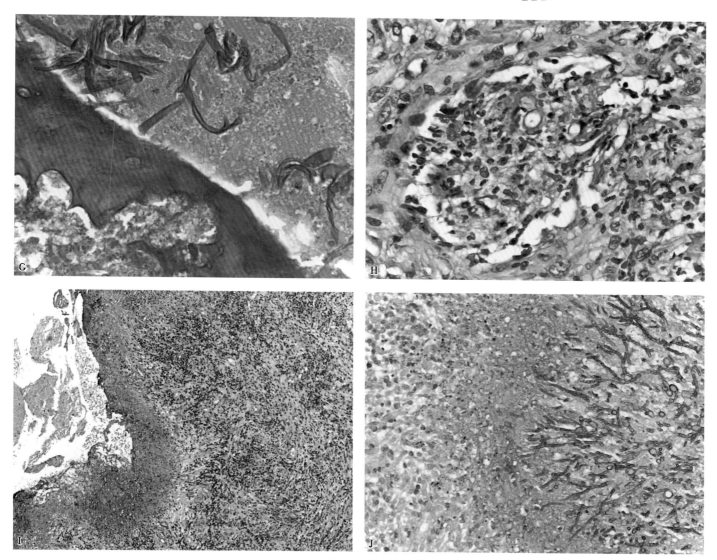

图 1-10 急性爆发性真菌性鼻窦炎

A. 黏膜大片坏死；B. 坏死组织内的毛霉菌；C. 毛霉菌，菌体宽，无分隔，直角分支，背景为坏死组织；D. 毛霉菌侵袭血管、菌栓形成（糖尿病，眶脂体）；E. 眶脂体坏死、呈皂化样花瓣状改变；F. 眶内病灶内周围神经束坏死；G. 鼻窦坏死组织内毛霉菌邻近骨质；H. 鼻窦黏膜血管内菌栓；I. 曲菌多沿鼻窦黏膜表层呈"推进式"生长、浸润及破坏黏膜，与毛霉常沿着血管呈"潜掘式"的侵袭黏膜深层有所不同；J. PAS 染色示坏死黏膜表层生长侵袭的曲霉菌

发生肉芽肿的疾病相鉴别，如结核、麻风、结节病、鼻硬结病、韦格纳肉芽肿等；特殊染色如抗酸染色、Warthin-Starry 染色、PAS 及 GMS 染色有助于病原体的鉴别。

2. 肿瘤 真菌性鼻窦炎鼻窦黏膜可出现大量浆细胞，有时需与浆细胞瘤相鉴别，免疫组化染色 κ/λ 克隆性阳性有助于鉴别；急性爆发性真菌性鼻窦炎出现成片的坏死组织时要警惕是否是肿瘤性坏死，如 NK/T 细胞淋巴瘤，需仔细查找坏死周围的组织及细胞成分以明确诊断。

【治疗及预后】

不同类型的真菌性鼻窦炎治疗原则不同。真菌性鼻窦炎首选手术治疗，原则上是彻底清除鼻窦内全部真菌团块，扩大鼻窦开口，保证术后长期充分的引流及通气，术后需要长期鼻内镜随访，不需要全身用药；变应性真菌性鼻窦炎依靠鼻内镜技术行"保守但彻底"的手术。术后配合系统的免疫治疗及局部抗真菌治疗；慢性侵袭性真菌性鼻窦炎及急性爆发性真菌性鼻窦炎，手术原则是鼻窦黏膜清创术，必要时扩大清除范围，彻底清除鼻窦内坏死组织，直至完全暴露出新鲜组织，同时配合使用全身抗真菌药物治疗。

真菌球和变应性真菌性鼻窦炎预后较好，慢性侵袭性真菌性鼻窦炎和急性爆发性真菌性鼻窦炎由于其侵袭性病程，难以治疗，故预后较差。尤其是急性爆发性真菌性鼻窦炎，即使采取积极的手术清创和全身抗真菌药物治疗，其死亡率仍然较高。

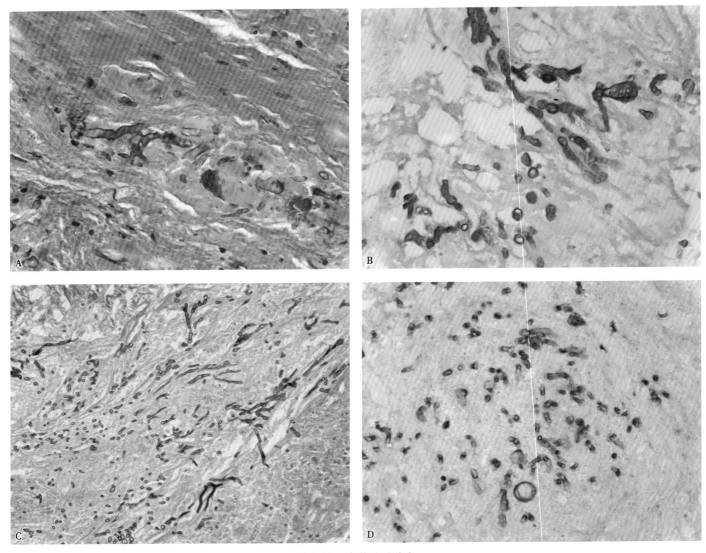

图 1-11 真菌特殊染色

A. PAS 染色毛霉菌，细胞壁着红色；B. PAS 染色曲霉菌，细胞壁着红色；C. GMS 染色曲霉菌，细胞壁着棕黑色；D. IHC 示曲霉菌细胞壁 MUC5B 阳性

二、鼻硬结病

【概念】

鼻硬结病（rhinoscleroma）是一种慢性进展性上呼吸道肉芽肿性感染性病变，由克雷伯鼻硬结杆菌（Klebsiella rhinoscleromatis，KR）引起，该细菌属于肠杆菌科克雷伯杆菌属，革兰染色阴性，具有低传染性。人类是唯一确定的宿主。

【临床特点】

该病好发于不发达地区，如中非、埃及、热带非洲、印度、东南亚、中东欧、中美等。人口拥挤、卫生环境差、营养不良是病原体传播的必要条件，贫血及缺铁者易感。女性多见，但报道比例不一，多为十几至二十几岁的年轻人，也有发生于老年人的报道。

【发病部位】

可同时累及呼吸道的多个部位，鼻受累者占95%～100%，可在鼻腔形成息肉样肿块、溃疡及结痂（图1-12A、B）；咽受累者占半数左右（18%～43%）；喉受累者占15%～80%，但单独喉受累者少见；其他受累部位还包括腭、咽鼓管、鼻窦、中耳、口、眼眶、气管（12%）及支气管（2%～7%）；受累黏膜附近的皮肤例如上唇、鼻背皮肤亦可受累；有一例背部病变的报道；也可能侵犯脑组织；曾观察到一例鼻腔鼻硬结病，累及腮腺。

【发病机制】

真正的感染机制尚不明确。病变常最早发生于不同上皮间的交界处，例如鼻前孔的鳞状上皮与深部柱状纤毛上皮的交界处。有学者报告，血道感染与通过呼吸道传染的受累部位有一定差异。通过向大鼠静脉内注射 KR

观察受累器官，鼻66.7%、喉46.7%、肺26.7%、肝20%。

【病理变化】

病变分为三个阶段：渗出期、增生期及瘢痕期。三期可互相重叠。

1. **渗出期** 亦称"萎缩-卡他期"，可分泌有臭味的脓涕，有时也称为"臭鼻症"。以急性或慢性活动性炎症为特征，黏膜肿胀充血，局部有脓性分泌物及结痂。病人表现为单侧或双侧鼻堵，黏膜可萎缩。

镜下可见鳞状上皮化生，黏膜内可见大量的浆细胞、淋巴细胞及中性粒细胞浸润，偶见胞质空亮的"米库利兹细胞"（Mikulicz cell）（图1-12C）。此期的炎症表现常不具有特异性，因此较难准确诊断。

2. **增生期** 发生于数月至数年之后，亦称"肉芽肿期"或"结节期"。病人常有鼻出血、鼻变形，当其他部位受累时，病人亦可出现相应症状，例如喉受累时，病人会表现为声嘶；支气管受累时，病人可以表现为喘鸣，以至被误诊为支气管哮喘。大体可以表现为早期质脆的炎性息肉样病变，逐渐进展为白色、质硬的肿块；也可表现为多个、小的、质硬、白色溃疡性炎性肿块，遍布并破坏黏膜表面，使软组织扭曲并呈现出"犀牛角样"外观，甚至可侵犯骨组织。

镜下可见丰富的小血管，黏膜萎缩或增生，以后者更常见，主要表现为上皮增生，上皮脚下延，甚至互相吻合形成"假上皮瘤性增生"。黏膜内含有许多慢性炎细胞，以密集的淋巴细胞、浆细胞浸润及Russell小体为特征。最引人注目的是成群、成簇或成片的米库利兹细胞，直径$10\sim200\mu m$，胞质呈空泡状，内含病原菌，单个核可被空泡挤压至一侧。有时还可见多个米库利兹细胞融合形成一个巨大的多核空泡细胞（图1-12D～G）。此期在细胞内最易查到病原菌（图1-12H、I）。

3. **瘢痕期** 病变发展至晚期阶段，亦称"硬化期"或"纤维化期"。受累部位进一步变形，缩窄。镜下，受累组织广泛致密瘢痕化，残存的肉芽肿周围绕以玻璃样变的胶原纤维；米库利兹细胞罕见（图1-12J）。

免疫组化染色示米库利兹细胞CD68阳性，S-100阴性（图1-12K、L）。

【病原学检查】

因为鼻硬结杆菌长$1\sim3\mu m$，因此在常规HE染色切片中不易观察到，但在Warthin-Starry（WS）浸银染色中菌体呈黑色短棒状而较明显（图1-12H、I）。Giemsa染色菌体呈红色。PAS染色时，细菌呈空心状，不如WS及Giemsa染色明显。经各种染色方法染色的鼻硬结杆菌在油镜下观察较为清楚。

透射电镜观察可见米库利兹细胞胞质内含有大小不

等的吞噬体，核可被挤压至细胞的一侧，溶酶体不发达。KR大多位于大吞噬体内，为短棒状无鞭毛，菌壁为双层夹膜，外层被电子密度较浅的细颗粒层和电子密度较高的粗颗粒所包围（图1-12M～O）。偶可见细胞外KR，被浆细胞的细胞突起所包围（图1-12P）。50%～60%的病人细菌培养阳性（血培养或麦康基琼脂培养）。

应常规除外其他病原菌感染，例如非典型分枝杆菌、瘤型麻风、梅毒、鼻孢子菌病及皮肤与黏膜的利什曼病。

【诊断及鉴别诊断】

鼻硬结症的肉芽肿主要由米库利兹细胞、组织细胞及其他慢性炎症细胞组成，一般无类上皮细胞肉芽肿。肉芽肿期病变出现典型的米库利兹细胞，WS银染色在其内找到鼻硬结杆菌时，即可确定诊断。当淋巴细胞、浆细胞浸润明显，而缺乏米库利兹细胞时，需与下列疾病鉴别。

1. **NK/T细胞淋巴瘤** 有时病变内可见散在的胞质空亮的组织细胞，需与鼻硬结病早期改变鉴别。免疫组化染色NK/T细胞淋巴瘤标记物阳性有助于鉴别诊断（参见NK/T细胞淋巴瘤章节）。

2. **结核** 可见干酪样坏死性类上皮细胞肉芽肿，抗酸染色常可见抗酸杆菌。

3. **放线菌病** 组织或脓汁内可见"硫磺颗粒"。

4. **黏膜梅毒** 黏膜内可见大量浆细胞及组织细胞浸润，应考虑与鼻硬结症鉴别。但黏膜梅毒的黏膜上皮内可见明显的中性粒细胞浸润及微脓肿，固有膜内可见小血管炎，WS染色在上皮细胞间及微脓肿内可见梅毒螺旋体，梅毒血清学检查阳性。

5. **麻风病** 明显的组织细胞及上皮样细胞成团形成肉芽肿，抗酸染色可见麻风杆菌。

6. **组织胞浆菌病、芽生菌病、副球孢子菌所致的真菌感染** 需结合临床及病理改变、真菌特殊染色及真菌培养。

7. **利什曼病** 真皮浅层的组织细胞内外可见利什曼原虫。

8. **系统性肉芽肿病如结节病** 可见非干酪样类上皮细胞肉芽肿。

9. **肉芽肿性多血管炎（Wegener肉芽肿）** 可见纤维素样坏死性肉芽肿性小动脉、小静脉及毛细血管炎，簇状中性粒细胞浸润及散在的小多核巨细胞。

当病人处于第一期或进展至终末期时，因为病变无特异性、米库利兹细胞及克雷伯菌难以检见，可导致病理诊断困难。

【治疗及预后】

有显著疗效的是链霉素、脱氧土霉素、利福平、第二及第三代头孢菌素类、磺胺类药物等。治疗需要长期用

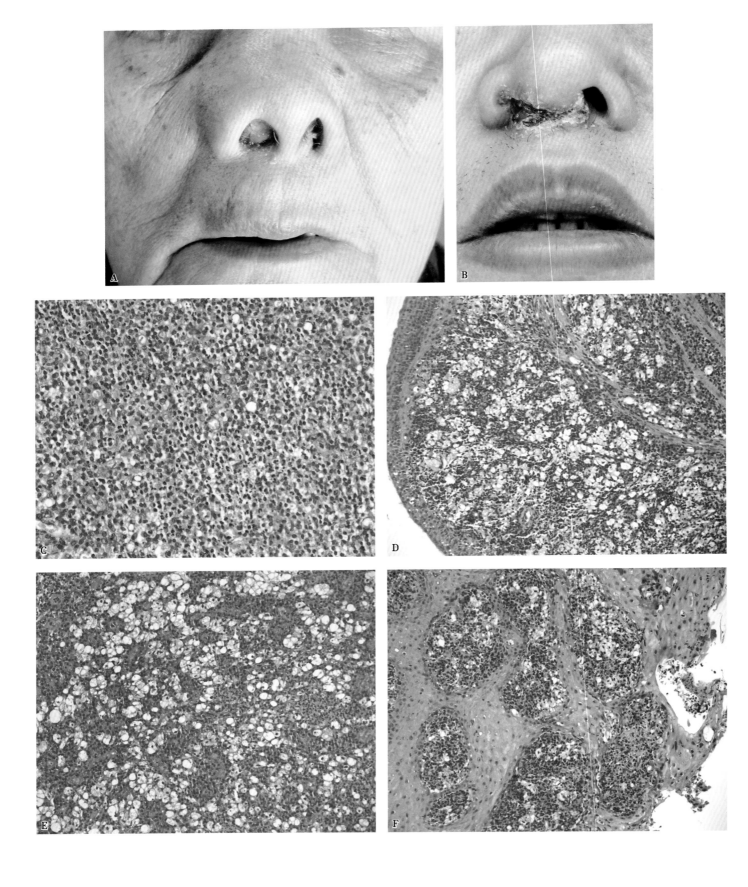

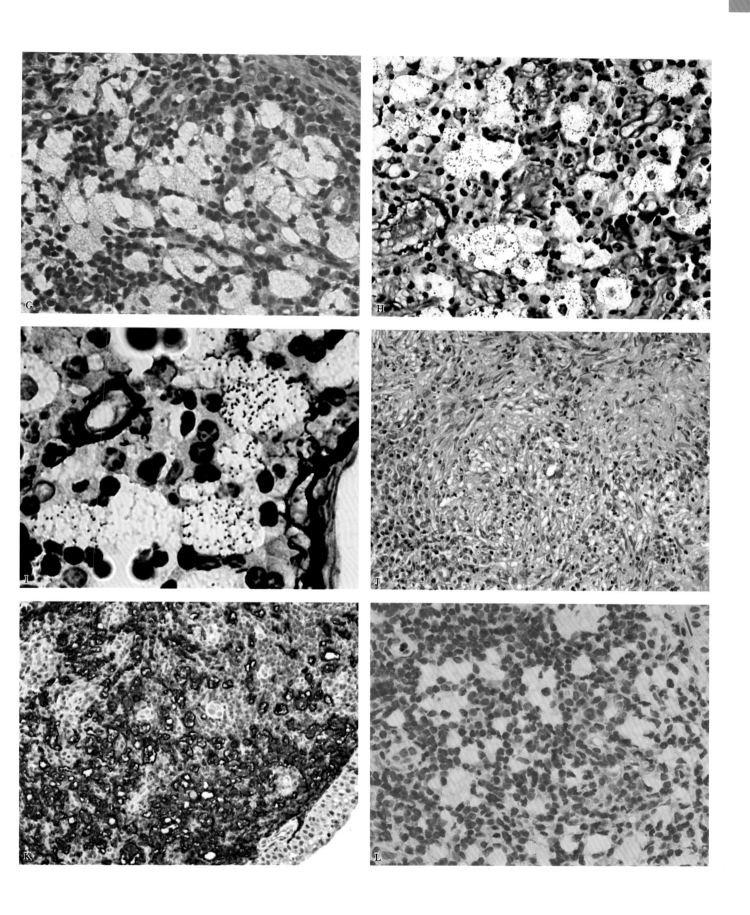

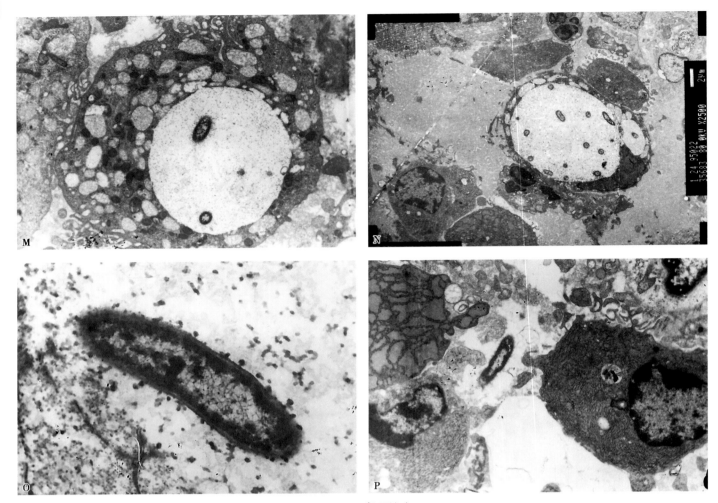

图 1-12 鼻硬结病

A. 鼻腔黏膜可见结节状突起；B. 鼻前部红肿、溃烂、结痂；C. Ⅰ期，大量浆细胞、淋巴细胞和中性粒细胞浸润，少数散在的米库利兹细胞分布其中；D、E. Ⅱ期，黏膜固有层内可见较多胞质呈空泡状的米库利兹细胞，间杂较多淋巴浆细胞浸润，形成肉芽肿；F. 黏膜被覆鳞状上皮呈乳头状增生，黏膜固有层内有米库利兹细胞及淋巴细胞、浆细胞浸润；G. 胞质透亮的米库利兹细胞，高倍；H. WS银染色示米库利兹细胞透亮的胞质内较多鼻硬结杆菌，呈黑色，颗粒状，×200；I. WS染色示米库利兹细胞透亮的胞质内较多鼻硬结杆菌，呈黑色，颗粒状，×1 000；J. Ⅲ期，固有膜内米库利兹细胞肉芽肿镶嵌在纤维化组织中；K. IHC示米库利兹细胞 CD68 阳性；L. IHC示Mikulicz 细胞 S-100 阴性；M. 米库利兹细胞胞质内富于大小不等的吞噬泡体，细胞器被挤于一侧，一个大吞噬体内可见鼻硬结杆菌，TEM×4 000；N. 鼻硬结杆菌多位于大吞噬体内，1～15 条不等，TEM×8 000；O. 鼻硬结杆菌呈短棒状，无鞭毛，菌壁为双层荚膜，外层有电子密度较高的粗颗粒，TEM×25K；P. 吞噬细胞外偶见鼻硬结杆菌，TEM×4 000

药，链霉素因有很严重的副作用，尤其是对前庭系统，在许多国家已经禁用；利福平疗效肯定但也需要监视其毒性，曾有口服利福平副作用明显，改用 3% 利福平局部涂敷成功的报道；对于有急性危及生命的并发症或慢性呼吸道变形或因为呼吸道瘢痕形成引起梗阻者，临床治疗还应包括手术清除病灶及修补硬化缺损。尽管如此，该疾病仍有较高复发率。

三、鼻部结核

鼻部结核（nasal tuberculosis）原发性者多因吸入结核杆菌引起感染，而继发性鼻结核主要在患活动性肺结核时，通过咳嗽、喷嚏将结核杆菌播散到鼻腔。临床表现为鼻前部烧灼、发痒、鼻出血、鼻塞、嗅觉减退、头闷、头痛、分泌物增多等症状。查体可见鼻黏膜湿疹样小结节、不规则溃疡，甚至鼻中隔穿孔，病变多发生于鼻中隔前部、鼻底及下鼻甲，鼻窦结核则多见于上颌窦（病理表现等参见喉结核）。

四、鼻孢子菌病

【概念】

鼻孢子菌病（rhinosporidiosis）是由西伯氏鼻孢子菌引发的一种呈慢性经过的感染性疾病。既往人们认为鼻孢子菌是一类真菌,现在认为它是一类蓝绿藻。

【临床特点】

此病是印度、斯里兰卡、马来群岛、巴西及阿根廷的地方流行性疾病,但世界各地均有发生。通常感染 20～30 岁的年轻人,女性易感。感染最常累及鼻腔和球结膜,也可见于鼻咽部、喉、气管支气管树、食管、耳和生殖道。发生于球结膜者女性多见。常见症状为鼻塞、鼻出血及流涕。内生孢子穿透鼻黏膜在黏膜下层发育成熟。

【病理变化】

1. 肉眼观　病变表现为粉红色分叶状的质脆息肉,易被临床误认为息肉。

2. 镜下观　鼻黏膜显重度急性及慢性炎症,在黏膜、黏膜下层可见大量包囊,直径 10～300μm,离黏膜表面越近包囊越大,但不出现于黏膜上皮内。包囊内含数个直径 2～5μm 的内生孢子。周围环绕由淋巴细胞、浆细胞

及嗜酸性粒细胞组成的重度慢性炎症反应带。HE 染色、GMS(Gomori methenamine silver)染色、消化的 PAS 及黏液卡红染色可用来显示包囊囊壁(图 1-13)。

球孢子菌病(Coccidioides immitis)也具有和鼻孢子菌病相似的表现,形成内生孢子的厚壁球囊体,但它的直径为 5～60μm,且通常伴有特征性的肉芽肿反应。

鼻孢子菌病的治疗方案为外科手术,10% 的病例可复发。目前尚未发现有效的抗生素。

五、奴卡菌病

【概念】

奴卡菌病(nocardiosis)系由奴卡菌属引起的局限性或播散性、恶急性或慢性化脓性疾病,奴卡菌属隶属于放线菌目;该病分布世界各地,动物亦可被感染,我国各地亦有报告。

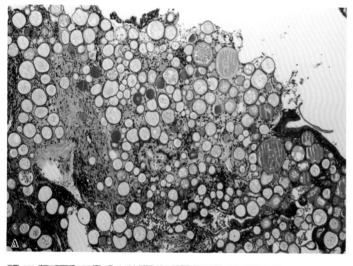
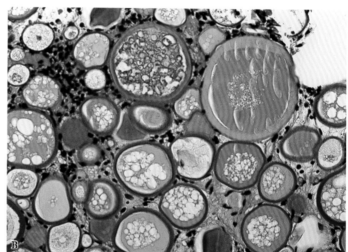
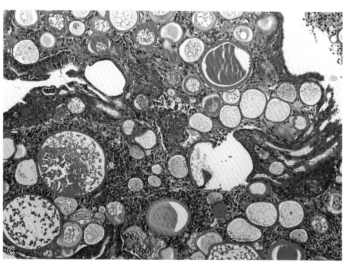
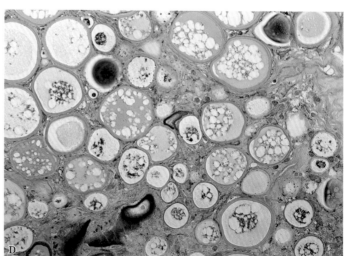

图 1-13　鼻孢子菌病

病例,女性,38 岁:A. 黏膜呈息肉样,其内可见大量孢子囊,间质内可见淋巴细胞浸润及纤维组织增生;B. 包子囊内含有大量内生孢子(endospores);C. 消化后的 PAS 染色,厚壁的孢子囊被染成红色;D. Grocott 六亚甲基四胺银染色,部分孢子囊壁及内生孢子被染成黑色(本例由美国纽约 Albert Einstein 医学院 Manhattan 分校 Beth Israel 医学中心的 Beverly Wang 教授提供)

【临床特点】

发生于肺部者，病人有发热（37～41℃），可有厌食、无力、体重减轻、胸膜炎、盗汗及寒战等。初起为干咳，后出现黏液脓性痰并带血丝，如有空洞发生则可并发大咯血。血源播散时可波及脑，发生多发性病灶，并可相互扩散融合成为一大的病损，脑膜也可受累。鼻腔受累出现鼻塞、头痛、脓涕、溃疡等。

【发病机制】

本病可由星形奴卡菌、巴西奴卡菌或豚鼠奴卡菌引起，病菌为需氧菌，存在于土壤。带菌的灰尘、土壤或食物通过呼吸道、皮肤或消化道进入人体，然后局限于某一器官或组织，或经血液循环散播至脑、肾或其他器官。男女老幼普遍易感，不受地区影响。本病的发生和传播途径与机体的抵抗力有密切关系。从皮肤侵入者，常有局限性，可表现为足菌肿型或皮肤脓肿型，很少呈血源性扩散。如通过呼吸道入侵，则首先引起肺部感染，只有在机体抵抗力降低的情况下（特别继发于白血病、淋巴瘤或长期应用免疫抑制剂后），才引起血源性播散，因此认为奴卡菌特别是星形奴卡菌也是一种条件致病菌。

【发病部位】

最常见的感染部位为肺脏，常因吸入本菌孢子引起肺部的原发感染，也可经血源播散而至脑引起脑部感染。其他可发生的部位是皮肤、胃肠道、肾脏，此外尚可侵及心包、心肌、脾、肝及肾上腺、颈部及腋部淋巴结等。骨骼、眼部及鼻腔很少受累，北京同仁医院曾见一例发生于鼻腔的奴卡菌感染，病人为男性，57岁，鼻腔出现反复不愈的溃疡伴发热，经多种抗生素治疗数月无效，后经革兰氏染色并行细菌培养及基因序列分析证实为奴卡菌感染。

【病理变化】

病理学特点主要是化脓性炎症，大量中性粒细胞浸润，脓肿形成，无干酪样坏死（图1-14A）。

【病原学检查】

奴卡菌在组织内的形态表现为细长的分枝菌丝，菌丝10～30μm或更长，0.5～1.0μm宽，革兰染色阳性（图1-14B）。

【诊断及鉴别诊断】

病理改变加特殊染色及病原体培养结果阳性即可明确诊断。发生于肺部者需与各期肺结核鉴别，如波及胸膜、胸壁时又需与放线菌病区别。波及脑部，应与其他细菌性脑脓肿鉴别。发生于鼻腔者，应与非特异性炎症及其他可引起化脓性炎症的疾病鉴别，如真菌感染、梅毒等，少数形成肉芽肿性病变者还需与结核、韦格纳肉芽肿等疾病鉴别。

【治疗及预后】

早期合理治疗可免于播散的发生。治疗首选磺胺类药物，剂量宜足，疗程宜长，至少用到全身症状消失六周以后，有迁徙性脓肿或免疫低下的病人应持续治疗一年，以防潜在病变的复发，有时可并用磺胺增效剂，急性期尚可加用链霉素，脑部感染者可加用环丝氨酸等。本病预后与病人基础疾病的轻重、感染系原发或继发以及是否合并脑脓肿有密切关系。未经治疗的奴卡菌病死亡率为100%，经治疗的死亡率为30%～50%，早期诊断、早期治疗是降低奴卡菌病死亡率的关键。

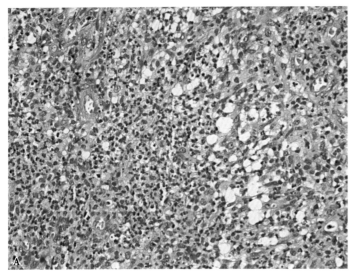
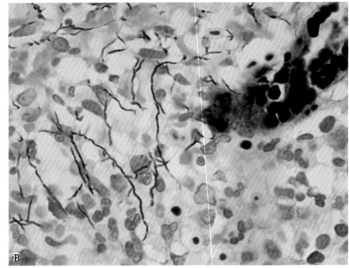

图1-14 奴卡菌病

A. 化脓性炎症；B. 革兰氏染色阳性，菌丝细长分枝状

第三节 被覆上皮肿瘤及瘤样病变

良性者包括假上皮瘤样增生和乳头状瘤，恶性者包括多种癌。

一、假上皮瘤样增生

假上皮瘤样增生（pseudoepitheliomatous hyperplasia，PEH）为黏膜有炎症及肿瘤存在时，邻近黏膜被覆的鳞状上皮可以增生，上皮脚下延，似鳞状细胞癌。此时应注意与鳞状细胞癌鉴别（图1-15、图1-16）。鉴别依据是假上皮瘤样增生细胞的异型性不是特别明显，同时有明显的炎症或肿瘤背景。应仔细观察，尤其是在较高倍数下背景中肿瘤细胞近似于淋巴细胞时，勿忘转换高倍镜观察。

二、鳞状细胞乳头状瘤

鳞状细胞乳头状瘤（squamous cell papiloma）见于鼻孔及鼻前庭处，鳞状上皮增生，上皮表层可见过度角化及不全角化，内有纤维血管轴心，形态上类似于皮肤的寻常疣（图1-17）。

三、呼吸上皮乳头状瘤

呼吸上皮乳头状瘤（Schneiderian papilloma）是发生于鼻腔鼻窦黏膜（Schneiderian膜）最常见的良性肿瘤，与HPV6/11感染有关。包括3种类型。也可原发于鼻咽和中耳。

（一）内翻性乳头状瘤

内翻性乳头状瘤（inverted papiloma）多见于成年人，平均年龄50岁，男多于女。以单侧鼻腔侧壁发生者最多见。

镜下特点为非角化的鳞状上皮、呼吸上皮及黏液细胞混合性增生，约5～30层细胞厚，向上皮下间质内嵌入（图1-18）。表层细胞常为纤毛柱状、胞质常见空泡，增生的上皮内常见中性粒细胞浸润，基底层附近细胞可见散

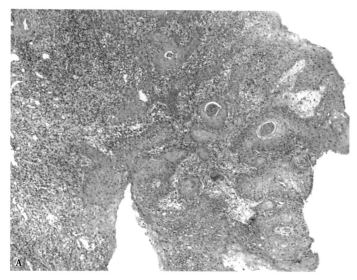

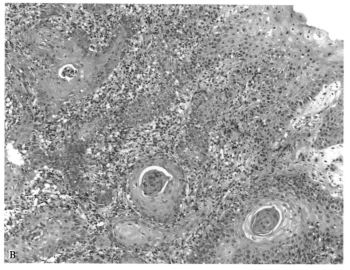

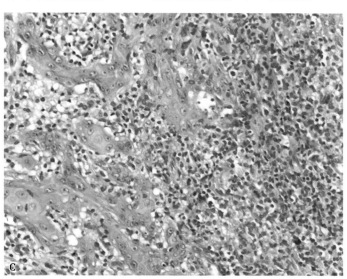

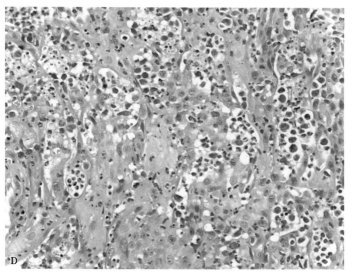

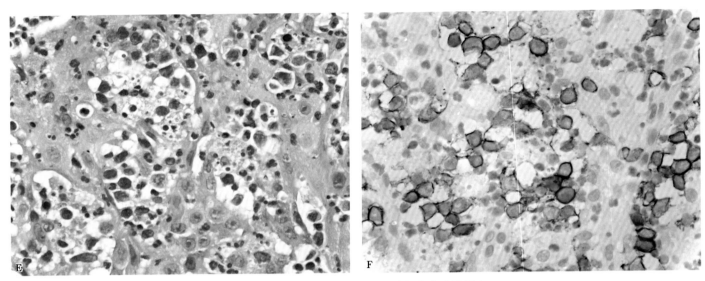

图 1-15 鼻腔 NK/T 细胞淋巴瘤伴假上皮瘤样增生

A～E. 增生的鳞状上皮似高分化鳞状细胞癌，上皮间可见异型淋巴样细胞增生及浸润；F. IHC 示瘤细胞 CD56 阳性

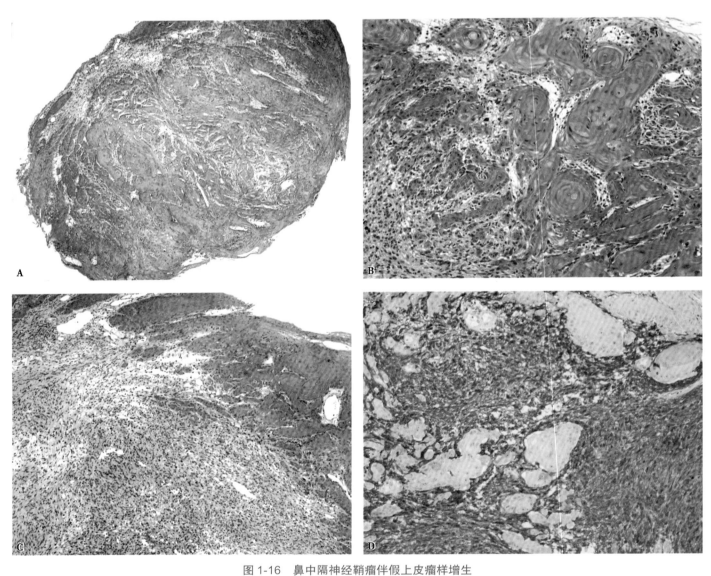

图 1-16 鼻中隔神经鞘瘤伴假上皮瘤样增生

A～C. 鳞状上皮增生似高分化鳞癌，但细胞异型性不明显；D. IHC 示 S-100 蛋白染色神经鞘瘤瘤细胞阳性，鳞状上皮细胞阴性

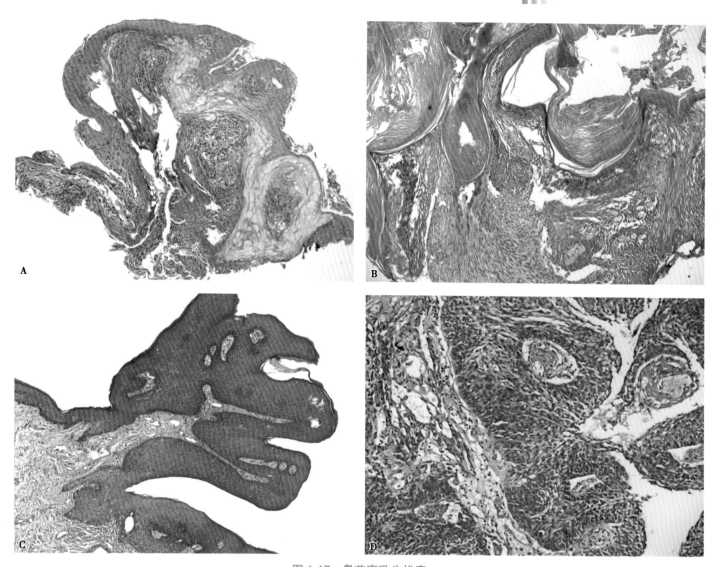

图 1-17 鼻前庭乳头状瘤

A、B. 病例 1 及病例 2 为乳头状增生的鳞状上皮，表层可见厚层过度角化及不全角化；C. 病例 3 为乳头内可见纤维血管轴心；D. 病例 4 为鼻前庭近鼻腔内侧肿瘤，增生鳞状上皮表层角化不明显

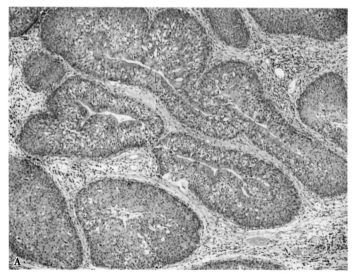

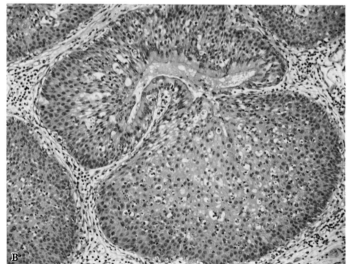

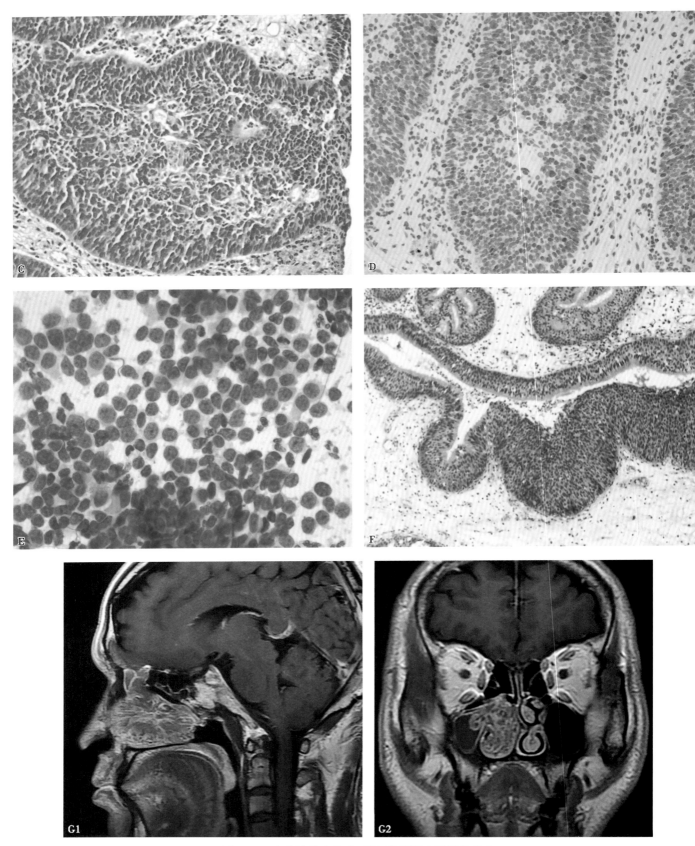

图 1-18　内翻性乳头状瘤，伴不典型增生及原位癌变

A、B. 肿瘤上皮呈实心性或窦道状向间质内生长；C. 伴中至重度不典型增生；D. IHC 示中度不典型增生，P53 阳性细胞；E. 中度不典型增生，印片；F. 重度不典型增生 / 原位癌；G1、G2. 冠状位及矢状位增强 T_1WI 显示右侧鼻腔内软组织，伴经典增强改变，累及中、上鼻甲

在核分裂象,但无病理性核分裂象。也有病例以鳞状上皮增生为主。常合并外生性生长。黏膜内浆黏液腺常消失。此瘤临床根除困难,术后多复发,约 10% 发生恶变,大多恶变为鳞状细胞癌(图 1-19),恶变率在吸烟者(24.6%)明显高于不吸烟者(2.8%),未发现高危型 HPV(HPV16 及 18)E6/E7 转录活化与肿瘤进展、复发及恶变间的相关关系。偶见上颌窦内翻性乳头状瘤癌变的同时伴有恶性血管外皮细胞瘤的病例。

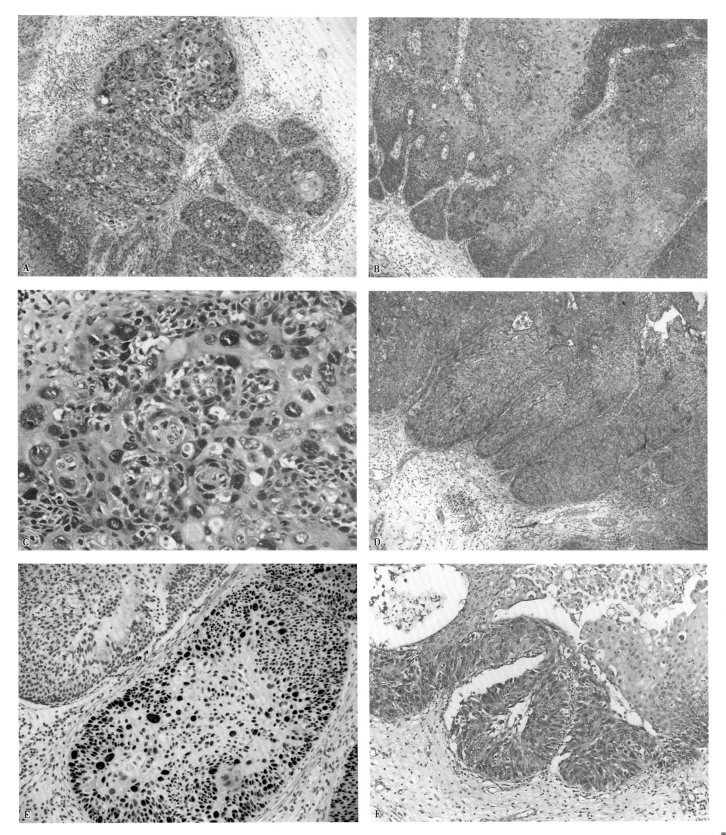

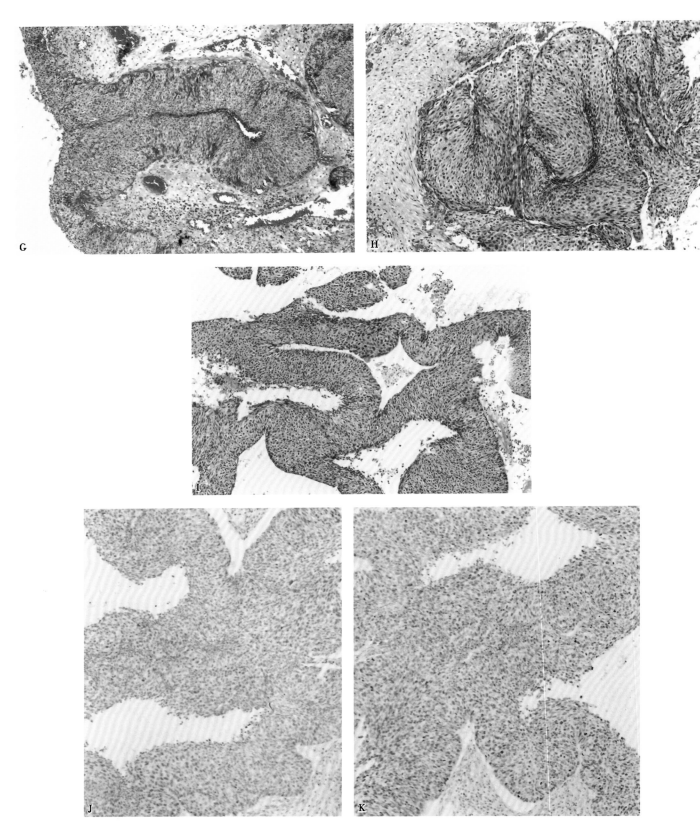

图 1-19　内翻性乳头状瘤鳞癌变

病例 1，内翻性乳头状瘤癌变形态之一：A～D. 不同区域及形态，癌变细胞巢细胞异型性明显，呈鳞状细胞癌形态；E. IHC 示癌变区瘤细胞 P53 阳性。病例 2，内翻性乳头状瘤癌变形态之二：F～I. 鳞状上皮内微囊结构消失，呈实性增生；J. IHC 示癌变上皮 P53 阳性；K. IHC 示癌变上皮 Ki-67 阳性

（二）外生性乳头状瘤

外生性乳头状瘤（exophytic papilloma）的发病年龄较高，平均 56 岁，男多于女。几乎均见于鼻中隔。呈外生性（葶状）生长，大小约 2.0cm。镜下以复层鳞状上皮增生为主，含纤维血管轴心，被覆上皮厚约 5～20 层细胞。部分区可以假复层呼吸上皮增生为主，常混有黏液细胞（图 1-20）。约 20% 可复发，恶变罕见。鉴别诊断包括角化性鳞状细胞乳头状瘤，其多见于鼻前庭，缺乏柱状细胞和黏液细胞。

（三）嗜酸性乳头状瘤

嗜酸性乳头状瘤（oncocytic papilloma）在三型中最少见，多见于 50～60 岁人群，男女发病率大致相同，多发生于鼻腔侧壁、上颌窦及筛窦。

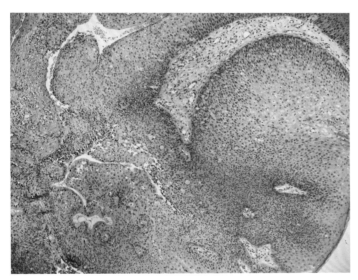

图 1-20 鼻中隔外生乳头状瘤
乳头状及葶状增生的鳞状上皮，部分区为柱状上皮，间杂少数黏液细胞

镜下为呼吸上皮，胞质具有嗜酸性，细胞多层，2～8 层厚；可见外生性及内生性生长，呈乳头状及叶状，夹杂有黏液细胞，并形成小的黏液囊肿，伴嗜中性粒细胞浸润，故又称为微囊性乳头状腺瘤（microcystic papillary adenoma）（图 1-21），细胞核小而深染。免疫组化染色肿瘤细胞表达细胞色素 C 氧化酶。电镜下胞质内可见大量线粒体。肿瘤切除不净可复发，5 年复发率为 25%～35%；有报告 4%～17% 的病例含有癌，大部分为鳞状细胞癌，也可见黏液表皮样癌、腺癌、小细胞癌及未分化癌等。有时需与低级别乳头状腺癌鉴别。

四、角化性鳞状细胞癌

鼻腔鼻窦角化性鳞状细胞癌（keratinizing squamous cell carcinoma，KSCC）少见，是头颈部鳞癌最少累及的部位。多见于 60～70 岁，偶可见于年轻人，男：女 = 2：1。最常见于上颌窦，其次是鼻腔和筛窦，蝶窦与额窦少见。镜下形态及分级同其他部位鳞状细胞癌，可分为高中低分化（图 1-22）。发生于鼻腔者预后好于发生于鼻窦者。

五、非角化性鳞状细胞癌

非角化性鳞状细胞癌（non-keratinizing squamous cell carcinoma，NKSCC），也被称为施耐德（Schneiderian）癌、柱状细胞癌和移行细胞癌，多见于上颌窦和鼻腔，占鼻腔鼻窦鳞状细胞癌的 10%～27%，也多见于 60～70 岁老年人，男性多于女性。病因不明，30%～50% 病例可能与高危型 HPV 感染有关。

【病理变化】

1. **镜下观** 常见带状缺乏分化的细胞向黏膜外侧呈乳头状，或呈内翻性生长方式向黏膜内生长，肿瘤细胞呈界限清楚的实性片状结构，有基底膜样物质包绕，在癌巢

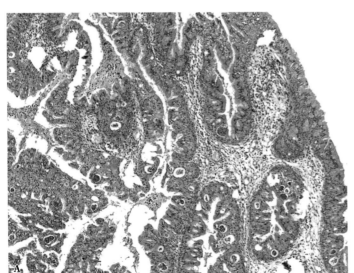

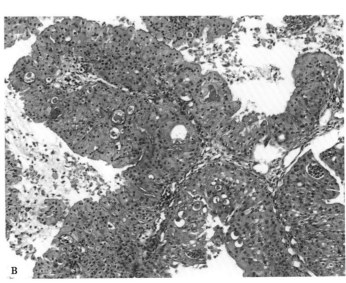

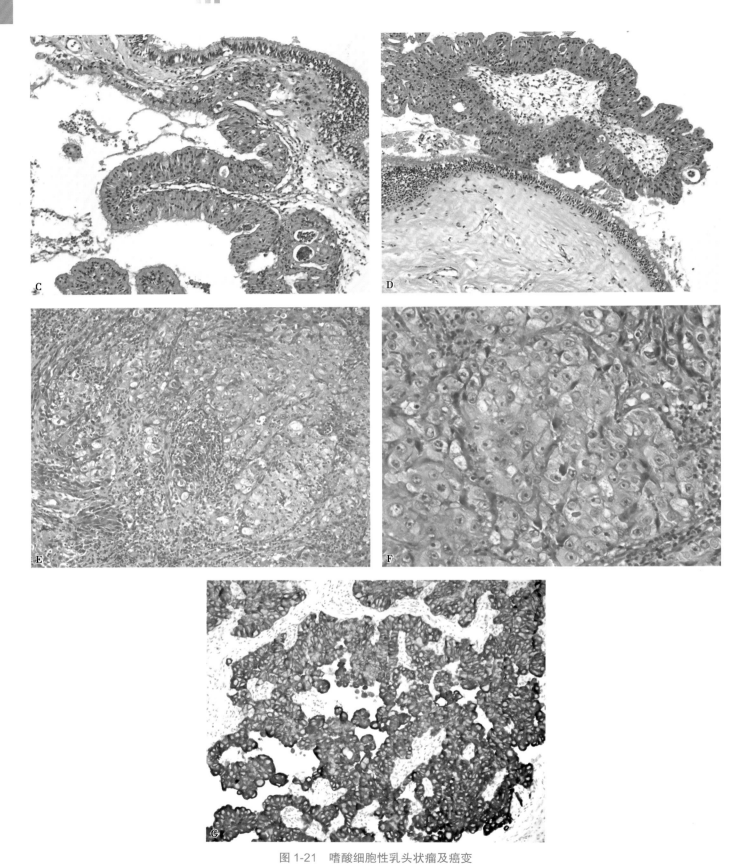

图 1-21　嗜酸细胞性乳头状瘤及癌变

A、B. 瘤细胞呈柱状，胞质嗜酸性，乳头状生长，上皮内示多个微囊；C. 嗜酸性上皮和正常形态上皮；D. 可见外生性生长；E. 示癌变病例，男，81岁，癌变区上皮呈实性、向间质内浸润性生长，细胞异型性及核仁均明显，胞质嗜酸性，×200；F. 同上，×400；G. IHC 示癌变细胞 CK7 阳性

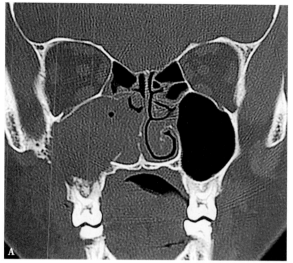
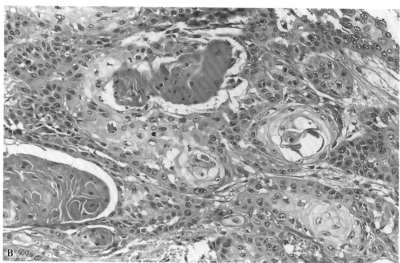
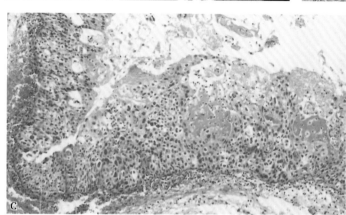
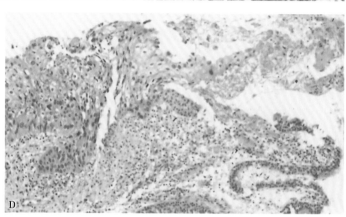

图 1-22　角化性鳞状细胞癌

病例 1，男，48 岁，左上颌窦：A. CT 冠状位，示左上颌窦占位，并破坏上颌窦骨壁及外侧软组织；B. 镜下显示为角化性鳞状细胞癌，可见癌巢及角化珠。病例 2，女，80 岁，上颌窦：C. 示原位癌；D. 示癌变上皮（左侧）与正常呼吸上皮（右侧）交接处

中无明显角化，在活检小标本中有时难以判断是否有浸润，与泌尿道的移行细胞癌形态近似。肿瘤细胞核呈卵圆形，核浆比高，常见基底层 / 表层的极性分布，基底层呈栅栏状排列，表层细胞扁平，偶见黏液细胞散在。核异型性不等，核分裂象和坏死均易见（图 1-23）。

该肿瘤可以表现为中分化和低分化两种，低分化者难以诊断为鳞状细胞来源，需和嗅神经母细胞瘤、神经内分泌癌、实性型腺样囊性癌及 SMARCB1 缺失癌鉴别。有时需和鼻腔鼻窦的乳头状瘤及癌变鉴别。

2. 免疫组化染色　瘤细胞弥漫性表达 CK（包括高分子量角蛋白，如 CK5/6）、P63 及 P40。

六、具有腺样囊性结构的 HPV 相关性癌

【概念】

具有腺样囊性结构的 HPV 相关性癌（HPV-related carcinoma with adenoid cystic-like features）在组织形态和免疫组化上显示肿瘤起自黏膜表面上皮和唾液腺的肿瘤，原位杂交检测高危型 HPV 阳性，在 2017 年版《WHO 头颈部肿瘤分类》中归于鼻腔鼻窦非角化性癌。

【临床特点】

女性多发，男女之比为 2∶7，发病年龄从 40～75 岁，平均 55 岁，临床表现为单侧鼻塞及涕血，少数可有溢泪；病变主要累及鼻腔、筛窦、上颌窦、蝶窦，眼眶也可被侵犯，鼻内镜显示为棕黄色或肉色肿块，表面覆有正常的黏膜；影像学显示鼻腔底部软组织占位，破坏硬腭在上腭形成肿块（图 1-24A、B）。

【发病机制】

近年来研究发现，HPV 在鼻腔鼻窦肿瘤的发生、发展中也具有重要作用，HPV 一般首先感染鳞状上皮与黏膜柱状上皮交界区受损的上皮基底层细胞，通过 DNA 的自我复制，防止细胞凋亡，从而使细胞获得永生的能力，因此 HR-HPV 感染可以改变细胞增殖状态和导致细胞癌变。在鼻腔鼻窦肿瘤组织中，以 HPV-6、11、16、18、33 和 35 感染较为常见。

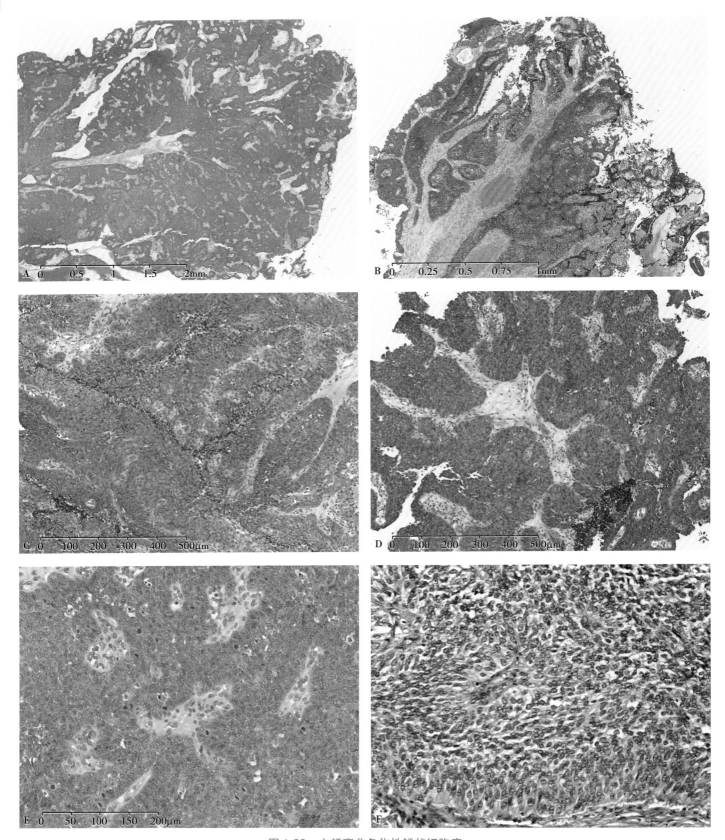

图 1-23　上颌窦非角化性鳞状细胞癌

A. 非角化的异型鳞状上皮呈乳头状增生；B、C. 非角化性鳞状上皮在向外乳头状增生的同时，可见向黏膜内浸润生长，似膀胱的移行上皮癌；D. 此处判断增生的上皮是否浸润较困难；E. 此区域可见较多核分裂象；F. 高倍镜下的乳头结构可见纤维血管轴芯，似膀胱的移行上皮癌

【病理变化】

1. **肉眼观** 送检组织多数呈破碎的组织，黄白，部分棕红色，可有出血。

2. **镜下观** 肿瘤细胞呈基底细胞样，排列呈实性团巢，部分呈梁状、腺管状、筛孔状及微囊状结构，通常由两种细胞构成，多数为基底样或肌上皮样及少量的腔面细胞，分裂象较多，间有薄层的纤维间隔，肿瘤有坏死，表面被覆的上皮常有不典型增生（图 1-24C～E）。与唾液腺的腺样囊性癌不同，肿瘤一般很少浸润周围小神经。

3. **免疫组化染色** 与腺样囊性癌的表达相似，基底细胞或肌上皮细胞表达 P63（图 1-24F）、calponin、MSA、P40、S-100 等，腔面细胞表达 CK、CD117，肿瘤细胞和表面上皮均表达 P16（图 1-24G）。原位杂交检测肿瘤细胞高危型 HPV DNA16/18 阳性（图 1-24H），主要为 HPV33、HPV16/18，但与真正的腺样囊性癌不同，其没有 MYB 基因的融合。

【鉴别诊断】

腺样囊性癌 其常发生在周围有浆液腺和黏液腺的部位，表面被覆上皮往往没有不典型增生现象，也不表达 P16，肿瘤细胞原位杂交 HPV 阴性，同时多有 MYB 基因的重排。

另外与基底样鳞癌和腺鳞癌鉴别，后两者常有较明显的鳞化和角化。

【生物学行为及预后】

肿瘤总体恶性程度不高，较鼻腔鼻窦非角化性癌的预后好，但是不及口咽部 HPV 相关性癌，因此尚有待更多的病例研究和随访，少数有复发，尚未有转移的报道。

七、梭形细胞鳞状细胞癌

梭形细胞鳞状细胞癌[spindle cell（sarcomatoid）squamous cell carcinoma，SCSCC]是鳞状细胞癌的一个变型，特点是有大量恶性梭形细胞和 / 或多形性细胞，又称为

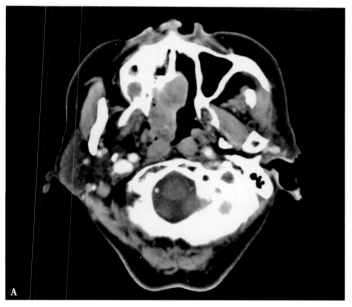

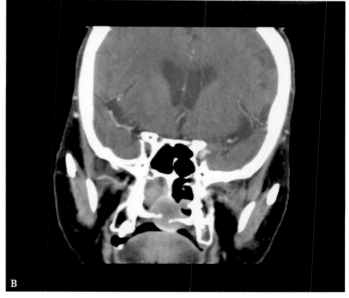

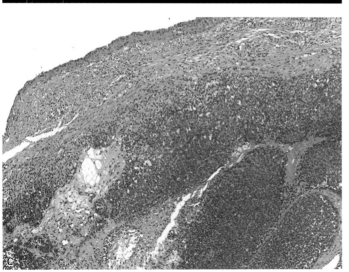

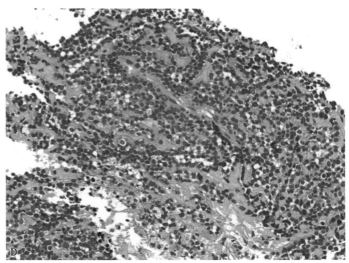

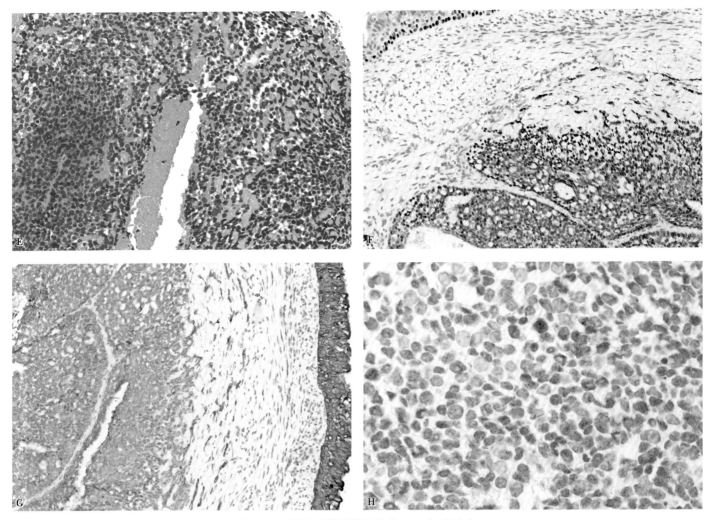

图 1-24 具有腺样囊性结构的 HPV 相关性癌

A. CT 示鼻腔底部软组织占位；B. CT 示肿物破坏硬腭在上腭形成肿块；C. 肿瘤细胞呈基底细胞样，排列呈实性团巢，部分呈梁状，呈分叶状生长，间有薄层的纤维间隔，黏膜表面被覆的上皮常有不典型增生；D、E. 肿瘤细胞呈梁状及实性排列，由两种细胞构成，为基底样或肌上皮样及少量的腔面细胞，可见灶状坏死；F. IHC 示基底细胞或肌上皮细胞表达 P63；G. IHC 示肿瘤细胞和表面上皮均表达 P16；H. 原位杂交检测肿瘤细胞高危型 HPV DNA16/18 阳性

肉瘤样癌。主要见于老年人，鼻腔鼻道少见，少于鼻腔鼻道鳞状细胞癌的 5%。

八、淋巴上皮癌

淋巴上皮癌（lymphoepithelial carcinoma）是一种低分化的鳞状细胞癌或未分化癌，伴有明显的反应性淋巴细胞及浆细胞浸润。少见，多见于 50～70 岁，男：女约为 3：1，鼻腔多于鼻窦，与 Epstein-Barr 病毒（EBV）感染有关。

镜下改变类似于非角化性未分化型鼻咽癌（图 1-25），但炎症浸润可能较轻。

免疫组化染色 瘤细胞 AE1/AE3$^+$，EMA$^+$，大于 90% 病例瘤细胞 EBER 强表达。

诊断本病需除外鼻咽癌，同时应与鼻腔鼻窦未分化癌鉴别，后者核的异型性、核分裂象及坏死易见，EBER$^-$。另外需与恶性黑色素瘤及恶性淋巴瘤鉴别。

九、鼻腔鼻窦未分化癌

鼻腔鼻窦未分化癌（sinonasal undifferentiated carcinoma，SNUC）罕见，具有高度的侵袭性，发病年龄广泛，为 20～76 岁，多为中老年人，白种男性多见。好发于鼻腔和筛窦。临床多表现巨大肿块（>4cm），多部位累及，常侵犯眼眶、颅底及脑内。

【病理变化】

1. **镜下观** 可见巢状、叶状及片状分布，细胞巢边界清楚，无鳞癌或腺癌分化，核浆比例高，坏死及核分裂象常见，多形性不明显（图 1-26）。

2. **免疫组化染色** 瘤细胞多表达 CK（单一角蛋白，

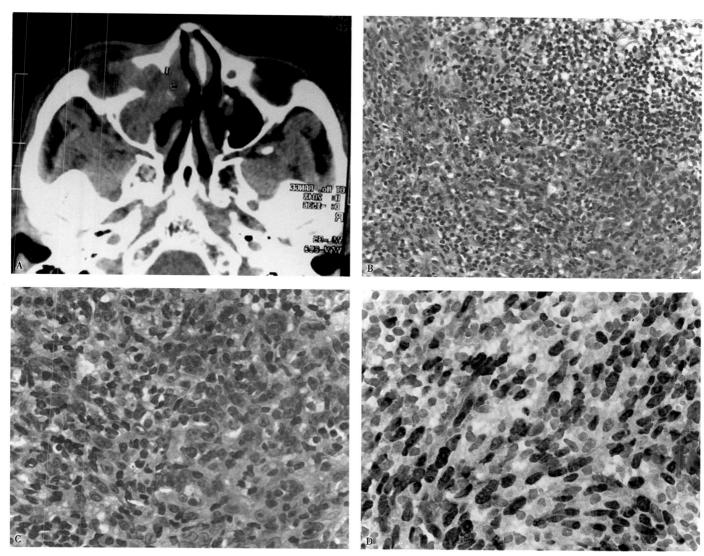

图 1-25 淋巴上皮癌

病例,男,59 岁:A. CT 示肿物位于上颌窦内,突入鼻腔及眶内,骨质有破坏;B、C. 可见未分化的梭形癌细胞,背景伴有明显的淋巴细胞及浆细胞浸润;D. 原位杂交瘤细胞胞核 EBER 阳性

多为 CK7、CK8、CK19),EMA 阳性、NSE 阳性、P53 可阳性,Ki-67 增殖指数极高。Chg 及 Syn 可局灶阳性。CK5/6 为阴性,P63 弱表达或阴性,P40 阴性,CEA 阴性,S-100 阴性,P16 阳性。EBER 原位杂交阴性。

未分化癌和神经内分泌癌的鉴别仍存有争议,它们之间可能存在交叉重叠,目前两者的鉴别对临床治疗没有意义。鉴别诊断包括淋巴瘤、非角化型鳞状细胞癌、具有腺样囊性结构的 HPV 相关性癌、基底样鳞状细胞癌、高级别神经内分泌癌、嗅神经母细胞瘤、NUT 癌、腺泡状横纹肌肉瘤、PNET、实性型腺样囊性癌及恶性黑色素瘤。

十、鼻腔鼻窦 SMARCB1 缺失癌

【概念】

鼻腔鼻窦 SMARCB1 缺失癌 [SMARCB1(INI-1)-deficient carcinomas of the sinonasal tract]形态上表现为鼻腔鼻窦未分化癌或非角化性癌,但 SMARCB1(INI-1)阴性的鼻腔鼻窦上皮性恶性肿瘤。

【临床特点】

临床上发病年龄约 28~78 岁,平均 54 岁,性别无明显差别,主要侵及筛窦,表现为鼻塞、局部疼痛和眼部症状。鼻内镜检查为鼻道红色肿块,表面尚光滑,有充血和少量分泌物,影像学显示鼻腔软组织占位,累及筛窦和上颌窦伴相应的骨组织破坏(图 1-27A)。

【发病机制】

SMARCB1(INI-1)是一种抑癌基因,其染色体 22q11.2 的产物广泛存在于正常组织的细胞核内。研究发现,在少数肿瘤如中枢神经的非典型畸胎瘤样 / 横纹肌样瘤、肾及软组织的横纹肌样瘤、上皮样肉瘤、肾髓样癌、软组

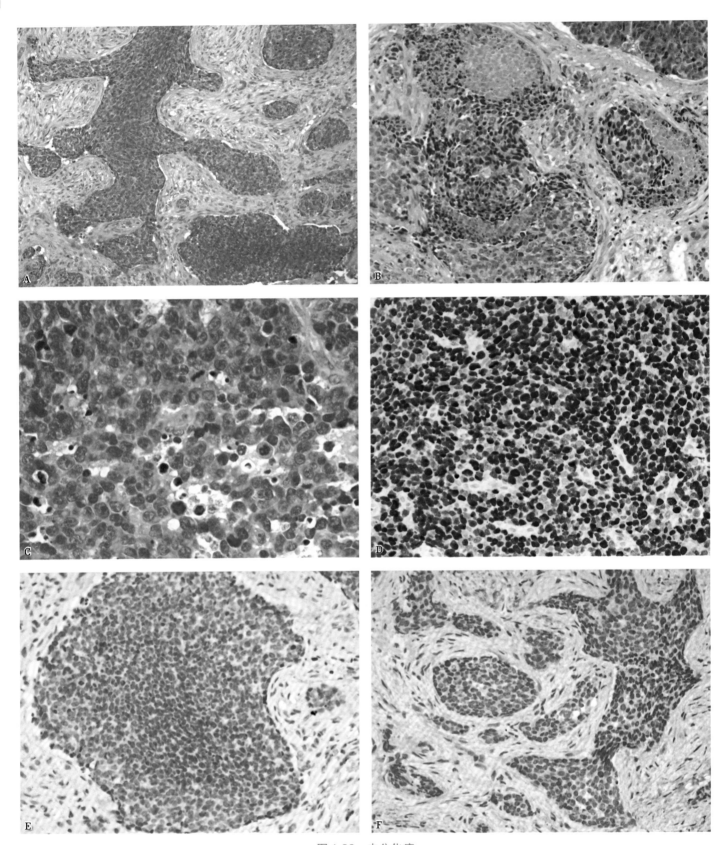

图 1-26　未分化癌

A. 癌细胞分化差，未见明显的鳞状及腺样分化；B. 分化差的癌细胞巢，伴灶状坏死；C. 癌细胞核浆比高，核仁明显，可见核分裂象；
D. IHC 示癌细胞 Ki-67 增殖指数高；E. IHC 示癌细胞 P63 阴性；F. IHC 示癌细胞 P40 阴性

织肌上皮癌、上皮样神经鞘膜瘤、骨外黏液样软骨肉瘤等存在 SMARCB1（INI-1）的缺失。近期发现，在鼻腔鼻窦也存在 SMARCB1（INI-1）缺失的癌。SMARCB1 作为 SWI/SNF 复合体的核心亚基参与核小体染色质重塑，通过对核小体染色质的重塑影响基因的转录表达，从而影响细胞表型。具体机制尚待深入探讨。

【病理变化】

1. 肉眼观　肿瘤呈棕红色至黄白色，质地中等，可出现坏死。

2. 镜下观　黏膜上皮下癌细胞呈巢状、团块状生长，伴明显坏死（图 1-27B），部分区可见不规则的囊样结构，肿瘤细胞大部分呈基底细胞样，少数可呈浆样、横纹肌样，部分胞质较丰富，核仁明显（图 1-27C～E），可见核分裂象，肿瘤侵及周围组织及骨组织。

3. 免疫组化染色　瘤细胞表达 CK（图 1-27F），部分表达 Syn、P63 和 P40，偶表达 S-100 蛋白，少数病人可表达

P16，增殖指数 Ki-67 灶性较高（图 1-27G），但是 SMARCB1（INI-1）阴性（图 1-27H），同时肿瘤细胞也不表达 NUT。

4. 分子遗传学　FISH：大部分为 SMARCB1（INI-1）纯合子的缺失，个别为 SMARCB1（INI-1）杂合子的缺失；原位杂交 HPV 阴性，PCR 也阴性。

【鉴别诊断】

1. 非角化性癌或基底样鳞癌　癌细胞分化或高或低，偶有鳞化，肿瘤细胞除了表达上皮性标记外，同时表达 SMARCB1（INI-1）。

2. HPV 相关性癌　虽然少数的 SMARCB1（INI-1）缺失的鼻腔鼻窦癌也可表达 P16，但是与 HPV 相关性癌不同，FISH 或 PCR 检测 HPV 是阴性，预后也更加差。

3. 恶性黑色素瘤　鼻腔黏膜黑色素瘤的细胞形态多样，约半数为无色素型，因此会与 SMARCB1（INI-1）缺失的鼻腔鼻窦癌相混淆，免疫组化在两者鉴别上起关键作用，黏膜黑色素瘤表达 HMB45、Melan-A 及 SMARCB1

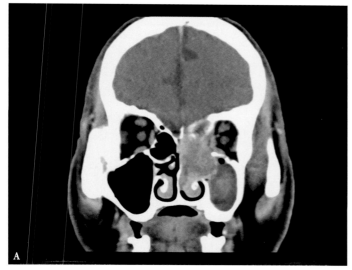

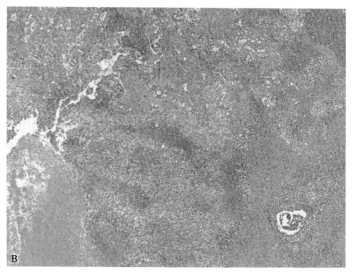

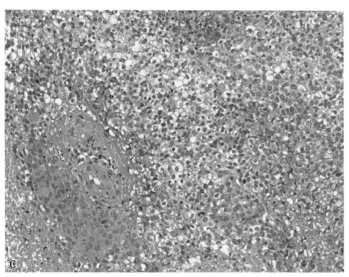

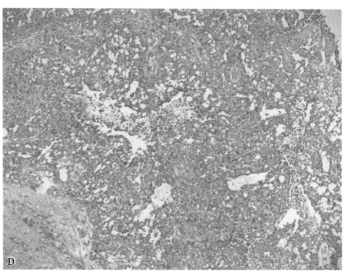

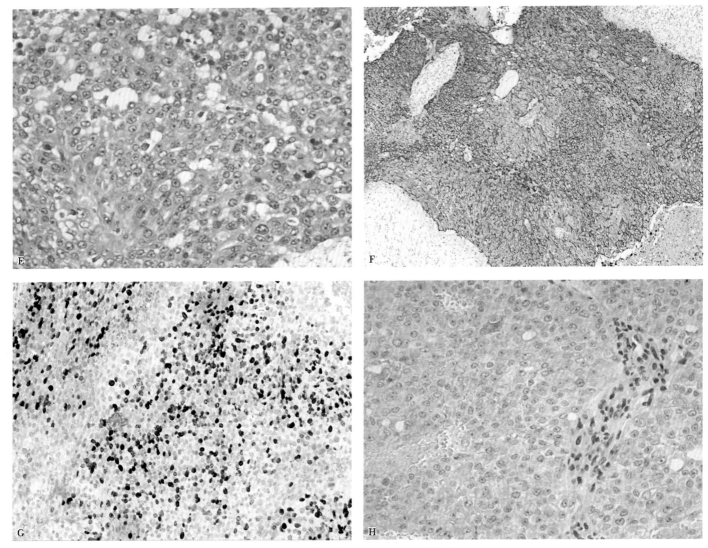

图 1-27　鼻腔鼻窦 SMARCB1 缺失癌

A. CT 示鼻腔软组织占位，累及筛窦和上颌窦，伴相应的骨组织破坏；B. 癌细胞呈巢状、团块状生长，伴明显的坏死；C. 瘤细胞胞质透明，局部可呈浆样、横纹肌样；D. 部分区可见不规则的微囊性结构；E. 瘤细胞核核仁明；F. IHC 示瘤细胞表达 CK；G. IHC 示瘤细胞增殖指数 Ki-67 灶性较高；H. IHC 示瘤细胞 SMARCB1（INI-1）阴性，间质细胞 INI-1 阳性

（INI-1），而 SMARCB1（INI-1）缺失的鼻腔鼻窦癌，相应的标记均为阴性。

4. NUT 癌　也是 2017 年 WHO 头颈部肿瘤分类中新列出的鼻腔鼻窦肿瘤，其形态上有较明显的特征，即团巢状的癌细胞边缘区瘤细胞分化差，中心区域有突然出现的鳞化及角化灶，免疫组化染色肿瘤细胞表达 NUT 或 NUT-1 等。

【治疗及预后】

SMARCB1（INI-1）缺失的鼻腔鼻窦癌是侵袭性较高的恶性肿瘤，常常累及颅底及脑组织，预后较差，需要综合性治疗，即使选择了手术 + 放化疗，短期内复发转移，死亡率较高，有数据显示，约 2/3 的病人在诊断后的两年内去世。

十一、NUT 癌

【概念】

NUT 癌（NUT carcinoma）是指伴有睾丸核蛋白（nuclear protein in testis，NUT）基因重排的癌，又称伴 t（15;19）（q14;p13.1）易位的癌，或侵袭性 t（15;19）阳性癌或中线致死性癌。

【临床特点】

NUT 癌多来源于中线部位的器官，如头颈部及胸腺等，是一种少见的高侵袭性的低分化癌，目前发现其发病率约占上呼吸消化道低分化癌的 18%。病人年龄范围 0～82 岁，近 90% 的病例发生于 40 岁以前，而儿童及青少年占 70% 左右。女性略多见。

多数头颈部病例（65%）发生于鼻腔及鼻窦，偶见于眼眶、鼻咽、口咽、喉、会厌及大唾液腺。NUT 癌以侵袭性强为特点，鼻腔鼻窦的肿瘤常伴有眼眶及颅内浸润。许多病例在就诊时就已经发生肿瘤的转移，最常见转移部位是淋巴结、骨、肺、胸膜及皮肤与皮下软组织。

影像学 NUT 癌没有特异性的影像学改变。在 CT 或 MRI 检查时，肿瘤显示低密度区，有些病例会有密度不同的增强区（图 1-28A、B）。对于侵袭性病例，CT 的横断面检查可以显示肿瘤与周围毗邻脏器的关系，很好地评价浸润情况，提示肿瘤的恶性行为。

【组织学来源及病因】

NUT 癌的细胞起源不明。French 等认为来源于神经嵴，因为肿瘤大部分发生于中线器官，而没有原位癌的表现，且睾丸核蛋白在成人的睫状神经节有较高水平的表达。还有学者认为尽管大部分肿瘤没有鳞状上皮分化，但 P63 染色呈阳性支持其起源于鳞状细胞系。最新的观点认为 NUT 癌发生于多能干细胞。

NUT 癌的病因不明，已有的研究显示它与 EB 病毒及人乳头状瘤病毒（HPV）感染无关，也不同于某些鳞状细胞癌的发生与环境因素密切相关，NUT 癌病人常无吸烟史。

【病理变化】

1. 肉眼观 因手术切除的肿瘤标本较少，现有病例显示，肿瘤呈局限性，常伴有出血、坏死。

2. 镜下观 肿瘤常由片状排列的低分化或未分化肿瘤细胞构成，瘤细胞与其他低分化肿瘤相比，显示单形性（克隆性），而没有多形性。少数病例可见纤维间质内呈巢状排列的瘤细胞，常见大片的凝固性坏死，间质淋巴细胞灶状浸润，类似淋巴上皮癌的结构。瘤细胞的黏附性较差，细胞约为淋巴细胞大小的 2~3 倍，核质比较高，细胞核大小相对较一致，但核型不规则，异形明显。染色质细腻，或呈颗粒状、囊泡状。核仁明显，常见核分裂象或凋亡小体。肿瘤细胞有少许胞质，呈嗜酸性或嗜碱性。很少有细胞内或细胞外黏液。瘤细胞常有不同程度的鳞状上皮分化，具有特征性的是"鳞状上皮突然分化"现象，即不成熟、分化较差的细胞突然过渡为分化较好的成熟鳞状上皮细胞巢，可有角化物形成，有时会出现类似胸腺小体的结构，而没有出现鳞状上皮层次的逐渐分化（图 1-28C~F）。少有腺样、间叶及神经内分泌分化。

3. 免疫组化染色 NUT 癌弥漫表达（>50%）特异性的 NUT 单克隆抗体（C52），其敏感性为 87%。此外，弥漫或局灶性表达全角蛋白、P63 及 P40，其他不同相对分子质量的角蛋白表达不确定，如 CK7、CK20 可有不同程度的表达，CK8/18 不表达；上皮细胞膜抗原（EMA）、癌

胚抗原（CEA）表达不一致，常为局灶阳性。CD34、CD56 也分别有不同程度的表达（图 1-28G、H），P16 及 TTF-1 也有表达的报告。而 CD57、CD99、结蛋白（Desmin）、肌红蛋白（myoglobin）、平滑肌肌动蛋白（SMA）、嗜铬粒素 A（CgA）、突触素（Syn）、白细胞共同抗原（LCA）、S-100 蛋白及 HMB45 均无表达。

4. 超微结构 可见胞质及胞核电子密度均较低的"亮细胞"及胞质及胞核电子密度均较高的"暗细胞"两种细胞。肿瘤细胞常有突出的核仁，胞质内有少量分化差的细胞器。偶尔可见细胞的基底膜及细胞间的中间连接，而显示有鳞状上皮分化。但没有张力丝及桥粒形成（图 1-28I）。

5. 分子遗传学 NUT 癌的重要特征是睾丸核蛋白基因的重排。目前，约有 70% 的病例发生 t(15;19)(q14;p13.1) 易位，即位于 15q14 的 NUT 基因的第 2 号内含子与位于 19P13.1 的 BRD4 基因的第 10 号内含子融合，形成 6.4kb 的 BRD4-NUT 融合基因，几乎整个睾丸核蛋白基因均包含于 BRD4-NUT 融合基因中（图 1-28J）。睾丸核蛋白通常仅在睾丸中表达。约有 1/3 的病例伴有睾丸核蛋白基因与其他基因发生易位，形成 NUT-variant 融合基因，其中包括少量的与位于 9q34.2 的 BRD3 基因易位，形成 BRD3-NUT 融合基因。细胞遗传学、荧光原位杂交、DNA 印迹、RT-PCR 分析及靶向二代测序可检出该易位。

发生于头颈部及胸腔等中线器官，病人年龄多较轻，多无吸烟史；无 EB 病毒及乳头状瘤病毒感染；具有低分化癌组织形态学特点，瘤细胞显示明确的单形性（克隆性）；免疫表型表现为角蛋白阳性或单一的鳞状上皮标记阳性；NUT 抗体标记核阳性（≥50%）；FISH 等检测确定有 NUT 基因易位或 BRD-NUT 融合基因。当瘤细胞为局灶性 NUT 抗体阳性（小于 50%）或 NUT 阴性表达时，如仍高度疑为 NUT 癌应再进行 FISH 等检测。

【鉴别诊断】

主要是与发生于鼻腔鼻窦的各种小圆细胞肿瘤鉴别。

1. Ewing 肉瘤/原始神经外胚瘤（PNET） Ewing 肉瘤/PNET，一般发病年龄较年轻（<30 岁），组织学形态无鳞状上皮分化，细胞核染色质较细腻。免疫组化染色，肿瘤细胞 Vimentin 及 CD99 阳性表达，有些病例可表达神经内分泌标志物，如 CgA、Syn 和 S-100 蛋白，而 CK 一般为阴性，仅部分可出现局灶阳性。NUT 抗体标记阴性。

2. 横纹肌肉瘤 通常发生于儿童及年轻人，好发于鼻道，大部分为胚胎型（80%），其余为腺泡型或梭形细胞型。横纹肌肉瘤常排列呈片状或腺泡状，可见位于细胞周边的核及重叠的多核巨细胞，无角化，坏死不明显，免疫组化染色表达 Desmin、肌特异性肌纤蛋白（MSA）、肌

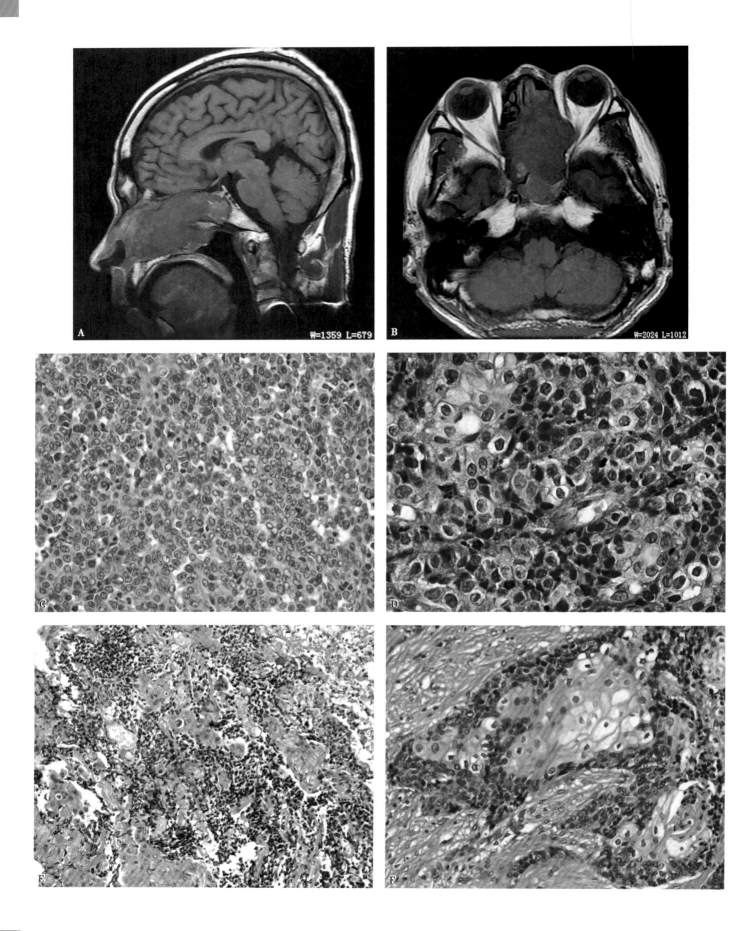

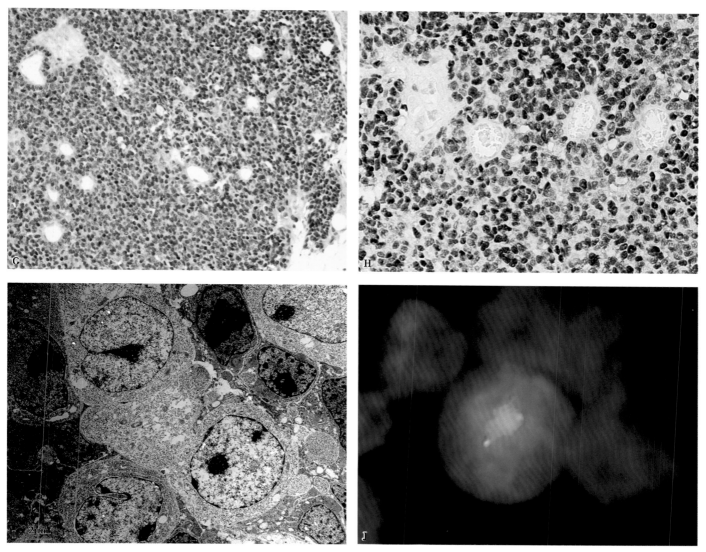

图 1-28 NUT 癌

A. MRI 矢状面示左侧后组筛窦分叶状肿瘤,并累及颅内及眼眶,病变侵及颅底;B. 同上病例,轴向图,示肿瘤浸润左眶内;C. 右额窦中线癌,呈片排列的未分化肿瘤细胞,核仁明显,可见瘤细胞凋亡;D. 左鼻腔中线癌,肿瘤细胞有少量嗜酸性或嗜碱性胞质,核形及核大小不规则,染色质呈泡状,核仁明显,可见核分裂象及凋亡小体;E. 肿瘤的"突然角化"特征,角化细胞与分化差的小细胞混合存在;F. 女,19 岁,鼻顶部内侧,"突然角化"特征,角化细胞在癌巢的内侧,分化差的小细胞在癌巢的外侧;G. IHC 示 NUT 抗体染色,>90% 的肿瘤细胞核弥漫阳性;H. IHC 示 P63 抗体染色,肿瘤细胞核弥漫阳性;I. TEM 可见电子密度较低的明细胞和电子密度较高的暗细胞,可见较多糖原及少数线粒体,细胞器匮乏;J. FISH 示分离探针显示 NUT 基因重排,红绿色探针正常情况下结合在 15 号染色体 NUT 基因两侧,因易位使两者分开

红蛋白(myoglobin)及横纹肌肉瘤标志物(MyoD1)等肌源性抗体,而 CK 和 NUT 抗体标记阴性。

3. 恶性黑色素瘤 多见于中老年人,最好发于前鼻中隔,其次是上颌窦。由混合性的上皮样细胞、梭形细胞及浆细胞样细胞组成,具有明显的核仁和核内包含体,且胞质内有多少不等的黑色素颗粒,无角化现象。电镜下可见黑色素小体。免疫组化染色 Vimentin、S-100 蛋白及 Melan-A(MART-1)阳性表达,黑色素瘤抗体(HMB45,Melanoma)有不等量的表达,而 CK 及 NUT 抗体标记阴性。

4. 嗅神经母细胞瘤 好发年龄呈双峰分布,分别为 11~20 岁及 51~60 岁。组织学形态上高级别的嗅神经母细胞瘤更难与 NUT 癌鉴别。需结合病变部位及免疫组化染色。一般而言,嗅神经母细胞瘤原发于鼻腔顶部嗅区,肿瘤呈分叶状结构,可见真假菊形团及神经微丝等结构,间质薄壁血管丰富;大部分肿瘤一致性表达 NSE、Syn,支持细胞 S-100 蛋白阳性表达,CK 弱表达或不表达、Vimentin 常呈阴性,或散在小灶状阳性。NUT 抗体标记阴性。

5. 淋巴上皮癌　好发于鼻咽部，男性多见，与 EB 病毒感染密切相关。其特点是肿瘤细胞呈不规则岛状、实性片状、梁状和单个瘤细胞，瘤细胞密集混合于淋巴细胞和浆细胞中，与 NUT 癌瘤细胞的松散排列及间质淋巴细胞浸润有相似之处。但典型的淋巴上皮癌具有特征性细胞形态，瘤细胞常呈合体状，细胞边界不清，胞核常为空泡状，可见居中的明显的大核仁。坏死及间质纤维组织增生不常见。NUT 抗体标记阴性。EBER 原位杂交呈阳性表达最具诊断意义。

6. 神经内分泌癌　发生于头颈部特别是上呼吸道的神经内分泌癌很少，较纵隔的发生率为低。较常见的小细胞癌的组织学形态为黏膜下层的瘤细胞呈片状、索状及带状，细胞异形明显，核质比高，分裂象多，常见凝固性坏死，与 NUT 癌的形态相似，但有时可看到菊形团样的神经内分泌结构。免疫组化染色对神经内分泌标记有不同程度的表达（Syn、NSE、CgA 等），S-100 蛋白有时表达，而 CK 为弱表达（呈核旁点状或球状阳性）。NUT 抗体标记阴性。

7. 生殖细胞肿瘤　纵隔等胸腔脏器的生殖细胞肿瘤发生率较上呼吸道为高，NMC 的细胞排列及间质淋巴细胞浸润，需要与精原细胞瘤、胚胎性癌等生殖细胞肿瘤相鉴别。免疫组化染色，生殖细胞肿瘤 CK 呈阴性，NUT 呈局灶核阳性（<5%），而 NUT 癌 CK 阳性，NUT 呈弥漫核阳性（≥50%）。

8. 低分化鳞状细胞癌或未分化癌　较少见，发病平均年龄为 55～60 岁。临床经过与 NUT 癌相似，均具有高侵袭性，组织学形态相同，免疫组化染色显示 NUT 阴性。它们的预后均很差。

9. 大细胞淋巴瘤　NUT 癌的瘤细胞明显异型，染色质呈颗粒状及明显核仁时，需要与大细胞淋巴瘤鉴别，但如果病变中有不同程度的鳞状上皮分化，则可除外淋巴瘤。否则需做免疫组化染色进行鉴别。

【治疗及预后】

NUT 癌的病程凶险，平均生存时间为 9.8 个月，目前尚未建立特异性的治疗方案。有报道显示，伴有 NUT-variant 的 NUT 癌病人的预后较 *BRD4-NUT* 基因重排的要好。

第四节　腺上皮肿瘤及瘤样病变

一、化生及增生

慢性炎症时黏膜内腺体可发生化生及增生（metaplasia and hyperplasia），包括浆液腺的黏液腺化生、嗜酸细胞化生

（图 1-29）及鳞状细胞化生。嗜酸性化生并伴有增生时，应与嗜酸细胞腺瘤鉴别；黏膜内腺体导管及腺泡细胞鳞化时，仍保持腺管、腺泡及腺小叶的结构轮廓，细胞巢边界清楚，细胞异型性不明显，可与高分化鳞癌鉴别（图 1-30）。

二、呼吸上皮腺瘤样错构瘤

【概念】

鼻腔鼻窦呼吸上皮腺瘤样错构瘤（respiratory epithelial adenomatoid hamartoma，REAH）是来自鼻腔鼻窦表面上皮黏膜固有腺的良性获得性过度增生。

【临床特点】

多见于中、老年人，男：女＝7：1，高峰年龄为 50 多岁。多数病例表现为鼻腔鼻中隔后部或鼻侧壁单侧性肿块，也可见于中鼻道、下鼻甲、筛窦、额窦及鼻咽部少见。大部分为单侧性，一些病例可为双侧性。临床表现为反复发作的单侧鼻堵、鼻出血和鼻窦炎。

【病理变化】

1. 肉眼观　呈息肉样或外生性肿块，黄褐色至淡红棕色，最大径可达 6cm。

2. 镜下观　为鼻窦黏膜腺体的良性过度增生性错构瘤病变，内衬呼吸性纤毛上皮，杂有黏液分泌细胞，细胞层数较多，但腺体结构分化良好，无异型性，被间质组织分隔。腺体可见扩张，内含黏液，也可见腺体呈萎缩性改变，衬附单层至立方形上皮。部分腺体周围可见粉红色增厚的基底膜样物质（图 1-31）是为其重要形态特点之一，部分区域可见增生的腺体与被覆上皮相连，被覆上皮可见增生及鳞化。间质偶见软骨及骨的成分。其他改变类似于炎性鼻息肉，可见间质水肿、血管、纤维母细胞增生及间质玻璃样变。

3. 免疫组化染色　腺上皮表达 CK，如 AE1/AE3、CAM5.2、CK7，不表达 CK20 及 CDX2。肌上皮/基底细胞标志物 P63 可见表达。

【鉴别诊断】

本病需与内翻性乳头状瘤鉴别。本病时无明显增厚的复层鳞状上皮的内翻性增生。与腺癌的区别是细胞无异型性、无癌性筛状结构及"背靠背"改变。另外也应注意与炎性鼻息肉的鉴别，炎性鼻息肉时缺乏"腺瘤样"成分。

预后良好，单纯切除不复发。

三、浆黏液性错构瘤

【概念】

鼻腔鼻窦浆液黏液腺错构瘤（seromucinous hamartoma）是指鼻腔鼻窦固有浆液黏液腺的良性增生。也称为上皮

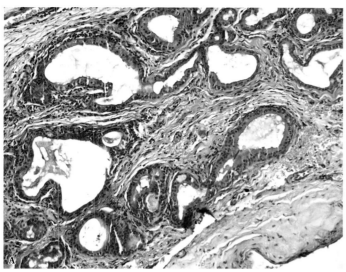
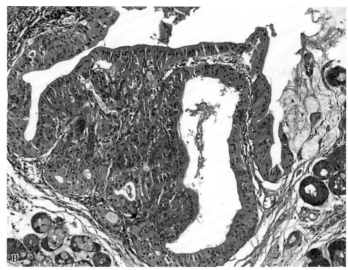
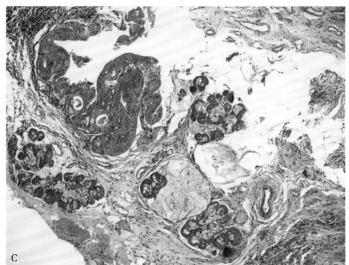

图 1-29　小唾液腺腺泡嗜酸细胞化生及增生

A. 腺体嗜酸性化生，腺体细胞胞质嗜酸性增强；B、C. 腺体嗜酸性化生及囊腺瘤样增生，腺体细胞胞质嗜酸性增强

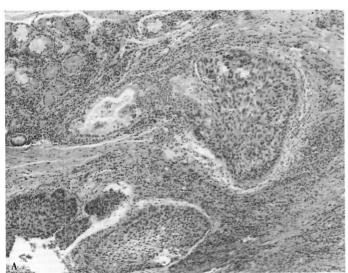
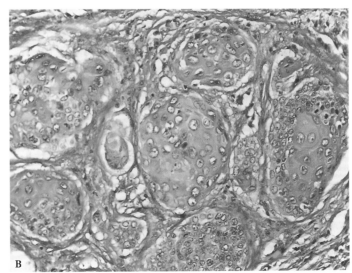

图 1-30　腺体鳞化

A. 导管上皮鳞化及增生，导管柱状上皮被鳞状上皮取代，并增生；B. 腺泡鳞化，腺泡上皮被鳞状上皮取代，腺泡及腺叶轮廓保留，形态符合坏死性唾液腺上皮化生

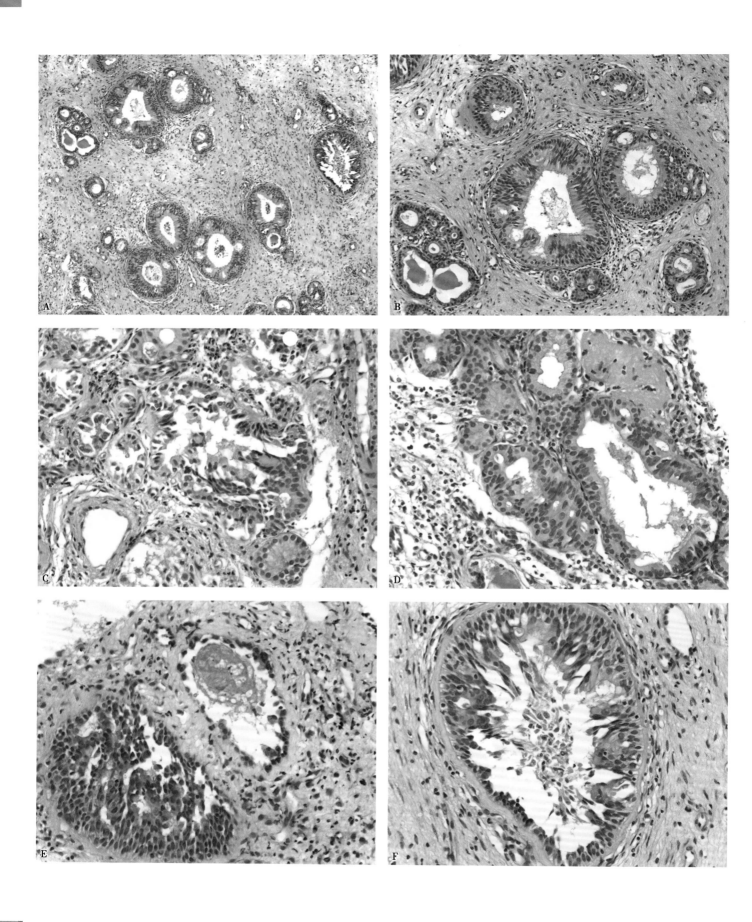

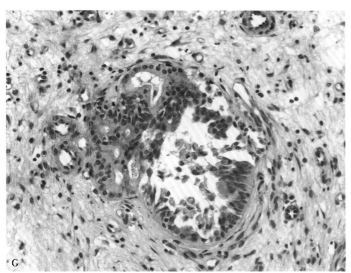
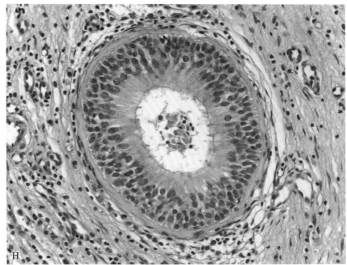

图 1-31　呼吸上皮腺瘤样错构瘤

A、B. 腺上皮内可见小腺腔，基底膜增厚，间质纤维化；C. 腺体排列紊乱；D. 间质可见慢性炎症细胞浸润；E～G. 腺腔被覆上皮厚薄不一；H. 增厚的基底膜

性错构瘤（epithelial hamartoma）、腺样错构瘤（glandular hamartom）、鼻微腺性腺病（microglandular adenosis of nose）。

【临床特点】

本病罕见。主要发生于成人，男女比例 3:2。发病年龄 14～85 岁（平均年龄 56 岁）。与特殊感染无关，常发生于鼻中隔后部或鼻咽部，其他少见部位为鼻腔单侧壁或鼻窦。偶见复发，无转移。

【病理变化】

1. **肉眼观**　呈息肉状或外生性生长，典型者富于弹性，外观灰白色至红棕色。大小约 0.6～6cm。

2. **镜下观**　为被覆呼吸上皮的息肉样肿块，包括小至中等大小的腺体和由单层立方或扁平上皮构成的导管，核圆形或卵圆形，胞质嗜双性或嗜酸性。无核分裂。周围纤维间质内常见淋巴细胞浸润。腔内可见嗜酸性粒细胞、杯状细胞或透明细胞。腺体周围被厚的基底膜包绕。增生的管状结构与固有的浆液性、黏液性腺泡或内陷的呼吸性上皮混合形成腺体或囊肿，与呼吸道上皮腺瘤样错构瘤特征相似，支持 SH 与呼吸道上皮腺瘤样错构瘤构成这一病变谱系的可能。

3. **免疫组化染色**　示 CK17、CK19、EMA、溶菌酶和 S-100 阳性，黏液腺周围无肌上皮（基底）细胞。小管周围基质 calponin、SMA 和 Desmin 阳性，表明向肌纤维母细胞分化。

四、唾液腺型肿瘤

鼻腔鼻窦柱状上皮及黏膜内分布的黏液浆液腺可发生多种唾液腺型肿瘤（salivary type tumors），其组织学类型及形态特点与口腔小唾液腺肿瘤相同，其中恶性者明显多于良性。良性肿瘤以多形性腺瘤最多见，恶性肿瘤最多见的恶性唾液腺型肿瘤为腺样囊性癌，其他恶性唾液腺型肿瘤可见肌上皮癌、黏液表皮样癌、分泌癌、透明细胞癌、腺泡细胞癌、多形性腺瘤恶变（图 1-32）、低度恶性腺癌、上皮-肌上皮癌、皮脂腺癌、嗜酸性腺癌、基底细胞腺癌。均很少见。

（一）多形性腺瘤

男:女 = 1.2:1，发病年龄范围 20～60 岁，平均 47.0 岁，累及部位以鼻中隔最多（约 80%），其次为鼻腔（图 1-33）。镜下特点是肿瘤无包膜，以上皮性成分为主，组织学形态同唾液腺的多形性腺瘤。

其他唾液腺型肿瘤偶见肌上皮瘤（图 1-34）、嗜酸细胞瘤等。

（二）腺样囊性癌

以女性较多，发病年龄范围 17～78 岁，好发年龄 30～69 岁，平均 48.9 岁。上颌窦为最常见的发生部位，其次为筛窦、鼻道和鼻中隔，可同时累及鼻中隔、鼻腔和其他鼻旁窦。形态学同在大唾液腺发生的相同（图 1-35）。

（三）分泌癌

【概念】

分泌癌（secretory carcinoma, SC）是新近定义的一种伴有 t(12:15)(p13;q25) 特异性 ETV6-NTRK3 基因融合的恶性唾液腺型肿瘤，因其与乳腺分泌性癌（好发于年轻女性，预后好）的形态学、免疫学及分子生物学特点相似，故而也称乳腺样分泌癌。鼻腔鼻窦原发性分泌癌罕见，

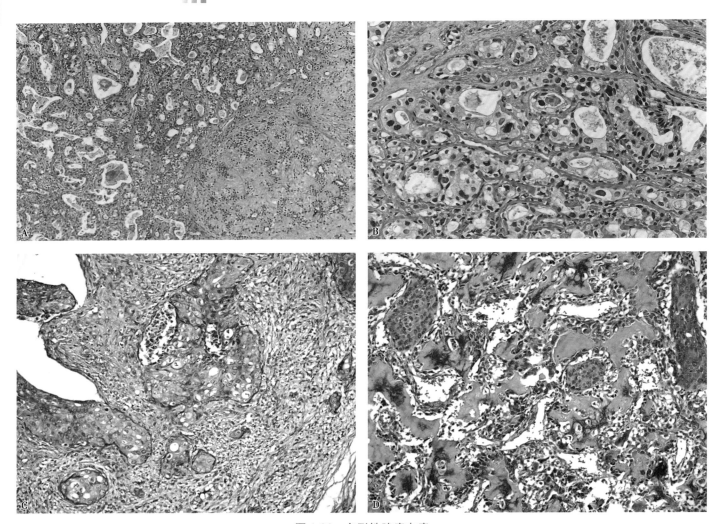

图 1-32 多形性腺瘤内癌

A. 图右下方为典型多形性腺瘤，图左上方恶变部分为低度恶性腺癌；B. 恶变部分组织结构和细胞形态均明显异型，细胞核大深染，排列密集，少数细胞出现核仁；C. 增生的纤维组织背景中可见鳞状细胞癌癌巢；D. 大片骨化背景组织中有癌巢浸润

仅有 5 例文献报道。发病年龄广泛，为 9～86 岁，男性多见。多为无痛性肿块（图 1-36A）。

【病理变化】

1. **肉眼观** 为边界清楚、灰褐色肿物，切面为实性伴囊性变。

2. **镜下观** 分泌癌无包膜，局灶侵袭性生长，瘤细胞排列呈实性、微囊状、巨囊状、管状、滤泡状、囊乳头状和筛状，微囊结构的囊腔内常见嗜酸性胶样分泌物（图 1-36B～E）。瘤细胞形态一致，小至中等大小，卵圆形至圆形，染色质细，偶尔可见单个小核仁，核分裂象少见。胞质丰富，呈嗜酸性至粉染泡沫状，酶原颗粒阴性。可见周围组织浸润，无血管侵犯。可发生高级别转化，表现为呈实性、管状，伴坏死，分泌物减少，有明显核仁的异型大细胞。

3. **免疫组化染色** 瘤细胞弥漫强表达 Vimentin、mammaglobin、S-100，阴性或局灶弱表达 DOG-1。此外细胞外黏液 PAS 阳性，D-PAS 阴性。*ETV6* 基因断裂是 SC 特征性遗传学改变。

【鉴别诊断】

1. **腺泡细胞癌** 癌细胞质嗜碱性，并含有 PAS 和 D-PAS 阳性的酶原颗粒，且瘤细胞较 SC 更为多形。可见浆液性腺泡、闰管样和泡状及透明样细胞，瘤细胞表达 Dog-1，不表达 S-100、Vimentin 和 mammaglobin。

2. **非特异性腺癌** 是一组无法分类的、伴有导管细胞成分的唾液腺型腺癌，是一种排除性诊断。不同文献中与 SC 的鉴别诊断要点不尽相同。*ETV6* 基因检测有助于明确诊断。

3. **低级别导管癌** 又称为低级别筛状囊性癌，低级别导管癌和 SC 瘤细胞均缺乏酶原颗粒，且表达 S-100 和 mammaglobin。但低级别导管癌不表达 Vimentin，大部

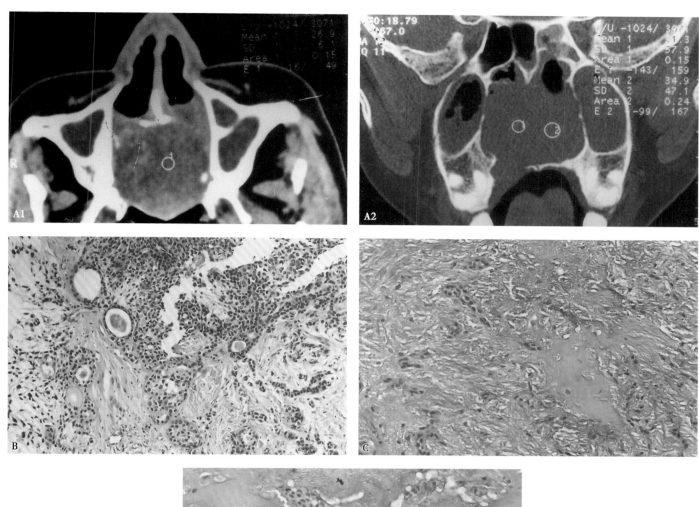

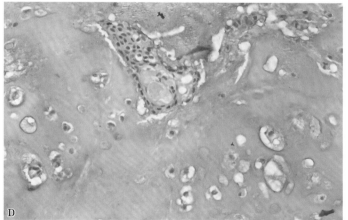

图 1-33 鼻腔多形性腺瘤

A. CT 示（A1 水平位，A2 冠状位）肿瘤位于双鼻腔的后端，周围骨质受压变薄；B. 上皮为小管状及小梁状结构，周围为黏液样间质；
C. 纤维软骨黏液样间质；D. 黏液软骨基质中有小管状结构和上皮岛

分巢周可见 P63 阳性的肌上皮细胞。然而 28% 的分泌癌癌巢周围也可见 P63 阳性的基底细胞。因此对于疑难病例或活检病例，*ETV6* 基因检测有助于鉴别诊断。

4. 低级别非肠型腺癌 阴性表达 Vimentin，且无 *ETV6* 基因断裂。

【治疗及预后】

以手术切除为主，必要时辅以放化疗。约 20% 病例局部复发，20% 病例颈部淋巴结转移，5% 发生远处转移（胸膜、肺心包）。高级别总体病死率为 5%。

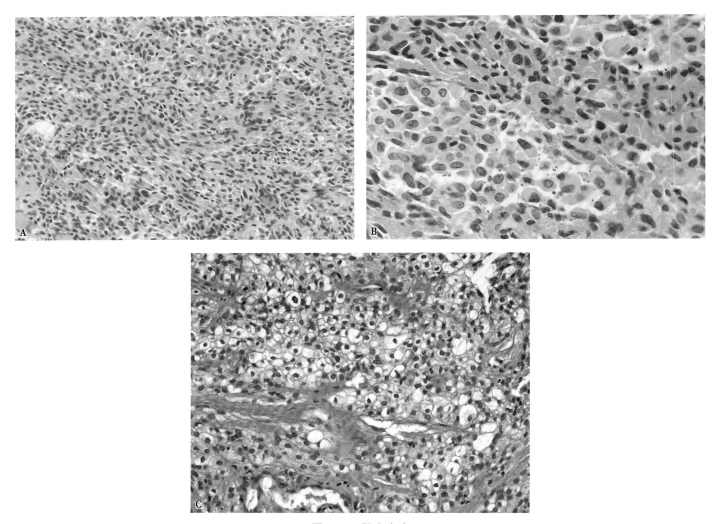

图 1-34　肌上皮瘤

A. 以梭形细胞为主的区域；B. 以浆细胞样细胞为主的区域；C. 透明细胞型，以胞质透亮为特点

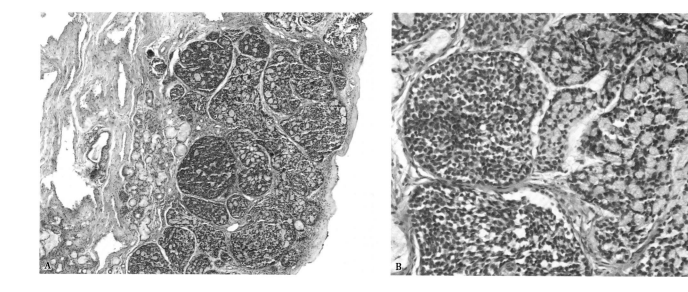

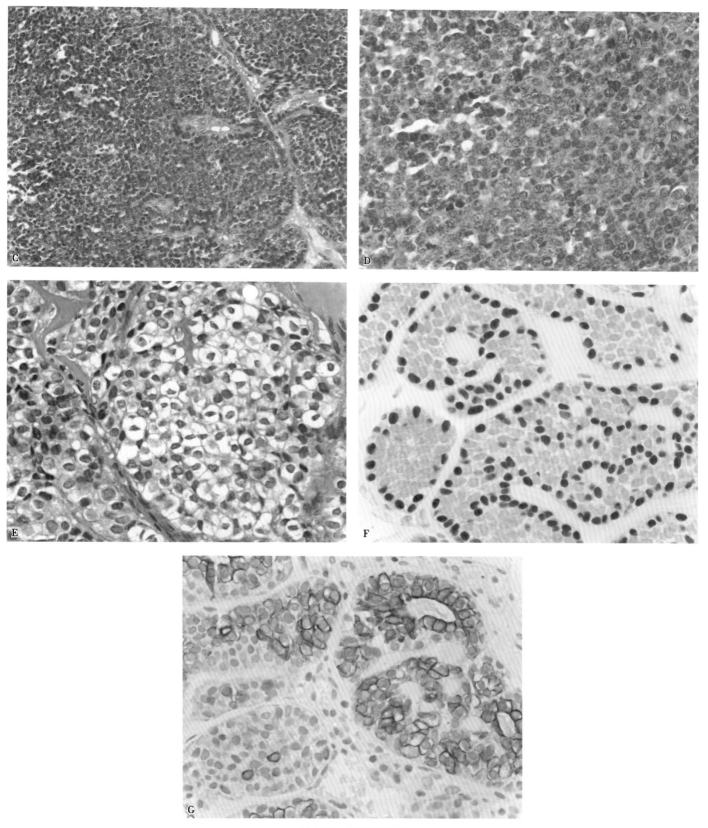

图 1-35 腺样囊性癌

A、B. 全貌，肿瘤位于黏膜内浸润性生长，可见筛状及实性区混合并存；C、D. 实性细胞巢，注意术中冰冻需与淋巴瘤等的鉴别；E. 透明细胞区，肿瘤细胞胞质透明；F. IHC 示肿瘤细胞巢外侧肌上皮细胞核 P63 阳性；G. IHC 示肿瘤细胞巢腔面细胞 AE1/AE3 阳性

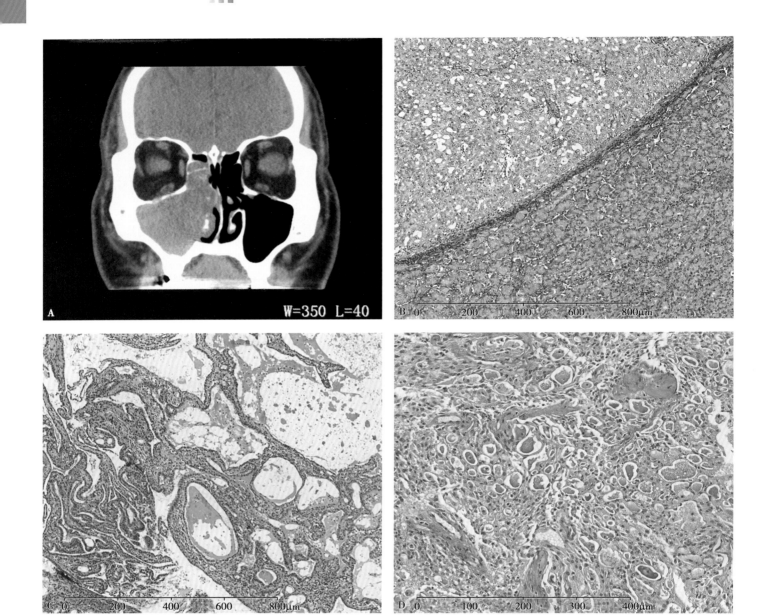

图 1-36 分泌癌

A. CT 示右上颌窦软组织密度影累及右鼻腔及上颌窦内，周围骨质可见破坏；B. 肿瘤呈推挤性生长，可见空泡状及微囊状结构；C. 以囊性及腺管状排列为主，囊内可见嗜酸性胶样分泌物，间质可见炎症细胞浸润；D. PAS 染色，示囊内胶样物质阳性；E. FISH 方法检测 *ETV6* 基因，可见 1 个红信号 2 个绿信号，示基因断裂

五、非唾液腺型腺癌

（一）肠型腺癌

【概念】

肠型腺癌（intestinal type adenocarcinoma）形态类似于肠道原发的腺癌。以老年男性多见，从事木材和皮革产业的人群发病率明显增高，男性为女性的3～4倍。好发于筛窦、鼻腔及上颌窦。

【病理变化】

1. **肉眼观** 肿瘤呈息肉样、乳头状、结节状，易碎，有时伴溃疡及出血。

2. **镜下观** 形态类似于肠道腺癌，可呈外生性乳头状生长或管状生长（75%病例），可伴有黏液、明显的印戒细胞及杯状细胞。肿瘤分化程度高低差别极大，有人将其分为乳头型（高分化）、结肠型（中分化）、实体型（低分化）、黏液型及混合型，也有人将其分为乳头管状柱状细胞型（包括高、中、低分化）、腺泡杯状细胞型（中分化）、印戒细胞型（低分化）和过渡型，其总体形态与结肠腺癌近似（图1-37）。部分肿瘤内可见小肠型细胞，如Paneth细胞和肠的嗜铬细胞及腺体基部出现平滑肌成分。认为其起源细胞属于多能干细胞，可分化成上述多种类型的上皮细胞。

3. **免疫组化染色** 瘤细胞上皮标记物、CK20、CDX-2、MUC2、villin及ITACs阳性，CK7及CEA表达情况不一，另外神经内分泌细胞可见不同程度的表达Chg-A、激素肽（5-羟色胺、缩胆囊素、胃泌素、生长激素抑制素及脑啡肽）。

KRAS突变率为6%～40%，BRAF突变率<10%等。

低级别病例3年生存率>80%、5年生存率>60%，G2及G3的乳头状型肿瘤3年存活率分别为54%和36%，伴有腺泡样、混合型及过渡型结构的黏液性肿瘤预后近似于乳头状型G2，印戒细胞型侵袭性最强。肿瘤可侵犯周围组织，淋巴结转移率约8%，远处转移率13%。

肿瘤在诊断之前应排除结肠癌的转移。

（二）非肠型腺癌

【概念】

非肠型腺癌（non-intestinal type adenocarcinoma）既无唾液腺肿瘤特征也无肠型腺癌分化的腺癌，是一组形态学多样、又具有独特形态（如肾细胞样癌）的肿瘤。

【临床特点】

少见，发病年龄广，平均年龄为60岁，但老年男性多见。以筛窦和上颌窦多见，也可发生于鼻中隔。主要为鼻堵，其次为鼻出血及疼痛。

低级别者为膨胀性实性肿块。高级别者呈侵袭性生长，累及骨组织侵及周围结构如眼眶。

【病理变化】

1. **肉眼观** 低级别者表现为红色息肉状肿物，质韧。高级别者表现为灰红肿块，易出血。

2. **镜下观** 分为低级别及高级别两型（图1-38）。低级别者约占鼻腔腺癌13%，见分化良好的乳头和/或腺腔，腺腔由单层一致的黏液立方至柱状细胞围成，胞质嗜酸，核位于基底部，核分裂象少见，无坏死；细胞排列呈乳头状、腺样、筛状、背靠背等结构。少有间质浸润。可见钙化。偶见肿瘤由明显的透明细胞组成，似转移性肾透明细胞癌，称其为鼻腔鼻窦肾细胞样癌。肿瘤细胞缺乏黏液，胞质可轻度嗜酸，无神经及脉管的侵犯和坏死，也缺乏多形性。高级别者罕见，显示出多样性的形态，多呈实性，腺腔结构较少，偶见黏液细胞，核分裂象可见，且伴有坏死、浸润和骨的破坏。

3. **组织化学染色** 低级别及高级别非肠型腺癌淀粉酶消化的PAS反应阳性。

4. **免疫组化染色** 肿瘤细胞表达CK7，部分表达S-100及SOX10，不表达CK20及P63，或仅灶状阳性；肠癌标志物如CDX2及MUC2阴性或仅灶状阳性；高级别者可表达神经内分泌抗原，应注意与其他低分化癌瘤鉴别。鉴别要点是可见坏死，细胞分化差，核大异性明显，总能找到小的腺腔样结构等。肾细胞样癌表达CA Ⅸ及CD10，不表达PAX8及肾细胞癌标志物。

【鉴别诊断】

低级别非肠型腺癌需要与鼻腔鼻窦分泌癌鉴别，后者ETV6基因断裂。浆黏液性错构瘤呈器官样排列，伴或不伴有P63阳性的基底细胞，未见多种组织结构。高级别非肠型腺癌为排除性诊断，需要与鼻腔鼻窦多种高级别恶性肿瘤相鉴别，如大细胞神经内分泌癌、HPV相关癌、高级别嗅神经母细胞瘤、未分化癌、高级别唾液腺腺癌、无色素性恶性黑色素瘤。

【治疗及预后】

低级别者以手术切除为主，少数病例辅以放疗。高级别者大部分病例手术切除辅以放疗。约25%的低级别病人可见复发，只有6%的病人死于肿瘤。高级别病人预后差，大部分病例5年内死亡，偶见局部和远处转移。肾细胞样癌未见转移及复发。

（三）鼻腔鼻窦肾细胞样癌

【概念】

鼻腔鼻窦肾细胞样癌（sinonasal renal cell-like carcinoma, SRCLC）是一种原发于鼻腔鼻窦罕见的低级别非肠型腺癌，因其在形态学上与透明细胞肾细胞癌有相似之处，故在2017版本的世界卫生组织头颈部肿瘤分类中将其认定为一个形态上独特的低级别鼻腔鼻窦腺癌实体。

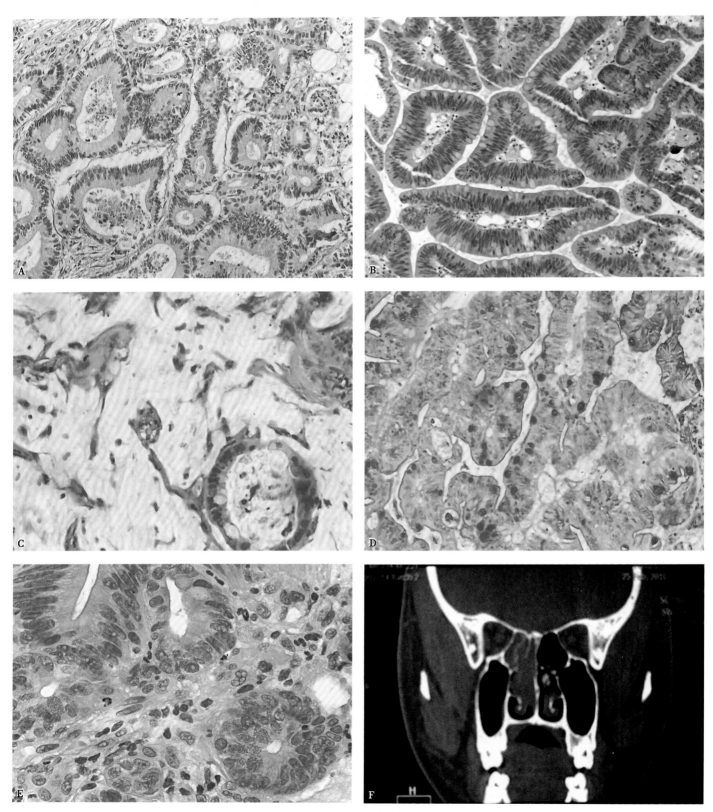

图 1-37 肠型腺癌

病例，男，23 岁：A. 高柱状上皮围成腺腔结构（高分化）；B. 乳头状增生伴杯状细胞（中分化）；C. 可见黏液池形成；D. PAS 染色，部分肿瘤细胞胞质内可见阳性黏液；E. 肿瘤性腺管内可见潘氏细胞，其胞质内可见橘红色颗粒；F. CT 下可见右侧鼻腔及筛窦占位性病变

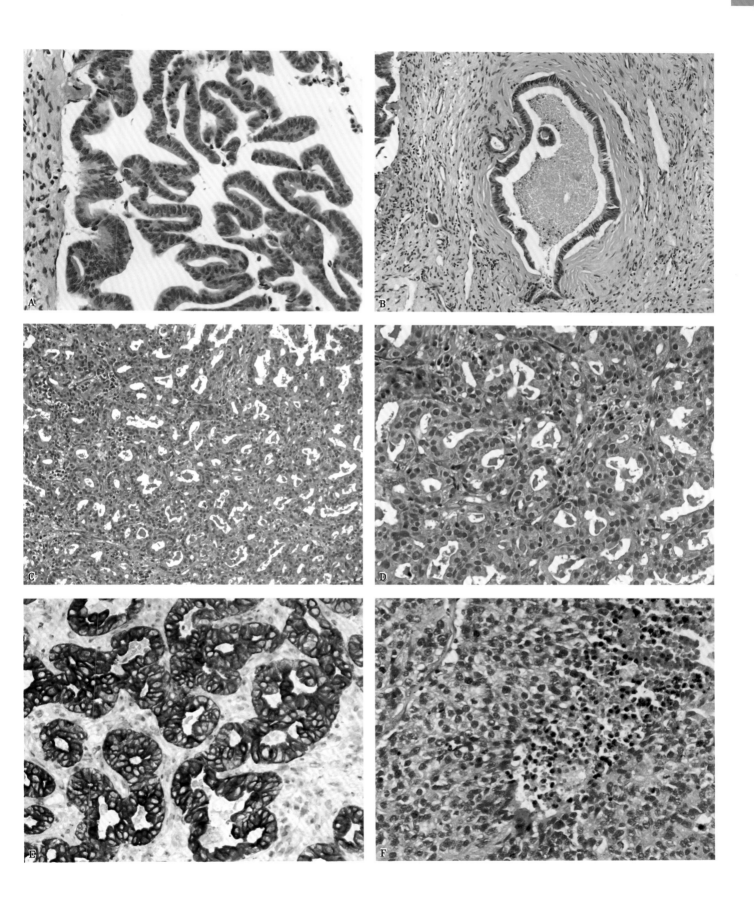

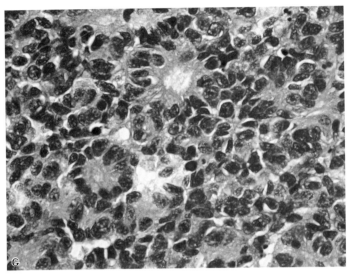
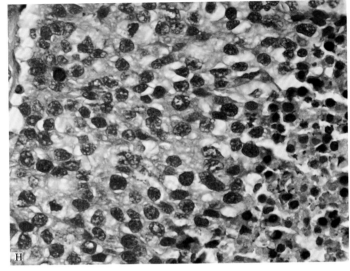

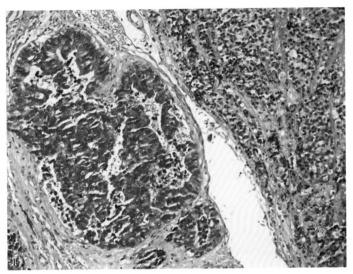

图 1-38 非肠型腺癌

A～E. 低级别（A. 腺腔形成明显；B. 可见浸润性腺管；C. 腺管分化好，异型性不明显，低倍；D. 同 C，高倍；E. IHC 示瘤细胞表达 CK7）；
F～I. 高级别，肿瘤组织腺腔少见，实性结构为主，可见灶状坏死

【临床特点】

SRCLC 非常罕见，自 2002 年 Zur KB 等首先命名该肿瘤后，英文文献中报道病例仅 15 例左右，且均为个例报道，鉴于病例数过少，目前尚无该肿瘤确切的发病率。现有 SRCLC 病例均发生于成年人，年龄 22～89 岁，平均 55 岁，多为 50 岁以上的中老年人，40 岁以下病例仅 3 例。多见于女性，男：女 = 1：2，现有病例中男性 5 例，女性 10 例。

最常见的累及部位是鼻腔，其次是鼻窦和鼻咽。临床表现无特异性，多为鼻塞、鼻出血、头痛、溢泪和嗅觉障碍。实验室检查无特征性改变。CT 扫描显示鼻腔和 / 或鼻窦软组织肿块，有一定的骨压迫，可见侵袭性骨破坏。

【病理变化】

1. 肉眼观 鼻内镜检查时可见粉红色息肉状或荔枝

状湿润肿物，无包膜，边界不清，呈侵袭性生长方式。手术切除标本多为碎组织，灰白、灰褐色，切面质中，标本表面或切面常附有不同数量的片状及不规则状骨组织。

2. 镜下观 肿瘤呈浸润性生长方式，可见邻近鼻腔鼻窦黏膜，有时可见骨质的浸润和破坏。肿瘤由胞质丰富透明的瘤细胞排列呈腺管和团巢样结构，部分病例可出现乳头状结构。癌细胞形态单一，呈立方形、柱状或多角状，胞质丰富透明，胞界清晰。癌细胞主要为透明状，可部分略嗜酸性，个别病例出现灶性异常嗜碱性的胞质。细胞核通常居中，较小而圆，缺乏核仁、核分裂象、核多形性等高核级特征。腺管状结构形态较圆润而规则，呈"背靠背"样分布，腺管的大小时有变化，一般无出血和坏死表现（图 1-39A～C）。

3. 免疫组化染色 SRCLC 表达上皮标志物如 CK

（AE1/AE3）和 CK7，但通常不表达 CK20。S-100 蛋白和 SOX10 常为弥漫表达，DOG-1、CA Ⅸ、CD10、Vimentin 可有不同程度的表达，但 Pax-8 和肾细胞癌标记（RCC）均未在 SRCLC 中表达（图 1-39D～H）。同时也不表达甲状腺球蛋白、SMA、calponin、CDX2 和 CD117 等。

【组织学来源及分子特征】

目前，SRCLC 尚未发现特征性分子遗传学特征，其组织学起源也尚不明确。由于鼻腔鼻窦浆 - 黏液性腺体可以不同程度地表达 DOG-1、SOX10 和 S-100 蛋白等标记物，如 S-100 蛋白和 DOG-1 在浆液性腺泡中强阳性，黏液性腺泡中弱表达或阴性；SOX10 在正常鼻窦浆 - 黏液腺中也有表达；而大多数低级别非肠型腺癌中均存在不同程度的浆 - 黏液分化标志物。因此，SRCLC 可能起源于鼻腔鼻窦的浆 - 黏液性腺体，是鼻腔鼻窦非肠型低级别腺癌的一种透明细胞变型。

【鉴别诊断】

与其他具有透明细胞形态学特征的鼻腔鼻窦肿瘤，包括唾液腺的透明细胞癌、透明细胞黑色素瘤以及转移性肾透明细胞癌鉴别。

1. 转移性肾透明细胞癌　肾透明细胞癌可出现肺、肝、脑和骨的转移，但头颈部转移发生率不足 6%，转移至鼻腔鼻窦的就更为罕见。①临床病史和影像学检查发现肾脏原发性肿瘤对于鼻腔鼻窦转移性肾透明细胞癌的诊断是十分必要的；②尽管两者在组织学形态有相似之处，但一般 SRCLC 的核级偏低，不具有高等级 Fuhrman 核特征和出血坏死等高侵袭性肿瘤的组织学特征；③在免疫组化表型方面两者也有区别，CK7、S-100 和 SOX10 的弥漫表达有助于 SRCLC 的诊断，而 PAX-8、RCC、CD10 和 Vimentin 弥漫阳性则支持转移性肾透明细胞癌。但目前发现，Vimentin、CD10、CA Ⅸ和 EMA 在 SRCLC 中也有不同程度地表达，故这些标记物的鉴别诊断价值有限。

2. 唾液腺透明细胞癌　与 SRCLC 不同，唾液腺透明细胞癌多发生于口腔如上颚、舌根等部位，很少发生于鼻腔鼻窦，且唾液腺透明细胞癌主要由多边形上皮样透亮细胞呈排列构成，几乎不形成腺管结构，有丰富的透明变性间质，癌细胞向鳞状上皮分化，故 P63 表达阳性。另

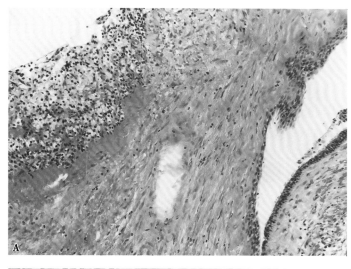
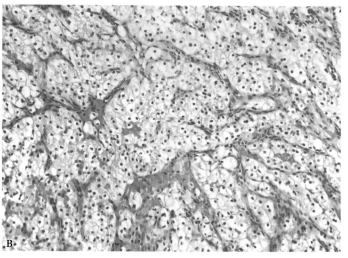
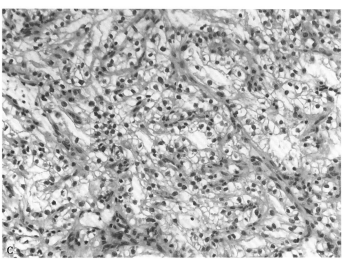
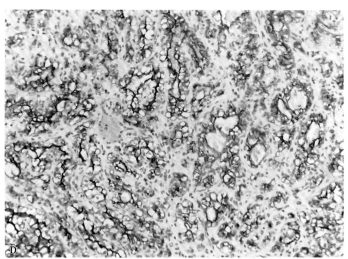

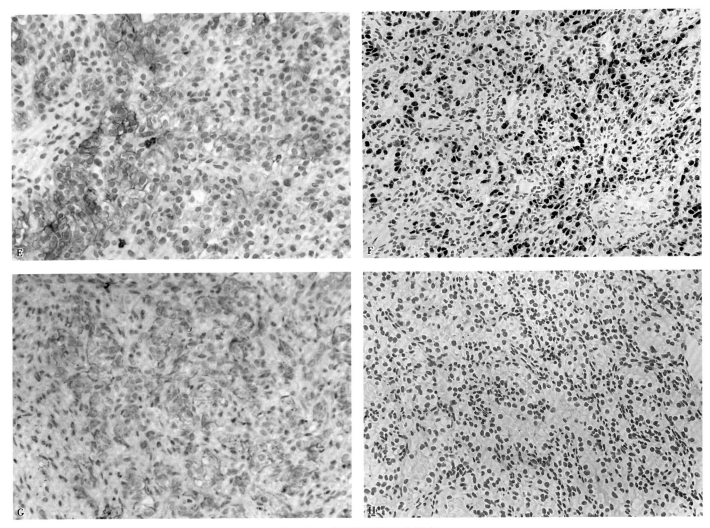

图 1-39　鼻腔鼻窦肾细胞样癌

A. 肿物位于鼻腔鼻窦黏膜下，无包膜，呈浸润性生长方式，×200；B. 肿物由胞质丰富透亮的肿瘤细胞构成，细胞排列呈团巢状，有纤细的血管分隔，肿瘤细胞形态立方形或柱状，胞质透亮，核小而圆，居中，×400；C. 部分区域可见肿瘤细胞排列呈腺管状结构，腺管大小不一，呈"背靠背"分布，肿瘤细胞缺乏核分裂象和多形性等高核级特征，也未见出血坏死灶，×400；D. IHC 示肿瘤细胞弥漫表达 CK7；E. IHC 示肿瘤细胞灶性表达 CD10，且表达强弱不等；F. IHC 示肿瘤细胞弥漫表达 SOX10；G. IHC 示肿瘤细胞弱表达 CA Ⅸ；H. IHC 示肿瘤细胞不表达 PAX-8

外，唾液腺透明细胞癌具有 *EWSR1-ATF1* 融合基因，这是该肿瘤的特征性分子遗传学标志，可与 SRCLC 鉴别。

3. 其他具有透明细胞特征的肿瘤　包括腺泡细胞癌、黏液表皮样癌、腺样囊性癌、肌上皮癌、上皮 - 肌上皮癌、鳞状细胞癌、PEComa、黑色素瘤等在鼻腔鼻窦好发的肿瘤均具有透明细胞组织学亚型，但这些肿瘤绝非完全"纯的"透明细胞，都混有或多或少的经典肿瘤组织学特征和各自的免疫组化表型，可与 SRCLC 鉴别。

【治疗及预后】

通过鼻内镜或开放性手术切除肿瘤是所有报道病例采用的治疗方式，部分病人还给予了术后的放疗和化疗。

SRCLC 呈较为惰性的生物学行为。迄今为止，除 1

例早期报道病例出现局部复发外，其余病例均无复发和颈部及远处转移。但由于其罕见性，需要收集更多的病例来定义该肿瘤的短期和长期临床行为。

第五节　神经外胚层上皮来源的肿瘤

一、嗅神经母细胞瘤

【概念】

嗅神经母细胞瘤（olfactory neuroblastoma，ONB）是一种神经外胚层起源、伴有神经母细胞分化的恶性肿瘤，又称为嗅神经上皮瘤。

【临床特点】

多位于鼻腔的顶部，占鼻腔内肿物的 3%，其发病率大约为 0.4/100 万。早期研究显示 ONB 发病年龄分布广泛，为 3～79 岁，且存在两个发病高峰，分别为 10～20 岁，50～60 岁。近来的研究显示，发病年龄呈现一个 50～60 岁的单峰分布。男女性别及种族没有显著性差异。ONB 好发生于嗅黏膜区，包括鼻腔顶部、鼻中隔的中部及上鼻甲的上表面（图 1-40A），可呈局部浸润性生长，累及邻近的筛窦、上颌窦、蝶窦和额窦，也可向颅内和眼眶侵犯。

主要症状是持续数月、数年的单侧鼻堵（70%），鼻出血（46%），还可以出现鼻塞、头痛、鼻痛、溢泪、鼻出血、嗅觉缺失及视觉的改变。出现首次症状到临床诊断通常为 6 个月至 1 年。Kadish 分期系统（1976 年）将其分为 ABC 三期，1993 年 Morita 添加了 D 期，该分期系统对于两年和五年生存率及复发具有较好的预见性（表 1-1）。

表 1-1　Kadish 及 Morita 分期

A 期	肿瘤局限于鼻腔内
B 期	肿瘤局限于鼻腔及鼻窦
C 期	肿瘤超出鼻腔及鼻旁窦，可侵犯筛板、眼眶、颅底及颅内
D 期	有颈部淋巴结及其他远处转移灶

影像学　典型表现为鼻腔顶部混浊性肿物，可累及鼻窦和骨质，可见钙化。MRI 前后对比图像显示钆标记 T_1 加权信号增强（图 1-40B），T_2 加权图像也显示增强信号。CT 可识别骨化。MRI 和 CT 可确定肿瘤的大小、侵犯范围以及与周围血管或神经的关系，同时可以早期发现肿瘤的复发，为临床治疗方案的制订提供必要的参考依据。随访也常规使用 MRI 和 CT，第一次为半年，以后每一年进行一次临床检查。

【组织学来源及病因】

ONB 可能起源于嗅膜的神经上皮成分或嗅基板的神经外胚叶成分，但由于 ONB 的多向分化特性，其确切细胞起源尚不明确，WHO 头颈部肿瘤分类支持其为嗅上皮基底细胞发生。目前病因学不明。

【病理变化】

1. **肉眼观**　肿瘤组织呈灰红色，富含血管，呈息肉状，质地较软，脆，触之易出血。

2. **镜下观**　细胞形态学上兼具有神经上皮瘤和神经母细胞瘤的特征，它们混合存在，且彼此之间可呈移行分布。多数肿瘤细胞大小形态一致，呈小圆形或小梭形，胞质稀少，核膜不清，被明显的纤维血管性间质分隔，呈小叶状结构。间质血管有时增生明显，可呈血管瘤样。与其他神经外胚叶肿瘤相似，可见 Homer-Wright 型假菊形团或 Flexner-Wintersteiner 型真菊形团（图 1-41）。有时可见嗅上皮的不典型增生、原位肿瘤及早期浸润（图 1-42）。分化好的肿瘤嗅丝多而明显。作为特殊结构可见鳞状及黏液腺细胞分化，后者可形成小的黏液囊肿 / 黏液池，它们可以与鳞状分化的肿瘤细胞、肿瘤性的横纹肌结构及嗅神经丝呈灶状并存，提示它们的发生可能存在一定的内在联系。有的病例偶尔可以见到较多的钙化小球（图 1-43）。

3. **病理学分型及分级**　1924 年，Berger 从组织学上将 ONB 分为三个亚型：嗅神经上皮瘤型，有真菊形团形成；神经母细胞瘤型，有假菊形团形成；嗅神经细胞瘤型，无真假菊形团形成。1988 年，Hyams 提出一种包含肿瘤生物因素和组织病理分级的 Hyams 分级系统（表 1-2）。

表 1-2　Hyams 分级系统

1 级	分化最好，其特征为明显的小叶结构，大量的血管基质及神经原纤维矩阵，含有无核分裂、单一核、分化良好的细胞，可见到假菊形团，无坏死
2 级	也有小叶结构、血管基质及神经原纤维矩阵，但有少量的核间变及有丝分裂的活性增加，能见到假菊形团及局部坏死
3 级	有更多的核间变及核分裂活性增加，染色质浓聚，小叶结构及神经原纤维物质较难见到，能见到真菊形团及少量坏死
4 级	肿瘤分化最差，缺乏小叶结构，核间变多，核分裂活性高，无菊形团，坏死常见

4. **免疫组化染色**　肿瘤细胞神经内分泌标记物阳性，包括神经元特异性烯醇化酶（neuro-specific enolase，NSE）、突触素（Syn）、嗜铬素 A（CgA）、CD56、β- 微管蛋白和 S-100 蛋白。其中 NSE 阳性常见，其特异性不强。S-100 蛋白着色于低级别肿瘤周边的支持细胞及神经丝束。支持细胞可见 GFAP 阳性。Calretinin 阳性（核及浆阳性）也有报道。CgA 在分化差的肿瘤细胞阳性表达率低，Syn 的敏感性优于 CgA，且更具特异性。Syn、S-100 和 CgA 等具有支持诊断价值，其阳性表达率普遍较低，但阴性结果不能排除诊断。1/3 的病例细胞角蛋白（CAM5.2 及 CK18）可见局灶阳性表达，当有鳞状上皮分化时，部分细胞呈散在灶状阳性表达。上皮膜抗原（EMA）、淋巴细胞共同抗原（LCA）、黑色素瘤标记物（HMB-45）、结蛋白（Desmin）、尤因瘤标记物（CD99）、FLI1 及 Vimentin 通常呈阴性表达（图 1-44），少数病例 Vimentin 可见不同程度的表达。增殖标记物包括 Ki-67 核抗原、MIB-1 呈现 2%～50% 的增长指数表达。高级别肿瘤 Bcl-2 表达增加。偶

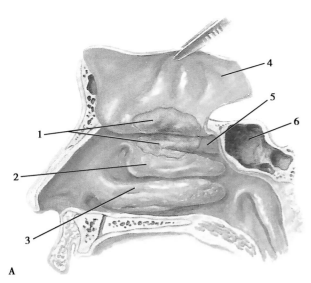

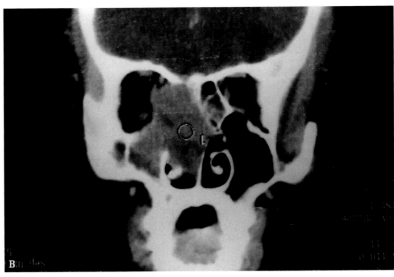

图 1-40　嗅神经母细胞瘤

A. 发生部位示意图：1. 嗅区（图内绿色部分）；2. 中鼻甲；3. 下鼻甲；4. 鼻中隔；5. 上鼻甲；6. 蝶窦；B. CT 下示该病例肿块位于右侧鼻腔鼻窦并侵及右眶内侧壁

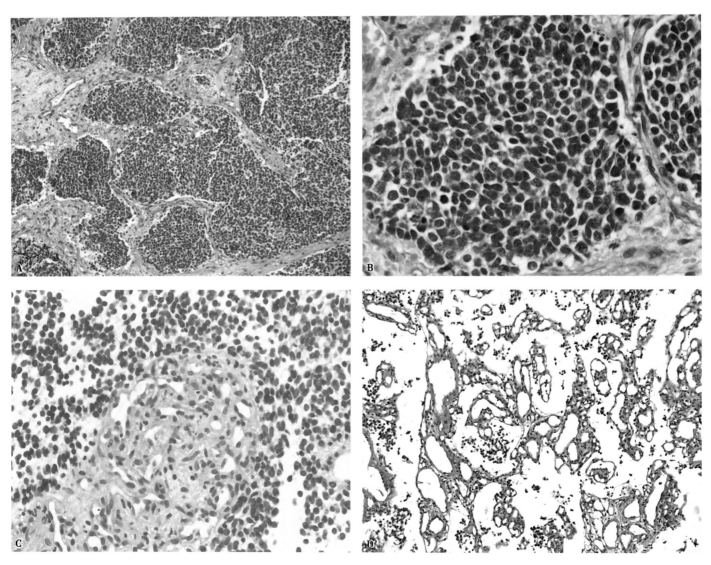

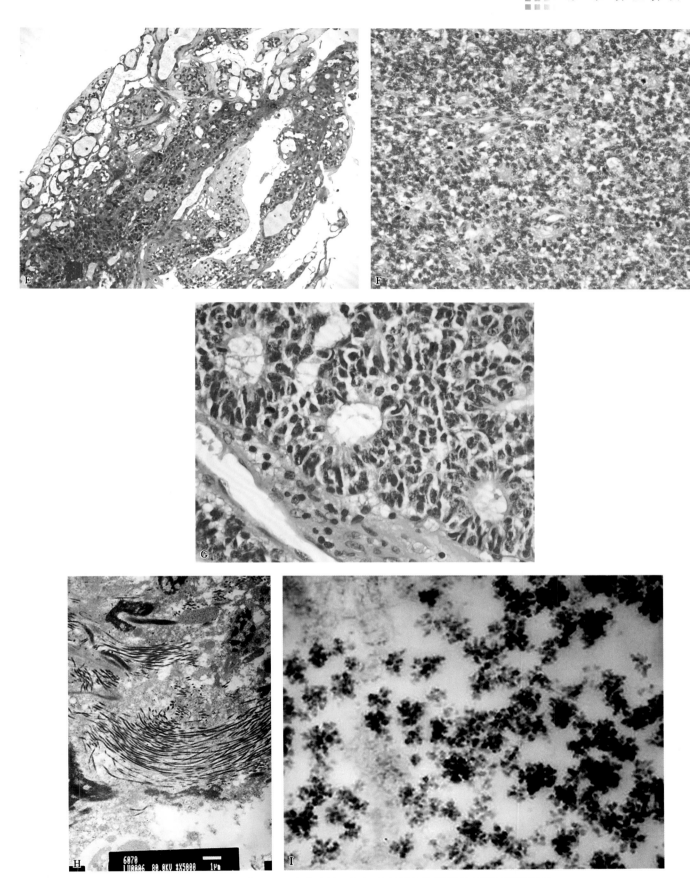

图 1-41　嗅神经母细胞瘤光镜下组织病理学结构及透射电镜下超微结构

A、B. 低倍及高倍镜下肿瘤的分叶状排列及小细胞形态；C～E. 间质薄壁血管增生，呈血管瘤样改变；F. Homer-Wright 假菊形团；
G. Flexner-Wintersteiner 真菊形团；H. 电镜示胞质内外神经微丝；I. 电镜示胞质内神经分泌颗粒

伴有横纹肌母细胞分化时可见结蛋白及 myogenin 表达。转移性肿瘤仍然具有ONB的免疫组化染色特点。

5. 超微结构　肿瘤细胞的一端较尖,有微绒毛状突起,胞核呈圆形,胞质较少,在胞质或胞质突起内可见神经内分泌颗粒,直径在50～200nm,亦可见神经丝和神经管,细胞间有原始连接(图 1-41)。

6. 分子生物学　ONB可检出较多的染色体异常、缺失及获得,但没有固定的模式。有报道染色体11丢失及1p获得与转移及差的预后相关。获得多于丢失,丢失多见于高分期肿瘤。20q及13q的获得可能是预后相关重要因子。

【鉴别诊断】

主要是与鼻腔鼻窦的各种小圆细胞肿瘤相鉴别。概括如下(部分见表1-3)。

1. 横纹肌肉瘤　主要见于20岁以下,镜下胞质红染,可以见到巨核的横纹肌母细胞或腺泡状结构,坏死不明显。免疫组化染色 Vimentin 及横纹肌细胞标记物(如 Desmin、S-actin、MyoD1 等)阳性,神经内分泌标记物阴性,CD99 可以阳性。电镜下可见肌丝、肌节及糖原结构等。

2. 未分化癌　多见于老年人,肿瘤细胞分化很差,呈巢状分布,常见坏死灶;免疫组化染色 CK 弥漫性强阳性,CK5/6、P40 及 Vimentin 阴性,神经内分泌标志物阳性率不等。

3. Ewing 肉瘤 /PNET　多见于青壮年,肿瘤细胞弥漫分布,可见坏死及菊形团结构;免疫组化染色 Vimentin、CD99 强阳性,NSE 及 Syn 可阳性,CK 阴性。

4. 腺样囊性癌　鼻腔鼻窦小唾液腺发生的腺样囊性

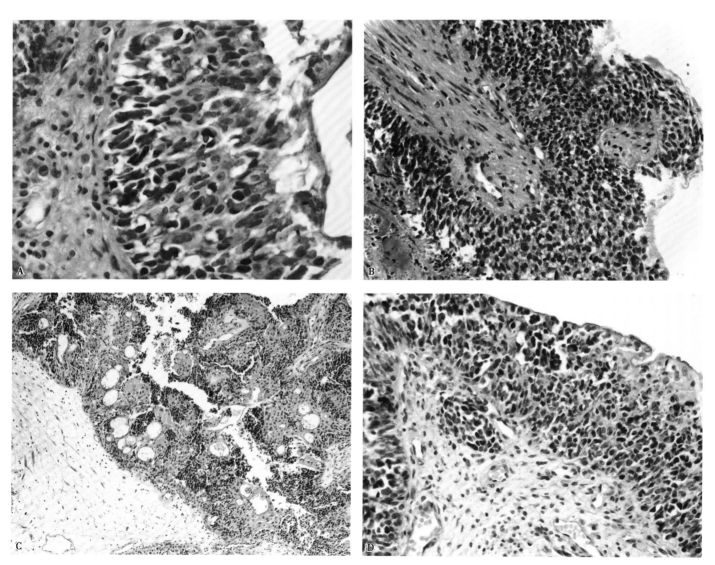

图 1-42　嗅神经母细胞瘤早期改变

A. 嗅上皮内原位肿瘤;B. 嗅上皮内原位肿瘤,可见一 Homer-Wright 假菊形团;C. 原位肿瘤,呈乳头状生长,支持细胞增生较明显,可见黏液样腺腔形成;D. 早期浸润

癌有时细胞较小，呈巢样分叶状结构，巢内可见小腺腔结构，似真菊形团，这些需与嗅神经母细胞瘤鉴别。但腺样囊性癌时，瘤细胞巢周围的细胞可见栅栏样排列、可找到周围神经浸润，间质薄壁血管不如嗅母明显；免疫组化染色瘤细胞 CK 弥漫阳性、P63 瘤细胞巢周围肌上皮阳性，瘤细胞神经内分泌标记物阴性。

5. NK/T 细胞淋巴瘤 多见于青壮年，肿瘤细胞呈弥漫分布，可伴有明显的坏死背景，免疫组化染色 CD45RO

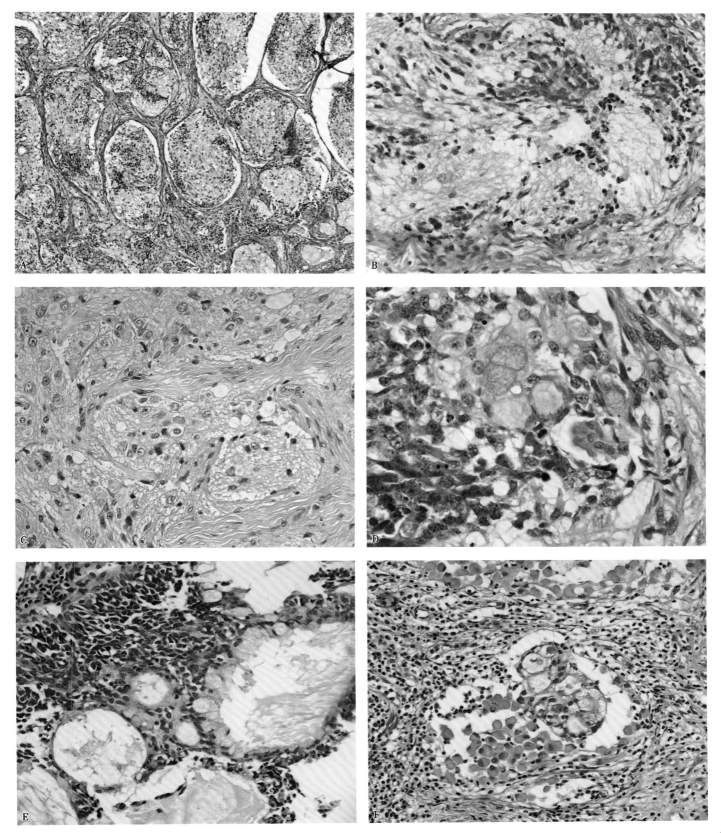

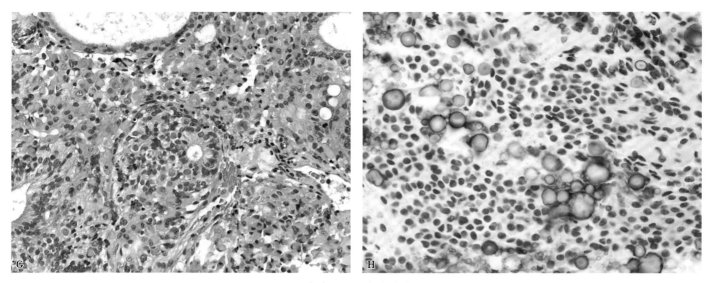

图 1-43　嗅神经母细胞瘤其他特殊结构

A～C. 肿瘤细胞巢内可见成束神经微丝形成；D、E. 黏液细胞分化，形成黏液小囊及腺腔；F、G. 可见胞质粉染的横纹肌成分；H. 可见钙化小球

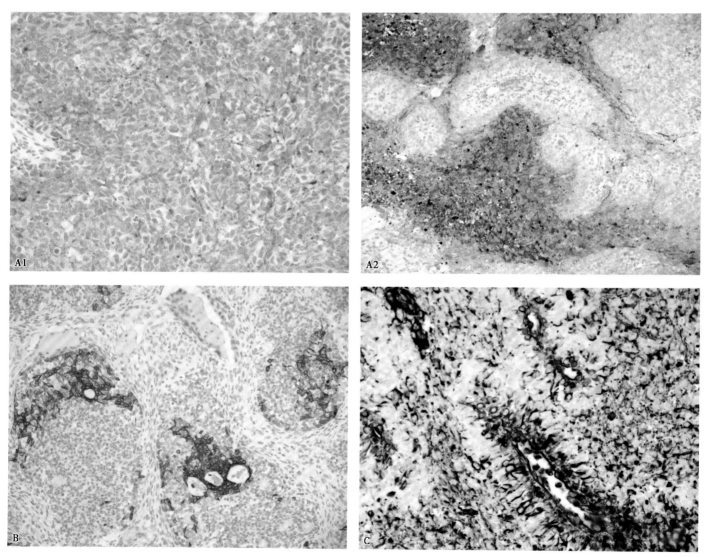

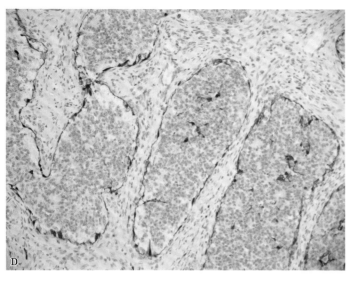
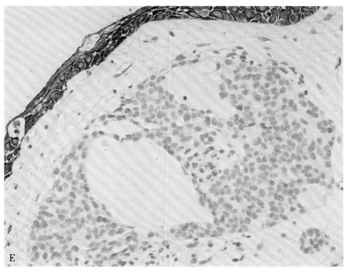
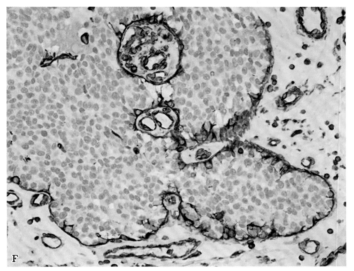

图 1-44 嗅神经母细胞瘤免疫组化染色特点

A1. IHC 示瘤细胞 Syn 弥漫阳性；A2. IHC 示瘤细胞 Syn 部分区阳性；B. IHC 示瘤细胞 CK 大部分阴性，真菊形团及鳞状分化的细胞阳性；C. IHC 示瘤细胞 Vimentin 阴性，有时部分周边细胞阳性；D. IHC 示瘤细胞巢周边支持细胞 S-100 蛋白阳性；E. IHC 示瘤细胞 AE/AE3 阴性；F. IHC 示瘤细胞 Vimentin 阴性

强阳性，此外 CD56、胞质型 CD3 阳性、粒酶 B（GrB）、T 细胞中间抗原（TIA-1）、穿孔素（perforin）阳性，CD20 等 B 细胞标记物阴性；原位杂交 EBER 瘤细胞核通常阳性。

6. B 细胞淋巴瘤 多见于鼻窦，主要是弥漫性大 B 细胞淋巴瘤。瘤细胞弥漫性生长，体积相对较大，B 淋巴细胞标记物阳性。

7. 恶性黑色素瘤 多见于中老年人，肿瘤细胞可呈圆形、梭形、上皮样等多种形态，核仁大而红染，可见色素；免疫组化染色 S-100 蛋白、HMB-45、Melan-A 及 Vimentin 阳性。电镜下可见黑色素小体。

8. 鼻窦异位垂体腺瘤 多发生于蝶窦或鼻咽部，肿瘤细胞大小较一致，分化好，无坏死，免疫组化染色一项或两项垂体激素标记物阳性，CK 可以阳性。

【治疗及预后】

经颅切除术联合放射治疗被认为是治疗 ONB 的金标准。Kadish A 期及 B 期病人，手术切除肿瘤联合放射治疗，C 期病人，通过颅面切除术手术切除肿瘤和放射联合化疗，长期强制性随诊。

肿瘤可以通过血液、淋巴液或脑脊液发生转移，且最常见颈部淋巴结转移，转移率为 17%～33%。转移还可以发生在肺脏、胸膜、脑、气管及骨等远处器官，远处转移率约 10%～60%。

对世界各地 9 个机构 227 例病人的统计结果显示，Kadish C 期的病人占 57%，其 5 年生存率为 67%（51%～92%），5 年无病生存率为 54%（33%～75%）。复发一般发生在第一个两年内，且以局部复发多见，约 30%。

表1-3　鼻窦"小圆细胞恶性肿瘤"的鉴别诊断比较

特征	鳞状细胞癌	鼻道未分化癌	恶性黑素瘤	嗅神经母细胞瘤	结外NK/T细胞淋巴瘤,鼻型	横纹肌肉瘤	Ewing肉瘤/PNET
平均年龄	55~65岁	55~60岁	40~70岁	40~45岁	50~60岁	<20岁	<30岁
部位	鼻腔和/或鼻窦	通常多个部位	前鼻中隔>上颌窦	鼻腔顶	鼻腔>鼻窦>鼻咽	鼻咽>鼻窦	上颌窦>鼻腔
放射学检查	很少有破坏/扩散	显著的破坏/扩散	中央破坏性肿块	"哑铃形"筛板肿块	非特异的早期变化;后有中线破坏	肿瘤大小、范围	肿块,伴骨质浸润
预后	5年生存率60%(取决于分期和肿瘤类型)	5年生存率<20%	5年生存率为17%~47%	5年生存率60%~80%	5年生存率30%~50%,(取决于分期)	5年生存率44%~69%(取决于年龄、分期及亚型)	5年生存率为60%~70%(分期,大小及FLI1)
侵及颅神经	不常见	常见	不常见	有时	有时	不常见	有时
排列方式	合胞体	片状和巢状	变化不定	小叶状	弥散	片状,腺泡状	片状,巢状
细胞学	鳞状细胞分化、角化,不透明细胞质	中等大细胞,核仁不明显	大的多边形、上皮样、杆状、浆细胞样、梭形;色素	盐和胡椒样染色质,小核仁(取决于分级)	多形,小到大、折叠的、有核沟的细胞核	圆形、舌形、梭形、横纹肌母细胞,原始	中等大、圆形细胞、空泡样细胞质、染色质细腻
间变	存在	常见	常见	偶而和局灶	常见	常见	最少
核分裂象	存在	高	高	可变	高	可变	常见
坏死	局限	显著	局限	偶而	显著(60%)	局限	常见
脉管浸润	罕见	显著	罕见	偶而	显著(60%)	罕见	罕见
神经纤维间质	无	无	无	常见	无	无	无
假菊形团	无	无	罕见	常见	无	无	可见
角蛋白	阳性	>90%	阴性	局部,弱	阴性	阴性	罕见
CK 5/6	可见	阳性	阴性	阴性	阴性	阴性	罕见
EMA	可见	50%	罕见	阴性	阴性	阴性	—
NSE	阴性	50%	罕见	>90%	阴性	阴性	—
S-100蛋白	阴性	<15%	阳性	阳性(支持细胞)	阴性	阴性	阳性
嗜铬素/突触素	阴性	<15%	阴性	>90%(可弱阳性)	阴性	阴性	阳性
HMB45	阴性	阴性	阳性	阴性	阴性	阴性	阴性
CD45RO	阴性	阴性	阴性	阴性	阳性	阴性	阴性
CD56	阴性	阴性	阴性	阳性	阳性	阴性	罕见
CD99	阴性	<10%	阴性	阴性	阴性	罕见	>99%
Vimentin	阴性	阳性	阳性	阳性	阳性	阳性	阳性
Desmin	阴性	阴性	阴性	阴性	阴性	阳性	阴性
EBER原位杂交	无	无	无	无	几乎100%	阴性	阴性
电镜	上皮性连接	连接、罕见神经内分泌颗粒	前黑素色体小体	类神经突起、神经、神经内分泌颗粒	—	粗、细肌丝、肌节、Z-带、糖原	糖原;原始细胞

ª NK/T细胞淋巴瘤对CD3e、CD2、CD56、穿孔素、TIA1、粒酶B呈阳性反应;ᵇ横纹肌肉瘤对结蛋白、肌动蛋白、肌红蛋白、快肌红蛋白、MyoD1和肌浆蛋白呈阳性

影响病人生存率和预后的因素除了临床分期以外，肿瘤的组织病理学分化程度也是影响生存率的一个重要因素，低级别肿瘤的五年生存率是 80%，明显高于高级别肿瘤的 40%，在组织学上高级别肿瘤的预后显著不良，但缺乏一致性的特征。有研究发现，S-100 的高度阳性和 Ki-67 的低指数（10%）标记与良好的生存率相关。P53 肿瘤抑制基因的表达与预后呈现反向相关性。也有人报告肿瘤内坏死及腺样分化分别是肿瘤预后差及好的独立相关因子。性别、年龄、种族、吸烟和饮酒史、癌症的家族史、复发、最初切除术边缘的情况、治疗的变更等对预后未发现显著影响。

二、恶性黑色素瘤

【概念】

恶性黑色素瘤（malignant melanoma，MM）是起源于黏膜黑色素细胞的恶性肿瘤，又称黑色素瘤。

【临床特点】

占鼻腔鼻窦原发性肿瘤的 0.57%，约占头颈部恶性肿瘤的 9%，头颈部恶性黑色素瘤的 4%，其发病率大约为 0.018/10 万。种族间的发病存在一定差异，在日本人，该病的发病率占全身恶性黑色素瘤的 1/4～1/3，而在西方人种中不到 2%。好发于 40～70 岁，男性稍多见。81% 发生于鼻腔，其中以鼻甲和鼻中隔前下部最多见，鼻窦中以上颌窦最多见。

临床症状与肿瘤部位、大小及病程长短有关。主要症状为患侧鼻塞、鼻衄、鼻溢液、鼻息肉，疼痛和面部变形多见于晚期病例。

既往 Harwood 等曾将黏膜恶黑分为三期，Ⅰ期为局部肿瘤，Ⅱ期为肿瘤伴淋巴结转移，Ⅲ期为肿瘤伴远处转移。头颈部黏膜恶黑以 Ⅰ期病人占大多数（75.3%）。鼻腔鼻窦恶性黑色素瘤中，Ⅰ期占 86.2%。文献报道有 18.7% 的病人就诊时即存在区域淋巴结转移，16.4% 的区域淋巴结转移发生在治疗后。现第七届美国癌症联合会（AJCC）将头颈部黏膜黑色素瘤全部归为 T3～4 期。

CT 检查，均表现为鼻腔内填充软组织密度影，可有周围骨质破坏、筛顶、筛板或眶纸板密度增高。MRI 检查，病灶均呈中等信号强度影（图 1-45）。

【组织学来源及病因】

鼻腔鼻窦黏膜恶性黑色素瘤的组织发生与皮肤恶性黑色素瘤一样，起源于由神经嵴衍生并迁移而来的黑色素细胞。其确切病因不清，可能与暴露于甲醛、吸烟环境及饮酒等不良刺激因素有关。

【病理变化】

1. 肉眼观　肿瘤呈息肉状、结节状，质脆或较坚实，直径 1.5～4.5cm，平均 2～3cm，可更大并累及多个鼻窦。可有出血、坏死。切面为淡红色、淡褐色、棕黄色到黑色不等，取决于肿瘤产生黑色素的数量。

2. 镜下观　肿瘤组织结构及瘤细胞形态变异大，可见上皮样细胞、梭形细胞、透明细胞、浆细胞样细胞、痣样细胞和多核瘤巨细胞，瘤细胞体积一般中到大，以大上皮样细胞和梭形细胞最常见（图 1-46）。胞质淡嗜酸或嗜双色性，含有不等量的黑色素，部分胞质较透明，核大圆形、椭圆形或多形，核浆比高，有嗜酸性核仁和核内包涵体。核分裂象，包括病理性核分裂象常见。瘤细胞可呈实体、腺泡状、假乳头样、外皮瘤样、编织样及肉瘤样排列。40% 以上的病例可见血管和神经浸润。肿瘤内或邻

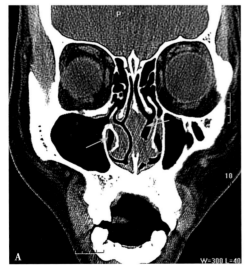
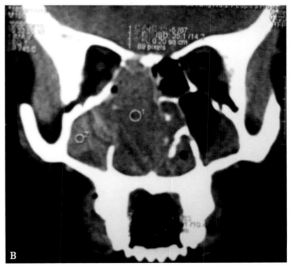

图 1-45　鼻腔鼻窦黏膜恶性黑色素瘤
A、B. CT 示肿瘤局限于鼻中隔及双侧下鼻甲

近组织中可见炎症细胞浸润及吞噬了色素的组织细胞。肿瘤出血及坏死常见，有时薄壁血管增生较明显。肿瘤常侵犯上皮下组织以及骨、软骨及骨骼肌。

上皮内非典型黑色素细胞（原位黑色素瘤）有时可见于上皮全层。

3. 免疫组化染色 恶性黑色素瘤表达 S-100 蛋白、Vimentin 和黑色素细胞标志物（HMB45、酪氨酸酶、Melan-A、MITF 和 SOX10），其表达强度可有变化（图 1-47）。在上皮样和未分化恶性黑色素瘤，其 S-100 蛋白表达 > 95%，而在梭形细胞则为 85%。EMA、CK 和肌肉标记物常不表达。另外 CD117（c-kit）在大多数黏膜黑色素瘤中有不同程度的表达。CD117（c-kit）阳性，提示可利用酪氨酸激酶抑制剂靶向治疗黑色素瘤。

4. 超微结构 肿瘤细胞有上皮样多角形细胞、突起细长的星芒状细胞和细长的梭形细胞等，常呈丛团状排列。细胞间连接不常见，多半以中间型发育不良的连接

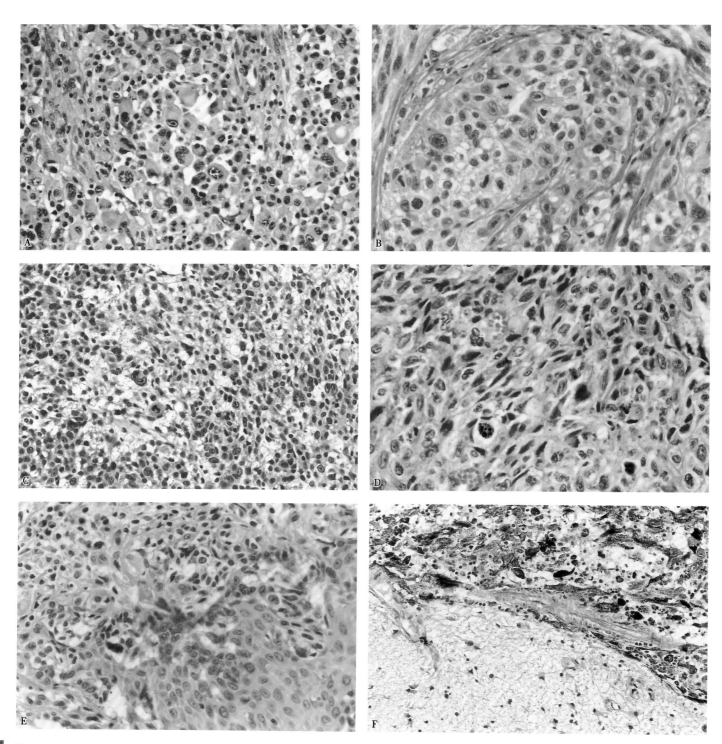

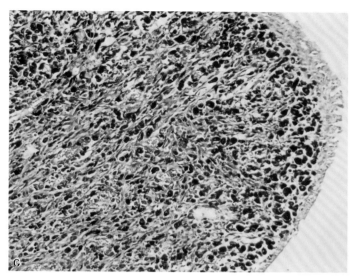
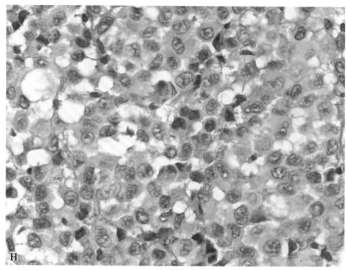

图 1-46 鼻腔鼻窦黏膜恶性黑色素瘤

A、B. 大型上皮样细胞；C. 可见胞质空亮似气球样细胞；D. 梭形细胞；E. 瘤旁交界痣；F. 肿瘤侵及脑组织；G. 黑色素瘤细胞浸润至黏膜上皮下固有层内，胞质内色素明显；H. 无色素性黑色素瘤，瘤细胞内色素不明显

为主。黑色素小体多寡不同，在难以寻见黑色素小体的情况下，有衣平行小管（有衣平行小管：在高度扩张的粗面内质网池中，有成束的平行微管聚集，构成几何图案，横切面时可见每根小管外裹以模糊的絮状外衣，管内径15nm，管间距不规则。这种图像最常见于恶性黑色素瘤，所以有重要的诊断价值，仅次于黑色素小体，但非特异，也可见于肾上腺皮质腺瘤、骨肉瘤等）常为恶性黑色素瘤的有力证据，尽管有衣平行小管不是特异性的。

5. 分子生物学 分子遗传学特点与皮肤和脉络膜黑色素瘤明显不同，其 *K/T* 突变率最高，其次为 *NARS* 突变，而 *BRAF* 突变率最低。

【鉴别诊断】

1. 转移性黑色素瘤 据报道，皮肤恶性黑色素瘤转移至鼻腔的发生率 <1%。在瘤旁和 / 或黏膜有交界痣等移行病变是诊断原发瘤最可靠的证据。上皮内非典型黑色素细胞的存在提示为原发性恶性黑色素瘤。

2. 嗅神经母细胞瘤 该肿瘤有两个发病高峰，分别为 10～20 岁，50～60 岁。多位于鼻顶部的嗅区。主要由较一致的小圆梭型细胞组成，呈小叶状排列，可见真、假菊形团，分化好的肿瘤神经丝多而明显。免疫组化染色 HMB45 为阴性（见嗅神经母细胞瘤）。

3. 恶性淋巴瘤 瘤细胞大小较一致，呈弥漫性排列，不形成巢团。免疫组化染色 HMB45 阴性，LCA 等相关标志物阳性。

4. 未分化癌 多见于中老年人群，瘤细胞巢状分布，分化差，坏死常见，免疫组化染色 CK 可以阳性，HMB45 阴性，神经内分泌标记物阳性率不等。

5. 横纹肌肉瘤 多见于儿童和青少年，分为胚胎性、葡萄状、腺泡状和多形性。诊断时努力寻找稍分化的圆形、短梭形、胞质嗜酸、核仁明显的横纹肌母细胞是诊断的关键。免疫组化染色 HMB45 阴性，PAS 和横纹肌标记物阳性。

6. Ewing 肉瘤 /PNET 最常见于儿童和年轻成人，镜下为高级别圆形细胞肿瘤，可见小核仁，核分裂象及凝固性坏死常见。有时可见真菊形团。免疫组化染色 CD99、Vimentin 强阳性，NSE、Syn 及 S-100 蛋白可阳性，HMB45 阴性。

7. 小细胞癌 少见，鼻窦较鼻腔多。男性为多，可见于年轻人及年老人，此癌侵袭力大，可直接侵及邻近组织。瘤细胞弥漫分布，形态单一，胞质稀少，中等大小。免疫组化 CK、CAM.5.2、NSE、CgA、Syn 阳性。S-100 蛋白、Melan-A 和 HMB45 阴性。

【治疗及预后】

耳鼻咽喉恶性黑色素瘤恶性程度高，预后差，早期即可发生淋巴结及血道转移，平均生存期为 2 年，5 年总体生存率低（<30%），有远处转移及进展期病例年龄是其最重要的预后因素。

提示预后差的因素包括：①不易早期发现；②由于周围解剖关系的限制，难以保证足够的切缘，术后易复发；③病人年龄大；④肿瘤恶性度高，侵袭力强，早期即可转移；⑤肿瘤 >3cm。虽然难以保证足够的切缘，外科手术仍是治疗的基础，配合放化疗、生物治疗的综合治疗。最近的研究提示，CD117（c-kit）阳性，可利用酪氨酸激酶抑制剂靶向治疗完全切除且无前哨淋巴结转移及辅助放疗

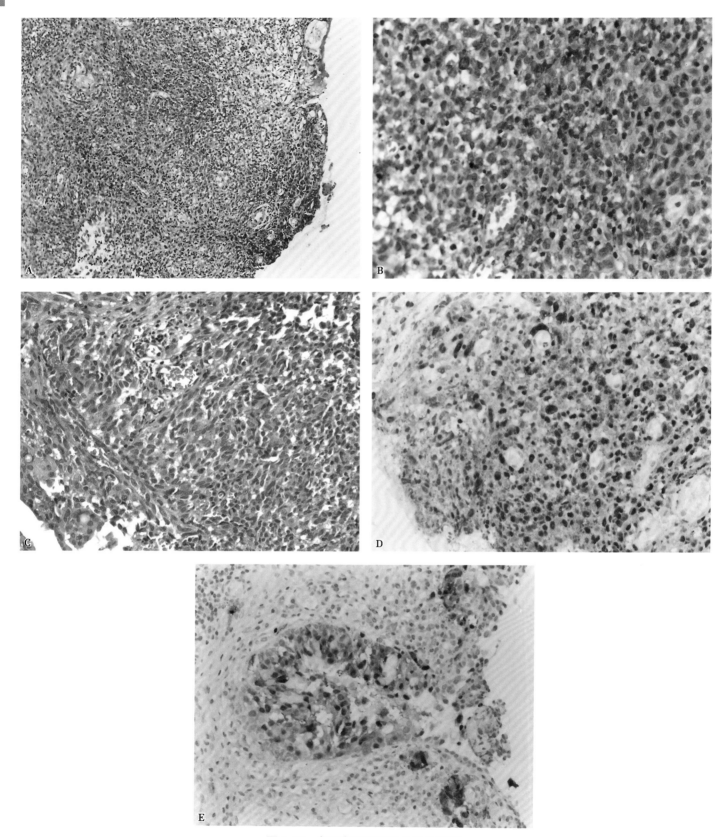

图 1-47　鼻腔鼻窦黏膜恶性黑色素瘤

A. 黏膜内大量色素细胞弥漫性浸润，低倍镜；B. 示瘤细胞大小、形态较一致，高倍镜；C. 呈梭形的瘤细胞，细胞体积增大，有血管长入；D. IHC 示 S-100 阳性的瘤细胞；E. IHC 示癌旁黏膜上皮及腺上皮内可见 S-100 阳性细胞，考虑为癌旁异型增生的痣细胞，证实此病例为鼻腔鼻窦原发性肿瘤的黑色素瘤；*K/T* 突变对 KIT 抑制剂治疗有效，但非耐久。皮肤黑色素瘤的预后因子不适用于鼻腔鼻窦黑色瘤。

三、Ewing 肉瘤 / 原始神经外胚瘤

【概念】

Ewing 肉瘤（Ewing sarcoma，EWS）/ 原始神经外胚瘤（peripheral primitive neuroectodermal tumor，PNET）是伴有各种神经外胚叶分化的小圆形细胞肉瘤，特征是在 22 号染色体上 *EWSR1* 基因和 ETS 家族转录因子成员之间存在易位 [t（11;22）（q24;q12）易位]。两者关系密切，有共同的神经外胚层起源，形态相似，并可检测到其异位融合基因 *EWS/FLI-1* 的表达，表明这些肿瘤是一类肿瘤的不同亚型或阶段，只是发生部位、预后等方面有差异，属于 EWS/PNET 家族肿瘤。在鼻腔鼻窦部可统称为 EWS/PNET，又称外周性神经上皮瘤、外周性神经外胚叶肿瘤、外周性神经母细胞瘤。

【临床特点】

尽管 Ewing 肉瘤可发生于任何年龄组，如文献报告最小 7 个月，最大 67 岁，但几乎有 90% 是发生于 5～30 岁，最常见于 10～15 岁，其次是 15～20 岁。在儿童大约 20% 的 EWS/PNET 发生在头颈部，其中的 20% 发生于鼻腔鼻窦。男性稍多。在西方国家，Ewing 肉瘤的发病白种人占 95%，黑种人约 1%～2%。鼻腔鼻窦 EWS/PNET 最常发生于上颌窦和鼻前庭，鼻腔内肿瘤常蔓延至鼻窦。EWS/PNET 在临床上缺乏特异性的症状，为局部肿胀伴剧烈疼痛、鼻塞。可呈息肉样，有或没有骨侵蚀。可扩展到眼眶及颅内。

影像学　影像学上均缺乏特异性。MRI 检查表现为与周围组织界限不清的肿块，肺转移灶的影像学特点为多发性结节状病灶，当发生骨转移时，X 线可表现为溶骨性骨质破坏和骨膜反应，但不会像原发于骨的 Ewing 肉瘤那样出现洋葱皮样改变。

【组织学来源及病因】

认为起源于多能干胚胎性神经外胚叶细胞。病因不明，有文献报道可能与接触放射线有关。

【病理变化】

1. **肉眼观**　肿瘤灰白、灰红色，圆形或椭圆形，切面实性，常伴有出血、坏死，质地较软，无明显包膜，但与周围组织境界较清楚。

2. **镜下观**　肿瘤由一致的小到中等的圆形细胞或卵圆形细胞组成，部分肿瘤细胞为梭形。核圆形或不规则，染色质细腻或斑点状，核膜明显，核仁小或不明显，胞质苍白，核浆比高，细胞边界不清。可见较多核分裂，凝固性坏死常见。肿瘤细胞或弥漫密集分布，或呈分叶状

构，或形成腺泡状结构，肿瘤内薄壁血管明显，伴有薄的纤维性轴心，形成假性菊形团（图 1-48），有时可见到真菊形团。还可以见到多种形态，如不典型或大细胞、透亮细胞、血管内皮样细胞、成釉上皮样细胞、梭形及硬化形态。

3. **EWS 和 PNET 的组织学区别**　EWS 的肿瘤细胞染色质细致，有小核仁，缺乏菊形团和分叶状结构，常有坏死出血；PNET 呈分叶状结构，偶尔弥漫排列，核不规则，染色质常聚成凝块，核仁不明显，出现 Homer-Wright 菊形团，部分 PNET 无菊形团分化。但从组织学上常不能明确区分 EWS 和 PNET。

4. **免疫组化染色**　瘤细胞 CD99、Vimentin 阳性，偶尔 Vimentin 可见阴性，多数病例 FLI1 核阳性，keratin 显示强的局灶性阳性，1/3 的病例呈点状阳性模式。至少有一种神经内分泌标志物阳性，如 NSE、S-100 蛋白、Syn、CgA、NFP 或 GFAP。25% 的病例表达 CD117。Desmin 偶见表达，但肌源性和淋巴造血组织标志物不表达。

5. **组织化学染色**　胞质内可见 PAS 染色阳性物质。

6. **超微结构**　肿瘤细胞是一种幼稚的原始细胞，胞质内细胞器稀少，见有一些高尔基体、粗面内质网、核糖体、微管，并见少许致密核心的神经内分泌颗粒。

7. **分子生物学检查**　PCR 或 FISH 可检测到 t（11;22）（q24;q12）或 t（21;22）（q22;q12），包括 *EWSR1* 和 *FLI-1* 基因。*CIC-DUX4* 主要见于年轻成年男性。

【鉴别诊断】

必须与其他小圆细胞恶性肿瘤相鉴别。

1. **分化差的神经内分泌癌**　多见于老年人，瘤细胞形态一般为小圆形，细胞大小比较一致，核染色质呈细颗粒状，免疫组化染色 Syn、cytokeratin、CgA、calcitonin、CEA 阳性，CD99、Desmin、Vimentin 阴性。

2. **胚胎性横纹肌肉瘤**　主要见于 20 岁以下，镜下胞质红染，分化差者，瘤细胞为小圆细胞，偶见具诊断价值的"蝌蚪型"细胞，免疫组化染色 Desmin、Vimentin 及其他肌源性抗体阳性，CD99 可以阳性，神经标记物阴性，电镜下可见典型的 Z 带及肌节结构。

3. **非霍奇金恶性淋巴瘤**　缺乏纤维血管间质分隔瘤细胞形成分叶状排列的特点，网状纤维染色瘤细胞间有网状纤维，免疫组化染色 CD45 或其他 T、B 淋巴细胞标记物染色阳性可资鉴别。

4. **神经母细胞瘤**　80% 以上的病例发生在 4 岁以下，主要发生于肾上腺髓质和交感神经链上，病人尿中儿茶酚胺及其代谢产物香草扁桃酸（VMA）和高香草酸（HVA）浓度升高，一般可见菊形团和瘤细胞间粉红染纤细的神经原纤维基质，常见钙化或神经节细胞分化，免疫组化染色

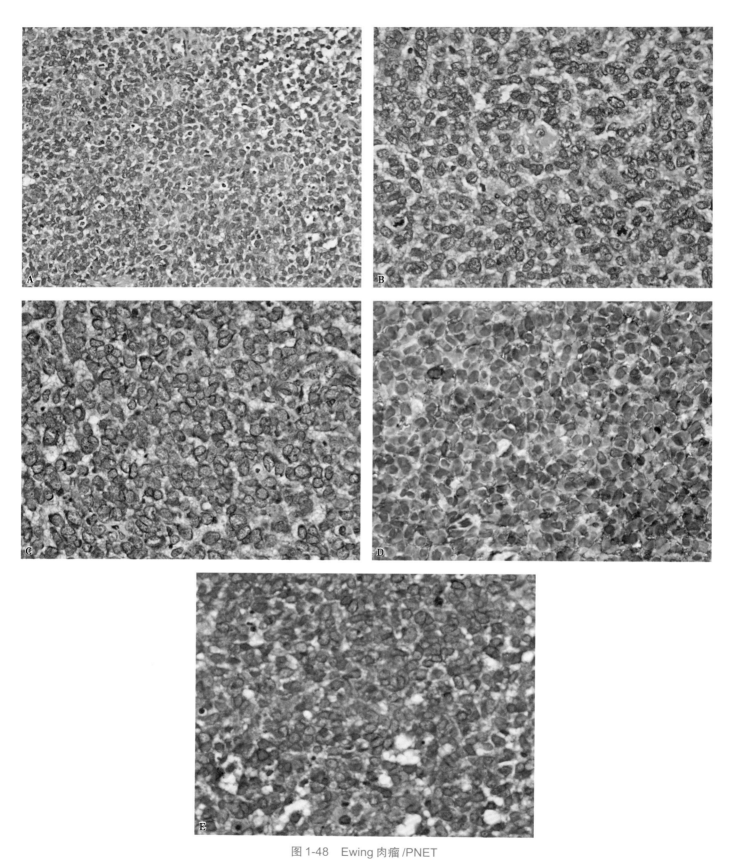

图 1-48 Ewing 肉瘤 /PNET

A、B. 弥漫性小圆形细胞，可见菊形团结构；C. IHC 示瘤细胞 CD99 阳性；D. IHC 示瘤细胞 Vimentin 阳性；E. IHC 示瘤细胞 NSE 阳性

瘤细胞 NB84 强阳性，还可呈 NSE、NF、Syn 等阳性，但 CD99 阴性。

5. 小细胞恶性黑色素瘤 多见于老年人，瘤细胞呈上皮样、圆形、梭形等多种形态，核仁大而深染，可有色素。免疫组化染色 S-100、HMB45、Vimentin、Melan-A 阳性。

【治疗及预后】

临床治疗主要是外科切除加辅助化疗、放疗。EWS/PNET 是一组具高度侵袭性的肿瘤，生长迅速，恶性程度高，易复发，易转移，多数病人早期即可发生血行转移，主要为肺和骨转移。对放疗、化疗敏感性不高，预后很差，平均存活时间为 2 年，5 年生存率仅 20%～30%，低于原发于骨内的 EWS。与预后明显相关的因素包括病变局限、原发于骨、原发灶＜5cm、对化疗药物良好的反应。局限性病变的病人 5 年生存率为 60%，发现时已有转移的病例，5 年生存率仅为 33%。当肿瘤直径大于 5cm 时，75% 的病人生存期小于一年。Goldblum 等认为组织形态中有 Homer-wright 和 Flenner-winterstener 菊形团结构，免疫组化及电镜检查发现具有神经分化特征的骨外软组织 Ewing 肉瘤恶性程度和侵袭性更高。转移、原发于骨外及年龄大于 26 岁是本病独立的预后因素。

第六节 畸胎癌肉瘤

【概念】

鼻腔鼻窦畸胎癌肉瘤（sinonasal teratocarcinosarcoma，SNTCS）是一种罕见的高度恶性、高度侵袭性的肿瘤，由源自三个胚层的多种组织成分构成，这些成分成熟程度不同，既有良性成分也有恶性成分，具有畸胎瘤和癌肉瘤的特点，但缺少胚胎性癌、绒毛膜癌或精原细胞瘤等生殖细胞成分。又名恶性畸胎瘤、畸胎癌和胚细胞瘤。

【临床特点】

SNTCS 非常少见，好发于男性，男女比率为 8:1。病人发病年龄为 18～79 岁（平均 60 岁），95% 以上的病人在 35～79 岁发病。其中 1 例 10 岁儿童发生在口腔，1 例有腭裂和先天性咽鼓管异位或缺如的 27 天婴儿发生在鼻咽。最常见的原发部位是鼻腔上部、顶部、嗅裂部、筛窦和上颌窦。

主要症状有鼻塞、头痛、鼻出血、嗅觉下降。若肿瘤侵犯周围骨质，可有面颊部肿胀、隆起，出现麻木感；侵犯眼眶内可出现眼球突出、移位、复视、视力下降。

临床分期同嗅神经母细胞瘤。

影像学 CT 示鼻腔鼻窦软组织影，偶尔伴有鼻窦浊化。可见骨质破坏（图 1-49A）。

【组织学来源及病因】

可能源于鼻腔鼻窦嗅黏膜/鼻腔鼻窦黏膜中的原始多能干细胞。病因不明。

【病理变化】

1. 肉眼观 灰白色或暗红色肿物，肿物实性，表面光滑，形态各异，似蚕豆状、梨状或拇指状，常伴溃疡。切面质脆，易出血。

2. 镜下观 SNTCS 成分复杂，形态多样，可见混合性的三个胚层成分。各成分以不同的比例、不同的成熟程度组合。是畸胎瘤样成分和癌肉瘤的混合，畸胎瘤样成分包括外胚层幼稚的角化和非角化的鳞状细胞巢，内胚层的腺体和腺管状结构、假复层纤毛柱状上皮（图 1-49B～F、图 1-50），中胚层的梭形细胞，伴纤维母细胞或肌纤维母细胞特征，还可见到横纹肌母细胞、软骨母细胞、骨母细胞及平滑肌组织或脂肪分化细胞，形态从良性到恶性；癌主要包括腺癌、鳞状细胞癌，肉瘤主要为横纹肌肉瘤、平滑肌肉瘤和纤维肉瘤（图 1-51），另外可见嗅神经母细胞瘤成分、类癌及原始间叶组织。神经上皮成分有不成熟的圆形及卵圆形细胞，形成实性细胞巢，背景可见神经纤维，有时可见菊形团。典型的 SNTCS 组织形态学诊断标准为：①幼稚的胚胎性非角化透明鳞状细胞巢；②癌肉瘤成分（最常见的癌是腺癌，肉瘤是横纹肌肉瘤）；③神经母细胞瘤成分。虽然幼稚的非角化透明鳞状细胞巢是一个重要的诊断因素，但它不是 SNTCS 的绝对特征，因此，虽然无幼稚的非角化透明鳞状细胞巢，只要存在：①畸胎瘤样成分；②癌肉瘤成分；③神经母细胞瘤成分就可诊断为 SNTCS。

3. 免疫组化染色 上皮成分及向上皮分化的细胞 cytokeratin（Pan）、EMA 阳性；嗅神经母细胞瘤成分表达 Syn、NSE、CD99、NF 及 Chg-A，S-100 蛋白标记神经丝束。真菊形团表达 cytokeratin（Pan）、EMA。梭形细胞成分表达 Vimentin、SMA、Desmin、myosin、myoglobin。原始间叶组织表达 Vimentin。原始原基样细胞没有特异性标记物。黏液样基质和糖原 PAS 阳性。GFAP 为阴性。PLAP、AFP、hCG 及 CD30 阴性。

4. 超微结构 SNTCS 形态复杂，成分多样，有关超微结构的描述非常有限，最具特点的原始肿瘤细胞有丰富的神经突起和微管，类似于嗅神经母细胞瘤，而原始横纹肌细胞则具有不同分化程度的骨骼肌特性，间质内的梭形细胞具有肌丝、密斑和颗粒。

5. 分子生物学 细胞遗传学的报告较少。在某些显示有卵黄囊成分的病例可见染色体 12p 的多拷贝。另外，作为畸胎癌肉瘤其特点并未完全与其定义吻合，包括恶性生殖细胞成分等。也有的研究显示未发现 12p 的扩增。

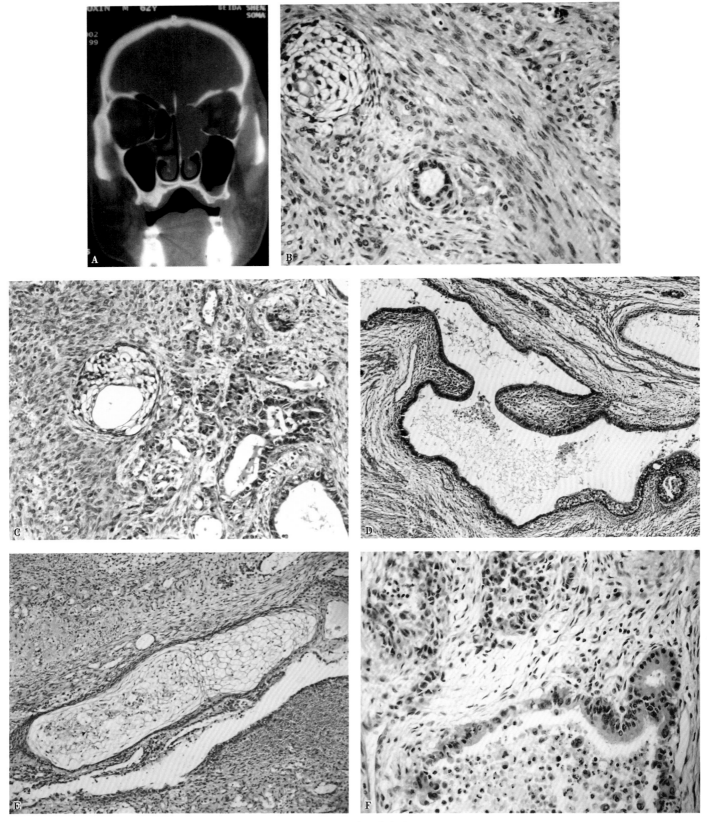

图 1-49　畸胎癌肉瘤

病例，男，62 岁：A. CT 示左鼻腔顶部、筛窦占位，侵及左眶内侧壁；B. 可见一幼稚的非角化透明鳞状细胞巢、一个癌性腺管，间质呈梭形细胞肉瘤形态；C. 幼稚的非角化透明鳞状细胞巢，其左侧为平滑肌肉瘤成分，右侧为浆液性腺体和腺癌成分；D. 器官样结构，衬覆纤毛柱状上皮及幼稚鳞状上皮的囊腔，周围围绕不连续的平滑肌束，类似于原始的气管；E. 幼稚的非角化透明鳞状细胞巢；F. 腺体上皮恶变为腺癌

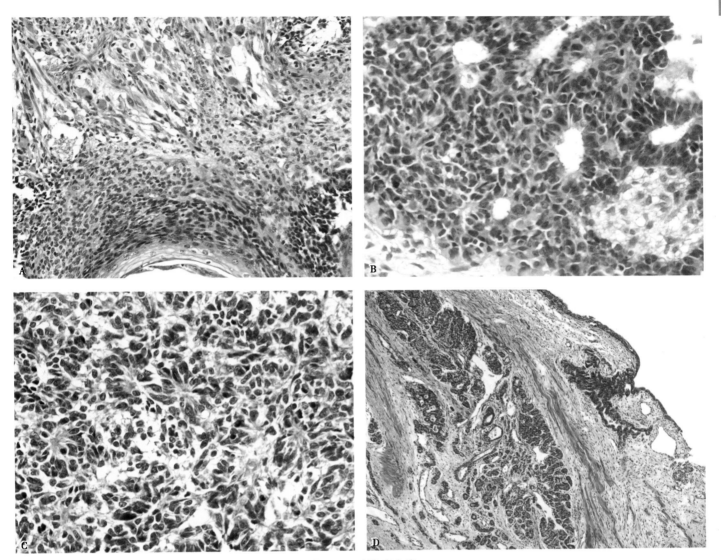

图 1-50　畸胎癌肉瘤

A. 上方可见横纹肌母细胞灶，其下方纤维细胞排列密集，并与角化的鳞状上皮移行，左侧少量神经丝束，右下角为少量嗅母成分；B. 嗅神经母细胞瘤成分中的真菊形团；C. 嗅神经母细胞瘤成分中的假菊形团；D. 部分区被覆呼吸上皮，其下可见黏膜腺体成分，符合胚胎错构组织结构

【鉴别诊断】

　　为实现正确诊断，对肿瘤需要彻底取材。一个小的活检标本可能无法表现全部的组织学特点。不充分取材可导致错误诊断，误诊为活检标本中存在的细胞成分。

　　1. **嗅神经母细胞瘤**　有两个发病高峰，分别为 10～20 岁和 50～60 岁。肿瘤成分相对单一，缺乏 SNTCS 的畸胎瘤和癌肉瘤成分。

　　2. **未成熟型恶性畸胎瘤**　肿瘤由来自两个或三个胚层的未成熟和成熟组织构成，未成熟组织多为不等量的原始神经组织和幼稚间叶组织，没有嗅神经母细胞瘤和癌肉瘤成分。可见原始神经组织，有神经管结构及大片的神经胶质细胞（GFAP 阳性）。

　　3. **畸胎瘤**　肿瘤成分为源自两个或三个胚层的成熟组织，没有 SNTCS 的恶性成分。

　　4. **畸胎瘤恶变**　是畸胎瘤的一个胚层发生恶变，以鳞癌最多见，约占 80%，其次为腺癌、腺鳞癌、未分化癌、恶性黑色素瘤等，还可发生肉瘤变，主要是平滑肌肉瘤、血管肉瘤和骨肉瘤等，没有癌肉瘤成分以及嗅神经母细胞瘤成分。

　　5. **癌肉瘤**　真正的癌肉瘤多由一种单一的恶性上皮成分和一种单一的恶性间叶细胞成分组成，没有畸胎瘤成分及嗅神经母细胞瘤成分。

　　6. **恶性多形性腺瘤**　SNTCS 成分多样，形态复杂，有黏液样基质、软骨和腺癌结构，容易与恶性多形性腺瘤混淆，将梭形细胞肉瘤成分误认为肌上皮，但恶性多形性腺瘤没有畸胎瘤成分及嗅神经母细胞瘤成分。

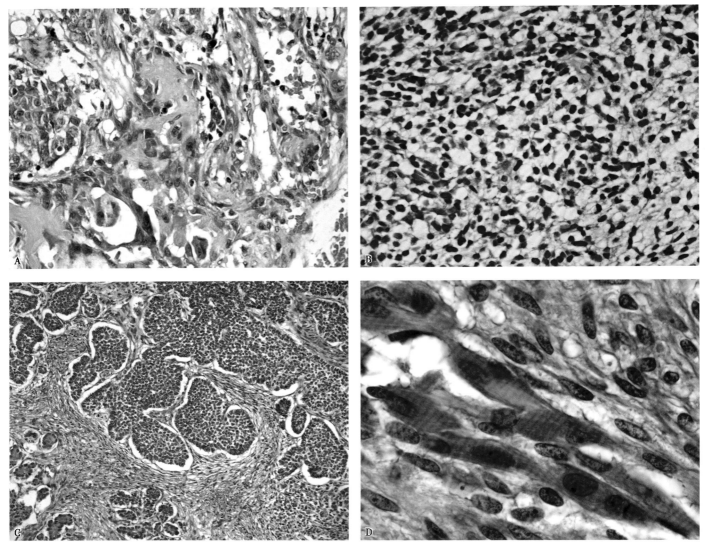

图 1-51 畸胎癌肉瘤

A. 骨样基质；B. 原始原基样细胞；C. 类癌成分；D. 横纹肌母细胞中的横纹

【治疗及预后】

SNTCS 是高度恶性的肿瘤，具有高度侵袭性，非常迅速地浸润周围软组织、骨骼、眼眶和颅腔，并伴淋巴结及远处转移。有文献报道称此肿瘤的高度侵袭性可能与横纹肌样成分有关。病人常在较短时间内死亡（平均存活 1.7 年），60% 的病人存活期不到 3 年，常在 3 年内复发。如果治疗及时，无瘤间隔可达 4 年或更长。Heffner 和 Hyams 的病例中，40%（6/15）的病例无瘤间隔在 3 年以上。在 Anderson 癌症中心的病例中有 57%（4/7）的病人存活 3 年或更长时间无复发。本组病例，4 例为第一次入院治疗，3 例分别于术后 2 个半月、12 个月和 31 个月复发。根据文献，最有效的治疗是彻底手术切除后加用放疗。在肿瘤的早期阶段应当扩大选择性颈部廓清，这样可以降低颈部淋巴结和远处转移的风险。由于病例

数少，化疗的临床效果不能评价。对有转移的 SNTCS 可用化疗。

第七节 神经内分泌癌

【概念】

鼻腔鼻窦的神经内分泌癌（neuroendocrine carcinoma，NEC）是在形态学和免疫组化染色方面具有神经内分泌分化特征的高级别癌，包括小细胞神经内分泌癌和大细胞神经内分泌癌。小细胞神经内分泌癌（small cell neuroendocrine carcinoma，SmCC）相对多见。

【临床特点】

鼻腔鼻窦的神经内分泌癌少见，约占鼻腔鼻窦肿瘤的 3%，中年男性多见。小细胞神经内分泌癌中位年龄

40～55 岁，大细胞神经内分泌癌中位年龄 49～65 岁。偶见伴转录活性的高风险 HPV。最常见的部位是筛窦，其次是鼻腔、上颌窦及蝶窦。一个以上解剖部位受累的病例常见，并可见于大部分病例中。少数病例可侵犯鼻咽部、颅底、眼眶和大脑。鼻窦原发肿瘤而未有鼻腔受累者占 45%。几乎所有病人都有面部疼痛和鼻出血。其他症状有鼻面部肿胀、鼻塞、眼球突出、感觉异常、嗅觉丧失或表现为牙源性感染等。进展期可表现为局部破坏症状和远处（肺、肝或骨）转移症状，偶见伴有副肿瘤综合征。这与肺及胰腺等部位明显不同。肺的小细胞神经内分泌癌有 10% 发生异常抗利尿激素综合征（syndrome of inappropriate antidiuretic homone，SIADH）。文献仅有两例报道鼻腔鼻窦小细胞神经内分泌癌发生异常抗利尿激素综合征，其预后较无异常抗利尿激素综合征者差。鼻腔鼻窦小细胞神经内分泌癌也可继发于头颈恶性肿瘤放疗后如视神经母细胞瘤、鼻咽癌。

影像学　鼻腔软组织影，常侵及筛窦、上颌窦，破坏窦壁及眼眶（图 1-52）。

【组织学来源及病因】

鼻腔鼻窦神经内分泌癌的起源有争议。早在 1972 年便有文献报道，鼻腔与鼻窦神经内分泌癌与鼻腔内黏膜腺体的存在有关，神经内分泌癌起源于多能上皮干细胞

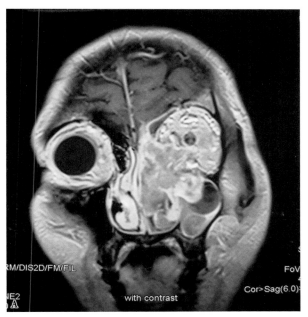
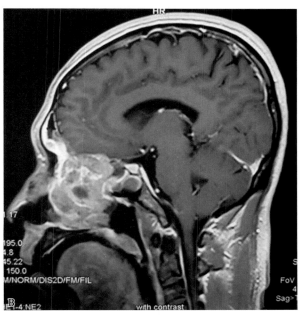
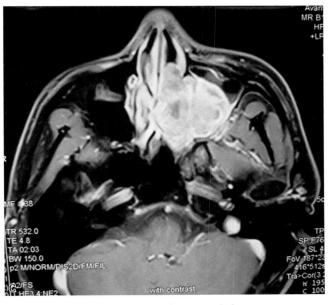

图 1-52　鼻腔鼻窦小细胞癌

病例，男，40 岁：A. MRI 示肿瘤位于左侧顶部，外侧突入左上颌窦，向上侵至左侧眶内，并推挤眼球；B. MRI 示肿瘤顶部浸至颅内；C. CT 水平位示肿瘤占据鼻腔顶部

或腺癌祖细胞。但一些学者认为鼻腔鼻窦神经内分泌癌和其他内分泌癌一样，起源于摄取胺前体脱羧（amine precursior uptake and decarboxylation，APUD）细胞。而神经内分泌颗粒的存在及肿瘤细胞的嗜银特性提示其神经内分泌分化特征。

【病理变化】

1. **肉眼观** 呈灰白至半透明，息肉样肿块。

2. **镜下观** 形态学特点与肺等其他部位神经内分泌癌相似，鼻腔鼻窦不同部位的神经内分泌癌其组织学表现也基本相同。肿瘤由富于细胞的、排列呈片状和巢状的、小到中等大小的细胞组成，生长方式多样呈片状、索状、带状。细胞核浆比例高、核浓染、核仁缺失或偶见嗜碱性核仁。几乎所有肿瘤都有较多的核分裂象，病理性核分裂象常见，坏死、出血和积压的人工假象是其突出的特点（图 1-53A～C）。纤维血管间质的炎症反应很轻。偶尔可见伴有鳞状细胞癌（原位癌或浸润癌）和腺癌。

3. **免疫组化染色** 小细胞神经内分泌癌上皮抗原阳性，有嗜银性，无亲银性。因其分化差，免疫组化抗体表达不一。绝大部分 CK 阳性，表现为核周阳性或点状阳性，但可有阴性病例，阳性部位是核周复合体灶状阳性，这与其他部位小细胞癌（包括 Merkel 细胞癌）的典型特征相同。神经内分泌标志物至少一项阳性，如 Syn（最敏感和特异）、Chg-A、NSE 或 CD56（特异性较低）（图 1-53D～F）。NSE 较少表达于大细胞神经内分泌癌，S-100 蛋白阳性时通常表现为弥漫性。大细胞癌和小细胞癌 P16 通常阳性（未分化癌为阴性），可局灶或弱表达 P63，偶见表达 calretinin（钙视网膜蛋白）CK5/6 及 CK20 阴性。部分小细胞癌病例可表达 TTF-1。Calcitonin、LCA、CK20、HMB-45、CD99 通常阴性表达。

神经内分泌分化的主司基因 ASCL1（hASH1）显示高表达，这与嗅神经母细胞瘤及横纹肌肉瘤不同，组织原位杂交 EBER 阴性。

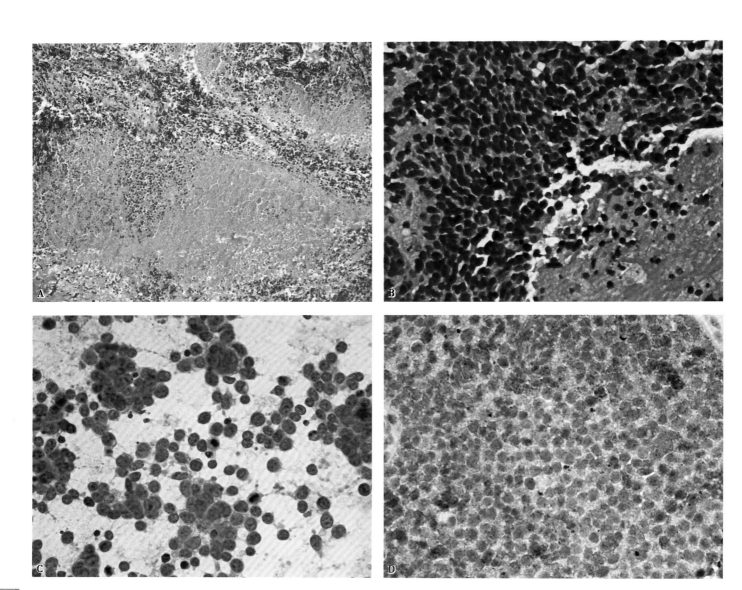

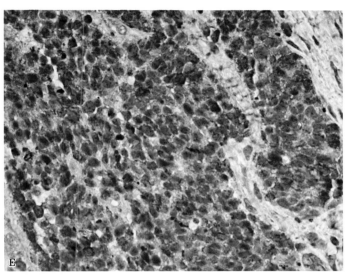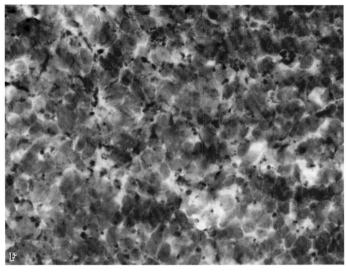

图 1-53 鼻腔鼻窦小细胞癌

病例，男，62 岁，肿瘤位于蝶窦：A. 肿瘤可见大片坏死；B. 死灶边缘可见小圆形核深染肿瘤细胞；C. 肿瘤细胞核内染色质呈细颗粒状；D. IHC 示瘤细胞 Syn 阳性；E. IHC 示瘤细胞 CgA 阳性；F. IHC 示瘤细胞胞质 CK 点状阳性

4. 超微结构 胞质内可见有膜神经内分泌颗粒（直径约 50～200nm）。缺乏细胞连接复合体如桥粒、张力丝，细胞内外腔隙常减少。

【鉴别诊断】

因为治疗方式不同，鉴别小细胞神经内分泌癌与其他未分化恶性肿瘤至关重要。鉴别诊断主要包括鼻腔鼻窦其他小圆蓝细胞肿瘤。小圆蓝细胞肿瘤是以大小一致、核小、胞质少、未分化的肿瘤细胞为特点的一组恶性肿瘤的总称，如嗅神经母细胞瘤、未分化癌、恶性淋巴瘤、横纹肌肉瘤、原始外周神经外胚叶肿瘤/骨外尤因肉瘤、黏膜恶性黑色素瘤等。这些肿瘤光镜下组织形态有近似之处，鉴别主要依靠免疫组化表型，其临床病理学、基因表型特点也是鉴别诊断的要点（表 1-3）。

【治疗及预后】

鼻腔鼻窦神经内分泌癌是高度恶性的肿瘤，预后差，总体 5 年生存率为 50%～65%，蝶窦者较好（80%）、上颌窦及筛窦者较差；大细胞癌好于小细胞癌，局部复发和远处转移常见。因其远处转移率很高，单纯肿瘤切除不足以达到治疗的目的。目前提倡的合理治疗方案是系统化疗及放疗。

第八节 异位性肿瘤及瘤样病变

一、异位垂体腺瘤

【概念】

异位垂体腺瘤（ectopic pituitary adenoma）是蝶鞍外的良性垂体腺肿瘤，它常独立存在，与鞍内垂体腺无关，又称为鞍外垂体腺瘤、颅外垂体腺瘤、腺瘤性咽垂体。国外报道其在垂体腺瘤中的发病率仅 2%，国内报道其在垂体腺瘤中的比例不足 1.3%。

【临床特点】

与蝶鞍内的肿瘤相似，蝶鞍外的垂体腺瘤略好发于女性，女：男为 1.3：1。主要见于成年人，且已被证实有较大的年龄跨度，2～84 岁均可发病。曾报道的有代表性的平均发病年龄和中位发病年龄分别为 49 岁和 58 岁。上呼吸消化道的原发性垂体腺瘤很少见，最常发生于蝶窦、蝶骨和鼻咽。其他部位见于鼻腔、筛窦和颞骨。

主要症状通常为非特异性，依据所生长的部位可有各种临床表现，如鼻塞、鼻窦炎、头痛、癫痫、脑脊液漏、部分视野缺失、动眼神经麻痹及尿崩，但共同之处是内分泌紊乱。约 50% 的病人有激素分泌过多的临床表现，如 Cushing 病、肢端肥大症、甲状旁腺功能亢进、甲状腺功能亢进、闭经和多毛症。约 10% 的病例无临床症状，往往于术前未能做出诊断。据估计有 2% 的蝶鞍内垂体腺瘤延伸至鼻道。但肿瘤对蝶鞍的侵蚀并不排除异位来源，呈侵袭性表现包括骨破坏的异位垂体腺瘤并不少见。

影像学 CT 及 MRI 检查能确定肿瘤的范围及部位，特征性表现为蝶窦内中等强化的软组织影，与垂体分界清楚；正常垂体存在的同时，蝶骨内或鼻内不规则肿块伴有骨质破坏。

【组织学来源及病因】

关于异位垂体腺瘤的病因学和起源尚不清楚，有两种理论。一是来源于胚胎时期残留的异位垂体细胞。脑垂体的发生源于外胚层，是由胚胎原始口腔顶部的拉克囊（Rathke's pouch）及第三脑室底部的漏斗相互联合而成。拉克囊的下端形成垂体管，胚胎发育后期颅骨闭合而使之与口咽部分开，其前壁发展为垂体前叶，而漏斗形成后叶。上述的胚胎发育路径都有可能残留异位的垂体组织。实际上，在对大脑的尸检观察中，常发现鼻咽、蝶窦部位的异位垂体组织。Hori曾对20例成人尸颅进行研究，发现15例标本的鞍上漏斗周围有异位腺垂体组织。因此，这些部位都可成为异位垂体腺瘤的发生来源。第二种来源是鞍内垂体腺瘤的播散或种植性转移。可通过垂体腺瘤的静脉丛经血流播散至远隔部位，也可在垂体腺瘤切除过程中，瘤细胞经脑脊液循环种植转移到脑的其他部位。

【病理变化】

1. **肉眼观**　肿瘤呈息肉样或带蒂肿块，通常是孤立生长，很少有不同部位同步生长。大小约0.8～8cm（平均3.4cm）。

2. **镜下观**　表面被覆黏膜上皮通常完整且无受累，黏膜内为无包膜的肿瘤。瘤细胞呈实性、器官样及小梁状生长，瘤细胞巢被丰富而纤细的纤维血管分隔。与蝶鞍内垂体腺瘤形态一致。瘤细胞呈单一的圆形或椭圆形，颗粒状细胞质呈嗜酸性，双嗜性或透明。核圆形或椭圆形，染色质呈团块状，核仁不明显或小。有时瘤细胞可呈浆细胞样。与所有内分泌肿瘤相同，可见轻度及中度核的多形性（所谓内分泌的异型性）及散在的核分裂象，但无病理性核分裂象及坏死（图1-54～图1-56）。有时可见钙化和沙砾体。

3. **免疫组化染色**　肿瘤细胞对角蛋白（常位于核周、呈点状）、神经内分泌标志物（突触素、嗜铬素、CD56神经元特异性烯醇化酶）呈阳性表达，S-100蛋白可阳性，但无嗅神经母细胞瘤支持细胞的阳性模式。约50%的病例可表达2种垂体激素，主要是促肾上腺皮质激素（ACTH）、催乳素（prolactin）。约1/3的病例表达单一一种激素，最多见的是催乳素。约20%的异位垂体腺瘤为裸细胞腺

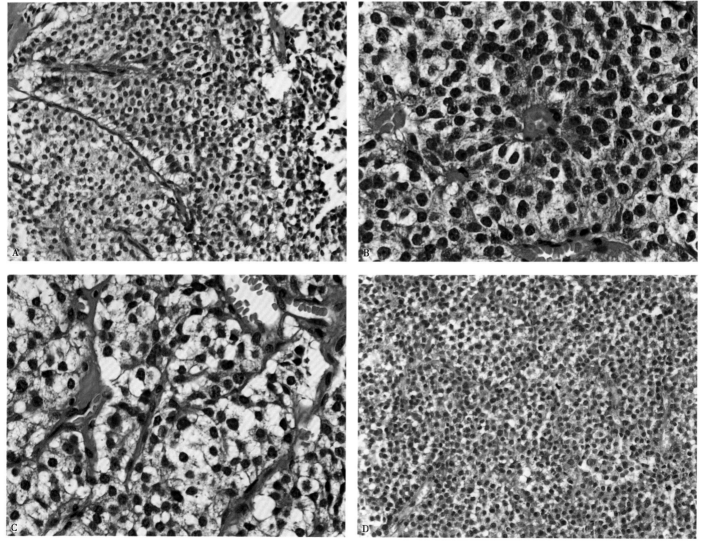

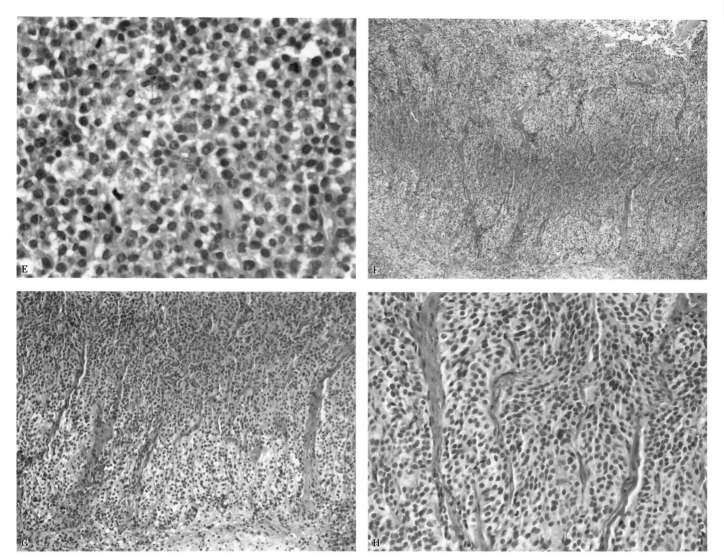

图 1-54　异位垂体腺瘤

病例 1，蝶窦垂体腺瘤：A～C．瘤细胞呈实性片状排列，其内可见微细血管分隔；胞质可见透明及嫌色着色。病例 2，鼻腔垂体腺瘤：D、E．胞质丰富，似分化好的浆细胞瘤。病例 3，女，31 岁，蝶窦垂体腺瘤：F～H．瘤细胞呈梁状排列，间质富于薄壁血管

瘤，不表达任何一种激素，其诊断的确立最好能检查到垂体转化因子（如 PIT1、TPIT、SF1、ER-α、GATA2 及 α 亚单位）。

4. 超微结构　细胞质内有数量不等的内分泌颗粒。颗粒的大小、形状与产生的激素有关。

【鉴别诊断】

多数情况下只要想到异位垂体腺瘤的可能，其诊断并不困难。应注意与慢性蝶窦炎、浆细胞瘤、嗅神经母细胞瘤、类癌、Ewing 肉瘤 /PNET、小细胞未分化癌等相鉴别。

1. 慢性蝶窦炎　在黏膜间质中可见多种炎细胞浸润，包括淋巴细胞、浆细胞、组织细胞，也可有嗜酸性粒细胞和中性粒细胞浸润，纤维组织增生。而异位垂体腺瘤的瘤细胞大小形态较一致，多呈实性、器官样及小梁状排列，

为嗜酸性，双嗜性或透明细胞，虽有炎症背景，仔细观察总能够找到蛛丝马迹，可进一步行免疫组化染色鉴别。

2. 浆细胞瘤　由不同分化程度的浆细胞组成，成分非常单一，有不同程度的细胞异型性，瘤细胞克隆性表达 CD38、CD138、κ 或 λ；异位垂体腺瘤为良性神经内分泌肿瘤图像，免疫组化染色多有垂体腺瘤相应的标记物表达（图 1-57）。

3. 嗅神经母细胞瘤　有神经纤维丝的背景、菊形团，通常不表达角蛋白。

4. 类癌　垂体激素染色表达阴性，通常通过鉴定垂体激素或辅以电镜检查。

5. Ewing 肉瘤 /PNET　此部位极罕见，发病年龄较轻，通常胞质少，表达 CD99。

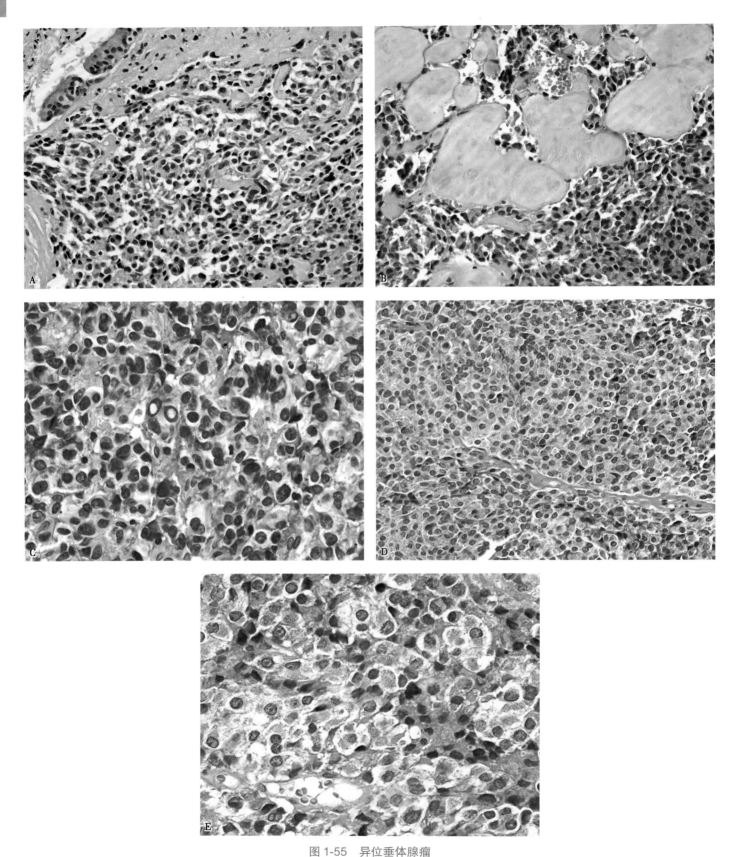

图 1-55　异位垂体腺瘤

病例 1，女，52 岁，蝶窦垂体腺瘤：A. 肿瘤无包膜，瘤细胞突入黏膜内邻接黏膜上皮似浸润；B. 间质内可见均质玻璃样变物质；C. 高倍镜下细胞核大，有异型及核内假包涵体，易误认为恶性肿瘤。病例 2，男，51 岁，蝶窦异位垂体腺瘤：D、E. 瘤细胞成片状生长，细胞肥硕，但异型性不明显

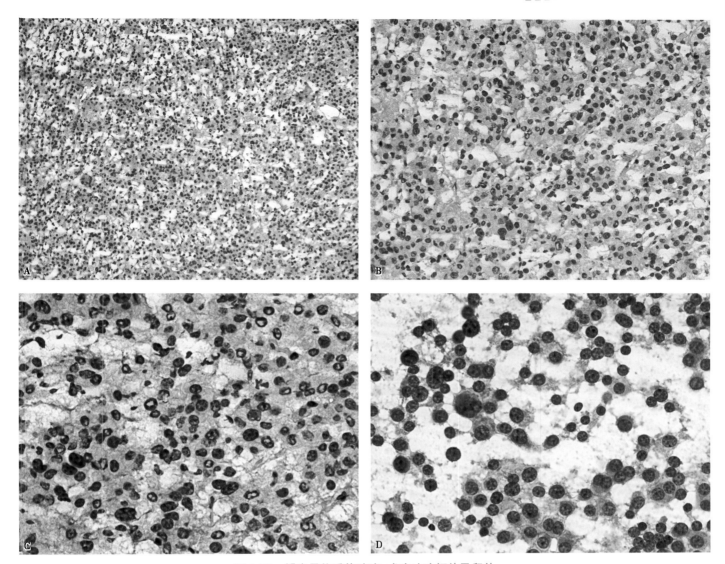

图 1-56 蝶窦异位垂体腺瘤，术中冰冻切片及印片

A. 瘤细胞呈实性弥漫性生长，无明显间质，可见薄壁血管；细胞胞质丰富，嗜酸性，核大小较一致，×100；B、C. 中倍及高倍镜下可见少数细胞核增大，易误认为恶性肿瘤，×200 及 ×400；D. 印片，细胞核近圆形，边缘规整，形态温和，少数细胞核肥大，×400

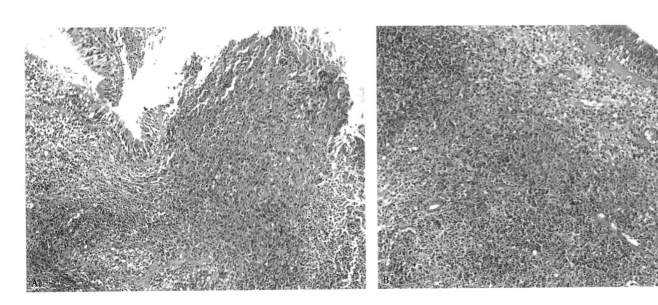

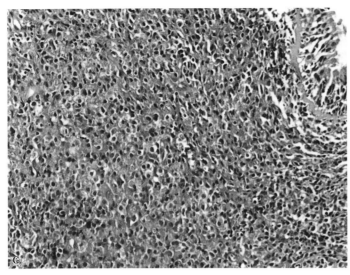
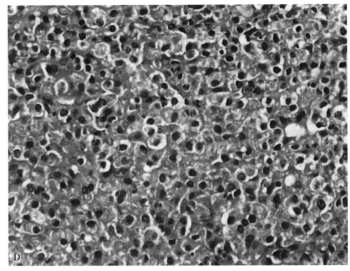
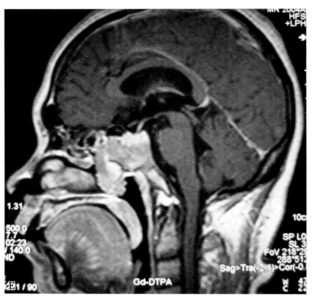

图 1-57　蝶窦异位垂体腺瘤

A、B. 蝶窦垂体腺瘤伴黏膜慢性炎症,肿物突出黏膜表面;C、D. 胞质嗜酸性,细胞异型性不明显;E. MRI 示蝶窦垂体腺瘤突至鼻腔后部

6. 未分化癌　癌细胞分化差,核染色质浓染,异型性明显,垂体腺瘤的激素标志物阴性。

【治疗及预后】

大多数肿瘤可手术切除进行治效,但全切术不适用于大的、浸润性肿瘤。如为控制激素症状可辅以药物或放疗。生长激素抑制素类药物与奥曲肽联合治疗已被证实可以减小肿瘤的体积,而且,如果垂体腺瘤位于恰当的位置,即生长激素抑制素受体浓度的含量较高,则这种治疗方法可以代替手术治疗那些体积较大,且已行部分切除的肿瘤病人。虽然组织学属良性,但由于部位特殊及激素的影响,该肿瘤有致死可能。可复发,尤其肿瘤巨大且切除不完整时。恶性变格外罕见。

二、异位中枢神经系统组织

【概念】

异位中枢神经系统组织(ectopic central nervous system tissue)是异位于鼻内和鼻周的神经胶质性肿块,也称为鼻胶质瘤(nasal glial heterotopia, nasal glioma),鼻腔胶质瘤很少见。

【临床特点】

大部分病人出生时就存在,90% 的病人在 2 岁时确诊。无性别差异。无家族或遗传倾向,不恶变。病变位于鼻梁附近或鼻腔内,也可见于鼻窦、鼻咽、咽、舌、腭、扁桃体、眼眶。60% 的病例病变位于鼻梁外上部或附近称为鼻外型,可致畸形;30%为鼻内型,堵塞鼻腔;两个部位同时都有的占10%,称为混合型。这些病人鼻内外肿瘤成分通过鼻骨缺失的部位相连。鼻腔内型最多,多位于鼻道中隔侧,或以结缔组织与鼻中隔相连;鼻腔外型位于鼻背皮下,其下之鼻骨可缺损,或在鼻骨下。胶质瘤可通过鼻额缝与颅内相通或以纤维结缔组织与脑膜相连,鼻内胶质瘤之50%颅内有病变。临床上,鼻腔内有红色息肉状肿物,鼻堵,鼻出血。

影像学　鼻外或鼻腔上部,均表现为光滑界线清楚的膨胀性软组织肿块。不伴有颅内肿块或颅前窝颅底骨组织的缺损,向颅内延伸,出现管状、筛状或片状的缺损可排除本病。若与颅内相连,并出现脑脊液鼻漏应诊断为脑膨出。CT和MRI对确定病变范围及与颅内有无交通非常重要(图1-58A)。

【组织学来源及病因】

不是真性肿瘤,属于先天畸形,可能是胚胎发育期或颅骨融合过程中成熟脑组织向前移位,膨出的脑组织与脑分离而成为孤立的鼻腔肿物(属于迷芽瘤)。

【病理变化】

1. 肉眼观　鼻外者表面有皮肤被覆,位于鼻基部,中等硬度,表面光滑。鼻内者覆以鼻腔黏膜,表现为息肉样,光滑,质软,灰褐色,似脑组织样的不透明肿块,大小常为1～3cm。

2. 镜下观　病变无包膜,由大小不一的神经胶质组织岛和相互交错的血管纤维组织带组成。神经胶质组织岛包括灰质、白质,有多种细胞成分,偶见相似于神经元的多核胶质细胞。其中还有星形胶质细胞和星形胶质细胞样分化的细胞。细胞呈多角形或梭形,胞质嗜酸性,呈巢状排列,星形细胞核可表现为增大或多核,无核分裂象。星形胶质细胞内含有含铁血黄素颗粒。间质为血管丰富的结缔组织。神经元罕见或缺乏。有时可见脉络丛、室管膜样排列的裂隙、色素性视网膜上皮和脑垂体组织,尤其是在腭和鼻咽的异位胶质组织中。长期存在或复发的病变易出现一定数量的纤维组织(图1-58B～P)。

3. 免疫组化染色　星形胶质细胞和星形胶质细胞样分化的细胞对GFAP、S-100、Vimentin呈阳性反应。免疫组化染色某些病例可出现真正的神经细胞成分。

4. 超微结构　瘤细胞和纤维结缔组织之间有基底膜,有丰富的中间丝,偶有Rosenthal纤维样结构。

【鉴别诊断】

组织学鉴别诊断主要包括鼻腔脑膨出或脑膜脑膨出、畸胎瘤和纤维性息肉等。

1. 鼻腔脑膨出或脑膜脑膨出　鼻腔脑膨出或脑膜脑膨出是脑膜内脑疝,通过颅骨的缺损区与颅内神经系统和蛛网膜下腔相连。鼻腔脑膨出由中枢神经系统组织组成,内易见神经元。然而,长期存在的鼻腔内脑膨出和复发性脑膨出中纤维组织与胶质细胞数量相比显得过多,并且缺乏神经元,这可能使其与鼻腔胶质瘤不易鉴别(详见鼻腔脑膨出或脑膜脑膨出)。

2. 畸胎瘤　畸胎瘤包括3个胚层的组织。

3. 纤维性息肉　长期存在的异位中枢神经系统组织可能被误诊为纤维性息肉,后者缺乏胶质组织分化可与前者鉴别。GFAP有助于鉴别。

【预后及预后】

大部分病例充分切除可治愈,但是切除不完整可复发(15%～30%)。没有局部侵袭性行为和潜在恶性。

三、脑膜及脑膜脑膨出

【概念】

脑膜及脑膜脑膨出(meningocele and meningoencephalocele)是指颅腔内组织自颅骨缺损处突出,若仅有脑膜突出称为脑膜膨出,如果同时有脑组织的突出,则称为脑膜脑膨出。

【临床特点】

二者均多见于儿童,常发生在中线部位,最多见于枕部(75%～80%),经枕骨大孔或枕骨后壁缺损处膨出。颅底部膨出较少见(10%),主要由鼻腔、鼻咽部、翼腭窝内或经筛板处膨出,表现为鼻腔鼻窦内息肉状肿块,也可见于前额部、鼻梁、眼眶。单纯脑膜膨出常无明显症状,脑膜脑膨出可有抽搐、痴呆等。脑膨出可伴骨质缺陷,但胶质异位伴骨质缺陷不常见,这是手术切除时应仔细评估的。

影像学　CT和MRI检查可见软组织肿块,可伴有颅内肿块或颅前窝底骨组织缺失(图1-59A)。

【病理变化】

1. 大体观　膨出物常呈囊性,位于鼻基部,亦可呈鼻内息肉状。脑膜膨出者,囊内为透明脑脊液。脑膜脑膨出者可见脑组织。

2. 镜下观　为胶质细胞及其纤维,局灶性纤维化和小血管增生。脑膜组织为致密结缔组织,其内可见不规则的被覆扁平脑膜上皮的裂隙。脑膜脑膨出除了脑膜组织外尚可见脑组织(图1-59B～F),脑组织可以是发育好的大脑皮质,或为结构紊乱的皮质、神经胶质及纤维血管组织。

3. 免疫组化染色　裂隙上被覆的扁平脑膜上皮Vimentin和EMA阳性。脑膜间混有神经胶质细胞及其纤维,偶见神经细胞。免疫组化染色GFAP、S-100和NF阳性。

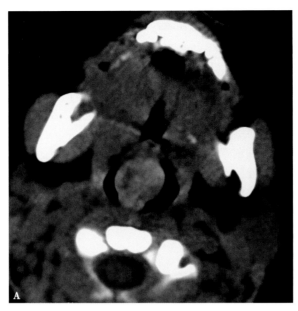

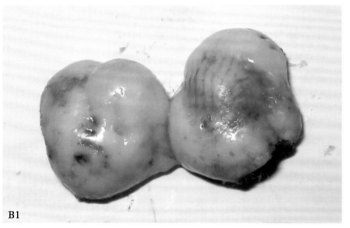

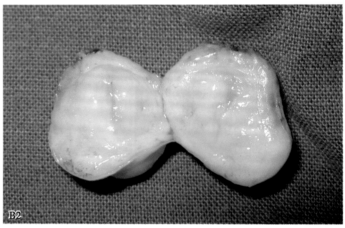

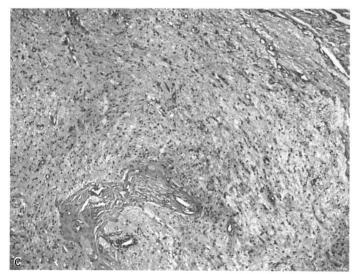

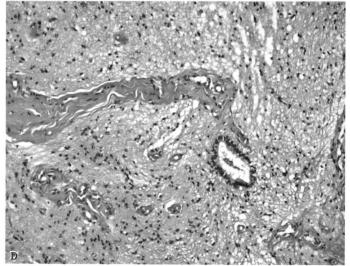

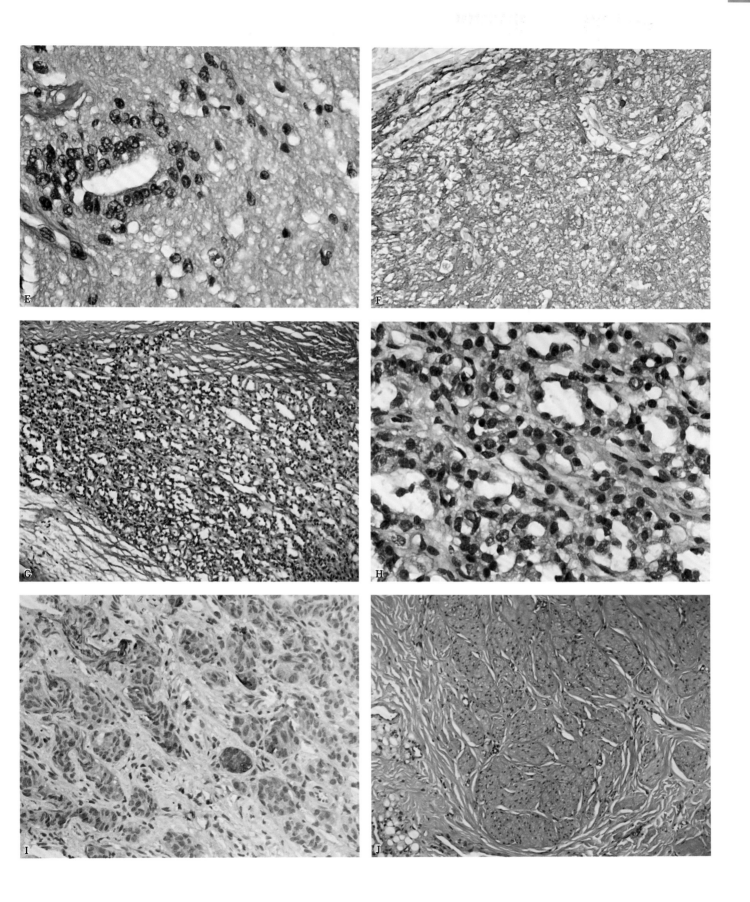

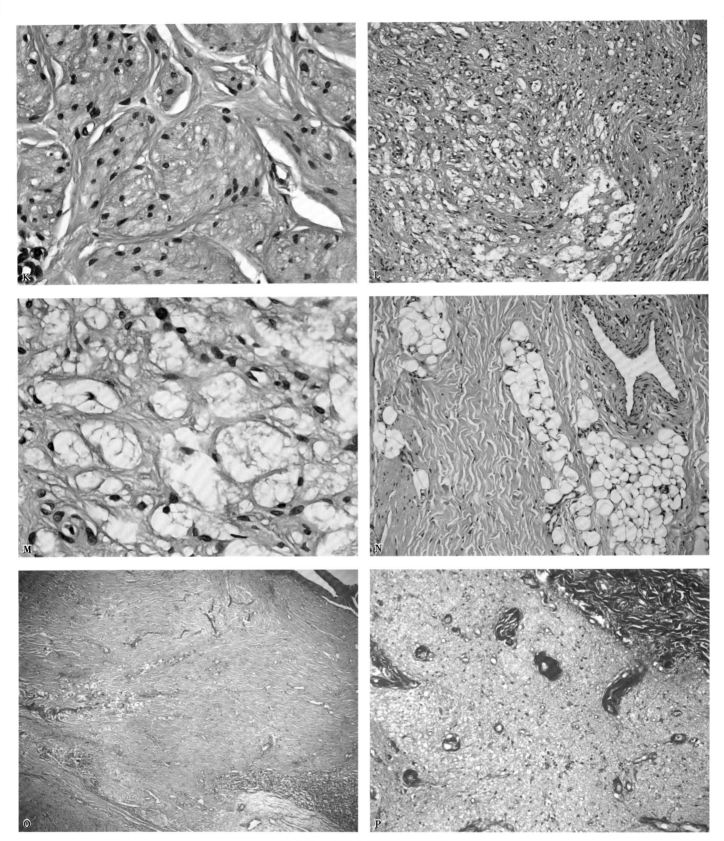

图 1-58　异位中枢神经系统组织

A. 水平位 CT 示口咽腔内异位的神经组织；B1. 大体标本界清，有光泽；B2. 切面，脑髓样，质软；C～E. 脑神经组织，可见神经管样结构；F. IHC 示神经组织 GFAP 阳性；G、H. 垂体组织；I. IHC 示垂体组织 ACTH 阳性；J、K. 外周神经组织；L、M. 变性的外周神经；N. 外层纤维、脂肪及血管组织；O. 外周组织及黏膜上皮；P. Masson 染色，脑神经组织淡粉色，纤维结缔组织蓝色

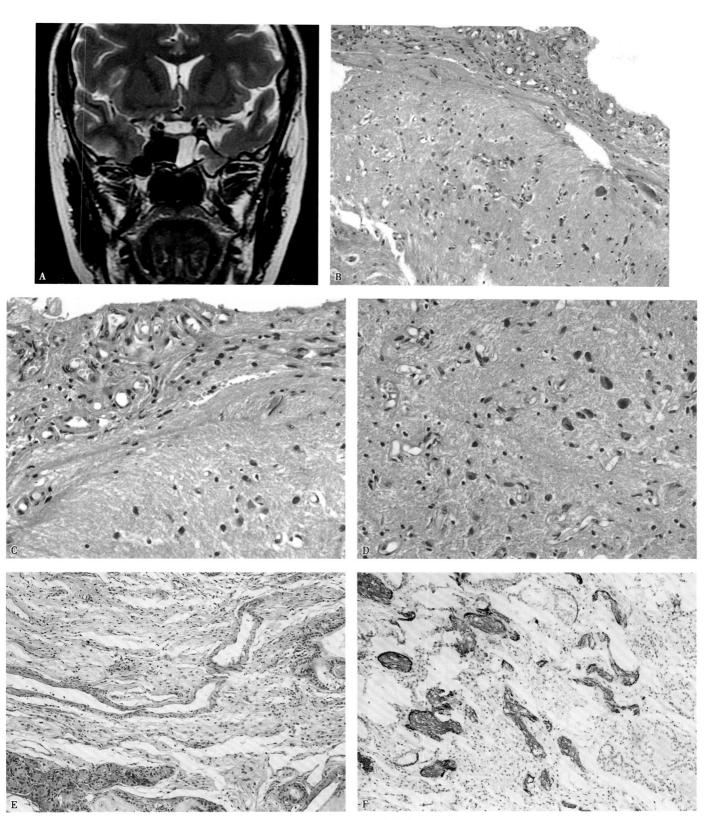

图 1-59　咽隐窝脑膜脑膨出

A. 冠状位 T_2WI 示颅中窝内容物向蝶窦和颞下窝内疝出、突出（脑膜脑膨出），伴蝶骨缺损；B、C. 脑膜及脑神经组织；D. 脑神经组织；
E. 鼻窦黏膜内可见脑膜组织、胶质细胞及其纤维；F. IHC 示神经胶质成分 GFAP 阳性

【鉴别诊断】

诊断颅底部的脑膜脑膨出时，应与神经胶质异位（鼻胶质瘤）相鉴别，其区别点是前者与颅内组织相连，并有脑膜成分。

四、原发性脑膜瘤

【临床特点】

可见于鼻腔鼻窦，发病年龄在 13～88 岁，中位年龄 48 岁，无明显性别差异。颅外脑膜瘤（primary meningioma）以眼眶多见，鼻腔和鼻窦少见，鼻腔多于鼻窦，鼻窦中最多见的是额窦，常为多灶性，以左侧多见。此瘤约占鼻腔鼻窦原发性肿瘤的 0.1%，全部脑膜瘤的 2%，全部原发性颅外脑膜瘤的 24%。北京同仁医院诊断的 4 例中，1 例发生在蝶窦，3 例发生在鼻腔。临床症状与发生部位有关，可有头痛、视力下降、眼球突出和鼻堵等。影像学检查可见软组织影、骨质吸收或破坏。

【病理变化】

1. **肉眼观**　常呈息肉状，被覆黏膜上皮，常延至骨内，最大可达 8cm。

2. **镜下观**　肿瘤表面常被覆鳞状上皮或呼吸上皮，其组织学改变和分型同颅内脑膜瘤（图 1-60），但以上皮型和沙砾体型脑膜瘤为主，大部分为 WHO Ⅰ级，Ⅱ级及Ⅲ级少见。

3. **免疫组化染色**　所有类型脑膜瘤其瘤细胞 EMA、CK18 和 Vimentin 都阳性，有时也表达 PanCK、CK7、CD34（纤维型及非典型性型）及 S-100（纤维型）。GFAP、STAT6 及 SMA 无表达。PR 和 ER 受体可阳性。

4. **超微结构**　电镜下瘤细胞有基底膜，微绒毛突起。沙砾体在电镜下是基质空泡、变性细胞的碎片，由氢氧磷灰石结晶组成。原发性脑膜瘤手术切除效果良好，尽管有 30% 的病例可复发。未见转移和恶性转化的报告。脑膜瘤起源于蛛网膜细胞和脑膜细胞。颅外原发性脑膜瘤有沿中线发生的倾向，提示胚胎发育时，在中线融合过程中脑膜细胞有发生。也可能与染色体易位有关。

五、颅咽管瘤

【概念】

颅咽管瘤（craniopharyngioma）是起源于 Rathke 裂的良性上皮性肿瘤。

【临床特点】

发生在鼻咽部和蝶窦者多见，也可原发在鼻腔和蝶窦，但很少见。本瘤多见于 20 岁以下的青少年和儿童，国内资料此瘤占儿童颅内肿瘤的 13%～16.1%，较国外高。儿童发病年龄多在 8～12 岁。男性多于女性。临床症状取决于肿瘤的部位和大小。靠近蝶鞍者往往有颅神经症状。也可有鼻堵等呼吸症状。

影像学　多数为囊性病变，仅 10% 为实性（图 1-61A、图 1-62A）。

【病因及发病机制】

颅咽管瘤来源于 Rathke 囊的残余，是常见的颅内胚胎残余组织发生的肿瘤。发生频率不等。与 Rathke 囊的残迹有关。颅咽管残迹存在于蝶鞍、蝶骨体、沿鼻中隔到软腭。颅咽管瘤可发生于上述径路的任何部位。

【病理变化】

其形态特征与鞍上颅咽管瘤相似。

1. **肉眼观**　肿瘤大小 1～5cm，瘤体有包膜，边界清楚。息肉状或分叶状，表面光滑，有黏膜覆盖，中等硬。多为囊性或部分囊性，完全实性者少见。囊内含黄色、褐色或暗绿色液，透明或混浊，可见闪光的胆固醇结晶体，肿瘤常有坏死和钙化。儿童颅咽管瘤钙化较成人明显，可达 81%～85.8%。大体曾分成实体型、囊肿型和钙化型，其中以囊肿型居多。

2. **镜下观**　瘤组织分两型，与颅内者相同，即造釉细胞型及乳头状型。造釉细胞型肿瘤上皮呈梁状、巢状和索状结构，梁状上皮互相吻合，镶边的上皮为立方或柱状，呈有极性的栅栏状排列在基底膜上。上皮团内的细胞可以网化、囊性变、钙化，有胆固醇结晶裂隙。可见所谓的湿性角化（嗜酸性的角化细胞，伴有影细胞核）。间质为纤维组织，可有黏液变性。乳头状型多见于成人。瘤细胞被结缔组织分割成假乳头状，呈巢状及条索状排列，似鳞状上皮或造釉细胞瘤样，缺乏细胞的栅栏状排列。一般没有纤维化和胆固醇结晶（图 1-61B～E）。偶见病例上皮发生恶变，恶变以后细胞的异型性明显增加（图 1-62B～I）。诊断恶变应结合既往病史。

3. **免疫组化染色**　瘤细胞 CK 和 EMA 阳性。区别造釉细胞型颅咽管瘤与口腔的牙釉质瘤可通过碱性磷酸酶免疫酶染色，前者可呈阳性反应。

4. **超微结构**　电镜可见张力纤维和细胞间连接，无分泌颗粒。

5. **分子生物学**　造釉细胞型可见 *CTNNB1*（β-catenin）突变，乳头状型可见 *BRAFV600*E 突变。

【治疗及预后】

肿瘤常与周围组织粘连，手术后易导致复发，乳头状颅咽管瘤治疗效果较好，对放疗敏感。儿童放疗可致智力发育迟缓。偶见恶变。

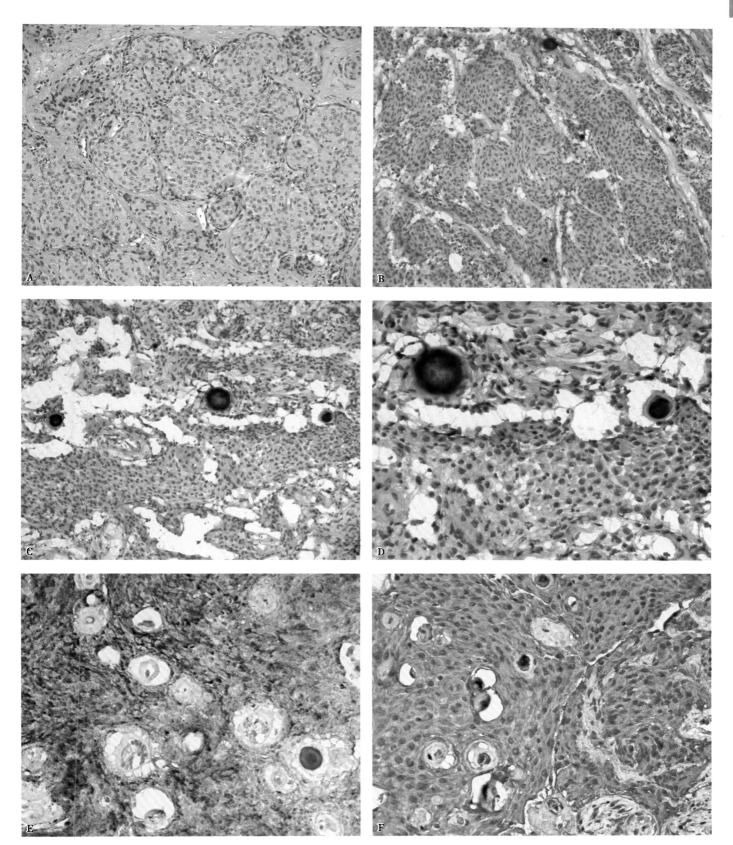

图 1-60 蝶窦脑膜瘤

病例，女，40 岁，蝶窦。A. 内皮型脑膜瘤，瘤细胞呈分叶状排列，间隔少许纤维性间质；B. 冰冻切片，梭形细胞旋涡状或车辐状排列，可见钙化，低倍镜；C. 冰冻切片，低倍镜，可见沙砾体结构；D. 冰冻切片，高倍镜，成片的瘤细胞及间质中的沙砾体；E. IHC 示瘤细胞 EMA 阳性；F. IHC 示瘤细胞 Vimentin 阳性

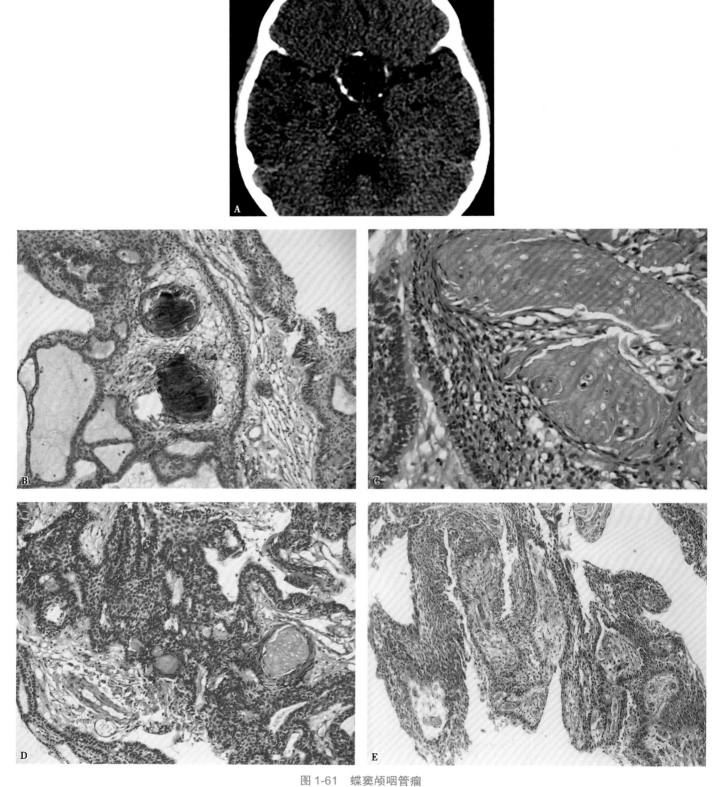

图 1-61 蝶窦颅咽管瘤

A. 水平位 CT 示鞍上池颅咽管瘤，伴环状钙化形成；B～D. 造釉细胞型，似造釉上皮伴有钙化；E. 乳头型，被覆鳞状上皮的乳头状结构

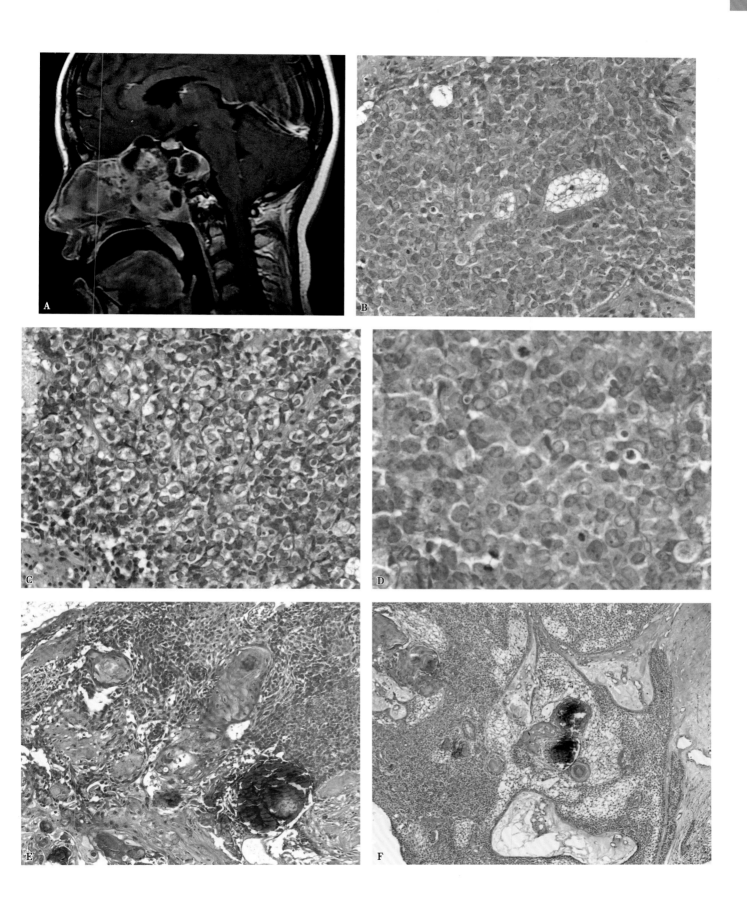

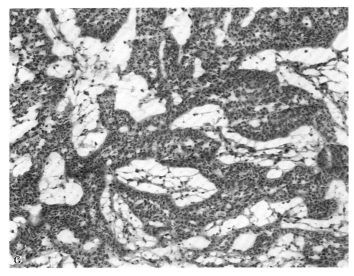

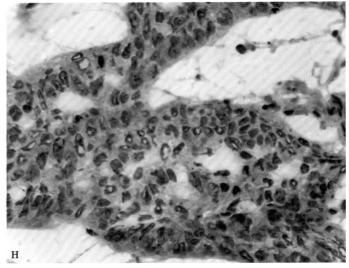

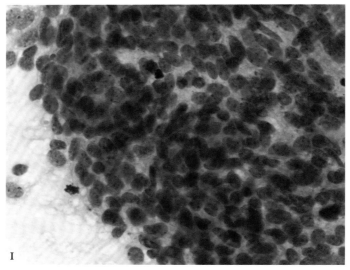

图 1-62　颅咽管瘤恶变

病例，13 岁，曾行颅咽管瘤手术：A. 矢状位增强 T_1WI 示一显著、不均匀增强的颅咽管瘤不规则肿块，侵入筛窦、鼻咽、海绵窦，伴斜坡骨破坏及脑桥压迫；B～D. 细胞异型性明显；E、F. 仍可见到良性颅咽管瘤成分；G、H. 术中冰冻切片；I. 印片可见核分裂象

六、鼻腔鼻窦成釉细胞瘤

【概念】

鼻腔鼻窦成釉细胞瘤（sinonasal ameloblastoma）起源于鼻腔鼻窦黏膜被覆上皮，与颌骨无相关性，具有与发生于颌骨的成釉细胞瘤相同的组织学特征。肿瘤生长缓慢，但有局部侵袭性，如果切除不彻底，复发率很高，基本上无转移倾向。

【临床特点】

鼻腔鼻窦成釉细胞瘤罕见。好发于男性，年龄多发生在 50～70 岁，平均年龄 59.7 岁，较颌骨成釉细胞瘤发病年龄晚大约 15～25 岁。临床表现多为肿块、鼻塞；症状持续一个月到数年。

影像学　不同于颌骨成釉细胞瘤，它不具有特征性的多房性和放射状表现，而表现为实性肿块或显影，可出现骨破坏、坏死及重建（当肿物生长时，可见骨壳限定）。

【病理变化】

1. **肉眼观**　鼻腔鼻窦成釉细胞瘤与颌骨成釉细胞瘤具有相似的外观。肿瘤色灰白或粉红色，表面光滑，无包膜，实性或囊实性，质脆，触之较易出血。

2. **镜下观**　可见成釉细胞增生，并与鼻腔鼻窦黏膜被覆上皮直接延续，与颌骨无相关性，这可证实肿瘤原发于鼻腔鼻窦黏膜上皮。上皮性肿瘤岛陷于增生的纤维结缔组织中，在上皮与结缔组织交界处可见淡染的透明细胞区。牙源性成分由周围嗜碱性的柱状细胞和中心部的上皮岛组成。上皮岛中央部分细胞成分少，水肿样，似牙釉质组织的星网状层。组织学表现变化多样,目前分为5型:滤泡型、丛状型、棘皮瘤型、基底细胞型和颗粒细胞型。其中滤泡型和丛状型是其基本组织学类型。滤泡型由纤维间质中的牙源型上皮岛构成,其特征为上皮岛的基底细胞为高柱状、核深染,并呈极性排列,其细胞核远离基底膜,细胞质常成空泡状。细胞岛中央的细胞疏松排列,类似星网状层。该区域经常发生囊性变,有时相互融合。丛状型由排列呈条索、并交织成网状的基底细胞构成,星网状层不明显,间质通常很纤细,常呈囊性变。同一肿瘤的不同部分可表现出不同的组织学图像,但以滤泡型和丛状型出现为主,其余各型穿插其间。各种组织类型的成釉细胞瘤在细胞学上均极少有细胞异型性及核分裂象(图1-63)。当出现异型性、细胞增殖、核分裂象时,要考虑成釉细胞癌。

【治疗及预后】

鼻腔鼻窦成釉细胞瘤对放化疗不敏感,因此治疗主要是手术切除,但不同病人所选择的手术方法和手术范围不同,有保守手术(单纯肿瘤切除)和根治手术(柯陆进路、鼻侧切开、部分或全部上颌骨切除)。目前治疗首选手术彻底切除肿瘤,特别是随着鼻内镜技术的日益发展与成熟。但也应考虑该病易复发的特点,对于该病累及鼻窦特别是上颌窦的病人,应考虑鼻内镜下泪前隐窝入路或者鼻内镜联合柯陆进路等手术方法切除肿瘤,尽可能避免复发。对于恶变病人可考虑同时放化疗辅助治疗。

成釉细胞瘤被认为是一种良性肿瘤,但复发率高,且具有侵袭性和局部破坏性,无死亡病例,极少数可能恶变。恶变肿瘤在临床上进展较快,但往往为局部侵袭性,早期侵袭骨的边缘,有潜在的转移倾向。

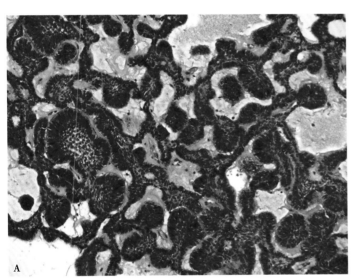
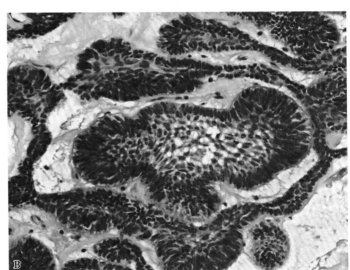
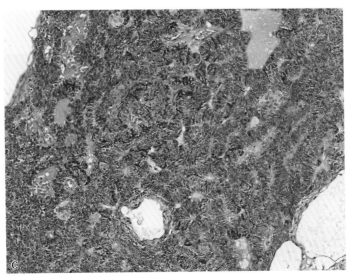

图 1-63 鼻腔鼻窦成釉细胞瘤

病例,女性,46 岁:A. 肿瘤细胞呈巢状、梁状及索状排列生长,外侧细胞呈栅栏状排列,间质可见水肿;B. 瘤细胞巢外侧细胞呈栅栏状排列,内侧细胞排列疏松相当于星网状层;C. 此区域呈基底细胞样亚型

第九节　软组织肿瘤及瘤样病变

一、良性肿瘤及瘤样病变

（一）血管瘤

【概念】

血管瘤（hemangioma）为鼻腔鼻窦中最常见的血管表型良性肿瘤。

【临床特点】

黏膜血管瘤占头颈部血管肿瘤的10%，非上皮性鼻道肿瘤的25%。可发生于任何年龄，中位年龄40岁，中年人多见，好发于青少年男性和妊娠妇女，40岁以后无明显性别差异。好发于鼻中隔前部，其次为鼻甲，亦可见于鼻骨。术后复发多见，约占42%，多见于老年病人。妊娠相关病变在分娩后常消失。

【病理变化】

1. 毛细血管瘤（capillary hemangioma）

（1）肉眼观：呈分叶状或息肉状，暗红色，通常小于1cm，表面常见浅溃疡。

（2）镜下观：增生的毛细血管呈小叶状结构，在不成熟的病变区，可见密集排列的内皮细胞形成无血管腔的实性区（图1-64）。核分裂象常见，但无不典型性。毛细血管间常见炎细胞浸润，有时与化脓性肉芽肿难以区别。

（3）免疫组化染色：瘤细胞表达FLI1、CD34、CD31及FⅧ-RA，可伴有ER及PR不同程度的表达。

2. 海绵状血管瘤（cavernous hemangioma）　海绵状血管瘤常见于上颌窦，鼻骨和上颌窦的骨壁亦可发生。

临床上有鼻堵，流血涕。

（1）肉眼观：呈息肉状，表面光滑，质软或中等硬度，可呈灰红色，切面呈海绵状。

（2）镜下观：血管呈丛状增生，管壁薄而扩张，扩张的腔内充满血液，腔内壁由扁平的内皮细胞被衬，常有血栓形成、机化和钙化，血管壁间为数量不等的结缔组织（图1-65）。上颌窦海绵状血管瘤在薄壁扩张的血管丛周围的间质内，可见大量均质红染的蛋白性物质沉积，血管腔内也可有同样物质形成，沉积物多者可导致局部血管瘤形态破坏。蛋白样物质的沉积可继发结缔组织增生及纤维化，黏膜内充血水肿，炎性细胞浸润及含铁血黄素沉积。

（二）化脓性肉芽肿

【概念】

化脓性肉芽肿（pyogenic granuloma）是一种良性血管性肿瘤，又称分叶状毛细血管瘤（lobular capillary hemangioma，LCH）。

【临床特点】

大约占鼻腔、鼻窦非上皮性肿瘤的25%。鼻腔黏膜的LCH通常发生于15岁以下的男孩、生育期的妇女，较少发生于年龄较大的男性、女性。病因不明，多与创伤、炎症或其他感染因素相关。无恶变倾向，内镜手术切除效果好，但术后也可有15%的复发率。

【病理变化】

1. 肉眼观　病变直径一般小于2cm，呈息肉样，常伴溃疡出血。

2. 镜下观　毛细血管增生呈小叶状，间质水肿伴淋巴细胞、浆细胞浸润，被覆上皮与肿瘤组织间由无炎症的

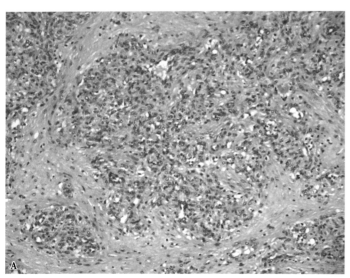
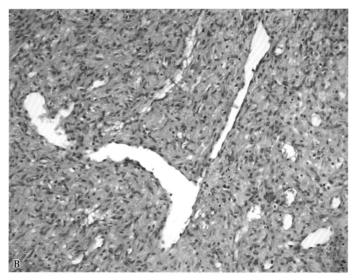

图1-64　毛细血管瘤

A. 增生的毛细血管呈小叶状结构，小叶周围被纤维性组织分隔；B. 局部可见窦状薄壁血管，周围细胞呈梭形实性增生，血管腔不明显

间质带隔开（图 1-66）。表面黏膜易发生溃疡，形成炎性肉芽组织。由此可见"化脓性肉芽肿"这个用词并不能反映本病的病理本质。

3. 辅助检查 很少有人从分子生物学水平研究该疾病，但也有报道称在该疾病中发现基因缺失，证明其确实为肿瘤性而非反应性。

【鉴别诊断】

包括鼻咽部的血管纤维瘤、鼻腔鼻窦型血管外皮细胞瘤和血管肉瘤。在其他血管性肿瘤中见不到小叶状结构。

1. 鼻咽部血管纤维瘤 其血管成分被薄厚不一的胶原纤维和梭形或星状间质细胞所分隔。

2. 血管外皮细胞瘤 由卵圆形到梭形细胞构成，其特点为可见鹿角状血管裂隙、血管周围可见玻璃样变性，伴有肥大细胞和嗜酸性粒细胞。

3. 血管肉瘤 广泛浸润，由不典型的内皮细胞构成，内皮细胞的核分裂象多见。

（三）平滑肌瘤

【概念】

平滑肌瘤（leiomyoma）是指伴有平滑肌分化的良性肿瘤。

【临床特点】

鼻腔少见。北京同仁医院病理科曾诊断 3 例，分别发生于筛窦、鼻腔和咽侧壁的黏膜下软组织。年龄在 17～26 岁，趋于青年人。

【病理变化】

1. 肉眼观 肿瘤体积小，直径 1～2cm，界清，无包膜，圆形结节状。

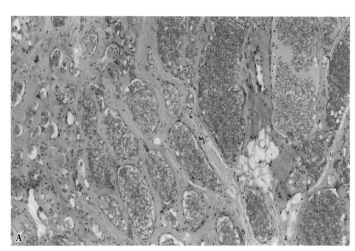

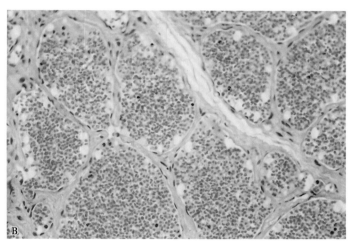

图 1-65 海绵状血管瘤

A、B. 由薄壁血管构成，血管腔内充满红细胞，腔内衬扁平的内皮细胞，管壁之间为结缔组织间质

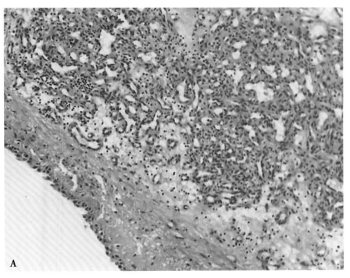

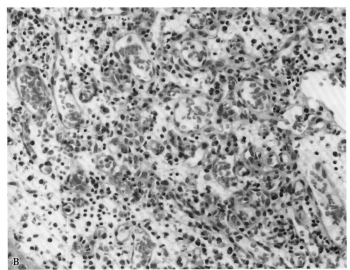

图 1-66 肉芽肿性血管瘤

A. 增生的毛细血管呈分叶状，被覆上皮与毛细血管小叶间由间质带隔开；B. 增生的毛细血管间可见淋巴细胞及浆细胞浸润

2. 镜下观 瘤细胞呈梭形,纵横交错编织状及束状,细胞分化成熟,无核分裂象(图1-67),细胞核居中,长圆形、杆状及雪茄状,两端钝圆,常有核周晕,染色质细,有1~2个核仁,胞质丰富,伊红红染,细丝状。可见钙化、骨化、脂肪化生及黏液透明变性。

3. 组织化学染色 Masson染色胞质呈红色,VG染色胞质呈黄色。

4. 免疫组化染色 Desmine、SMA、myosin及caldesmon阳性,但不表达HMB45、SOX10、myoglobin及S-100。

5. 超微结构 电镜显示瘤细胞胞质内有肌微丝、致密体及吞饮小泡。

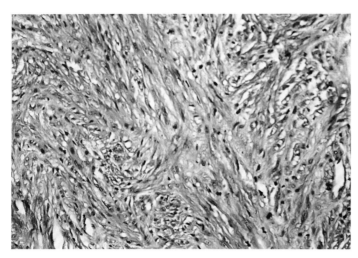

图1-67 平滑肌瘤
瘤细胞呈梭形,纵横交错编织状

【治疗及预后】
手术切除可治愈。

(四)血管平滑肌瘤
【概念】
血管平滑肌瘤(vascular leiomyoma or angiomyoma)是同时伴有平滑肌和血管分化的肿瘤。较少见,发病年龄38~58岁。

【病理变化】
1. 肉眼观 呈结节状,直径1~3cm,界清,无包膜,表面被覆黏膜光滑。

2. 镜下观 肿瘤由平滑肌束围绕扭曲的厚壁血管呈同心层状排列(图1-68),血管壁平滑肌细胞与血管外平滑肌细胞相互移行,细胞无异型性,可见核分裂象,血管腔较狭窄呈裂隙状。血管壁内无弹力板及外膜。

【治疗及预后】
切除后不复发。

(五)其他
鼻腔鼻窦也可发生黏液瘤、血管纤维瘤、血管球瘤、

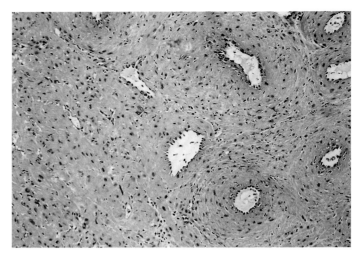

图1-68 血管平滑肌瘤
平滑肌束围绕厚壁血管呈同心圆状排列,且与血管外平滑肌细胞移行

施万细胞瘤(图1-69)、神经纤维瘤(图1-70)、神经束衣瘤(图1-71)、纤维组织细胞瘤、巨细胞瘤、副神经节瘤、淋巴管瘤、Masson血管瘤及原发性成釉细胞瘤等。

二、交界性及潜在低度恶性肿瘤

(一)硬纤维瘤病
【概念】
硬纤维瘤病(desmoid fibromatosis)是局部浸润性、非转移性细胞温和的(肌)成纤维细胞肿瘤,又称侵袭性纤维瘤病(aggressive fibromatosis)。

【临床特点】
约15%的病例可发生于头颈部,30%的病例累及头颈部,未见性别差异。上颌窦、鼻咽部及口腔是较常累及的部位,可为多灶性。预后良好,局部切除后易复发,与阳性切缘有关,通常发生于术后2年内,年轻病人可能与年龄及*CTNNB1*S45F突变有关。

【病理变化】
1. 肉眼观 肿瘤无包膜,切面灰白色,质韧,境界不清,可多中心生长。

2. 镜下观 肿瘤浸润性生长,细胞量疏密不一,细胞呈梭形,核浆比低,呈一致温和的卵圆形核,核仁不清,很少见到核分裂,且无非典型性和坏死。细胞稀疏区胶原纤维较多及胶原化,细胞及纤维呈同向排列,其内常可见细长的血管腔(图1-72)。局部可发生黏液样变,也可出现瘢痕疙瘩样胶原。主要鉴别诊断包括肥大的疤痕和纤维肉瘤。

3. 免疫组化染色 诊断通常不需要免疫组化,但Vimentin和β-catenin呈阳性反应(70%~75%),actin及Desmin可以灶状阳性。

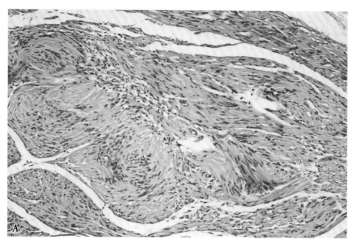
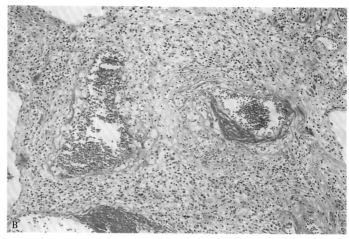

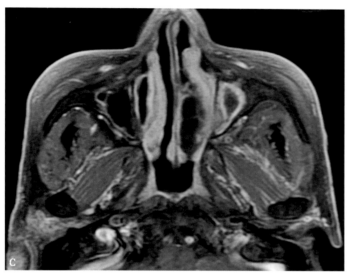

图 1-69　Schwann 细胞瘤

A. Antoni A 区，瘤细胞呈栅栏状排列；B. Antoni B 区，瘤细胞核圆，结构松散；C. 水平位 T_1C+MRI 示左鼻腔内边缘增强的低密度肿块

（二）炎性肌纤维母细胞瘤

【概念】

炎性肌纤维母细胞瘤（inflammatory myofibroblastic tumour，IMT）被确定为一种由肌纤维母细胞和纤维母细胞性梭形细胞组成，伴有浆细胞、淋巴细胞和 / 或嗜酸性粒细胞浸润的真性肿瘤。具有复发潜能，少数病例可转移。原发于鼻腔鼻窦的 IMT 比较少见。

【临床特点】

头颈部 IMT 发病年龄为 2～80 岁，平均 39 岁，多见于成年男性，大部分为上颌窦并累及鼻腔，少部分位于鼻中隔、鼻前庭。临床多表现为鼻堵、流涕、面部疼痛、肿胀、溢泪等症状，发病初期无明显全身症状。

影像学　多表现为鼻腔鼻窦占位性病变。累及鼻窦的病例均有不同程度的窦壁骨质吸收和破坏，有的甚至累及前颅窝及中颅窝（图 1-73A）。

【组织学来源及病因】

纤维母细胞及肌纤维母细胞来源、病因及发病机制不清。

【病理变化】

1. **肉眼观**　鼻腔鼻窦的 IMT 常为大小不等的破碎组织，有时带有骨组织，切面实性，灰白或灰褐色，质地细腻，部分可呈旋涡状或黏液样，少数可见出血、坏死。

2. **镜下观**　肿瘤细胞排列呈编织状、束状，部分区杂乱无序，细胞呈长梭形、星形、上皮样和 / 或有轴突（蜘蛛样），胞质丰富，嗜酸性到嗜碱性，核圆形或椭圆形，大小较一致，核仁小而清晰，细胞异型性不明显。在上皮样细胞有时可见核内包涵体。核分裂象有时较明显，但无不典型核分裂象。间质内可见不同程度的淋巴细胞、浆细胞及嗜酸性粒细胞浸润，部分区可见透明样变的胶原束或黏液样变基质，部分间质血管丰富（图 1-73B～G）。

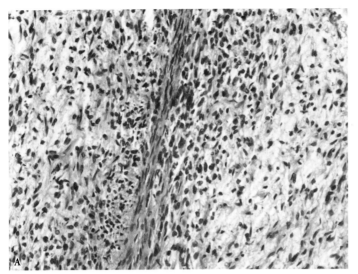
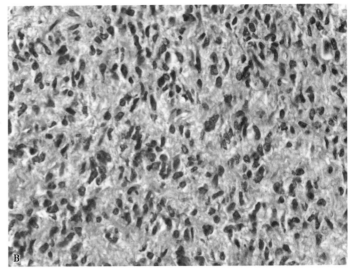
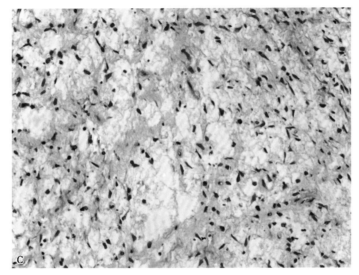

图 1-70　神经纤维瘤
A、B. 瘤细胞平行波浪状排列；C. 可见黏液基质区

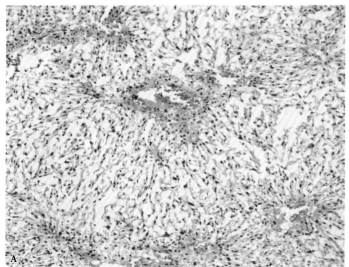
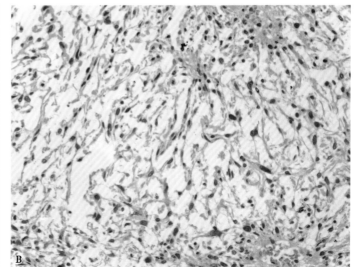

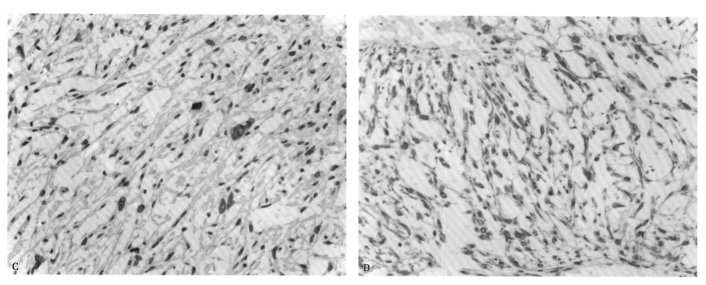

图 1-71 神经束衣瘤

A、B. 由极长的呈平行束状排列的细胞组成；C. IHC 示瘤细胞 S-100 阴性；D. IHC 示瘤细胞 Desmin 阳性

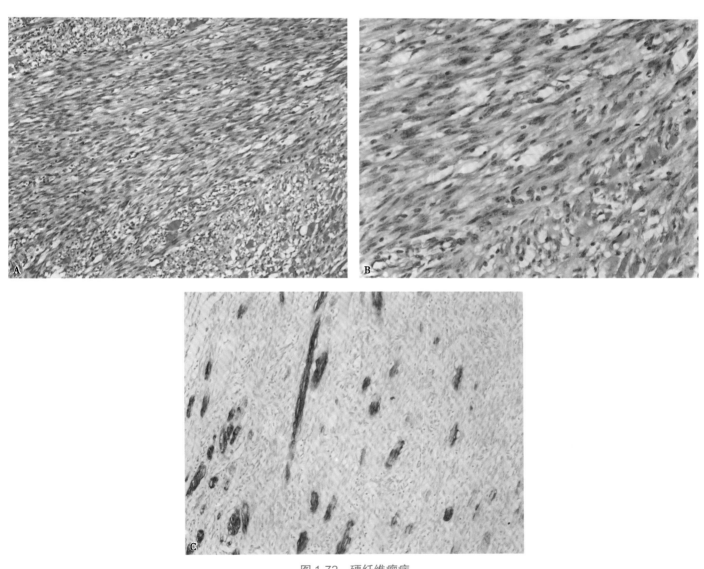

图 1-72 硬纤维瘤病

A、B. 呈束带状增生的纤维细胞及纤维母细胞，浸至横纹肌组织内；C. 残留横纹肌表达 α-sarcomeric actin

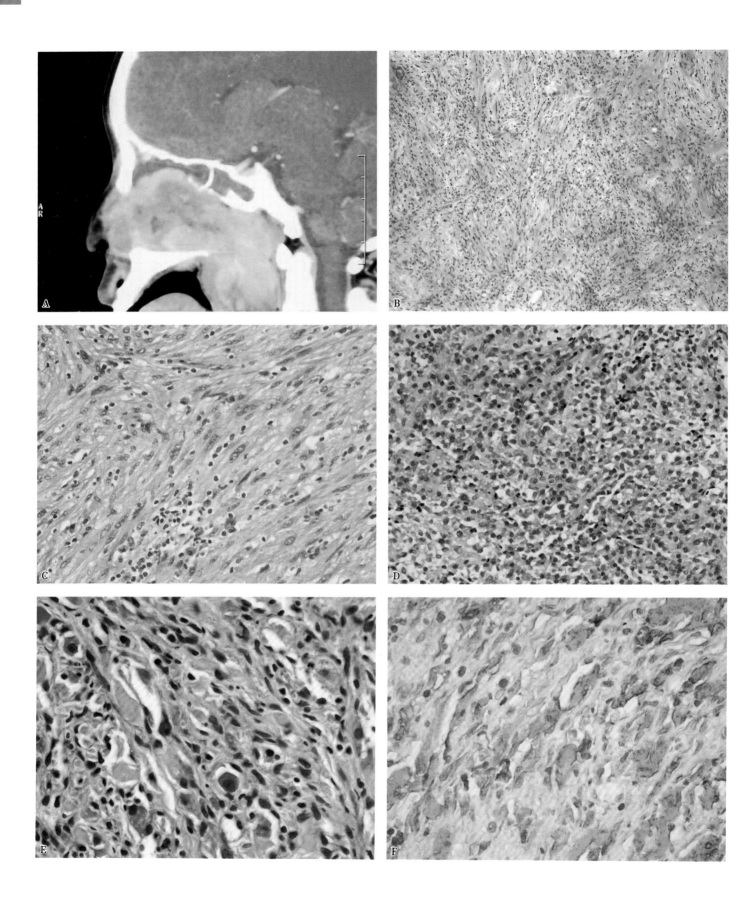

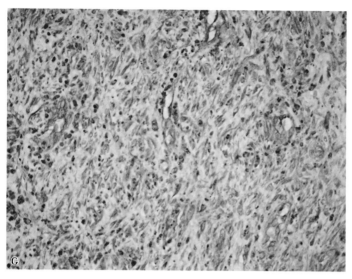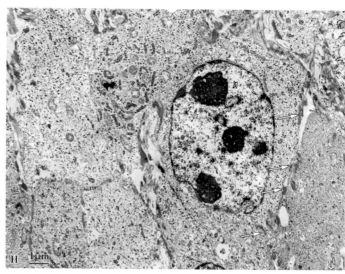

图 1-73　炎性肌纤维母细胞瘤

A. CT 示鼻腔鼻窦巨大软组织影,并突向后鼻孔;B. 纤维母细胞、肌纤维母细胞束状交织排列;C. 瘤细胞长梭形,排列呈编织状,可见炎症细胞灶状浸润,部分区可见胶原束;D. 部分区域大量浆细胞浸润;E. 可见含大的嗜酸性核仁的神经节样细胞;F. IHC 示瘤细胞 Desmin 阳性;G. IHC 示瘤细胞 ALK 弥漫阳性;H. 透射电镜下瘤细胞胞质内较多的粗面内质网,可见密体和密斑(箭头)

发生于鼻腔鼻窦的部分肿瘤复发后可出现细胞及核浆比增大,卵圆形的泡状核,核仁明显,可见核呈空泡状并有大的嗜酸性核仁的神经节样细胞,核分裂象增多。有的可见小灶坏死,如果出现这些形态应考虑为肉瘤变。

3. 免疫组化染色　免疫组化检测的目的是证实 IMT 中的肌纤维母细胞,并排除其他诊断。大多数病例梭形细胞对 Vimentin、SMA 以及 MSA 抗体有反应。Vimentin 阳性反应通常很强,弥漫于梭形细胞胞质,但偶尔为灶性。SMA 和 MSA 的反应可以是灶性或弥漫性,通常 SMA 染色的强度和弥漫性比 MSA 强。Desmin 常为阴性或灶性阳性。fibronectin 可呈不同程度阳性。儿童 IMT 因常染色体 2p23 带上的 *ALK* 基因组重排及 ALK 蛋白活化而表达 ALK,可与梭形细胞鳞状细胞癌鉴别。此外,部分病例可表达 CK。

4. 超微结构　梭形细胞有丰富的粗面内质网、发育不好的高尔基器和细胞外胶原,有些胞质内有密体和密斑(图 1-73H),显示肌纤维母细胞和纤维母细胞的分化。

5. 分子病理学　约 50%～70% 的病例(主要是儿童)有位于染色体 2p23 的 *ALK* 基因易位,导致酪氨酸激酶活性增加。融合伙伴基因有 *TPM3*、*TPM4*、*CLTC*、*RANBP* 及 *ATIC*。

【鉴别诊断】

1. 低度恶性肌纤维母细胞肉瘤(LGMS)　大部分 LGMS 具有明显的浸润性生长方式,由细长的梭形细胞排列呈交错状,瘤细胞胞质界不清,淡粉色,纺锤型核细长或波浪状,嗜酸性核仁,位于中央,核有轻-中度非典型性,核分裂 1～6 个 /10HPF。间质内可见多少不等的胶原纤维、血管及淋巴细胞浸润。免疫组化 Vimentin、SMA、FN 阳性,Desmin 很少阳性。理论上 IMT 是由纤维母细胞和肌纤维母细胞组成,而 LGMS 只由肌纤维母细胞组成,IMT 炎症细胞浸润更为明显,主要为浆细胞浸润,ALK 阳性支持 IMT。然而在实际工作中,两者鉴别非常困难。据文献报道,两者在组织学形态上有很大的重叠,部分 IMT 与 LGMS 有相似的生物学行为。有学者认为,一些具有局部复发、侵袭性生长、细胞密集、细胞核异型的 IMT 应诊断为 LGMS,似乎 LGMS 与其侵袭的生物学行为更为一致。

2. 纤维瘤病　病变由宽大成束、形态温和的梭形细胞和同一方向排列的胶原纤维组成,略呈波浪状弯曲,与 IMT 相比边界不清、硬化明显,无弥散的炎细胞浸润。

3. 血管外皮细胞瘤　肿瘤细胞拥挤密集,排列呈短束状、席纹状或旋涡状,核呈圆形或卵圆形,可见特征性的"鹿角状"血管,免疫组化不同程度表达 XIIIA 因子、Ⅷ因子相关抗原、CD34 等。

4. 未分化肉瘤　以多形性异型细胞为主,混杂以黄色瘤样细胞,加之炎细胞浸润,肿瘤细胞表达 CD68、Lyzome 等。当 IMT 出现巨大的异型细胞时应与之区别。

5. 横纹肌肉瘤　梭形细胞型横纹肌肉瘤细胞呈梭形、束状或席纹状排列,但是其没有明显的黏液或胶原基质和弥漫的炎症性背景。免疫组化表达横纹肌肌动蛋白和 MyoD1,而 IMT 呈 SMA 和 calponin 阳性。

6. 黏膜非特异性慢性炎症　有时黏膜组织的慢性炎

症伴有较明显的纤维组织增生时，两者的鉴别比较困难。IMT 纤维组织的增生更为致密，方向性更强，且切除后常有复发。

7. 浆细胞瘤　IMT 病变组织内有时可见一致性的浆细胞混杂，此时应考虑除外浆细胞瘤。

8. 其他梭形细胞肿瘤　如神经鞘瘤（S-100+）及梭形细胞癌（CK+）。

【治疗及预后】

手术治疗是 IMT 的首选。抗炎治疗常常无效，有报道术前应用皮质激素能使不易切除的巨大肿瘤有不同程度的缩小，恶变者常需辅以放疗。鼻腔鼻窦的 IMT 常由于解剖结构复杂而易复发，复发后肿瘤常具有局部浸润行为，甚至恶变及转移，导致较高的死亡率。少部分发生于鼻前庭及鼻中隔的肿瘤完整切除后无复发，表现为良性的临床病程。

（三）鼻腔鼻窦血管球外皮细胞瘤

【概念】

为显示血管周肌样表型的鼻腔鼻窦肿瘤，呈球形动静脉吻合（肌样）和血管外皮瘤（外皮细胞样）之间的复杂分化。

【临床特点】

占鼻腔鼻窦肿瘤的 0.5% 以下。发病年龄极广，平均发病年龄 55 岁，女性略多于男性。通常为单侧鼻腔，可累及鼻窦，单发于鼻窦者也有报告。

【病理变化】

1. 肉眼观　呈息肉状、实性，红色或粉色，易碎，平均直径约 3cm。

2. 镜下观　肿瘤无包膜，邻接上皮。瘤细胞紧密排列呈短束状、席纹状、脑膜内皮样或网状，或短栅栏状，其间可见散在裂隙状血管腔，可呈鹿角样结构（图 1-74），管腔周围可见厚的玻璃样变性。瘤细胞核呈卵圆形及梭形，可见空泡或浓染，绕以无特征性的细胞质。核分裂象有限（<3 个 /10HPF）。肿瘤间质内常见嗜酸性粒细胞及肥大细胞，有时可见瘤巨细胞、纤维化及黏液变性。有时可见碰撞瘤发生，最常见为孤立性纤维性肿瘤。当细胞异型性明显，核分裂象≥4 个 /10HPF，出现出血坏死时，应诊断为恶性血管外皮细胞瘤（图 1-75）。

3. 免疫组化染色　瘤细胞可表达肌动蛋白（SMA > MSA）、核 β-catenin、cyclin D1、ⅩⅢa 及 Vimentin，弱表达 CD34、CD31、CD117、STAT6、Bcl-2、CK、EMA、Desmin 或 S-100 蛋白。

4. 超微结构　胞质内可见肌丝及致密斑。

分子病理学发现在 β-catenin 基因（*CTNNB1*）特别是在 GSK3β 区（被外显子 3 编码的密码子 32、33、37、41 及

45）存在体壁单核苷酸替代物杂合突变。β-catenin 的累积导致核易位、上调 cyclin D1 引起癌基因活化。β-catenin 活化及 cyclin D1 的过表达是其重要的发生机制。*NAB2-STAT6* 基因融合在与孤立性纤维性肿瘤中的鉴别中非常重要。球瘤中的 *MIR143-NOTCH* 基因融合及周细胞瘤中的 *ACTB-GLI1* 基因融合在血管球外皮细胞瘤中没有看到。

【鉴别诊断】

包括多种梭形细胞肿瘤，如孤立性纤维瘤、血管球瘤、平滑肌肿瘤、单相型滑膜肉瘤、纤维肉瘤和恶性外周神经鞘瘤。孤立性纤维瘤通常细胞成分较少，有较厚的间质胶原，对 CD34、Bcl-2 呈弥散性阳性反应。球瘤由园形、上皮样细胞构成，细胞形成类器官样的细胞巢，此肿瘤在鼻腔鼻窦很罕见。鼻腔、鼻窦的平滑肌瘤由大的梭形细胞构成，分布在血管周围，除对 SMA 呈阳性反应外，对 Desmin 也呈阳性反应。所有的肉瘤通常有明显的多形性、核分裂、坏死和不同的免疫组化染色特点。

【治疗及预后】

GPC 进展缓慢，经彻底的外科切除后，5 年生存率 >90%。30% 的病例可复发，通常发生在初次手术后的一年以内，许多病例也可发生在初次手术后的许多年之后。具有侵袭性的 GPC（恶性 GPC）不常见，约占 2%，具有下列特征：肿瘤较大（> 5cm），有骨浸润，细胞核具有多形性且程度较重，核分裂 >4 个 /10HPF，有不典型核分裂、坏死，增殖细胞指数 >10%。

（四）孤立性纤维瘤

【概念】

孤立性纤维瘤（solitary fibrous tumor）是呈纤维母细胞表型伴有分支状血管的融合基因相关性肿瘤。

【临床特点】

鼻腔鼻窦少见，约为鼻腔鼻窦肿瘤的 0.1%，可发生于任何年龄，多见于成人，无性别差异。

【病理变化】

1. 肉眼观　呈息肉样、质实、灰白色，体积通常较小。

2. 镜下观　肿瘤位于黏膜下，可见假包膜，瘤细胞温和，数目不等，排列无规则，有时可见多核巨细胞。血管呈星状及鹿角状，背景为丰富的、呈不同形态的胶原束，包括绳状、瘢痕状及石棉样；纤维束可粗可细，可伴黏液变性（图 1-76）。

3. 免疫组化染色　瘤细胞表达 STAT6（核阳性）、CD34、Bcl-2。Desmin、S-100 蛋白、actin 及核 β-catenin 阴性。*NAB2-STAT6* 基因融合似有特异性。

【鉴别诊断】

包括血管外皮细胞瘤、纤维组织细胞瘤、平滑肌瘤、神经鞘瘤、滑膜肉瘤及纤维肉瘤。

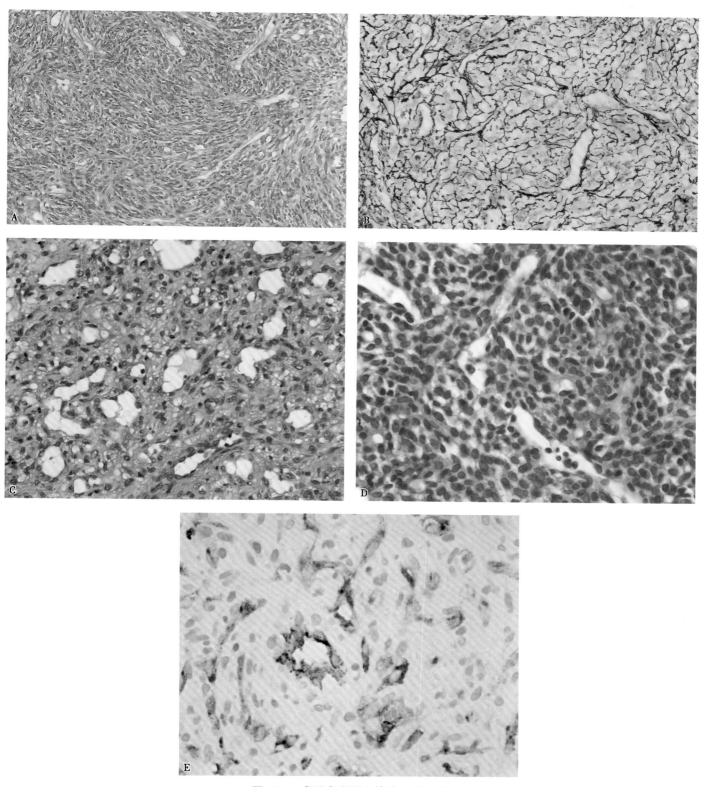

图 1-74 鼻腔鼻窦型血管外皮细胞瘤

A. 血管腔呈裂隙状，周围为短梭形、圆形瘤细胞；B. 网织纤维染色；C. 部分区瘤细胞胞质空泡状；D. 鹿角状血管；E. IHC 示血管内皮细胞 CD34 阳性，瘤细胞 CD34 阴性

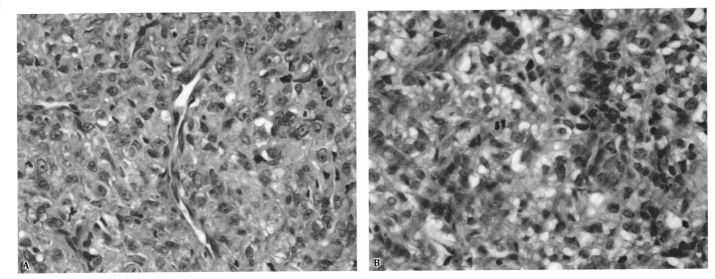

图 1-75　恶性血管外皮细胞瘤
A. 核仁明显；B. 核分裂象多见

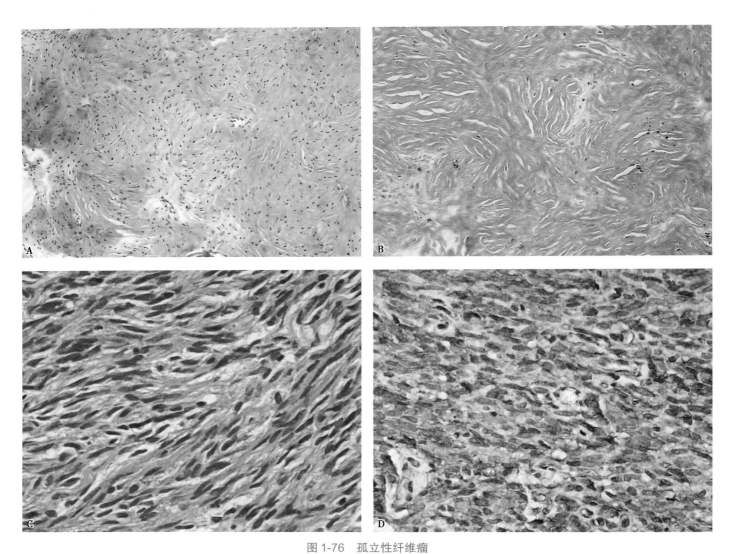

图 1-76　孤立性纤维瘤
A. 肿瘤由多量的胶原纤维和少量的纤维细胞组成；B. Masson 染色呈蓝色；C. 细胞较密集区；D. IHC 示瘤细胞 CD34 阳性

【治疗及预后】

彻底切除通常可治愈。病人年龄 >55 岁、肿瘤大于 15cm、坏死、核分裂象大于 4 个 /10HPF 时提示具有侵袭性。

三、恶性肿瘤

（一）横纹肌肉瘤

【概念】

横纹肌肉瘤（rhabdomyosarcoma）是伴有横纹肌分化的恶性间叶组织肿瘤，包括胚胎型、腺泡型、多形性及梭形细胞型。

【临床特点】

鼻腔鼻窦横纹肌肉瘤少见，但却是儿童和成人鼻腔鼻窦最常见的肉瘤。常见于 10 岁以内的儿童或年轻人，发病年龄范围从 2 个月到 69 岁，无明显性别差异。鼻窦多于鼻腔，鼻咽部多于鼻腔鼻窦。临床症状可有鼻堵、疼痛、肿胀、突起及鼻出血。

【病理变化】

1. 肉眼观　肿瘤呈葡萄状或息肉状，包膜不全，表面光滑，肿块延伸到邻近结构。切面呈黏液水肿样，常伴感染、出血、坏死。葡萄状型切面呈多灶性葡萄状息肉样，梭形细胞型切面呈褐白色、质实。

2. 镜下观　鼻腔鼻窦的横纹肌肉瘤以胚胎型（包括葡萄状型，为胚胎型的变异型）最为多见（80%），常见黏液样基质。葡萄状型可见特征性的三个区域，最上层为上皮下富于细胞的新生层，其下为一个细胞稀疏的黏液样基质区，第三个区域为原始的间充质细胞区。细胞呈圆形及梭形，胞质及核内染色质均丰富。其细胞含有透亮、嗜酸及怪异的胞质。化疗后这种改变增多。腺泡状横纹肌肉瘤多见于成年人，形成纤维血管分隔的腺泡状细胞巢，瘤细胞为小型至中等大小，常见多核巨细胞。实性型腺泡状横纹肌肉瘤瘤细胞呈实性片状生长，缺乏纤维血管性分隔。梭形细胞型在鼻腔鼻窦很少见，由束状增生的梭形细胞构成，瘤细胞核被拉长、胞质苍白不明显，伴有梭形及多角形的横纹肌母细胞，胞质丰富、透亮及嗜酸性明显。肿瘤可见不同亚型的混合，瘤细胞的形态可多种多样，可见横纹肌胚胎发育过程不同阶段的形态特点，并有异型性，如星形细胞、圆形细胞、梭形细胞、管状细胞、带状细胞、网球拍状细胞、蜘蛛网状细胞，胞质内可见横纹及纵纹（图 1-77），但找不到横纹也不能否定诊断。放疗后病例肿瘤细胞胞质更丰富，嗜酸性增强，巨核细胞易见（图 1-78）。

3. 免疫组化染色　几乎全部病例瘤细胞表达 Desmin、MYF4（myogenin）。MYF4 几乎 100% 表达于腺泡状亚型瘤细胞的核，而在胚胎型则呈现异质性的表达模式，为两

者的鉴别诊断提供了线索。MyoD1、myosin、myoglobin 及 MSA 也呈阳性表达，但特异性略低。SMA 表达见于 10% 的病例。横纹肌肉瘤尤其是腺泡状横纹肌肉瘤可表达非横纹肌标志物，包括 CK（5%～8% 的病例）、EMA、CD56、CgA、Syn、CD20 及 CD99（图 1-79），需与癌、神经内分泌肿瘤及淋巴造血组织肿瘤鉴别。电镜下可见横纹肌分化，如 Z 带、不完全的肌节、粗细肌丝、核糖体 - 肌球蛋白复合体及糖原（图 1-80）。

4. 分子病理学　多数腺泡状横纹肌肉瘤（70%～80%）可见 *PAX3-FOXO1* 的融合，部分病例可见 *PAX7-FOXO1* 的融合。检测这些改变有助于非常见鼻道部位（如老年病人）及非典型形态和免疫表型病例的诊断。大多数肿瘤有染色体 11 位点等位基因的丢失。儿童的梭形细胞横纹肌细胞显示有 *NCOA2* 重排。

【鉴别诊断】

包括多种小蓝圆细胞肿瘤，包括淋巴瘤、绿色瘤、未分化癌、小细胞神经内分泌癌、Ewing 肉瘤 /PNET、嗅神经母细胞瘤、神经母细胞瘤及黏膜无色素性恶性黑色素瘤。可通过适当的免疫组化染色标记进行排除。

【治疗及预后】

鼻腔鼻窦横纹肌肉瘤预后差，5 年生存率约 40%～45%。<18 岁及女性病人预后相对较好。腺泡状型常伴有复发、局部及远处转移。浸润颅底及初次治疗后肿瘤残留者临床经过较差。

（二）纤维肉瘤

【概念】

纤维肉瘤（fibrosarcoma）为显示纤维母细胞 / 肌纤维母细胞分化的恶性梭形细胞肿瘤，伴有束状排列、各种胶原基质产物。为排除性诊断。

【发病特点】

鼻腔鼻窦纤维肉瘤不常见，占所有非上皮性肿瘤的比例小于 3%，占头颈部肉瘤的第二位，女性略多于男性（3:2），40～60 岁为发病高峰。

【病理变化】

1. 肉眼观　肿瘤大小约 2～8cm，光滑，息肉状，肉感，色白，均质。边界可光滑，呈膨胀性生长或呈浸润性生长。在较高级别的肿瘤中可见出血和坏死。

2. 镜下观　瘤细胞梭形，核分裂象数目不等，呈交织状束状排列，形成所谓的"人"形或"鱼骨"状结构（图 1-81）。依据细胞的密度、异型性、核分裂活性、肿瘤性坏死程度不同可分为低级别及高级别。

3. 免疫组化染色　免疫组化染色瘤细胞表达 Vimentin，有时灶状表达 actin。不表达上皮性标志物、S-100 蛋白、SOX10、HMB45、β-catenin、Desmin、myogenin、CD34。

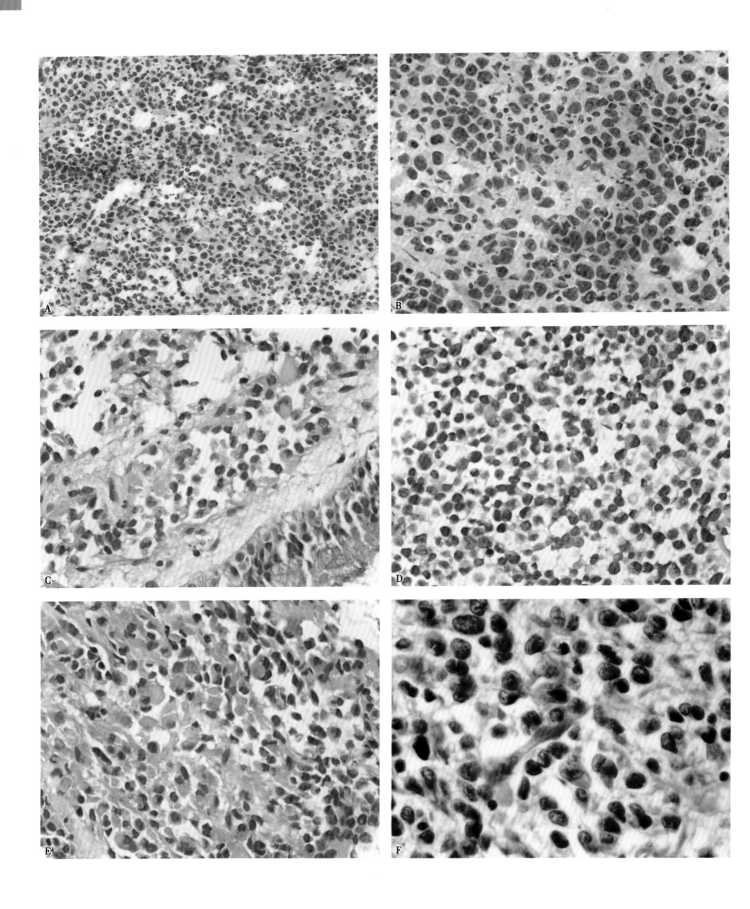

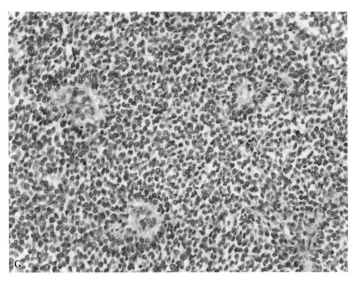

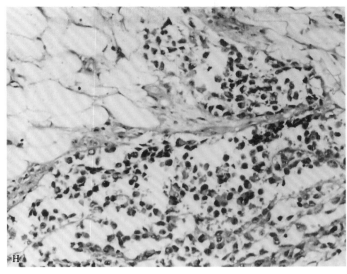

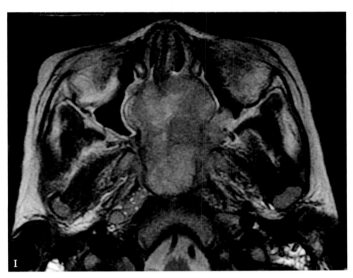

图 1-77 横纹肌肉瘤

病例,女,7 岁:A、B. 术中冰冻切片,细胞异型性明显,核大小不一;C. 腺泡状区;D. 小细胞区,可见红色胞质;E. 胞质丰富;F. 可见横纹;G. 乳头状结构;H. 转移至肠系膜;I. 水平位 T_2WIMR 示鼻腔高密度肿块,侵袭鼻甲骨、鼻中隔、左上颌窦及左翼腭窝

4. **超微结构** 可见明显的纤维母细胞分化,包括大量的胞质内粗面内质网、上皮、肌肉及黑色素细胞分化。

【鉴别诊断】

其分化限于纤维母细胞和肌纤维母细胞,如发现有其他分化则除外本病。包括纤维瘤病、孤立性纤维瘤、双表型鼻腔鼻窦肉瘤、血管外皮细胞瘤、未分化多形性肉瘤、炎性肌纤维母细胞瘤、梭形细胞癌、梭形细胞恶性黑色素瘤、梭形细胞横纹肌肉瘤、多形性滑膜肉瘤、恶性外周神经鞘瘤、平滑肌肉瘤及梭形细胞骨肉瘤等。

1. **纤维瘤病** 常发生于儿童,无转移倾向,由成熟的纤维母细胞组成,细胞核均匀一致,核仁不明显,以丰富的胶原基质为背景。

2. **未分化多形性肉瘤** 其组织和细胞的多形性明显。

3. **炎性肌纤维母细胞瘤** 可伴有广泛的炎症细胞浸润。

4. **孤立性纤维瘤** 是由成熟的胶原基质及肥胖的纤维母细胞组成,有时毛细血管丰富,与血管外皮细胞瘤类似,但核分裂象少见、CD34 和 Stat6 强阳性表达。

5. **梭形细胞癌和黑色素瘤** 鉴别可行免疫组化染色。

6. **滑膜肉瘤** 可有上皮分化及其免疫组化染色表达,且具有特征性的易位 t(X;18)(p11.2;q11.2)。

7. **恶性外周神经鞘瘤** 比纤维肉瘤分化更差,表达 S-100 蛋白。

8. **骨肉瘤** 虽然纤维肉瘤在周围可见反应骨形成,但在纤维肉瘤实质内不应见到肿瘤性骨或软骨。

【预后】

疾病特异性生存率为 75%,复发率约 60%。较差的预后因素包括男性、肿瘤体积大、多灶浸润、高组织学分级及阳性切缘。

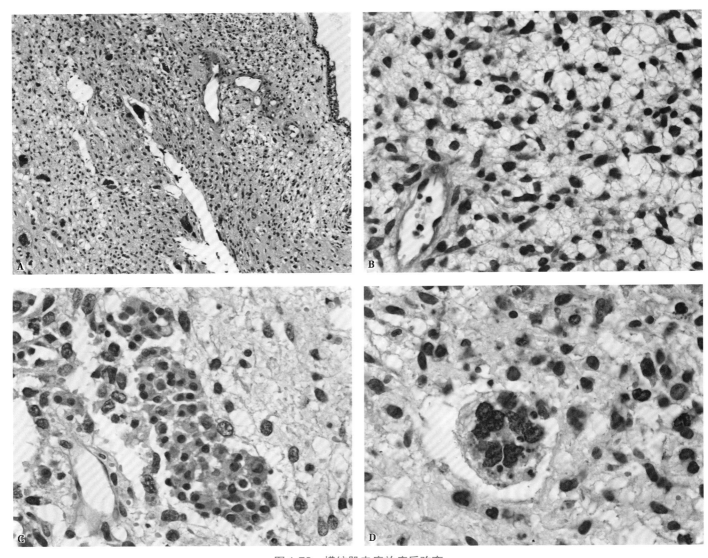

图 1-78 横纹肌肉瘤放疗后改变
A～D. 核大、异型及深染,胞质嗜酸性增强,可见多核巨细胞

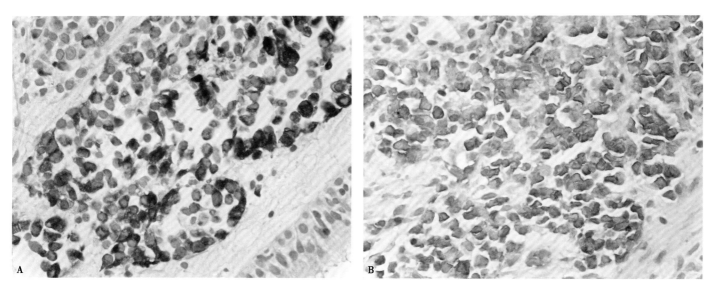

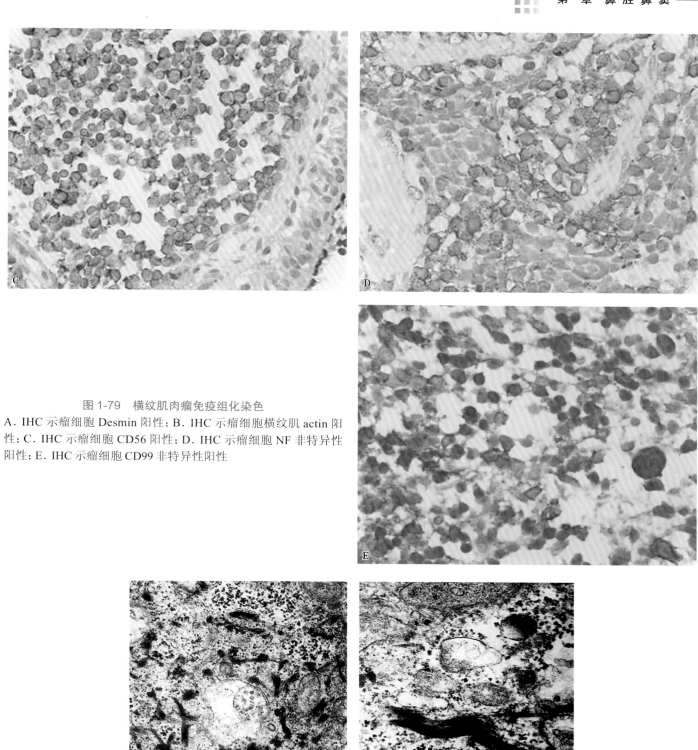

图 1-79 横纹肌肉瘤免疫组化染色
A. IHC 示瘤细胞 Desmin 阳性；B. IHC 示瘤细胞横纹肌 actin 阳性；C. IHC 示瘤细胞 CD56 阳性；D. IHC 示瘤细胞 NF 非特异性阳性；E. IHC 示瘤细胞 CD99 非特异性阳性

图 1-80 横纹肌肉瘤超微结构
A、B. 可见肌节样结构及糖原颗粒

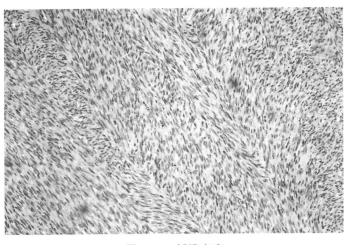

图 1-81 纤维肉瘤

梭形细胞呈束状排列，形成典型的"人"或"鱼骨"状结构

（三）未分化多形性肉瘤

未分化多形性肉瘤（undifferentiated pleomorphic sarcoma）为未分化的高级别软组织肉瘤。为排除性诊断。既往被称为恶性纤维组织细胞瘤。鼻腔鼻窦的未分化多形性肉瘤少见，但被认为是鼻道第三位最常见的肉瘤，仅次于横纹肌肉瘤和纤维肉瘤。多见于成年男性，以上颌窦最多见，其次为筛窦及鼻腔等，常浸润及破坏上呼吸消化道及甲状腺。

【病理变化】

1. **镜下观** 瘤细胞梭形或多形性以不同比例混合存在，呈席纹状排列，核分裂象及坏死易见，可见组织细胞样细胞及多核巨细胞（图 1-82）。背景为胶原化的细胞外基质。

2. **免疫组化染色** 瘤细胞表达 Vimentin，部分表达 actin，通常不表达 h-caldesmon、Desmin、骨骼肌标记物、S-100、HMB45、上皮标记物。

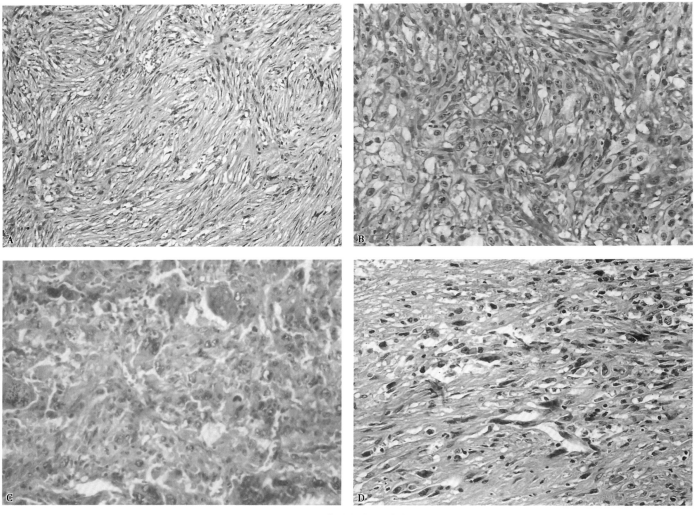

图 1-82 未分化多形性肉瘤

A. 梭形成纤维细胞样细胞排列呈交织状、席纹状结构；B. 部分瘤细胞肥胖，核卵圆形，染色质细，可见核仁，组织细胞样呈卵圆形或多边形，胞质淡染，可见微小空泡；C. 肿瘤内含多量瘤巨细胞及破骨细胞样巨细胞；D. 瘤细胞间杂有少量炎细胞

3. **超微结构** 肿瘤细胞具有纤维母细胞、肌纤维母细胞或组织细胞特点。

【鉴别诊断】

包括纤维肉瘤、横纹肌肉瘤、平滑肌肉瘤、滑膜肉瘤、恶性外周神经鞘瘤、梭形细胞癌、梭形细胞恶性黑色素瘤及弥漫性大细胞性淋巴瘤。

【治疗及预后】

5年生存率60%～70%，需手术及放射治疗，术前放疗是不利的预后因子。

（四）平滑肌肉瘤

【概念】

平滑肌肉瘤（leiomyosarcoma）是伴有平滑肌分化的肉瘤。

【临床特点】

鼻腔鼻窦平滑肌肉瘤少见，多大于60岁。临床表现为息肉样软组织肿块。症状与累及部位相关，可见疼痛、鼻堵、鼻出血。可累及颅面骨组织，也可远处转移至肺、肝、脑等处，淋巴结转移少见。

【病理变化】

1. **镜下观** 肿瘤呈浸润性生长，或有一定的边界同其他部位平滑肌肉瘤。肿瘤由交错排列的嗜酸性梭细胞构成，核长圆形，两端钝，核分裂象常见（＞2个/10HPF），可见出血、坏死、破骨样巨细胞，间质玻璃样变、黏液样变及泡沫细胞浸润等（图1-83）。有时可见散在的炎症细胞。

2. **组织化学染色** PAS染色可显示细胞内糖原，Masson染色瘤细胞内微丝呈红色。

3. **免疫组化染色** 瘤细胞弥漫性表达至少两种肌源性标志物Desmin、MSA、SMA、h-caldesmon，不表达Keratin、CD34、CD117、S-100、HMB45。

4. **超微结构** 电镜下可见平滑肌分化的各种特征，包括纵行肌丝、致密体、连续的外板及吞饮小泡。

5. **分子病理学** 发现有多种复杂的基因改变，包括TP53、FANCA、ATM、RB1、CDK2NA、PTEN、MYOCD、ROR2及MED12。

【鉴别诊断】

包括各种梭形细胞恶性肿瘤，如血管外皮细胞瘤、恶性外周神经鞘瘤、纤维肉瘤、梭形细胞癌及恶性黑色素瘤。

【治疗及预后】

治疗选择手术切除，但常难以切除干净。可选择放射治疗。预后主要与肿瘤的发生部位有关，累及鼻腔鼻窦者由于邻近眼眶及大脑而更具侵袭性。1/3的病人因远处转移或复发累及头颈部的相邻结构而死于本病。

（五）血管肉瘤

【概念】

血管肉瘤（angiosarcoma）是起源于血管的恶性肿瘤。

【临床特点】

约50%的病例来源于头颈部的皮肤和浅表软组织。鼻腔鼻窦血管肉瘤小于头颈部恶性肿瘤的0.1%和鼻腔鼻窦恶性肿瘤的1%。其可发生于各年龄，50岁为发病高峰，男性略多，鼻腔及上颌窦较多见。

【病理变化】

1. **肉眼观** 肿瘤呈息肉状暗红色，单灶多见，可伴有出血及坏死。肿瘤可大至8cm，平均3.9cm。

2. **镜下观** 肿瘤位于上皮下，可见丰富的不规则的相互吻合的血管网，内衬不同程度异型增生的梭形上皮样内皮细胞，血管腔内或细胞空泡内常见红细胞为其主要特征（图1-84）。拉长的多形性细胞核粗糙，核染色质深染，核型不规则，核仁明显。核分裂象易见。肿瘤可累及骨组织。

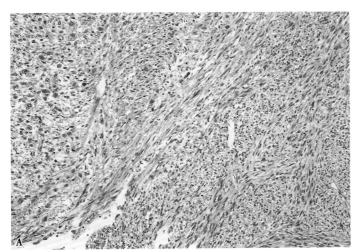
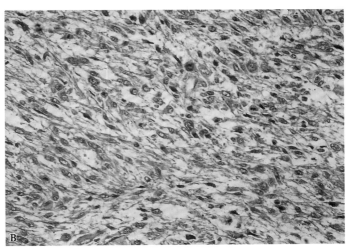

图1-83 平滑肌肉瘤

A. 瘤细胞长梭形，束状交织排列；B. 梭形肉瘤细胞，异型性明显，核分裂象常见，多数核呈卵圆形、长杆状

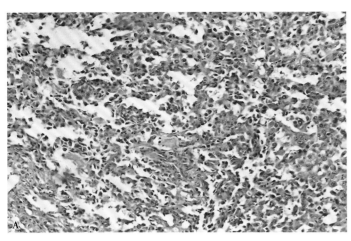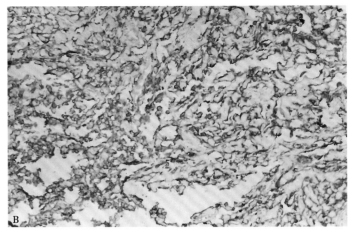

图 1-84　血管肉瘤

A. 不规则交织吻合的血管腔,内衬异型增生的内皮细胞;B. 网织纤维染色,瘤细胞上皮被网织纤维围绕

3. 免疫组化染色　瘤细胞表达 CD34、CD31、claudin5、EGR、FLI1、D2-40、F8-RA、Vimentin,部分可局灶表达 keratin 及 actin。

【鉴别诊断】

包括血管瘤、血管内乳头状内皮增生、球血管外皮细胞瘤、Kaposi 肉瘤、恶性黑色素瘤、癌及大细胞淋巴瘤。

【预后】

尽管复发常见(可多达 40%),其总体生存率达 60%。远处转移多见于肺、肝、脾及骨。

（六）恶性外周神经鞘瘤

【概念】

恶性外周神经鞘瘤(malignant peripheral nerve sheath tumour, MPNSTs)是起源于外周神经或良性神经鞘肿瘤的恶性软组织肿瘤,伴有一种神经鞘细胞成分(如 Schwann 细胞、纤维母细胞或外周神经细胞)分化。

【临床特点】

大约 20% 的病例发生于头颈部,其中 25%~30% 的病例与神经纤维瘤病 1 型(NF1)有关。主要见于成年人,发病年龄广泛多见于 50 岁。与 NF1 相关病例多见于年轻人,平均年龄 30~40 岁。极少数病例见于儿童。多起源于三叉神经的眼支或上颌窦分支。

【病理变化】

1. 肉眼观　肿瘤可位于神经干内或侵犯神经干,或神经纤维瘤伴有梭形形态。近白色、实性、肉样,有时伴黏液样变,坏死及出血常见。

2. 镜下观　肿瘤通常无包膜,具有高侵袭性和多种细胞形态学改变,包括梭形、上皮样、多形性及小圆形细胞。常见黏液样基质和细胞密集区交替(图 1-85),血管周袖口征,肿瘤细胞较肥胖、梭形,可呈编织状、束状、波浪状、人字形及栅栏状等多种排列形式,肿瘤细胞异型性

变化较大,可见坏死,伴有横纹肌肉瘤或横纹肌母细胞成分时称为恶性蝾螈瘤。腺样 MPNSTs 可见杯状细胞,伴有良性或恶性腺体成分。依据核增殖指数、核分裂象、多形性及坏死等,肿瘤可分为低级别及高级别。

3. 免疫组化染色　瘤细胞通常表达 S-100 蛋白及 SOX10,但有约 30% 的病例 S-100 蛋白阴性,偶尔表达 GFAP。上皮样 MPNSTs 强表达 S-100 蛋白,但丢失 SMARCB1(INI1)(约 70% 的病例),而在梭形细胞型保有 INI1 者只有散在的细胞 S-100 蛋白阳性。Nestin 显示胞质过表达,可与其他标志物联用。CK、EMA 及 CD34 可以阳性,但在上皮样型通常阴性。

4. 分子病理学　肿瘤与 NF1 有关。

【鉴别诊断】

包括滑膜肉瘤、纤维肉瘤、梭形细胞癌、平滑肌肉瘤、黏膜恶性黑色素瘤等。

【预后】

肿瘤具有侵袭性生物学行为,不良预后相关因素包括肿瘤体积大(>5cm)、与 NF1 相关、高分级、主体部位、高核分裂活性(核分裂象 >6 个 /10HPF)。复发率为 40%,2/3 的病例会出现远处转移,常通过血道转移至肺及骨。

（七）双表型鼻腔鼻窦肉瘤

【概念】

双表型鼻腔鼻窦肉瘤(Biphenotypic sinonasal sarcoma)是一种低级别的梭形细胞肉瘤,具有特征性的组织学、免疫组化和分子遗传学特征,最常见的是肿瘤细胞同时表达肌源性和神经源性标志物,并有 PAX3-MAML3 的基因融合。

【临床特点】

双表型鼻腔鼻窦肉瘤,女性略占优势,男女之比约为 1:2,发病年龄较宽泛,24~85 岁,平均 52 岁。肿瘤常常

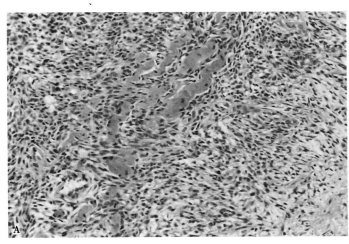
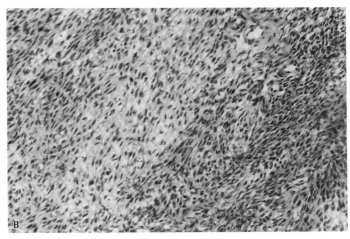
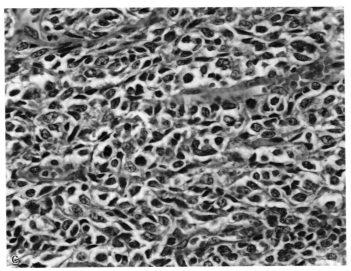

图 1-85 恶性外周神经鞘瘤

A. 短梭形细胞交织排列,并浸润到横纹肌间;B. 细胞密集区转变为明显的黏液样变区;C. 细胞异型性明显,可见核分裂象

累及鼻腔的鼻道,特别是鼻腔的上部、上鼻道及筛窦,同时可侵及眼眶或筛板。临床上表现为鼻腔鼻窦的肿块、鼻塞、鼻腔通气受阻和面部肿胀等。

影像学 鼻腔软组织占位,有骨质的吸收和破坏(图 1-86A～C)。

【发病机制】

PAX3 基因融合的癌基因可能诱导双表型鼻腔鼻窦肉瘤出现横纹肌母细胞分化,而其他因素包括细胞的起源、局部环境以及其他的遗传学改变对双表型鼻腔鼻窦肉瘤组织学表现和生物学行为也起着重要作用。

【病理变化】

1. **肉眼观** 通常为多发性息肉状肿块(图 1-86D),碎组织合并起来直径可达 4cm;切面质地相对较实,红色、棕红色或红灰相间。

2. **镜下观** 肿瘤位于黏膜上皮下,梭形细胞增生,以长梭形为主,排列呈束状、编织状、鱼骨状,细胞密集,很

容易误认为是滑膜肉瘤,但细胞没有明显异型,核为长杆状、规则,染色质均质,分裂象不多,血管丰富,部分扩张呈鹿角状,似血管外皮瘤样结构,肿瘤没有包膜,呈浸润性生长,累及骨组织,间质常不多,有轻微的胶原变,梭形细胞构成的肿瘤间残存的腺体正常。因为梭形细胞的增生和牵拉常致表面的黏膜上皮向下凹陷(图 1-86E～H),鉴于黏膜上皮嗜酸性变或鳞化增生,可有时会混同于鼻腔鼻窦的乳头状瘤,约 11% 的病例可出现横纹肌母细胞样分化。

3. **免疫组化染色** 肿瘤细胞几乎 100% 表达 Vimentin 和 S-100,S-100 可弥漫或局灶,96% 表达 SMA 和 MSA,部分肿瘤细胞的细胞核表达 β-caterin,灶性或弱表达 CD34、DES、MYOD1、myogenin 和 EMA,个别病例可表达 CK,增殖指数 Ki-67 不高,肿瘤细胞不表达 SOX10(图 1-86I～L)。

4. **超微结构** 梭形细胞交错生长,细胞核拉长,富于中间丝和粗面内质网,少数病例可见细丝和小体,细胞间

有胶原纤维,目前有限的研究中未发现桥粒、吞饮小泡、基底膜及细胞的突起。

5. 分子遗传学 该肿瘤存在分子遗传学的特征性改变:染色体 t(2;4)(q35;q31.1)的易位导致转录因子 *PAX3* 的第 7 外显子与 *MAML3* 的第 2 外显子框内融合,形成 Notch 信号通路的活化剂。因此大部分双表型鼻腔鼻窦肉瘤都存在 *PAX3-MAML3* 的融合(图 1-86M),少数则有着与腺泡状横纹肌肉瘤相似的 *PAX3-FOXO1* 和 *PAX3-NCOA1* 的融合。

【鉴别诊断】

1. 滑膜肉瘤 常为双相性,梭形细胞增生显著,细胞异型明显,病理核分裂多见,间见或多或少的上皮结构,

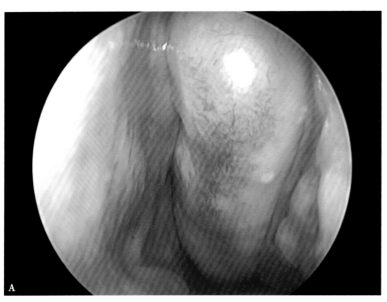

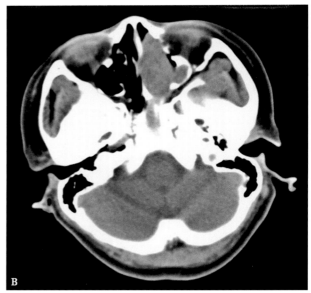

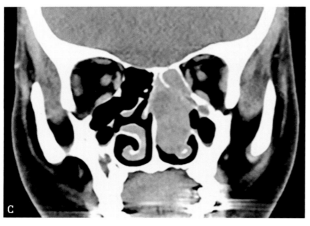

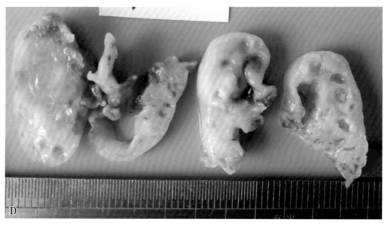

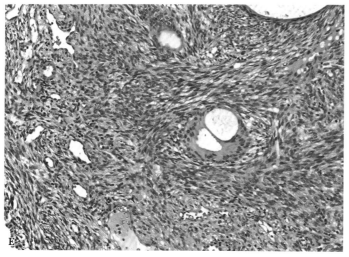

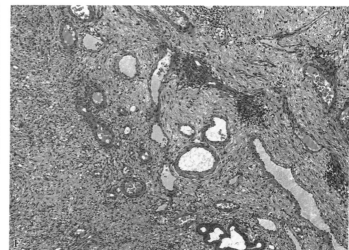

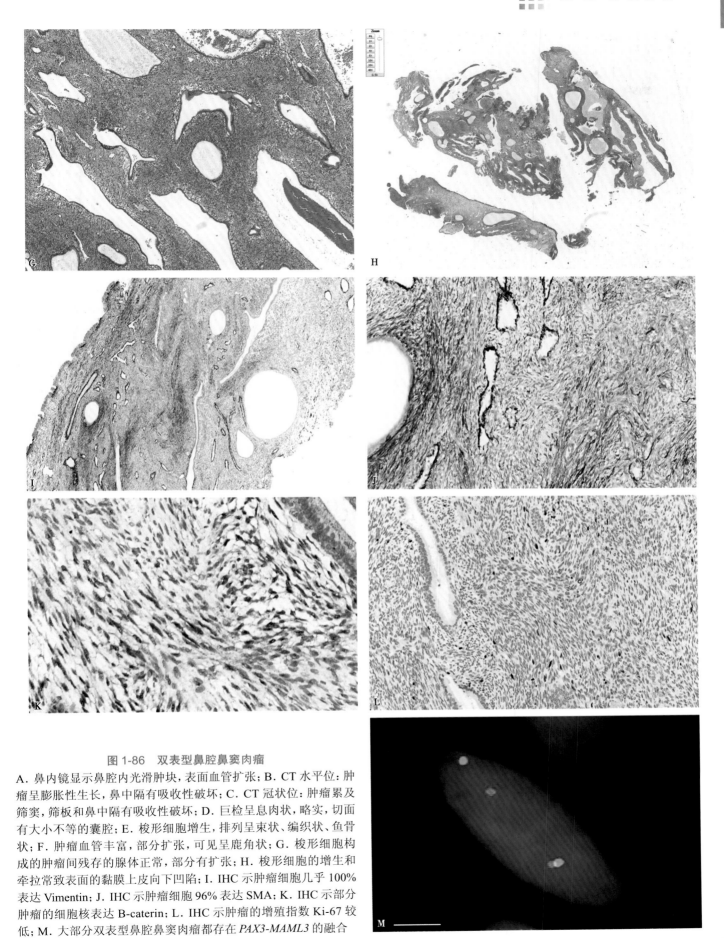

图 1-86 双表型鼻腔鼻窦肉瘤

A. 鼻内镜显示鼻腔内光滑肿块, 表面血管扩张; B. CT 水平位: 肿瘤呈膨胀性生长, 鼻中隔有吸收性破坏; C. CT 冠状位: 肿瘤累及筛窦, 筛板和鼻中隔有吸收性破坏; D. 巨检呈息肉状, 略实, 切面有大小不等的囊腔; E. 梭形细胞增生, 排列呈束状、编织状、鱼骨状; F. 肿瘤血管丰富, 部分扩张, 可见呈鹿角状; G. 梭形细胞构成的肿瘤间残存的腺体正常, 部分有扩张; H. 梭形细胞的增生和牵拉常致表面的黏膜上皮向下凹陷; I. IHC 示肿瘤细胞几乎 100% 表达 Vimentin; J. IHC 示肿瘤细胞 96% 表达 SMA; K. IHC 示部分肿瘤的细胞核表达 B-caterin; L. IHC 示肿瘤的增殖指数 Ki-67 较低; M. 大部分双表型鼻腔鼻窦肉瘤都存在 PAX3-MAML3 的融合

可有腺腔，大约95%的病例其肿瘤细胞核表达TLE1，其他免疫组化标记包括CD99、Bcl-2、CD56等，上皮成分表达EMA、CK7、BerEP4，肿瘤细胞通常不表达S-100和WT1；滑膜肉瘤的分子遗传学也与双表型鼻腔鼻窦肉瘤不同：染色体t(X;18)(p11;q11)的易位导致SS18-SSX融合基因的形成，鼻腔鼻窦滑膜肉瘤的恶性程度高，不仅仅单纯手术，尚需放疗，容易复发和转移，有一定比例的死亡。

2. 鼻腔鼻窦型血管外皮瘤　来源于血管周肌细胞，是交界性或低度恶性的软组织肿瘤，肿瘤细胞以短梭形细胞为主，细胞形态相对规则，温和，偶见核分裂，可排列呈束状、席纹状、旋涡状或栅栏状，血管丰富，部分扩张，并见鹿角状，血管壁及肿瘤细胞与黏膜上皮之间可见薄层均匀粉色的玻璃样变，无肿瘤性坏死，肿瘤细胞表达MSA、SMA，弱表达Bcl-2、CD34，不表达CD99和CD117。

3. 其他梭形细胞肿瘤　诸如富于细胞的神经鞘瘤、孤立性纤维性肿瘤、恶性外周神经鞘膜瘤等也需与双表型鼻腔鼻窦肉瘤相鉴别，因有不同的形态特点、免疫组化和分子遗传学改变，可资鉴别。

【预后】

生长缓慢，可侵及周围鼻腔鼻窦的结构，随访发现约50%的病例局部复发，可长达9年，尚未发现有转移或死亡的报道。

（八）其他

其他类型的软组织恶性肿瘤如脂肪肉瘤、滑膜肉瘤等偶尔也可见到。

第十节　鼻颅沟通性肿瘤及瘤样病变

鼻颅沟通性肿瘤及瘤样病变（sinonasal tumours and tumour-like lesions with encephalic invasion）是指发生于鼻腔鼻窦鼻咽部或颅内并穿通于两者之间的肿瘤或瘤样病变，多为发生于鼻腔顶部及鼻窦而穿通至颅内者。鼻腔顶部及额窦、筛窦和蝶窦与颅内的关系很密切，它们与颅内通过一层骨壁相隔。鼻腔和鼻窦肿瘤及瘤样病变可经上述解剖学联系或穿透骨壁侵入颅内。根据颅底不同分区病变特点，鼻颅穿通肿瘤及瘤样病变大致可分为以下三类。

（一）鼻腔鼻窦-前颅底/颅前窝沟通病变

恶性肿瘤：如嗅神经母细胞瘤、横纹肌肉瘤、恶性黑色素瘤及Ewing肉瘤/原始神经外胚瘤等。它们如同时累及眼眶则形成鼻-眶-颅沟通病变（图1-87）。

良性肿瘤：如骨瘤（图1-88）、骨化性纤维瘤、骨纤维异常增殖症、鼻咽纤维血管瘤等。

发育异常：如鼻神经胶质异位、脑膜脑膨出。

筛窦及额窦巨大黏液囊肿（图1-89）。

（二）蝶窦、鼻咽部-中颅底/颅中窝沟通病变

包括鼻咽癌、异位垂体腺瘤、颅咽管瘤和脊索瘤。

（三）耳部-后颅底/颅后窝沟通病变

包括听神经瘤和神经纤维瘤病2型。

此外，鼻腔鼻窦的感染症，如侵袭性霉菌性鼻窦炎有时也可直接或通过脉管系统侵入颅内引起颅内感染。

第十一节　其他部位浸润及转移性肿瘤

除上述鼻颅沟通性肿瘤及瘤样病变外，口腔及眶内等相邻解剖部位的肿瘤均可突破正常解剖间隔侵犯到鼻腔鼻窦，形成口-鼻及眶-鼻穿通性病变。口腔者以牙源性肿瘤相对常见，如上颌骨的成釉细胞瘤、化牙骨质纤维瘤等可突入上颌窦；鼻腔顶部的恶性肿瘤发展到一定阶段均可累及眶内（见第十二章）。

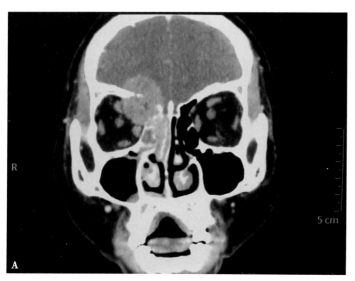

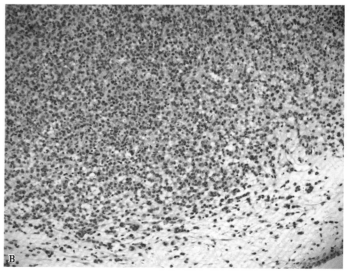

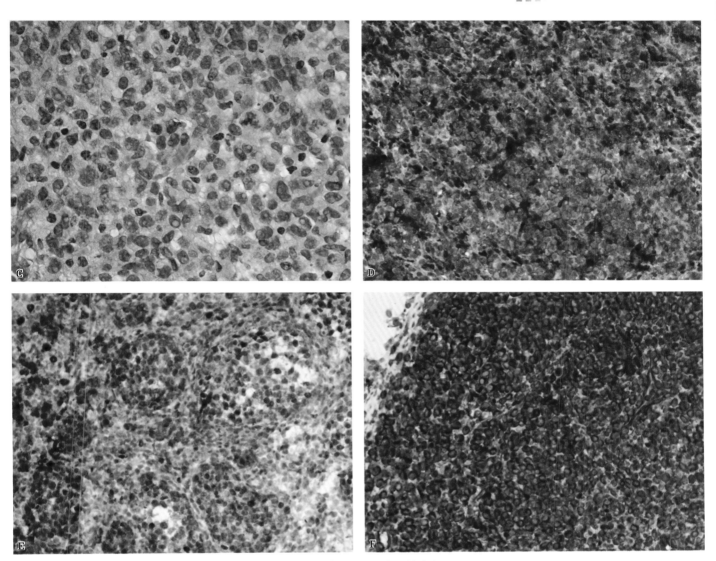

图 1-87　鼻 - 眶 - 颅穿通性病变

病例，女，55 岁，左额窦、筛窦 PNET：A. CT 示鼻腔顶部、额窦及筛窦肿瘤突入眶内及颅内；B. 肿瘤细胞呈小圆型浸至鼻窦上皮下；C. 高倍镜；D. IHC 示瘤细胞 CD99 阳性；E. IHC 示瘤细胞 S-100 阳性；F. IHC 示瘤细胞 Vimentin 阳性

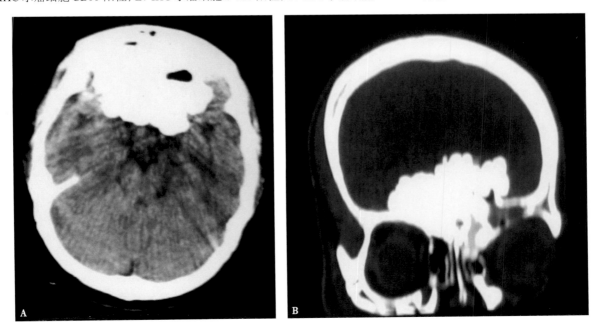

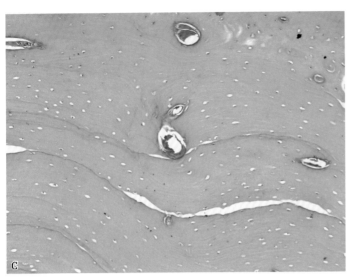

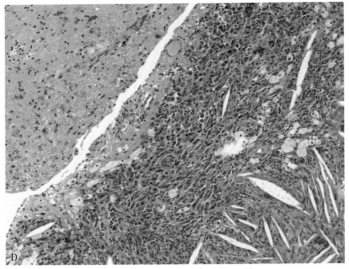

图 1-88　额窦骨瘤长入颅内

病例，女，44 岁，额窦骨瘤 20 年：A、B. CT 示肿瘤突入颅内；C. 镜下骨瘤呈板层骨形态；D. 骨瘤周边继发颅内出血及出血周边胆固醇性肉芽肿反应

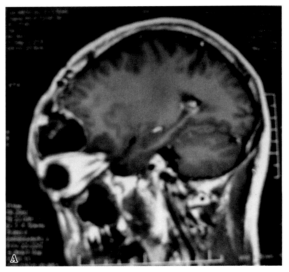

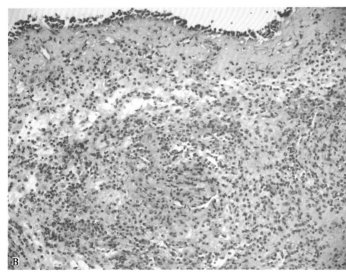

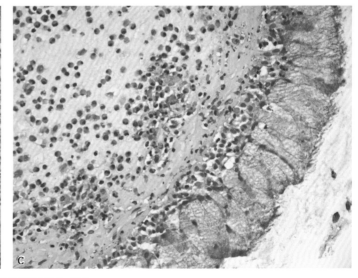

图 1-89　额窦黏液囊肿长入颅内

病例，男，29 岁：A. MRI 示囊肿主体位于额窦；B. 囊肿内壁黏膜组织内大量嗜酸性粒细胞浸润；C. 囊肿壁黏膜被覆黏液细胞

远处恶性肿瘤转移至鼻腔鼻窦者少见，以上颌窦最多见，其次为蝶窦、筛窦、额窦，也可多个窦房同时受累，原发肿瘤包括肾癌（图 1-90）、肺癌、乳腺癌、甲状腺癌、前列腺癌、结 / 直肠腺癌、肝细胞癌等，其形态及免疫组化特点与原发部位者相同。

参 考 文 献

1. 刘红刚. 头颈部诊断病理学 [M]. 北京：人民卫生出版社，2012.

2. 刘红刚. 耳鼻咽喉诊断病理学彩色图谱 [M]. 北京：科学技术文献出版社，2004.

3. 刘彤华. 诊断病理学 [M]. 4 版. 北京：人民卫生出版社，2018.

4. 李丽丽，刘红刚. 真菌性鼻 - 鼻窦炎致病真菌的组织化学、免疫组织化学及分子生物学检测 [J]. 中华病理学杂志，2010，39（4）：285-288.

5. 朴颖实，金玉兰，李雪，等. 变应性真菌性鼻窦炎临床病理分析 [J]. 中华病理学杂志，2009，38（2）：95-99.

6. 李丽丽，刘红刚，朴颖实，等. 鼻眶脑毛霉菌病 16 例临床病理分析 [J]. 中国真菌学杂志，2010，5（2）：74-77.

7. 李丽丽，刘红刚，朴颖实，等. 恶性肿瘤合并头颈部真菌感染的临床与病理学观察 [J]. 中华病理学杂志，2010，39（8）：508-512.

8. 李丽丽，赵作涛，万洁，等. 聚合酶链反应结合反向线点杂交技术在检测及鉴定真菌性鼻窦炎常见致病曲霉菌中的应用 [J]. 中华病理学杂志，2012，41（1）：6-10.

9. 周全，刘红刚，金玉兰. 鼻硬结病的诊断及治疗 [J]. 诊断病理学杂志，2008，16（2）：138-140.

10. 刘红刚，朴颖实. 重视鼻腔鼻窦真菌感染的病理诊断 [J]. 诊断病理学杂志，2009，16（1）：1-5.

11. Rousseau A，Cornet M，Carnot F，et al. Mycoses of the head and neck[J]. Annales De Pathologie，2005，25（2）：211-222.

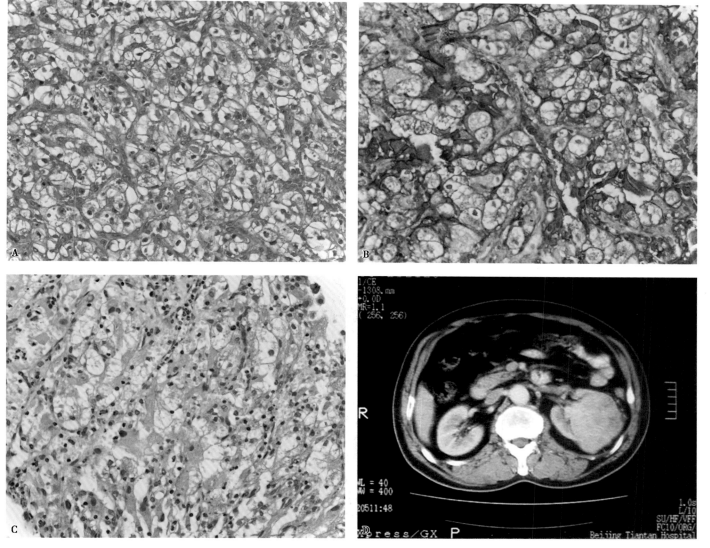

图 1-90 转移至鼻顶及前颅底的左侧肾癌
A. 示肿瘤呈肾透明细胞癌形态；B. IHC 示癌细胞 EMA 阳性；C. IHC 示癌细胞 Vimentin 弱阳性；D. CT 示左肾上极占位

12. Manning S C, Holman M. Further evidence for allergic patho-physiology in allergic fungal sinusitis[J]. Laryngoscope, 2010, 108 (10): 1485-1496.

13. Manning S C, Mabry R L, Schaefer S D, et al. Evidence of IgE-mediated hypersensitivity in allergic fungal sinusitis[J]. Laryngoscope, 2010, 103 (7): 717-721.

14. Riechelmann H. Fungal sinusitis[J]. Laryngo-rhino-otologie, 2011, 90 (6): 382-384.

15. Kinsella J B, Bradfield J J, Gourley W K, et al. Allergic fungal sinusitis[J]. Clin Otolaryngol Allied Sci, 2010, 21 (5): 389-392.

16. Liu O W, Chun C D, Chow E D, et al. Systematic genetic analysis of virulence in the human fungal pathogen Cryptococcus neoformans[J]. Cell, 2008, 135 (1): 174-188.

17. Odom A, Muir S, Lim E, et al. Calcineurin is required for virulence of cryptococcus neoformans[J]. Embo Journal, 2014, 16 (10): 2576-2589.

18. Navazo Eguía A I, García V F. Rhinoscleroma[J]. Acta Otorrinolaringologica, 2010, 61 (2): 160-162.

19. Zhong Q, Guo W, Chen X, et al. Rhinoscleroma: a retrospective study of pathologic and clinical features[J]. Journal of otolaryngology - head & neck surgery, 2011, 40 (2): 167.

20. Peter Tomazic, Heinz Stammberger, Walter Habermann, et al. Aggressive inverted papilloma with intracranial invasion and short malignization time[J]. Skull Base Rep, 2011, 1 (2): 111-114.

21. Evans A G, French C A, Cameron M J, et al. Pathologic characteristics of NUT midline carcinoma arising in the mediastinum[J]. The American Journal of Surgical Pathology, 2012, 36 (8): 1222-1227.

22. Bauer D E, Mitchell C M, Strait K M, et al. Clinicopathologic features and long-term outcomes of NUT midline carcinoma[J]. Clinical Cancer Research, 2012, 18 (20): 5773-5779.

23. Bhaijee F, Pepper D J, Pitman K T, et al. New developments in the molecular pathogenesis of head and neck tumors: a review of tumor-specific fusion oncogenes in mucoepidermoid carcinoma, adenoid cystic carcinoma, and NUT midline carcinoma[J]. Annals of Diagnostic Pathology, 2011, 15 (1): 69-77.

24. 方微, Christopher A, Michael J, 等. 睾丸核蛋白表达和基因重排在上呼吸道睾丸核蛋白中线癌中的应用 [J]. 中华病理学杂志, 2012, 41 (8): 519-524.

25. Harms A, Herpel E, Pfarr N, et al. NUT carcinoma of the thorax: Case report and review of the literature[J]. Lung Cancer, 2015, 90 (3): 484-491.

26. Parikh S A, French C A, Costello B A, et al. NUT midline carcinoma: An aggressive intrathoracic neoplasm[J]. Journal of Thoracic Oncology, 2013, 8 (10): 1335-1338.

27. Franchi A. Nuclear protein in testis midline carcinoma[M]. Springer International Publishing, 2016.

28. Kundra A, Andrei M, Westra W, et al. Nuclear protein in testis midline carcinoma of larynx: An underdiagnosed entity[J]. Head & Neck, 2016, 38 (8): E2471-E2474.

29. Solomon L W, Magliocca K R, Cohen C, et al. Retrospective analysis of nuclear protein in testis (NUT) midline carcinoma in the upper aerodigestive tract and mediastinum[J]. Oral Surgery, Oral Medicine, Oral Pathology and Oral Radiology, 2015, 119 (2): 213-220.

30. Ali H A, Fida H Z, Kanwal H S, et al. Immunohistochemical over expression of p53 in head and neck Squamous cell carcinoma: clinical and prognostic significance[J]. BMC Research Notes, 2018, 11 (1): 433.

31. Ma Y, Feng J, Xiao X, et al. NUT Midline Carcinoma in the Mediastinum in a Ten-Year-Old Boy[J]. Archivos de Bronconeumología (English Edition), 2018, 54 (10): 539-541.

32. Tonouchi E, Gen Y, Muramatsu T, et al. miR-3140 suppresses tumor cell growth by targeting BRD4 via its coding sequence and downregulates the BRD4-NUT fusion oncoprotein[J]. Scientific Reports, 2018, 8 (1): 4482.

33. Zenga J, Emerick K, Desai S. Surgical management of head and neck melanoma[M]. Melanoma, 2018.

34. Rahimi-Nedjat R K, Al-Nawas B, Tuettenberg A, et al. Sentinel lymph node biopsy in malignant melanoma of the head and neck[J]. J Craniomaxishfac Surg, 2018, 46 (6): 1027-1031.

35. Fritsche M K, Knopf A. The tumor suppressor p53 in mucosal melanoma of the head and neck[J]. Genes, 2017, 8 (12): 384.

36. Sun S, Huang X, Gao L, et al. Long-term treatment outcomes and prognosis of mucosal melanoma of the head and neck: 161 cases from a single institution[J]. Oral Oncology, 2017, 74: 115-122.

37. Yin G F, Guo W, Chen X H, et al. The related factors of head and neck mocosal melanoma with lymph node metastasis[J]. Journal of Clinical Otorhinolaryngology Head & Neck Surgery, 2017, 31 (23): 1789-1792.

38. Osorio M, Moubayed S P, Hernandezprera J, et al. Primary mucosal melanoma of the palatine tonsil: report of a case and review of the literature[J]. Am J Otolaryngol, 2017, 38 (4): 501-504.

39. Frakes J M, Strom T J, Naghavi A O, et al. Outcomes of mucosal melanoma of the head and neck[J]. Journal of Medical Imaging & Radiation Oncology, 2016, 60 (2): 268-273.

40. Francisco A L, Furlan M V, Peresi P M, et al. Head and neck mucosal melanoma: clinicopathological analysis of 51 cases treated in a single cancer centre and review of the literature[J]. International Journal of Oral & Maxillofacial Surgery, 2016, 45 (2): 135-140.

41. Smith M H, Bhattacharyya I, Cohen D M, et al. Melanoma of the oral cavity: an analysis of 46 new cases with emphasis on clinical and histopathologic characteristics[J]. Head Neck Pathol, 2016, 10 (3): 298-305.

42. Papaspyrou G，Garbe C，Schadendorf D，et al. Mucosal melanomas of the head and neck：new aspects of the clinical outcome，molecular pathology，and treatment with c-kit inhibitors[J]. Melanoma Research，2011，21（6）：475-482.

43. Henzen-Logmans，S. C，Meijer，C. J. L. M，Ruiter，D. J，et al. Diagnostic application of panels of antibodies in mucosal melanomas of the head and neck[J]. Cancer，2015，61（4）：702-711.

44. Mangual D，Bisbalmatos L A，Jiménezlee R，et al. Extraskeletal presentation of Ewing's sarcoma[J]. Puerto Rico Health Sciences Journal，2018：55-57.

45. Rahmani K，Zahir S T，Yazdi M B，et al. A rare case of primary Ewing's sarcoma presenting in the posterior nasal cavity with extension into the sphenoid sinus and a review of the literature[J]. Otolaryngology Case Reports，2018，6（C）：34-37.

46. Gupta D，Gulati A，Purnima. Primary Ewing's sarcoma of the temporal bone：a rare case report and literature review[J]. Indian J Otolaryngol Head Neck Surg，2017，69（3）：415-419.

47. Sherif P A，Santa A. Ewing's sarcoma of the calcaneum[J]. Indian Journal of Medical & Paediatric Oncology，2017，38（4）：542-544.

48. Ellis M A，Gerry D R，Neskey D M，et al. Ewing sarcoma of the head and neck[J]. Annals of Otology Rhinology & Laryngology，2017，126（3）：179.

49. Parafioriti A，Bason C，Armiraglio E，et al. Ewing's sarcoma：an analysis of miRNA expression profiles and target genes in paraffin-embedded primary tumor tissue[J]. International Journal of Molecular Sciences，2016，17（5）：656.

50. Wan W，Lou Y，Hu Z，et al. Factors affecting survival outcomes of patients with non-metastatic Ewing's sarcoma family tumors in the spine：a retrospective analysis of 63 patients in a single center[J]. Journal of Neuro-Oncology，2016，131（2）：1-8.

51. Noguera R，Navarro S，Peydró-Olaya A，et al. Patterns of differentiation in extraosseous Ewing's sarcoma cells. An in vitro study[J]. Cancer，2015，73（3）：616-624.

52. Fernandez C H，Lindberg R D，Sutow W W，et al. Localized Ewing's sarcoma--treatment and results[J]. Cancer，2015，34（1）：143-148.

53. 孙冉，赵晓丽，韩一丁，等. 鼻腔和鼻窦涎腺型肿瘤 94 例临床病理分析 [J]. 诊断病理学杂志，2008，15（5）：360-364.

54. Steinberger J，David Y，Yuk F，et al. In the nose，not the sella：case report of an ectopic pituitary adenoma[J]. Interdisciplinary Neurosurgery，2018，13：32-35.

55. Tajudeen B A，Kuan E C，Adappa N D，et al. Ectopic pituitary adenomas presenting as sphenoid or clival lesions：case series and management recommendations[J]. J Neurol Surg B Skull Base，2017，78（02）：120-124.

56. Bobeff E J，Winiewski K，Papierz W，et al. Three cases of ectopic sphenoid sinus pituitary adenoma[J]. Folia Neuropathologica，2017，55（1）：60.

57. Yang LJ，Huang XY，Han GX，et al. Ectopic Thyroid Masquerading as Pituitary Adenoma[J]. 中华医学杂志（英文版），2015，128（24）：3389-3390.

58. Brito，Almeida L B D，Tinoco，et al. Right ectopic sphenoid sinus pituitary adenoma[J]. Brazilian Journal of Otorhinolaryngology，2014，80（5）：451-452.

59. 李雪，韩一丁，杨本涛，等. 蝶窦垂体腺瘤的临床病理学观察 [J]. 临床与实验病理学杂志，2008，24（3）：313-316.

60. 朱莹，刘方舟，宋明强，等. 颅外异位垂体腺瘤 3 例临床病理观察 [J]. 诊断病理学杂志，2016，23（3）：197-201.

61. Makki F M，Al-Mazrou K A. Nasopharyngeal teratoma associated with cleft palate in a newborn[J]. European Archives of Oto-Rhino-Laryngology，2008，265（11）：1413-1415.

62. Maeda Y，Suenaga H，Sugiyama M，et al. Clinical presentation of epignathus teratoma with cleft palate：and duplication of cranial base，tongue，mandible，and pituitary gland[J]. Journal of Craniofacial Surgery，2013，24（4）：1486-1491.

63. Filho B C，Mchugh J B，Carrau R L，et al. Yolk sac tumor in the nasal cavity[J]. American Journal of Otolaryngology，2008，29（4）：250-254.

64. Wahid F I，Javaid M，Khan Q，et al. Sinonasal teratocarcinosarcoma[J]. Journal of the College of Physicians and Surgeons--Pakistan，2012，22（5）：335.

65. Ling F T，Gérin-Lajoie J，Wang D. Sinonasal teratocarcinosarcoma[J]. Journal of Otolaryngology，2010，51（2）：107-112.

66. Budrukkar A，Agarwal J P，Kane S，et al. Management and clinical outcome of sinonasal teratocarcinosarcoma：single institution experience[J]. Journal of Laryngology & Otology，2010，124（7）：739-743.

67. 刘红刚，张盛忠，何春燕. 嗅神经母细胞瘤的病理形态特点及其诊断和鉴别诊断 [J]. 中华病理学杂志，2003，32（5）：432-436.

68. 姚倩，岳常丽，吕智春，等. 嗅神经母细胞瘤特殊病理结构观察 [J]. 中华病理学杂志，2009，38（3）：163-168.

69. 王纾宜，朱莉，李诗敏，等. 鼻腔鼻窦畸胎癌肉瘤的病理特征及其诊断 [J]. 中华病理学杂志，2007，36（8）：534-538.

70. 李雪，刘红刚，谢新纪，等. 鼻腔鼻窦畸胎癌肉瘤与嗅神经母细胞瘤的对比观察 [J]. 中华病理学杂志，2008，37（7）：458-464.

71. Kurmi DJ，Mittal RS，Sharma A，et al. Sinonasal teratocarcinosarcoma involving nasal cavity，nasopharynx，and all paranasal sinuses with bilateral orbital and intracranial extension：a rare case report[J]. Asian Journal of Neurosurgery，2017，12（2）：232-240.

72. 刘红刚. 鼻腔鼻窦小圆细胞恶性肿瘤的病理诊断及鉴别诊断 [J]. 诊断病理学杂志，2014，21（7）：405-409.

73. Heffner D K，Hyams V J. Teratocarcinosarcoma（malignant teratoma?）of the nasal cavity and paranasal sinuses：a clinicopathologic study of 20 cases[J]. Cancer，2015，53（10）：2140-2154.

74. Fatima S S，Minhas K，Din N U，et al. Sinonasal teratocarcinosarcoma: a clinicopathologic and immunohistochemical study of 6 cases[J]. Annals of Diagnostic Pathology，2013，17（4）: 313-318.

75. Vilanova J C. WHO classification of soft tissue tumors[M]. Imaging of Soft Tissue Tumors，2017.

76. Pai S I，Westra W H. Molecular pathology of head and neck cancer: Implications for diagnosis, prognosis, and treatment[J]. Annual Review of Pathology Mechanisms of Disease，2016，4（1）: 49-70.

77. El-Naggar A K. Cellular and molecular pathology of head and neck tumors[J]. Head & Neck Cancer，2011: 57-79.

78. Ni C，Xu Y Y，Zhou S H，et al. Differential diagnosis of inflammatory myofibroblastic tumour and low-grade myofibroblastic sarcoma: two case reports with a literature review[J]. Journal of International Medical Research，2011，39（1）: 311-320.

79. 何春燕，刘红刚. 头颈部炎性肌纤维母细胞瘤研究进展 [J]. 中华病理学杂志，2013，42（10）: 712-714.

80. Zhou J，Jiang G，Zhang D，et al. Epithelioid inflammatory myofibroblastic sarcoma with recurrence after extensive resection: significant clinicopathologic characteristics of a rare aggressive soft tissue neoplasm[J]. International Journal of Clinical & Experimental Pathology，2015，8（5）: 5803-5807.

81. Du X，Gao Y，Zhao H，et al. Clinicopathological analysis of epithelioid inflammatory myofibroblastic sarcoma[J]. Oncology Letters，2018，15（6）: 9317-9326.

82. Perez-Ordonez B，Caruana S M，Huvos A G，et al. Small cell neuroendocrine carcinoma of the nasal cavity and paranasal sinuses[J]. Journal of Laryngology & Otology，2006，120（4）: 289-297.

83. Tang I P，Singh S，Krishnan G，et al. Small cell neuroendocrine carcinoma of the nasal cavity and paranasal sinuses: a rare case[J]. Journal of Laryngology & Otology，2012，126（12）: 1284-1286.

84. Lin C H，Chiang T P，Shum W Y，et al. Primary small cell neuroendocrine carcinoma of the nasal cavity after successful curative therapy of nasopharyngeal carcinoma: a case report[J]. Kaohsiung Journal of Medical Sciences，2009，25（3）: 145-150.

85. La R S，Furlan D，Franzi F，et al. Mixed exocrine-neuroendocrine carcinoma of the nasal cavity: clinico-pathologic and molecular study of a case and review of the literature[J]. Head & Neck Pathology，2013，7（1）: 76-84.

86. Elloumi F，Fourati N，Siala W，et al. Large cell neuroendocrine carcinoma of the nasopharynx: a case report[J]. Cancer Radiotherapie，2014，18（3）: 208-210.

87. 古庆家，李静娴，冯勇，等. 鼻及喉部神经内分泌癌临床分析 [J]. 临床耳鼻咽喉头颈外科杂志，2013，27（9）: 451-454.

88. Shah K，Perezordóez B. Neuroendocrine neoplasms of the sinonasal tract: neuroendocrine carcinomas and olfactory neuroblastoma[J]. Head & Neck Pathology，2016，10（1）: 1-10.

89. Spadigam A，Dhupar A，Syed S，et al. Small cell neuroendocrine carcinoma of the paranasal sinus with intraoral involvement: report of a rare case and review of the literature[J]. Journal of Oral & Maxillofacial Pathology Jomfp，2017，21（2）: 286-295.

第二章

咽

咽部与鼻腔和口腔相延续,下部与喉和食管相移行,构成呼吸道和消化道的起始部,全长平均 12cm,分为鼻咽、口咽和喉咽三部分。鼻咽部上壁尤其是在小儿,其淋巴组织丰富,构成咽扁桃体(腺样体),外侧壁有咽鼓管鼻咽部的开口和圆枕、圆枕和咽喉壁之间有咽隐窝。口咽部有腭扁桃体和位于舌根部的舌扁桃体。此部位被覆上皮和淋巴组织的增生性病变相对多见。

第一节 非特异性炎症

一、急性咽炎

急性咽炎(acute pharyngitis)常由溶血性和非溶血性链球菌、流感杆菌和病毒感染引起。临床检查咽黏膜充血、水肿,有浆液性或脓性渗出物。镜下黏膜组织充血水肿,以中性粒细胞浸润为主。

二、慢性咽炎

慢性咽炎(chronic pharyngitis)多见于中年以上病人。临床可见黏膜充血,黏液性分泌物增多,咽扁桃体增大。镜下在黏膜固有层可见淋巴浆细胞浸润,淋巴组织增生。

当合并黏膜下结缔组织增生,使黏膜明显增厚时,称其为慢性增生性咽炎(chronic hypertrophic pharyngitis)。当黏膜固有层有腺体萎缩致黏膜变薄时称其为慢性萎缩性咽炎(chronic atrophic pharyngitis)。

三、慢性扁桃体炎

【概念】

慢性扁桃体炎(chronic tonsillitis)为常见病,发病以青少年为主。

【病理变化】

1. **肉眼观** 扁桃体肿大,表面光滑,隐窝明显。
2. **镜下观** 黏膜鳞状上皮增生、角化。黏膜上皮可见乳头状增生,与扁桃体乳头状瘤不同,乳头间质内有淋巴组织。淋巴滤泡增大、增多,滤泡间淋巴组织增生,浆细胞浸润,免疫母细胞增生,可有纤维化。此表现儿童多见。隐窝裂隙病变包括上皮增生,隐窝内有淋巴细胞、中性粒细胞、脱落的鳞状上皮和放线菌等菌落(图 2-1)。裂隙腔排出口堵塞,可形成潴留性囊肿。

还有一种慢性纤维化性扁桃体炎,表现为淋巴组织萎缩,纤维组织增生,多见于成人。

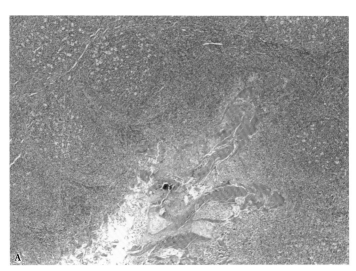

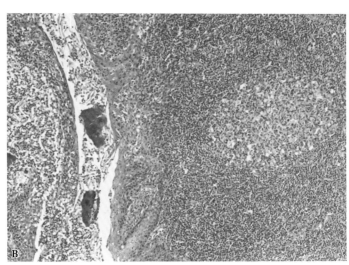

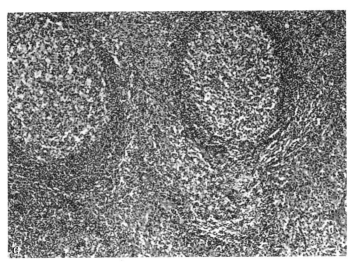
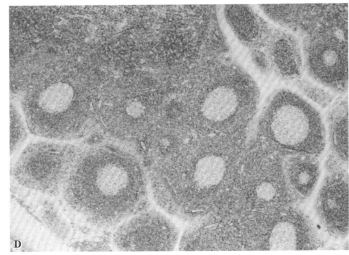

图 2-1　慢性扁桃体炎

A、B. 黏膜鳞状上皮增生、角化，隐窝内有淋巴细胞、中性粒细胞、脱落的鳞状上皮和放线菌等菌落；C. 淋巴滤泡扩大、数量增多，滤泡间淋巴组织增生，浆细胞浸润；D. IHC 示免疫组化染色示滤泡周围细胞 Bcl-2 阳性

四、其他咽及扁桃体病变

1. **扁桃体角化症**(hyperkeratosis of the tonsils) 为病因不明的非炎症性病变，主要见于青年女性，临床无自觉症状。可累及扁桃体隐窝开口处、腭、舌根及咽后壁淋巴组织，形成多数黄白色质硬角状突起难以除去。镜下为隐窝上皮的过度角化。

2. **扁桃体内骨及软骨** 主要见于腭扁桃体的结缔组织内，多为鳃弓的残留。

第二节　特异性炎症

一、结核

咽及扁桃体结核（tuberculosis of the tonsil and pharynx）以原发性多见，继发性咽部结核主要由肺结核杆菌上行引起。分为鼻咽结核、口咽结核和扁桃体结核，鼻咽结核较多。鼻咽结核多发生于 20～30 岁，女性多于男性。临床表现为咽痛、咽异物感、吞咽困难。扁桃体结核常无症状和体征，手术后标本病理证实为结核者占 4%，其实质内典型的结核结节少见（病理表现等参见喉结核项下）。

二、梅毒

【临床特点】

梅毒（syphilis）在全世界流行。据 WHO 估计，全球每年约有 1 200 万新发病例，主要集中在南亚、东南亚和次撒哈拉非洲。于 1505 年经印度传入我国广东，至今已近 500 年。解放前是中国四大性病之首，60 年代初基本被消灭，80 年代再次发生和流行。1991 年报告病例数为 1 870 例，1995 年 11 336 例，1997 年 33 668 例。1997 年以来占 8 种性病的比例在 6% 以上，呈明显增多趋势，临床一、二期梅毒多见，三期梅毒少见。梅毒病人是唯一的传染源。性接触传染占 95%。主要通过性交由破损处传染，梅毒螺旋体大量存在于皮肤黏膜损害表面，也见于唾液、乳汁、精液、尿液中。未经治疗的病人在感染一年内最具传染性，随病期延长，传染性越来越小，病期超过 4 年者，通过性接触无传染性。亦可通过干燥的皮肤和完整的黏膜而侵入。少数可通过接吻、哺乳等密切接触而传染，但必须在接触部位附有梅毒螺旋体。咽及扁桃体梅毒（syphilis of the tonsil and pharynx）并不少见，口腔与生殖器的直接接触是其主要发病原因。

咽部是较为常见的发生部位，好发于扁桃体、软腭、舌腭弓、悬雍垂等处，鼻腔及喉部损害少见。

【病理变化】

1. **一期** 好发于扁桃体，称为扁桃体硬下疳，占生殖器外硬下疳的 7.5%，在感染后 2～4 周发生，扁桃体肿大、硬，表面有白膜或溃疡，一侧多见。镜下病灶内可见淋巴细胞、巨噬细胞浸润。在感染的第 6 天即有淋巴细胞浸润，第 13 天达高峰，随之巨噬细胞出现，发生阻塞性动脉内膜炎者可出现黏膜糜烂和溃疡。梅毒血清反应阳性出现于感染第 7 周以后。

2. **二期** 该期病人约有 36.3% 发生咽梅毒，黏膜病损以黏膜白斑为主，梅毒斑开始为潮红斑，边界渐清楚而形成弧状为其特征。扁桃体常双侧受损，表现为肿胀、充血、潮红、溃疡，常有白膜。喉梅毒少见，黏膜充血，多在声带、杓间隙及会厌发生息肉样黏膜斑，半数以上有咽喉疼痛、声音嘶哑。鼻腔损害罕见,表现为鼻前庭暗红色斑丘疹和扁平湿疣。

镜下特点:①鳞状上皮内弥漫性中性粒细胞浸润,微脓肿形成。②固有膜、血管周围大量密集的浆细胞、淋巴细胞及组织细胞浸润,血管周围浆细胞呈袖口状浸润。③血管内皮细胞肿胀,小血管炎,有时小血管闭塞,造成组织坏死、溃疡形成(图 2-2A～H)。此期黏膜梅毒斑中梅毒螺旋体最多,用 Wathin-Starry 染色能较好地显示组织内及渗出物涂片中的梅毒螺旋体。以病人阳性血清做抗体,用免疫组化法可清楚显示上皮细胞间的梅毒螺旋体(图 2-2I～L)。

3. 三期 主要发生在口腔、舌、咽、喉、鼻腔,发生于

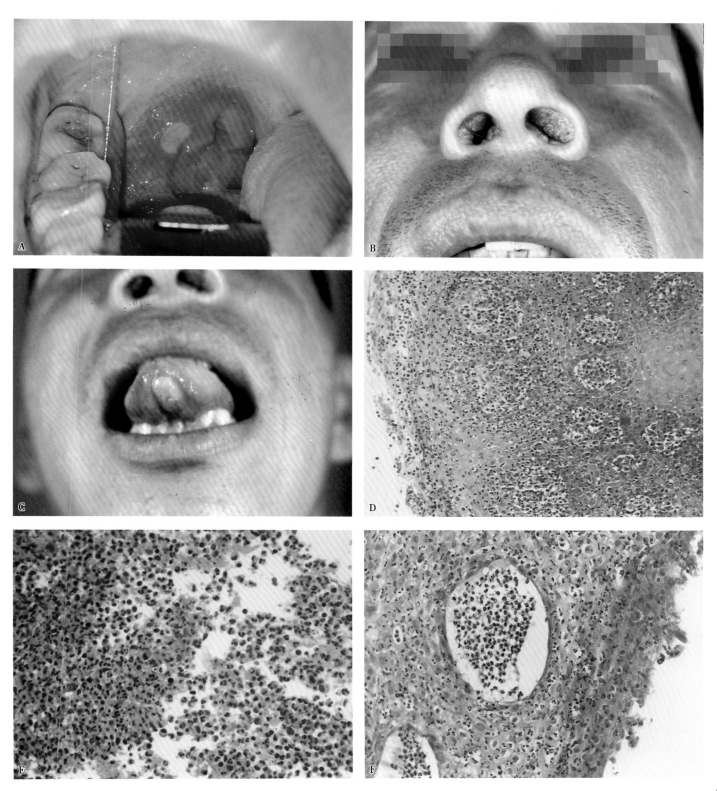

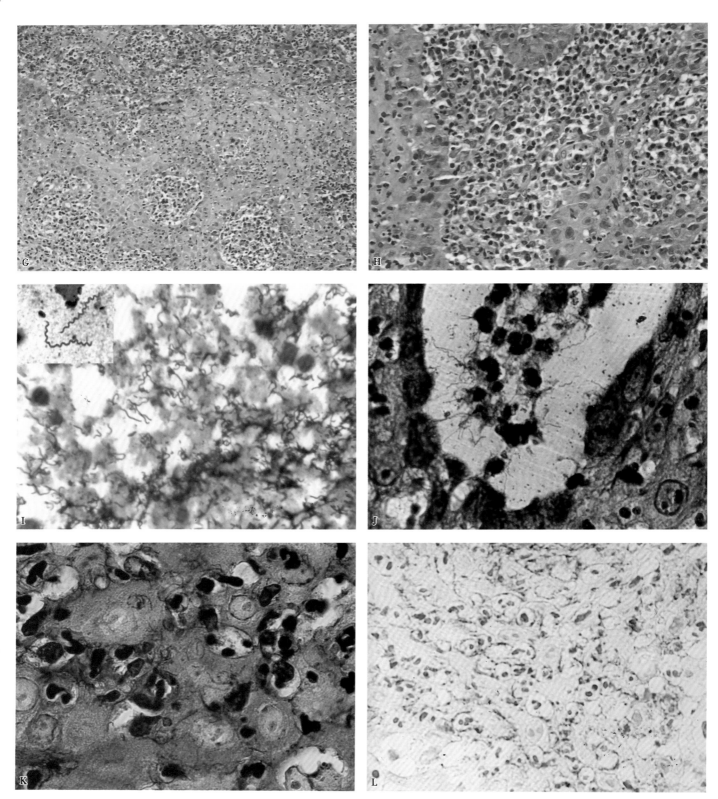

图 2-2　梅毒

A. 咽梅毒二期（女，46 岁，咽痛 7 个月），黏膜充血；B. 鼻梅毒（男，50 岁，鼻堵 4 个月）鼻黏膜出现扁平湿疣；C. 舌梅毒（与 B 为同一人）舌底可见椭圆形白色梅毒斑；D. 黏膜上皮增生，大量中性粒细胞浸润；E. 表面溃疡，坏死及渗出；F. 上皮内微脓肿形成；G. 假上皮瘤样增生；H. 固有膜内密集的浆细胞浸润，血管内皮细胞肿胀及血管炎；I. WS 染色，渗出物涂片内螺旋体，×1 000；J. WS 染色，微脓肿内螺旋体，×1 000；K. WS 染色，上皮细胞间螺旋体，×1 000；L. IHC 示上皮细胞间螺旋体阳性血清标记阳性

鼻腔可导致"开天窗"(鼻腔与口腔在腭部穿通)、鞍鼻等畸形;咽部则可引起硬腭穿孔、咽部狭窄;喉部则发生喉黏膜溃疡、软骨膜炎,愈后可致喉狭窄及声带固定。

镜下特点:主要为肉芽肿性损害,血管变化较二期轻微,为上皮样细胞及巨噬细胞组成的肉芽肿,中间可有干酪样坏死,周围大量的淋巴细胞与浆细胞浸润,并有一些成纤维细胞和组织细胞,血管内皮细胞常有增生肿胀,甚至管腔堵塞。

【病原学检查】

梅毒螺旋体(TP)细长,(5~15)μm×(0.1~0.2)μm,形似细密的弹簧,螺旋弯曲规则,平均8~14个,两端尖直。电镜下显示梅毒螺旋体结构复杂,从外向内分为:外膜(主要由蛋白质、糖及类脂组成)、轴丝(主要由蛋白质组成)、圆柱形菌体(包括细胞壁、细胞膜及胞质内容物);一般染料不易着色。采取梅毒疹或病变处的渗出物等,用暗视野或墨汁显影,如查见有运动活泼的密螺旋体可诊断。用改良的WS染色对组织内或渗出物内的梅毒螺旋体进行检测是一种较为直观而行之有效的简便方法,改良的WS染色是将传统的WS方法简化,可根据1%硝酸银溶液中银离子的消耗程度掌握浸银的时间,以保证有足够的银离子沉积于螺旋体的荚膜上,此方法简便、经济实用且易于掌握。免疫组化方法有一定的特异性,但与伯氏疏螺旋体有交叉反应。WS染色及免疫组化染色查找螺旋体需在油镜下进行,通常在显示有急性渗出的鳞状上皮细胞之间易于找到。血清学快速血浆反应素环状卡片试验(RPR)或TP筛选及血凝试验(TPHA)阳性可明确诊断。

【鉴别诊断】

1. **非特异性炎症**　非特殊病原体感染引起,无血管炎及梅毒特征性的血管周围浆细胞袖口样浸润。病原体相关检测阴性。

2. **浆细胞瘤**　梅毒镜下以浆细胞为主时需与浆细胞瘤鉴别,免疫组化可协助诊断,浆细胞单克隆性增殖支持浆细胞瘤。

3. **鼻硬结症**　渗出期及增生期鼻硬结症与梅毒需要鉴别,但无血管炎及梅毒特征性的血管周围浆细胞袖口样浸润,WS染色米库利兹细胞胞质内可见到短棒状鼻硬结杆菌。

4. **肉芽肿性多血管炎/Wegener肉芽肿**　可见纤维素样坏死性肉芽肿性小动脉、小静脉及毛细血管炎,簇状中性粒细胞浸润及散在的小多核巨细胞。血清学检查抗中性粒细胞胞质抗体(ANCA)阳性。

【治疗及预后】

梅毒是一种性病,预防的主要措施是加强卫生宣传教育和社会管理,目前尚无疫苗预防。对病人应早诊、早治,现多采用青霉素3个月~1年,以血清中抗体阴转为治愈指标。

三、艾滋病

【概念】

艾滋病(acquired immune deficiency syndrome,AIDS)的病原体是人体免疫性缺陷病毒(human immunodeficiency virus,HIV)。HIV是一种RNA逆转录病毒,为单链RNA病毒。感染人类的绝大多数病毒都有其相应的动物宿主,而艾滋病病毒是个例外,人类是其唯一的宿主。

【发生部位】

口腔黏膜、口咽、鼻咽、喉咽部黏膜、扁桃体、鼻腔鼻窦、鼓室等均可发生。

【病理变化】

1986年3月,WHO发表了临床诊断艾滋病的标准,规定了艾滋病的主要特征和次要特征,其中长期发热、体重明显下降和慢性腹泻是该诊断标准的主要特征,而持续性咳嗽、带状疱疹、淋巴结病等是该病的次要特征。临床上有两个主要特征和一个次要特征,排除了已知的免疫低下的因素,即可考虑艾滋病。如果全身性卡波肉瘤,仅此一项即可确诊。

据国外统计,艾滋病病人中有30%~84%可出现耳鼻咽喉和头颈外科的临床表现,国内以耳鼻喉为首发症状的报道较少见,有人报道为80.76%,对16例艾滋病出现的耳鼻喉症状进行总结,发现口咽部迅速发展的念珠菌感染是本病的重要特征,表现为难以愈合的口腔溃疡,其次慢性扁桃体炎、中耳炎也较常见。艾滋病在耳鼻喉科的表现还有食管念珠菌病、口咽部带状疱疹、口腔及鼻鳞状细胞癌、原因不明的溃疡及伤口延迟愈合等,此外,面瘫及突发性耳聋也可见到。组织病理学多表现为非特异性炎症或能检出白色念珠菌及真菌等病原体,确诊依靠实验室血清学检查。

【病原学检查】

HIV呈球形或卵形,由包膜和核心两个部分组成,包膜由病毒特有的蛋白质附着一薄层类脂构成。包膜蛋白包括外膜糖蛋白(gp120)和跨膜糖蛋白(gp41),病毒的核心由核壳蛋白和两个相同拷贝的RNA及P17和P9蛋白质、反转录酶等组成。HIV抗体一般在感染4周后逐渐出现,可延至终生,是人类重要的检测指标。实验室检查包括血清HIV抗体检查、抗原检查和病毒培养等,最常用的是酶联免疫吸附法(ELISA)和蛋白印迹法(Western blotting)两种。

【鉴别诊断】

包括特异性及非特异性炎症。

【治疗及预后】

治疗主要包括抗病毒治疗、免疫调节治疗和机会感染治疗等。近年，病毒变异株不断出现，全球艾滋病主要流行株以流行在欠发达国家的非 B 亚型病毒为主，而大部分抗病毒药物都是由欧美国家针对其流行株 B 亚型病毒设计的，全球大规模实施抗病毒治疗的时间有限，目前还没有足够的数据说明不同亚型对抗病毒药物的反应，目前死亡率仍然很高。

第三节　上皮性肿瘤及瘤样病变

一、良性上皮性肿瘤及瘤样病变

（一）鳞状细胞乳头状瘤

【概念】

鳞状细胞乳头状瘤（squamous cell papilloma）是良性外生性鳞状上皮肿瘤，由分支状纤维血管轴心组成。较常见，男性多见，各年龄均可发生，口咽部多见。临床上有顽固复发的特点。咽上皮乳头状瘤的发生与 HPV 有密切关系，主要是 6 和 11 型，16、18、33 型等也能检出。

【病理变化】

1. **肉眼观**　表面颗粒状、乳头状、息肉样。

2. **镜下观**　为分化良好的鳞状上皮呈乳头状增生，有基底膜，细胞无明显的异型性和浸润性生长（图 2-3）。常见挖空细胞。其中儿童型多无角化或角化不明显，成人型鳞状上皮有不同程度的角化，上皮层内有散在不全角化细胞。

幼年型在临床上有顽固复发的特点，部分病例可以自愈，少数可发生恶变。成人型一般为单发，术后不复发，但癌变者较幼年型为多。

（二）呼吸上皮型乳头状瘤

呼吸上皮型乳头状瘤（Schneiderian epithelial papilloma）常发生于鼻腔鼻窦。咽部者罕见。以老年男性多见。肿瘤直径不超过 2cm，临床多引起通气不畅。被认为是来源于后鼻孔处起源于外胚层 Schneiderian 膜的迷行异位。组织病理学与发生于鼻腔鼻窦的呼吸上皮型乳头状瘤相似，但以内翻性的居多。当肿瘤位于鳞状上皮与呼吸上皮交界处时可见两种上皮的被覆（图 2-4）。

诊断时应除外鼻咽部乳头状腺癌。

（三）毛状息肉

【概念】

毛状息肉（hairy polyp）是一种伴有可疑器官样分化的良性息肉样病变，内含外胚层和中胚层。

【临床特点】

一种发育异常，多见于新生儿和女婴，发病率为新生儿的 1∶40 000，至今只有 130 余例的报道，女∶男 = 6∶1。虽然发病率极低，但在新生儿鼻咽部肿物中最常见。也有在儿童期或成人中发现的报道。肿物可以突出于口腔内或气管内。可有咳嗽、呼吸困难、呕吐、吞咽困难。偶见伴其他发育异常，如腭裂、Dandy-Walker 综合征（先天性第四脑室中、侧孔闭塞）等。

【病理变化】

常见部位是鼻咽侧壁，软腭靠近鼻咽处。肉眼表现为带蒂的息肉，大小为 0.5～6cm，表面由毛发和皮脂腺覆盖。镜下毛状息肉由中心的中胚叶和周围的外胚层组成。中心为纤维脂肪组织，可见软骨、肌肉和骨组织，肿物表面被覆成熟的过度角化的复层鳞状上皮，下方可见毛囊、皮脂腺等皮肤附属器。也有报告可见脑膜上皮残余。肿物无内胚层来源的组织。

【鉴别诊断】

包括畸胎瘤、错构瘤及皮样囊肿。毛状息肉与畸胎瘤的鉴别点是前者无内胚层组织，无恶性变的报道。畸胎瘤无性别差异，毛状息肉更常见于女婴。错构瘤是多余的组织结构出现在正常的解剖部位。毛状息肉中的复层鳞状上皮在正常的咽部中不应存在。皮样囊肿内不包括中胚层来源的组织成分。

【治疗及预后】

毛状息肉完整手术切除能根治，有切除后复发的报道。

（四）涎腺始基瘤

【概念】

涎腺始基瘤（salivary gland anlage tumour）是含有胚胎发育早期 4～8 周阶段的唾液腺混合性上皮和间充质成分的良性肿瘤，又名先天性多形性腺瘤（congenital pleomorphic adenoma），罕见。大部分病例在新生儿期或出生后 6 周时被诊断，男性多见（13∶3），临床检查显示为中线带蒂的红色息肉。

【病理变化】

1. **肉眼观**　上肿瘤质硬，表面光滑或结节状，最大径为 1.3～3cm。

2. **镜下观**　由未角化的鳞状上皮被覆多发性的细胞结节组成。结节由梭形细胞构成，被纤维和黏液性间质分隔，结节内含有丰富的管状结构和实性或囊状的鳞状上皮巢。管状结构可与表面上皮相连接。梭形细胞胞质呈嗜酸性，细胞界限不清，细胞温和，核分裂少见。间质可见出血，偶见骨质形成。

3. **免疫组化染色**　梭形细胞对 Vimentin、CK 和 actin

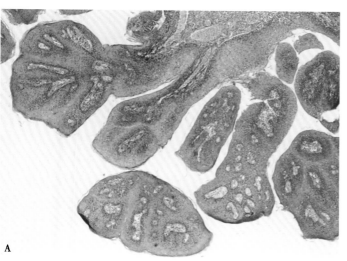
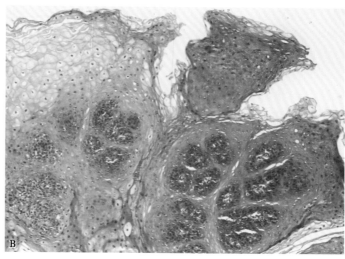

图 2-3　鳞状上皮乳头状瘤
A. 鳞状上皮乳头状生长，有纤维血管轴心；B. A 的高倍，上皮层内有散在不全角化细胞

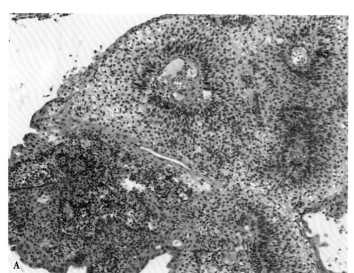
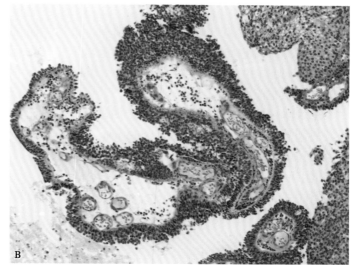
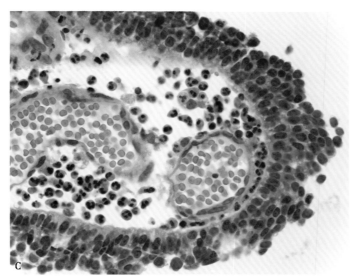

图 2-4　咽部呼吸上皮型乳头状瘤
A. 被覆鳞状上皮部分；B、C. 被覆柱状上皮部分

均呈阳性表达，S-100 蛋白和 GFAP 通常阴性。管状结构 EMA 阳性。

二、癌

（一）鼻咽癌

【概念】

鼻咽癌（nasopharyngeal carcinoma，NPC）是起源于鼻咽黏膜的癌，在光镜和超微结构上具有鳞状分化的证据，包括非角化性、角化性和基底样鳞状细胞癌。同义词包括淋巴上皮癌（lymphoepithelial carcinoma）、淋巴上皮瘤（lymphoepithelioma）等等，这些命名已被废弃。

【临床特点】

NPC 具有种族和地理差异及多种病因学。流行于因组特人、中国的香港、南方地区和东南亚地区，占所有癌的 0.5% 左右。NPC 与 Epstein-Barr 病毒（EBV）、挥发性亚硝酸盐（咸鱼、发酵食品）以及其他吸烟及甲醛等环境因素有密切相关性。男性多见（男：女＝2～3:1），发病年龄广泛，40～60 岁为发病高峰，儿童偶见。最常见的早期症状是颈部淋巴结转移（达 70%），半数以上病人有血性鼻衄、鼻堵。中耳的常见症状为耳鸣、耳痛、耳溢、继发咽鼓管阻塞而失聪。

影像学 MRI 可以很好的评价肿瘤浸润范围。正电子发射断层摄影术（positron emission tomography，PET）可以最佳的评估淋巴结状态。

【组织学来源及病因】

发生鼻咽部黏膜上皮，鼻咽部有纤毛柱状上皮、移行上皮和鳞状上皮。病因发病机制尚未完全清楚。可能与 EB 病毒、环境污染、遗传因素、物理因素和维生素缺乏有关。以 EBERs 原位杂交方法 95%～98% 的病例在鼻咽癌癌细胞中可以检测出 EBV，甚至癌旁柱状上皮或移行上皮中也能检出 EBV。证明 EBV 和 NPC 有密切关系，对 NPC 的发病起着重要的作用。

【病理变化】

1. 肉眼观 鼻咽癌好发于鼻咽部的上壁和顶部，其次是侧壁的咽隐窝。肿瘤平滑地膨出于黏膜表面，外生分叶状、结节状，表面有或无溃疡。有时肉眼病变并不明显。

2. 镜下观 可分为如下三型。

（1）非角化性鳞状细胞癌（non-keratinizing squamous cell carcinoma）：肿瘤细胞排列为不规则岛状、无黏着性的实性片状或梁状。癌巢和不同数量的淋巴细胞和浆细胞混在一起。进一步可将其分为分化型和未分化型。未分化型更常见（图 2-5），肿瘤细胞呈大的合体样，细胞界限不清，核圆形或椭圆形泡状，大核仁位于中央。肿瘤细胞可呈梭形及束状。分化型（图 2-6）瘤细胞呈复层和

铺路石状，丛状生长，与膀胱的移行上皮癌相似。瘤细胞界限较清楚，偶见角化细胞。与未分化性癌相比较细胞略小，核浆比小，核常更富于染色质，核仁常不够明显，有时可见细胞间桥。分化性和未分化性癌两者间并无临床和预后价值。有的病例间质内可见明显的嗜酸性粒细胞及嗜中性粒细胞浸润及类上皮细胞肉芽肿形成。纤维组织增生性间质不明显。有时在细胞内或细胞外可见球状淀粉样物质。不常见到的特征包括形成乳头状结构（图 2-5G、H）及细胞内外水肿液的沉积。在颈部淋巴结转移性病灶中，瘤细胞可以和淋巴组织以多种模式混合，与原发病灶相似，有时瘤细胞在炎症背景中似霍奇金淋巴瘤的 Reed-Sternberg 细胞。

（2）角化性鳞状细胞癌（keratinizing squamous cell carcinoma）：是一种浸润性癌，光镜下有明显的鳞状细胞分化，大部分肿瘤有细胞间桥和 / 或角化物，形态上与头颈部黏膜角化性鳞癌相似，分化程度分高中低三类（图 2-7）。此亚型对治疗的敏感性差，预后比非角化性癌差。

（3）基底样鳞状细胞癌（basaloid squamous cell carcinoma）：较为少见，形态上与其他部位发生的此类肿瘤相似（图 2-8）。EBV 检测可阳性。

3. 免疫组化染色 几乎全部肿瘤细胞对 P63、全角蛋白（AE1/AE3）和高分子量角蛋白（CK5/6，34βE12）表达强阳性，但对低分子量角蛋白（CAM5.2）及 EMA 等表达弱阳性或小灶状阳性。不表达 CK7，K20。

EBV 检测结果，不管种族背景如何，非角化型鼻咽癌病例几乎 100% 阳性。检测 EBV 最简单和可靠的途径是利用原位杂交检测 EBV 编码的早期 RNA（EBER）。EBER 的原位杂交有助于鼻咽癌的诊断，同时提示一个原发灶不明的颈部淋巴结转移性非角化性癌来自鼻咽部。LMP1 检测 EBV 不敏感。PCR 方法因可同时显示淋巴细胞的 EBV 感染故应用价值不大。

4. 超微结构 电镜下细胞胞质内有少数张力原纤维和细胞膜上有少数不成熟的桥粒。

5. 分子遗传学 染色体 3P 和 9p 的缺失是鼻咽癌的早期事件，染色体 12 和 3p 常见扩增及缺失。阵列比较基因组杂交研究发现 *MYCL*（1p34.3）、*TERC*（3q26.3）、*ESR1*（6q25.1）和 *PIK3CA* 存在频繁的拷贝数扩增。基因组测序揭示了 9 个显著的突变基因。这些基因在发病机制、预后和治疗反应中的重要性尚待确定。

鼻咽癌的发病风险与某些组织抗原的基因编码有关。在中国人群中，HLA-A*02 抗原和 HLA-B*46 抗原和鼻咽癌的发病风险相关。高分辨率基因分型显示了鼻咽癌和 *HLA-A*0207* 等位基因之间的联系。编码代谢酶（*CYP2E1* 和 *GSTM1*）和 DNA 修复酶（*OGG1* 和 *XRCC1*）

的基因遗传多态性也与罹患鼻咽癌的风险增加有关。相关研究已经表明，在 3 号、4 号以及 14 号染色体上存在 NPC 的易感性位点。家族聚集性鼻咽癌已报道较多。鼻咽癌病人一级亲属的相对危险度在 6.3～21.3 之间。无临床特征可以将散发性鼻咽癌与家族性鼻咽癌区分开来。

【鉴别诊断】

　　早期诊断有特别重要的意义。主要是非角化性未分化癌，尤其是泡状核细胞癌要与淋巴瘤，特别是免疫母细胞淋巴瘤区别。泡状核细胞癌 CK 和 EMA 阳性，LCA 阴性。鼻咽癌常以颈部淋巴结转移为首发症状。由于非角

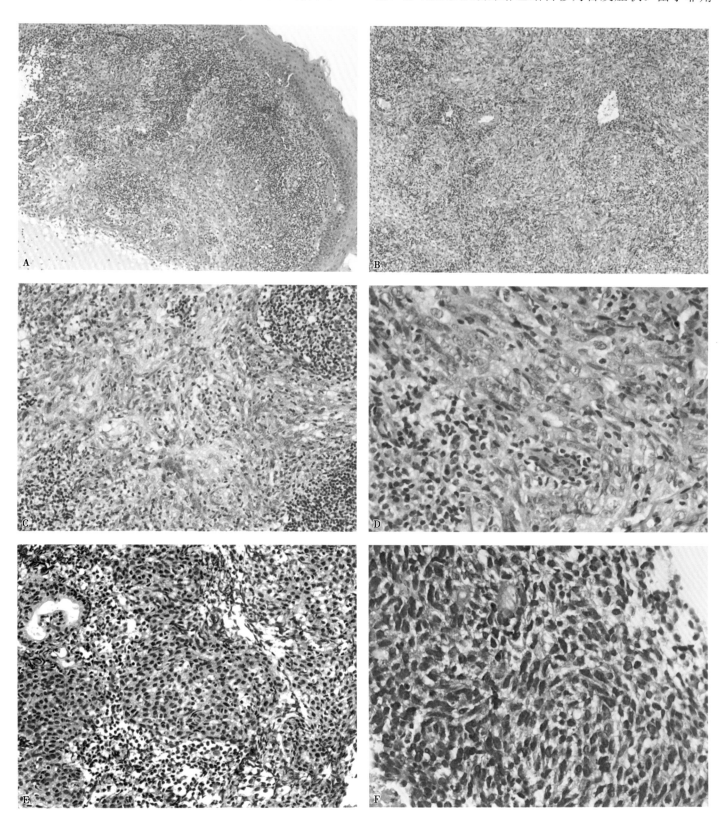

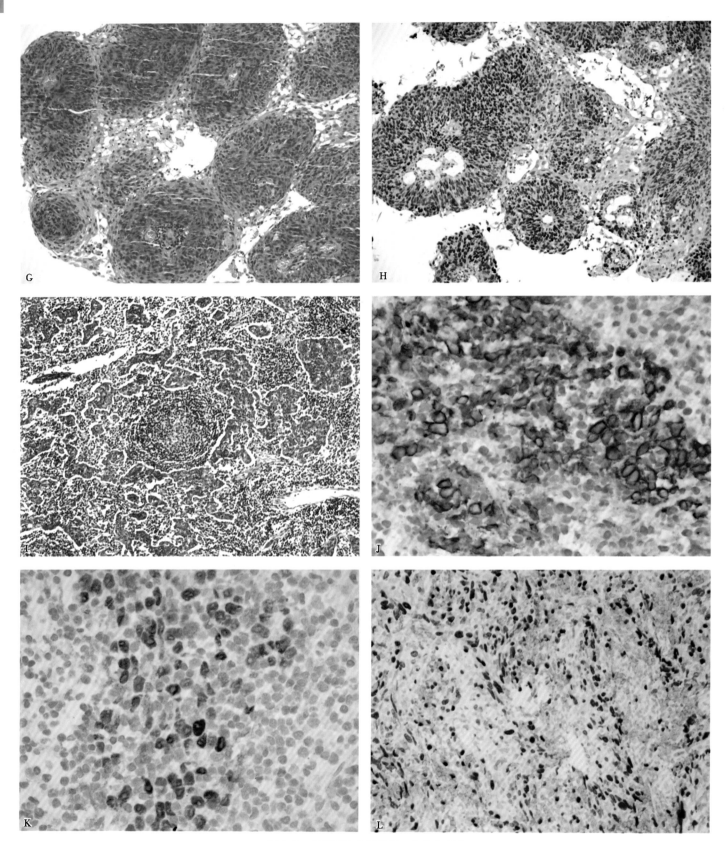

图 2-5 鼻咽癌(非角化性,未分化型)

A、B. 黏膜下淋巴间质中散在分布不规则梭形细胞巢;C～F. 高倍,瘤细胞界限不清,核圆形或椭圆形泡状,核仁清楚;G. 癌细胞呈乳头状增生,乳头中央可见扩张的薄壁血管;H. 原位杂交瘤细胞胞核 EBER 阳性;I. 颈部淋巴结转移;J. IHC 示瘤细胞 AE1/AE3 阳性;K. 原位杂交瘤细胞胞核 EBER 阳性;L. IHC 示瘤细胞 Ki-67 增殖指数 >70%

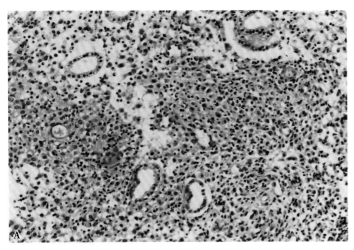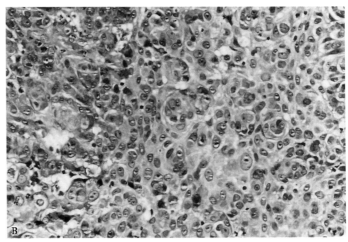

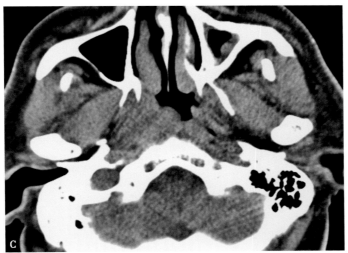

图 2-6　鼻咽癌（非角化性，分化型）

A、B. 细胞界限清楚，呈铺砖样排列；C. 鼻咽水平位 NECT 示右侧咽隐窝内一大肿物，侵袭椎骨前肌及右侧咽旁间隙

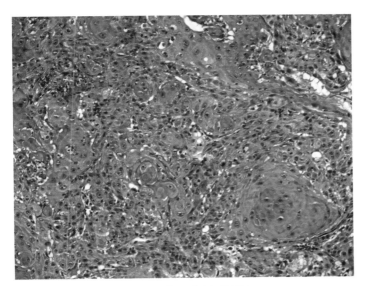

图 2-7　鼻咽癌（角化型）

癌巢在间质内浸润性生长，可见鳞状分化及角化珠形成

化性鼻咽癌的特殊形态，往往是通过肿大淋巴结的活检而得到证实。

鼻咽癌 EBV 的检出率很高，当切片中病变可疑或不能除外为鼻咽癌时，行 EBER 的原位杂交将有助于鼻咽癌的最终诊断。

【治疗及预后】

鼻咽癌比鼻咽部的鳞癌预后好，对放疗敏感。最重要的预后因子是肿瘤的 TNM 分期。Ⅰ期病例放疗后 5 年生存率为 98%，ⅡA-B 期为 95%，Ⅲ期为 86%，ⅣA-B 期为 73%。此外影响预后的因素包括年龄、性别、骨破坏及某些癌基因的表达等。出现转移者预后不良。

（二）鼻咽乳头状腺癌

【概念】

鼻咽乳头状腺癌（nasopharyngeal papillary adenocarcinoma）是鼻咽部低级别腺癌，伴有明显的乳头状结构。

【临床特点】

极少见，少于鼻咽部恶性肿瘤的 1%。发病的年龄范

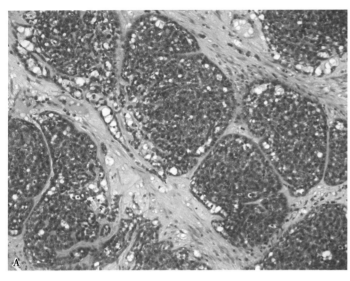
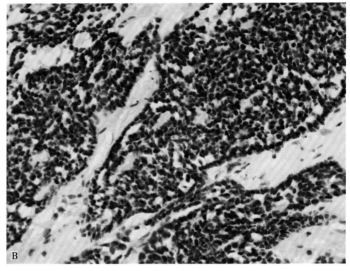
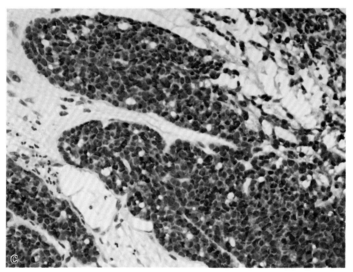

图 2-8　鼻咽癌（基底样鳞状细胞癌）

A. 肿瘤细胞形态似基底样细胞，排列呈实性巢状，周边细胞呈栅栏状排列，间质纤维组织增生，伴水肿；B. IHC 示瘤细胞 P63 核弥漫阳性；C. 原位杂交瘤细胞 EBER 核弥漫阳性

围为 9～64 岁。鼻咽乳头状腺癌是一种呈叶状乳头状和腺样结构、以外生性生长为特征的腺癌。常发生于鼻咽顶部、侧壁和后壁。

【病理变化】

1. **肉眼观**　质地柔软或沙砾感，外生型生长，外观呈乳头状，息肉状或菜花状。

2. **镜下观**　肿瘤起源于表面上皮，由微小的树状分支的乳头状小叶和密集的腺体构成。乳头被覆单层立方或柱状细胞，瘤细胞核呈圆形、卵圆形，温和，有小核仁，核分裂难见，胞质嗜酸性、中等量，类似于甲状腺乳头状癌（图 2-9）。核膜不规则，染色质空泡状或透明。核分裂象及坏死不常见。常见梭形细胞区。1/3 的病例可见沙砾体结构。肿瘤组织无包膜，呈浸润性生长。

3. **免疫组化染色**　对 CK5/6、CK7 及 EMA 等上皮标

记物强阳性。部分病例 CK19 及 TTF1 阳性称其为甲状腺样低级别鼻咽部乳头状腺癌，但其 TG 阴性。一些病例 S-100 可见局灶阳性。与 EBV 无关。

【鉴别诊断】

包括呼吸上皮乳头状瘤和甲状腺乳头状癌。鼻咽乳头状腺癌细胞分化好，异型性不明显，活检中的小标本有时不能确定基底及周围的浸润，此时单纯依靠形态学改变难于诊断为癌，往往在扩大切除标本中才可以见到浸润而确定诊断。而鼻咽部呼吸上皮乳头状瘤则罕见，应引起注意。应用 TG 免疫组化染色可与甲状腺乳头状癌鉴别开来。

【治疗及预后】

是一种无潜在转移性的低度恶性肿瘤，可手术切除，预后好。未见复发和转移的报告。

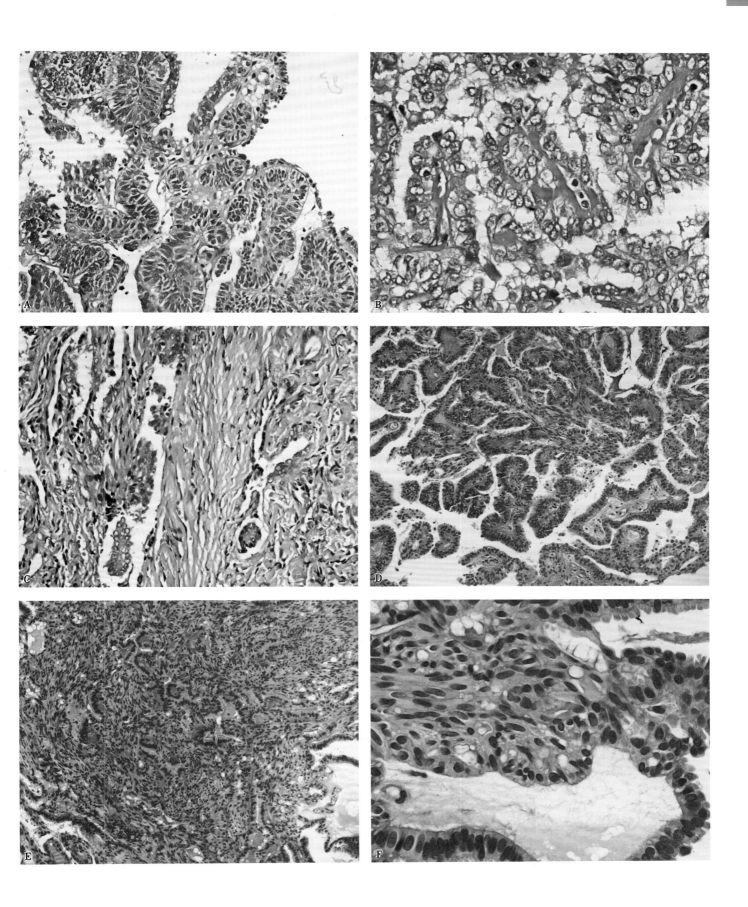

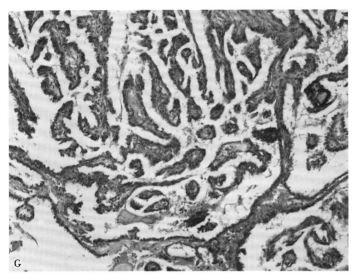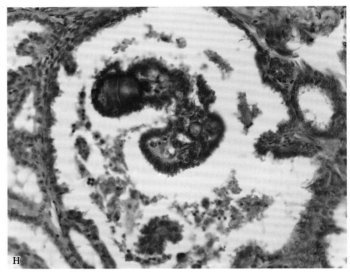

图 2-9　鼻咽部乳头状腺癌

病例 1：A. 乳头状增生的肿瘤组织内可见花瓣样细胞团；B. 肿瘤细胞乳头状增生，细胞有异型性；C. 癌巢呈小灶状浸及黏膜深层。病例 2：D. 乳头状区；E. 乳头及腺样增生区；F. 腺样囊腔形成。病例 3：G. 乳头状增生似甲状腺乳头状癌；H. 可见沙砾体（此例免疫组化染色 TG 阴性）

（三）唾液腺型癌

咽部唾液腺型癌（salivary gland-type carcinomas）较少见。只占全部唾液腺肿瘤的 1.1%～3.3%。鼻咽部发病率很低，最常见的是腺样囊性癌和黏液表皮样癌。腺样性腺癌隐性发病，临床有中耳渗液、鼻出血、复视以及颅神经麻痹引起的症状。下咽常见黏液表皮样癌和腺样囊性癌。口咽部唾液腺肿瘤罕见，一半是恶性，可见腺样囊性癌及上皮 - 肌上皮癌等。

组织学形态与其他部位者相同（图 2-10）。

三、口咽部 HPV 阳性鳞状细胞癌

【概念】

口咽部 HPV 阳性鳞状细胞癌（oropharyngeal squamous cell carcinoma associated with high-risk HPV，OPSCC-HPV）是指发生于口咽部的与高危型 HPV 有关的鳞状细胞癌。

【临床特点】

由欧美首先报告，占其口咽部癌的 45.8%，主要见于社会和经济地位较高的白种人，中位年龄 50～56 岁，男：女 ＝4：1。国内报告其发病年龄范围 30～69 岁，中位年龄 48 岁，男性及女性比例约 1：1，提示国内病例在发病年龄和性别方面与西方有所不同，年龄较西方病例还要年轻。90% 以上的病例 HPV16 检测阳性，口腔性行为是其 HPV 感染的高风险因子。肿瘤主要发生于舌根和腭扁桃体。原发灶较小时即出现颈部淋巴结转移，颈部淋巴结明显的囊性肿大为其常见临床表现，并成为其就诊的首发症状和原因。

影像学　PET-CT 检查提示舌根及扁桃体可能仅提示局灶代谢增高，而颈部肿物影像学检查多表现为囊性结节（图 2-11A、B）。

【病理变化】

1. **肉眼观**　肿瘤切面实性，灰白色。颈部淋巴结转移者淋巴结切面可见囊实性改变，囊腔大小不一。

2. **镜下观**　淋巴结转移者切面常见大小不一的囊性结构，囊壁可见多灶状分化差的癌组织浸润及残留的淋巴组织及淋巴滤泡，淋巴结被膜呈纤维性增厚，淋巴管内可见瘤栓（图 2-11C～H）。无论原发灶还是淋巴结等转移灶，常表现为非角化性鳞状细胞癌，以基底样鳞癌多见，高核浆比及高核分裂活性，常伴有淋巴样间质及淋巴细胞穿透，突然的角化及粉刺样坏死均提示为 OPSCC-HPV。扁桃体及舌根的原发灶常发生于隐窝上皮，呈巢状及分叶状浸润至被覆上皮下，可呈区域性累及，多灶性生长小灶状癌巢在低倍镜下似淋巴滤泡的生发中心，近扁桃体隐窝生长者可呈乳头状鳞状细胞癌的形态（图 2-12A～D）。远隔脏器转移者肿瘤形态多同原发灶（图 2-12E）。OPSCC-HPV 均认为是浸润性肿瘤，但由于其预后通常较好，目前不提倡再进行组织病理学分级。

形态变化可见乳头状鳞状细胞癌。混合型鳞癌（NK/K）、非特异性腺癌、肉瘤样癌、小细胞型（神经内分泌癌标记物可阳性）、淋巴上皮癌、未分化癌、腺鳞癌伴腺样囊性结构（无 *MYB-NFIB* 基因融合）及疣状癌等。

3. **免疫组化染色**　瘤细胞 P16 全部为强阳性，核及浆均阳性，阳性率 >70%；Ki-67 强阳性，P53 弱阳性或阴

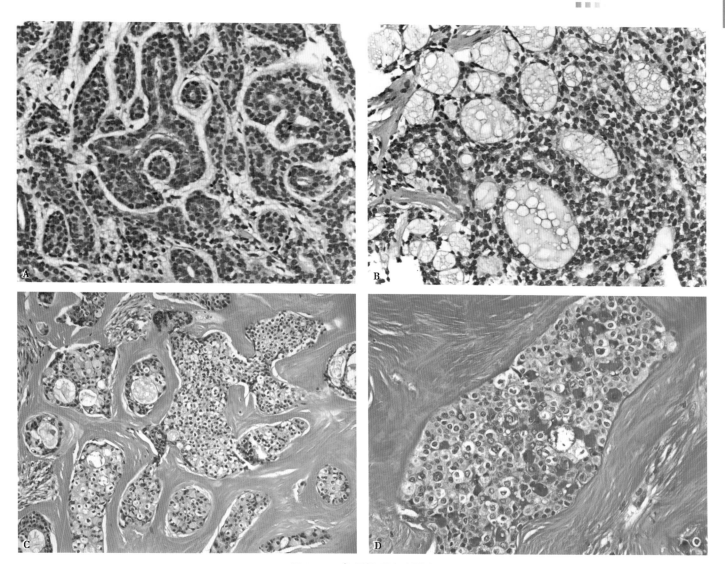

图 2-10　鼻咽部唾液腺型癌

病例 1，腺样囊性癌：A. 癌细胞排列呈腺管状；B. 可见筛状排列区。病例 2，分化较差的黏液表皮样癌：C. 可见低分化癌巢及黏液腺细胞；D. PAS 染色黏液细胞内可见黏液着色

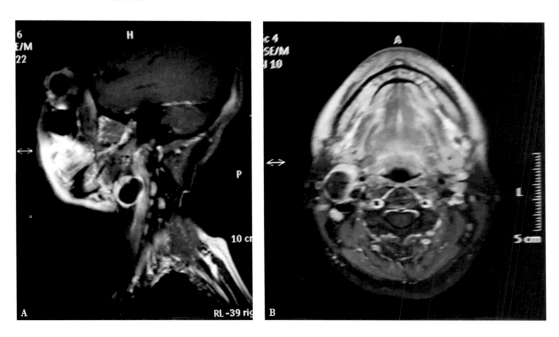

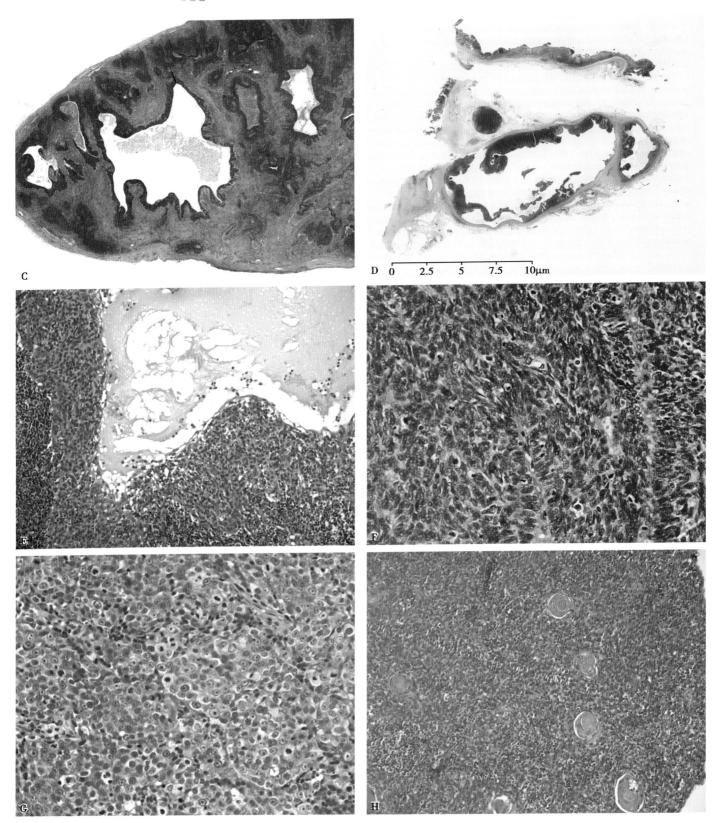

图 2-11　口咽部 HPV 阳性鳞状细胞癌

A. MRI 矢状位显示右颈部淋巴结肿大, 伴囊性变, 被膜增厚; B. MRI 水平位显示右颈部淋巴结肿大, 伴囊性变, 被膜增厚; C. 示颈部癌转移淋巴结切面, 其内可见大小不一的不规则囊腔, 囊内壁内衬非角化的鳞状细胞癌组织, 囊腔内可见分泌物及坏死物, 囊壁间为残留的淋巴组织, 伴纤维组织增生及癌组织浸润; D. 数字扫描病理切片, 示癌转移淋巴结囊性变, 淋巴结被膜纤维性增厚; E. 示癌转移淋巴结囊性变, 囊内壁内衬非角化的鳞状细胞癌组织, 其内可见淋巴细胞浸润(穿透), 囊腔内可见液性分泌物; F. 示肿瘤呈基底样鳞状细胞癌形态, 分化差, 可见核分裂象; G. 示肿瘤细胞分化差, 呈巢状浸润, 核仁明显, 可见核分裂象; H. 肿瘤组织内可见数个突然角化的细胞巢

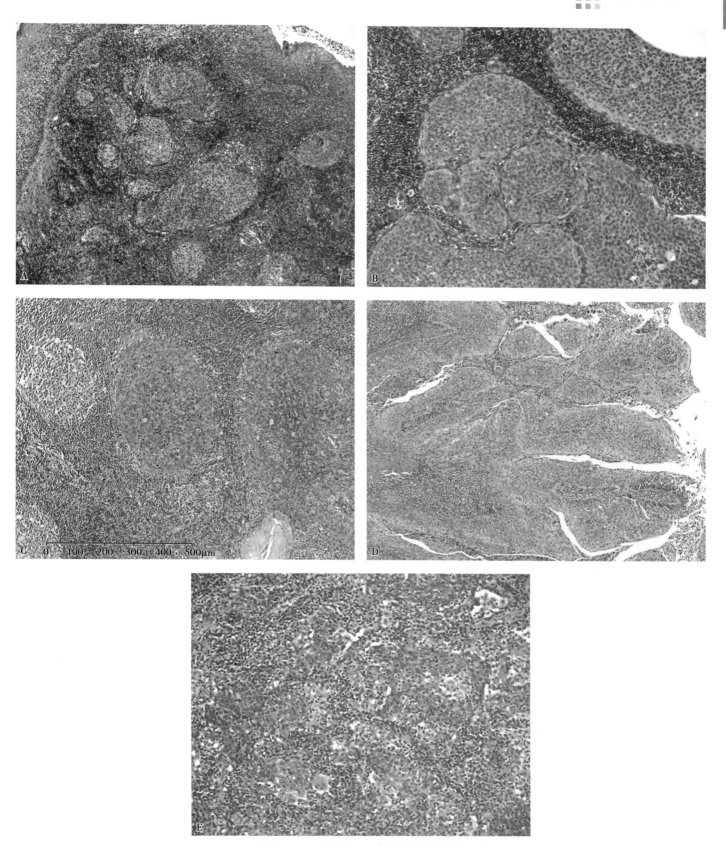

图 2-12 口咽部 HPV 阳性鳞状细胞癌

A. 扁桃体内可见非角化的鳞状细胞癌癌巢多灶状浸润；B. 同 A 图病例颈部淋巴结内转移癌，其形态同扁桃体内癌；C. 扁桃体内浸润性生长的癌巢，形态呈非角化的鳞状细胞癌，与图左侧残留的淋巴滤泡生发中心形态有相似之处；D. 扁桃体内肿瘤可见乳头状鳞状细胞癌形态；E. 肺内转移灶，形态呈非角化性鳞状细胞癌

性（图 2-13A～C）。免疫组化 P16 染色方法被认为是最简单经济的 HPV 感染的替代标记物，应用广泛，易于操作，高度敏感，且 DNA 的降解对免疫组化的结果并不会产生明显的影响，其对 OPSCC-HPV 的特异性达到 80%。故对所有口咽部 SCC 及其亚型、原发灶不明的颈部淋巴结转移病例均建议进行免疫组化 P16 的筛查。

4. 分子病理学　高危型 HPV16 多阳性，HPV mRNA16 全部为强阳性，HPV mRNA18 少数病例同时阳性（图 2-13D）。HPV DNA 检测阳性率低。

【鉴别诊断】

颈部淋巴结转移重点是与鳃裂囊肿及其癌变鉴别，其次是食管鳞状细胞癌等颈部转移、鼻咽癌颈 LN 转移及颈部其他囊肿。舌根及扁桃体部位的原发灶应与该部位 HPV 阴性的鳞状细胞癌鉴别。

1. 鳃裂囊肿　占颈部囊肿的 20%、侧颈部囊肿的 90%，为起源于第二鳃器残留的先天性颈侧囊肿，80%～90% 起源于第二鳃器，包含鳃囊肿、窦、瘘管，有两个发病高峰，<5 岁发病者占 20%，20～40 岁发病者占 75%，多为单侧，时肿时消，无痛，可压缩，颈部肿胀，上呼吸道感染后肿大，沿胸锁乳突肌前缘分布。镜下囊肿被覆上皮 90% 为成熟性复层鳞状上皮，其次为呼吸上皮，可见黏液细胞及两者交界、移行，从底部到腔面逐渐成熟，可有角化，腔面可见角化碎屑，常无增厚的囊壁或促结缔组织增生的纤维囊壁，囊壁可见淋巴组织伴生发中心，上皮通常不癌变/无恶变潜能，如果上皮伴不典型性，且年龄 >40 岁，应考虑口咽部癌转移的可能，此时 P16 有鉴别作用（但 50% 的鳃裂囊肿 P16 可阳性）。

2. 食管鳞状细胞癌颈淋巴结转移　其常有食管癌病

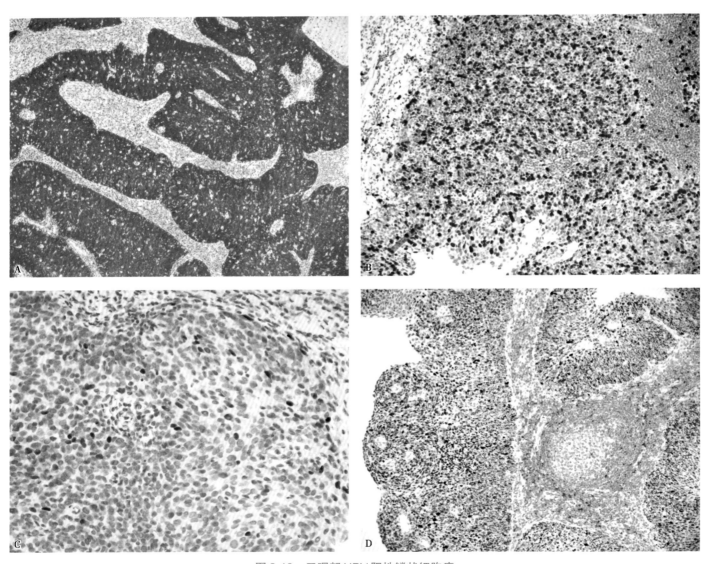

图 2-13　口咽部 HPV 阳性鳞状细胞癌

A. IHC 示肿瘤细胞 P16 弥漫强阳性；B. IHC 示肿瘤细胞 Ki-67 阳性，阳性率 >70%；C. IHC 示肿瘤细胞 P53 弱阳性；D. 原位杂交示肿瘤细胞 HPV mRNA16 检测显示强阳性

史，P53 及 Ki-67 免疫组化染色结果不同，P16 及 HPV 检测阴性。

3. 淋巴上皮癌颈淋巴结转移　主要是与非角化性未分化型鼻咽癌鉴别，通过 CK、EBER、HPV 检测及检查鼻咽部可以鉴别。

【治疗及预后】

治疗采用手术及放射治疗，对放疗敏感。3 年生存率为 82%，非 HPV 相关的鳞状细胞癌为 57%。

第四节　异位颅内肿瘤

一、异位垂体腺瘤

异位垂体腺瘤（ectopic pituitary adenoma）最常发生于蝶窦及鼻咽。可能起源于胚胎时残留在此处的垂体前叶细胞，女性多见，平均发病年龄 49 岁。临床表现与其占位有关，包括鼻堵、鼻窦炎、鼻衄、头痛或视野缺失等。约 50% 病人有激素分泌过多的临床表现，如 Cushing 病、指端肥大症、甲亢、闭经、多毛症等。影像学 CT 和 MRI 检查能确定肿瘤的范围及部位。

大体肿瘤呈息肉样或带蒂肿块，常孤立性生长。镜下组织学结构与颅内垂体腺瘤相同（图 2-14，参见第一章第八节）。组织学虽属良性，但由于部位特殊及激素的表现，有致死可能。

诊断时应排除颅内垂体腺瘤从蝶鞍通过蝶骨向下蔓延至鼻咽部。

二、颅咽管瘤

颅咽管瘤（craniopharyngioma）罕见，可起源于鼻咽部或起源于鞍上区而向下侵犯鼻咽部。与 Rathke 囊的残迹有关。颅咽管残迹存在于蝶鞍、蝶骨体、沿鼻中隔到软腭。颅咽管瘤可发生于上述径路的任何部位。20 岁左右

的年轻人多见。相对常见于鼻咽部。临床症状取决于肿瘤的部位和大小。鼻咽部等鞍下肿块、靠近蝶鞍者往往有颅神经症状，也可有鼻堵等呼吸症状，肿瘤易与周围组织粘连，手术不易切净而致复发。其形态特征与鞍上颅咽管瘤相似。对放疗敏感（参见第一章第八节）。

第五节　软组织肿瘤

一、良性软组织肿瘤

（一）鼻咽部血管纤维瘤

【概念】

鼻咽部血管纤维瘤（juvenile nasopharyngeal angiofibroma，JNA）是发生于年轻男性鼻咽部的局灶进行性肿瘤，含有不同比例的细胞及纤维血管成分。

【临床特点】

肿瘤少见，常发生于 10～25 岁青年男性，平均年龄 17 岁。可原发于鼻咽顶、鼻咽后壁咽腱膜和蝶骨翼板骨外膜等处。临床表现主要是鼻出血、鼻塞；肿瘤侵入翼腭窝、上颌窦后壁和其外方可引起面颊部隆起；压迫咽鼓管咽口引起耳鸣、耳闭、听力下降；侵入翼管引起干眼症，侵入眼眶引起眼球外突运动受限，视力减退或视野受损等症状。该病虽是良性肿瘤，但因可破坏颅底骨质并累及周围软组织结构而导致严重的并发症。Thompson 将其分期如下（表 2-1）。

表 2-1　鼻咽部血管纤维瘤的分期

分期	肿瘤范围
Ⅰ期	肿瘤局限于鼻咽部无骨质破坏
Ⅱ期	肿瘤侵犯鼻腔、上颌窦、筛窦、蝶窦，无骨质破坏
Ⅲ期	肿瘤侵犯翼腭窝、颞下窝、眶部、蝶鞍区
Ⅳ期	肿瘤团块状侵犯颅腔、海绵窦、视交叉、或垂体窝

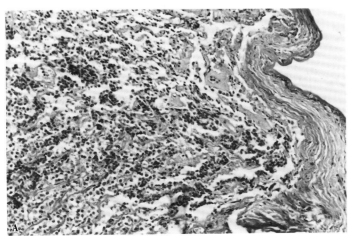

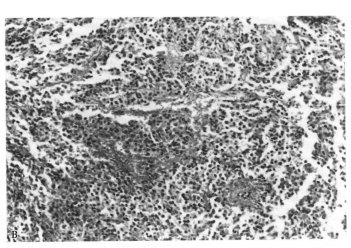

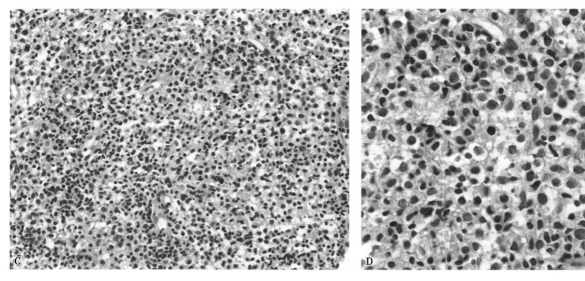

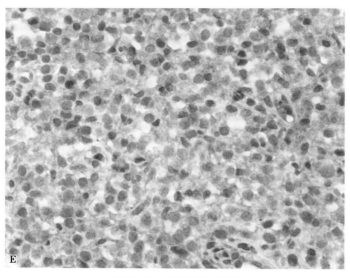

图 2-14 异位垂体腺瘤

A. 被覆黏膜上皮下可见无包膜的肿瘤组织；B、C. 肿瘤细胞呈片、巢状分布，瘤细胞形态一致，异型性小，染色质均匀；D. 偶见核分裂象；E. IHC 示瘤细胞 PL 阳性

影像学 可准确显示肿瘤范围、边缘及骨质受压和吸收破坏的情况。MRI 可显示肿瘤范围、肿瘤内部的扩张血管，但在显示颅底骨质方面不如 CT（图 2-15A）。DSA 血管造影术可显示肿瘤的血管供应，有助于术前栓塞。

【组织学来源及病因】

发病原因不明，有多种观点：Martin（1948 年）最早提出性激素依赖学说，他认为 JNA 是由雌激素不足或雄激素相对过多引起的，而 Dane 则认为 JNA 是由雌激素过多引起的。Maurice 和 Milad 等认为 JNA 是胚胎发育过程中可勃起生殖组织异位遗留在鼻咽部，在青春期雄激素的刺激下生长产生的肿瘤。Schink B 等认为由于第一鳃弓动脉退化不完全，以及青春期生长发育的刺激，使得残留的鳃弓动脉发展为血管纤维瘤。

【病理变化】

1. **肉眼观** 肿瘤圆形或结节状无包膜，无蒂或有蒂，平均直径约 4cm，最大可达 22cm。表面覆以黏膜较光滑，或有溃疡形成，切面多样，血管成分多时，肿瘤可呈海绵状，纤维成分为主时纤维性质韧，灰白色（图 2-15B）。

2. **镜下观** 由纤维组织及血管组成，中央区纤维成分多，周边区血管成分多，纤维结缔组织由丰满的梭形、多角形或星形细胞及胶原纤维构成，血管口径不一、薄壁或厚薄不一、裂隙状、毛细血管状至不规则扩张及分支状，肌层缺如或厚薄不一（图 2-15C～E）。间质纤维母细胞可具有多形性，核呈泡状，有时出现奇异核，核仁不明显，核分裂象常缺如。间质可疏松、黏液变，也可富含细胞而致密，其间肥大细胞常见。栓塞治疗后的标本肿瘤

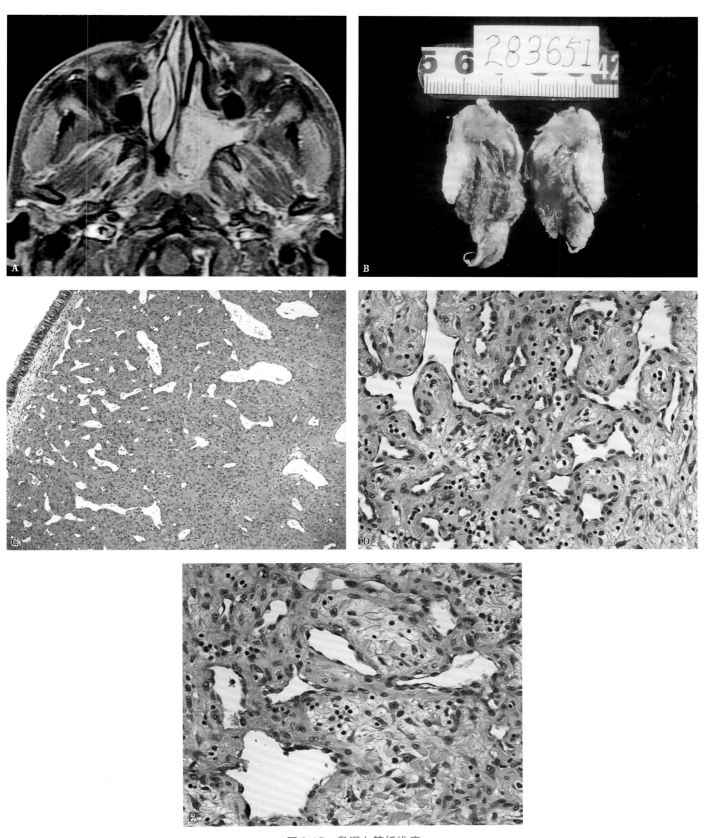

图 2-15　鼻咽血管纤维瘤

A. 水平位 T_1C+MRI 示源于左侧蝶腭孔的弥漫增强肿块,蔓延至鼻咽、翼腭窝,肿瘤内见多处留空现象;B. 肿瘤境界清楚,切面呈纤维性;C. 黏膜上皮下特征性的薄壁血管增生及致密纤维性组织增生;D、E. 肿瘤由血管及纤维结缔组织构成,血管呈不规则裂隙状或直角分支状

通常显示梗死区，在一些血管内可见血栓。

3. 免疫组化染色　血管壁细胞表达 Vimentin、SMA，间质细胞仅表达 Vimentin，但在纤维化明显的区域也可局灶表达 SMA。内皮和间质细胞核通常表达雄激素受体及 β-catenin，偶表达孕激素受体。间质细胞偶可表达 SMA，尤其是在肿瘤的外周部，但不表达 Desmin、S-100 蛋白。内皮细胞 FVIII-R、CD34、CD31 强阳性表达。

4. 分子病理学　鼻咽纤维血管瘤特征性的染色体改变是获得、丢失 Y 染色体及获得 X 染色体较常见。β-catenin 基因（*CTNNB1*）突变见于 75% 的肿瘤。

【鉴别诊断】

主要和息肉、血管外皮细胞瘤、孤立性纤维性肿瘤及纤维瘤病等鉴别。

1. 息肉　有炎细胞，缺乏 JNA 典型的血管排列。

2. 血管外皮细胞瘤　肿瘤细胞围血管呈放散状排列，免疫组化 CD34、Bcl-2 弱阳性，不表达雄激素。

3. 孤立性纤维性肿瘤　细胞成分更丰富，且无 JNA 样血管排列，CD34、Stat6、Bcl-2 和 CD99 阳性表达，不表达雄激素。

4. 纤维瘤病　边缘浸润性生长，无 JNA 典型的血管结构。

【治疗及预后】

手术治疗：采用冷冻、低压麻醉、激光、电刀等方法，减少出血及复发，根据肿瘤范围和部位采用经鼻、经腭或二者结合进路切除肿瘤。术前可用动脉栓塞、放疗或服乙烯雌酚，5mg/d，连续 15～30 天可使肿瘤缩小利于手术。术前硬化剂注射亦有减少术中出血的作用。

鼻咽血管纤维瘤呈局部侵袭性生长，约 20% 复发，多发生于术后 6～12 个月，有关肿瘤术后复发率有不同报道，可能是由于术前采取不同的诊断方法，不同的肿瘤分期体系，采取不同的手术方法引起的。肿瘤恶变极其罕见，见于放疗后。青春期后自发性消退偶有报告。

（二）血管瘤样纤维组织细胞瘤

【概念】

血管瘤样纤维组织细胞瘤（angiomatoid fibrous histiocytoma，AFH）系一种罕见且具有明显形态特征的中间型软组织肿瘤，形态学以不同比例梭形组织细胞样细胞增生，呈结节状或片状排列，肿瘤内含不规则假血管腔隙和肿瘤周围淋巴浆细胞浸润为特征，分子遗传学多呈现 *EWSR1-CREB1* 融合基因。

【临床特点】

自出生至 79 岁均可发生，好发于 20 岁以下青少年，成人少见。男女性别无明显差异。四肢皮下最常见，躯干和头颈部位次之，也可发生于腹膜后、纵隔、外阴、卵巢、肺、骨、颅内等深部软组织和脏器。常表现为一个无痛性表浅软组织包块，有时会误为血肿，部分病人可伴有发热、贫血或体重减轻等系统症状。无症状者常因查体发现。

影像学　CT 或 MRI 显示边界较清楚肿块，病灶内可有液平面，类似动脉瘤样骨囊肿改变（图 2-16A）。

【病理变化】

1. 肉眼观　境界清楚，肿块直径 0.7～12cm（平均 2cm），切面灰褐色，质地坚实，部分可见不规则出血性囊腔。

2. 镜下观　经典 AFH 显示以下三种特征性形态：①肿瘤中心为梭形至卵圆形组织细胞样细胞增生，似合体样生长方式，瘤细胞边界不清，胞核圆或卵圆形，可见核沟，染色质细，胞质淡嗜酸性，多呈结节状、不规则片状或巢状，也可呈旋涡状或席纹状排列（图 2-16B）；核分裂象少见，一般 < 5 个 /10HPF。②肿瘤内常含有多灶性出血性囊腔，似假血管腔隙（图 2-16C）。部分病例也可呈无出血的实体性或黏液性病变等形态（图 2-16D）。③肿瘤周边可见淋巴细胞和浆细胞浸润带（图 2-16E），个别病例可有嗜酸性粒细胞浸润，有时淋巴细胞聚集形成淋巴滤泡，可与外被纤维性假包膜融合，形成特征性的淋巴细胞鞘。

3. 免疫组化染色　肿瘤细胞表达 EMA 和 CD99，约半数以上病例表达 Desmin，常呈树突状，病变内组织细胞表达 CD68、CD163（图 2-17）。瘤细胞不表达 CK、S-100、CD21、CD31、CD34 和 HMB45 等。

4. 分子遗传学　约 >90% 病例发生 t（2;22）（q33;q12）染色体易位形成 *EWSR1-CREB1* 融合基因，其次为 t（12;22）（q13;q12）形成 *EWSR1-ATF1* 融合基因，少见病例 t（12;16）（q13;p11）形成 *FUS-ATF1* 融合基因。

【鉴别诊断】

1. 动脉瘤样纤维组织细胞瘤　为短期内快速增大的肿瘤，病变内常见大的血腔及出血区，伴丰富含铁血黄素沉积，可有活跃核分裂象。瘤细胞可表达组织细胞标记，不表达 Desmin。

2. 组织细胞或树突状细胞肿瘤　易误诊为滤泡树突状细胞肉瘤、指状树突状细胞肉瘤等；伴有嗜酸性粒细胞浸润时需与朗格汉斯细胞组织细胞性疾病鉴别。免疫组化 CD21、CD35、S-100、CD1a、Desmin、EMA 等有助于其鉴别。

3. 转移性恶性黑色素瘤　肿瘤细胞出现异型性和瘤周丰富淋巴细胞浸润时，需与转移性恶性肿瘤鉴别。

4. 肌上皮瘤　需与黏液型 AFH 鉴别，免疫组化肌上皮瘤可表达 CKp、S-100、calponin，部分病例表达 SMA、P63、EMA、GFAP、CD10，但 Desmin 阴性。

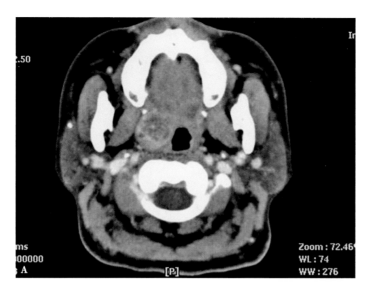

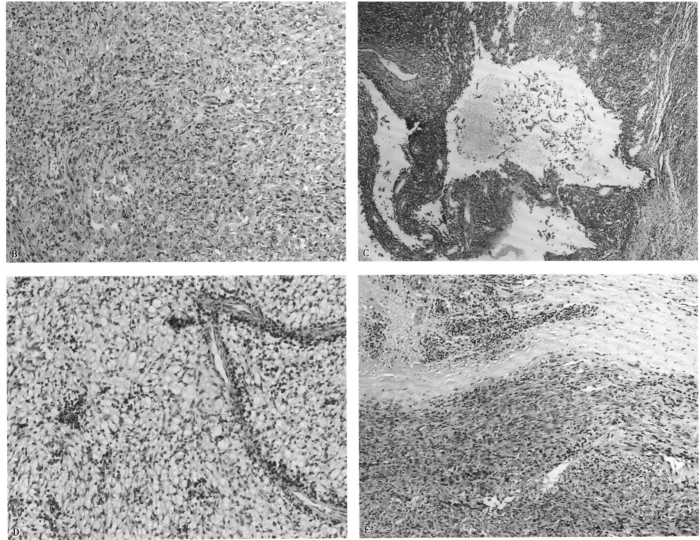

图 2-16　血管瘤样纤维组织细胞瘤

A. 右咽旁 CT 显示黏膜下肿块，边界清楚，肿块内可见囊性变；B. 肿瘤呈多结节状生长，瘤细胞形态似组织细胞或树突细胞，核卵圆形，有核沟，胞质丰富淡嗜酸性，边界不清；C. 肿瘤组织间质可见血管样腔隙及出血囊变，局部含铁血黄素颗粒沉积；D. 肿瘤间质明显黏液变性，瘤细胞呈细丝网状漂浮于黏液中；E. 肿瘤有厚的纤维性包膜，包膜外可见淋巴细胞浸润

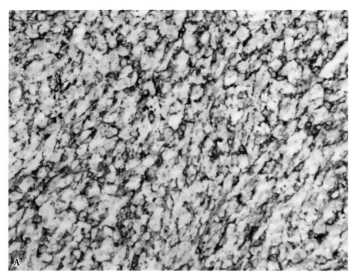
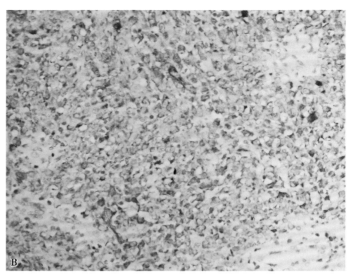
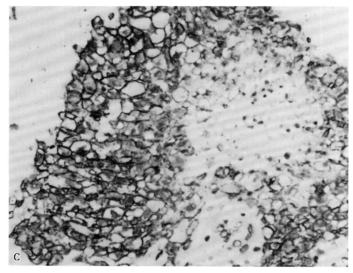

图 2-17 血管瘤样纤维组织细胞瘤

A. IHC 示肿瘤细胞弥漫性 CD163 阳性；B. IHC 示肿瘤细胞 Desmin 胞质阳性；C. IHC 示肿瘤细胞 EMA 阳性表达

5. 神经源性肿瘤 需要与神经束膜瘤及神经鞘瘤鉴别，免疫组化 S-100、Desmin、CD163、CD99、EMA 的组合检查有助于两者的鉴别。

【治疗及预后】

采取局部广泛切除。局部复发率 2%～11%，仅不到 1% 可发生转移，主要转移至区域淋巴结，偶有晚期远处转移报道。尚无组织学参数可用于生物学行为预测。

（三）咽血管瘤

咽血管瘤（pharynx angioma）不多见，主要发生于鼻咽部和咽侧壁。多见于年轻人，无性别差异。临床上有咯血、咽部异物感、耳闭、耳疼、吞咽及呼吸困难。

大体平或稍隆起或结节状，紫红色或青蓝色。组织学上包括毛细血管瘤，分叶状毛细血管瘤和海绵状血管瘤。

（四）血管平滑肌脂肪瘤

血管平滑肌脂肪瘤（angiomyolipoma）本质上是一种错构瘤，极少见，大体上呈结节状隆起，表面黏膜光滑，肿瘤界清，无包膜。镜下与发生于其他部位者相似，由厚壁血管，脂肪组织及平滑肌成分构成（图 2-18）。

（五）纤维瘤病

纤维瘤病（fibromatosis），又称侵袭性纤维瘤病（aggressive fibromatosis）。临床症状有咽部不适，局部肿物，吞咽困难等症状。镜下见纤维母细胞和胶原纤维增生，肿瘤边缘浸润至正常组织，将部分正常组织包埋在内。局部切除后易复发。

（六）神经节细胞瘤

神经节细胞瘤（ganglion cell tumor, gangliocytoma, ganglioneurocytoma）少见，是咽部副交感神经节发生的肿瘤。常见于咽壁和咽旁间隙。北京同仁医院曾诊断一例，发生在 23 岁男性左咽侧壁。大体上，肿瘤 1.5cm×1.0cm×0.5cm，表面光滑，有完整包膜，切面灰白、实性，

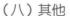

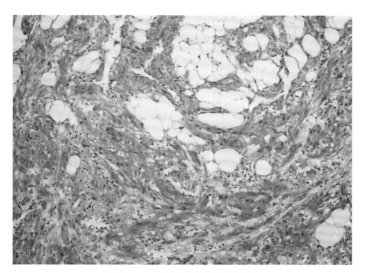

图 2-18 血管平滑肌脂肪瘤
肿瘤由厚壁血管、脂肪组织及平滑肌组成

可有钙化及囊性变。镜下由分化成熟的肿瘤性神经节细胞组成。肿瘤性神经节细胞排列紊乱或异常群集，分化成熟的瘤细胞也可呈现单核、双核、多核，有大核仁，胞质内有尼氏体（图 2-19），瘤组织内可混杂有神经纤维。

免疫组化染色示肿瘤性神经节细胞 NF、NSE 阳性，Chg-A 和 Syn 也可呈阳性，为生长缓慢的良性肿瘤，切除干净可治愈。

（七）血管内皮细胞瘤

血管内皮细胞瘤（haemangioendotheliaoma）属于交界性或潜在恶性、血管性病变，多见于四肢，咽部者非常罕见，文献仅见个案报道。HE 分为上皮样细胞亚型、梭形细胞亚型。光镜下肿瘤性血管内皮细胞呈圆形至梭形，具有胞质空泡。治疗上可先在血管造影下行栓塞以减少术中及术后出血。

（八）其他

也可发生纤维组织细胞瘤、平滑肌瘤、横纹肌瘤、血管外皮细胞瘤、神经鞘瘤、神经纤维瘤、脂肪瘤和错构瘤及骨纤维结构不良、骨瘤和软骨瘤。

二、恶性软组织肿瘤

（一）横纹肌肉瘤

鼻咽部横纹肌肉瘤（rhabdomyosarcoma）占头颈部肿瘤的 3%，是儿童鼻咽部最常见的 3 种恶性肿瘤之一，主要发生于鼻咽部、咽后壁、软腭和舌根。

大体上常呈息肉状，组织学上有胚胎性、腺泡状和多形性 3 型，形态与发生在软组织的横纹肌肉瘤相同（参见图 1-77～图 1-80），是高度恶性肿瘤。可以沿颅底扩散并侵入颅内。可见颈部淋巴结、肺和骨等的远处转移。

（二）血管肉瘤

血管肉瘤（pharynx angiosarcoma）是来源于血管内皮的恶性肿瘤，在头颈部，头皮是最常见的发病部位，极少有发生于咽部者，多为梭形细胞型。

（三）滑膜肉瘤

滑膜肉瘤（synovial sarcoma，SS）并非起源于滑膜的衬覆细胞，其确切起源到目前为止依然不明。多见于年轻人，男性略多。可发生于全身各个部位，如关节、肺、胃肠道、肝脏、外阴，甚至结膜。发生于咽部者极罕见，迄今仅有 2 例报道，组织病理学表现为单相型滑膜肉瘤。存活率及复发率似乎优于其他部位病变。

（四）脂肪肉瘤

脂肪肉瘤（pharyngeal liposarcoma）罕见。影像学表现类似于神经源性肿瘤。组织学表现与其他部位者相同，也可以区分为多个亚型。其中，黏液型相对多见，易复发，需要彻底切除。但是由于咽部结构特殊，过大的手

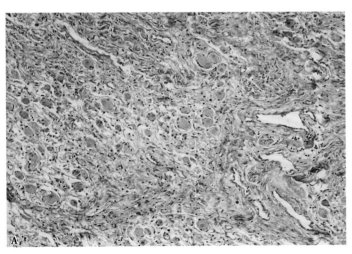

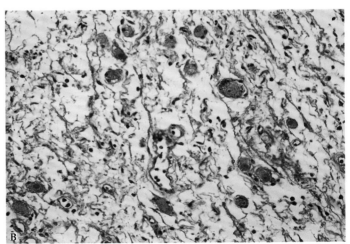

图 2-19 神经节细胞瘤
A. 由排列紊乱且异常群集的成熟神经节细胞组成；B. 分化成熟的单核瘤细胞，有嗜酸性大核仁

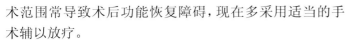

术范围常导致术后功能恢复障碍,现在多采用适当的手术辅以放疗。

(五)未分化肉瘤

未分化肉瘤(undifferentiated/unclassified sarcoma)多发生于中老年成人,但头颈部相对罕见(3%~10%),咽部更罕见,仅有个案报道。临床上可表现为吞咽困难、语言障碍,并进行性加重。纤维咽喉镜检查可见咽部肿块。CT扫描能更详细的描述肿瘤大小、部位、与周围组织关系。组织学上有时难以诊断,易与其他肉瘤或多形性癌混淆。治疗需扩大切除,辅以放、化疗以减少复发。

(六)其他

罕见肿瘤包括脊索瘤、卡波西肉瘤、软骨肉瘤、血管肉瘤、恶性神经鞘瘤、纤维肉瘤、平滑肌肉瘤、恶性血管外皮细胞瘤、恶性畸胎瘤等。组织学形态及分子生物学特点与其他部位者相同。

第六节　转移性肿瘤

皮肤恶黑、肾癌、Wilms瘤、肺癌、乳腺癌、结肠癌、宫颈癌、白血病等可转移至咽部,均罕见,其形态与原发肿瘤相一致。既往病史有助于提示诊断。

第七节　鼻咽部肿瘤及瘤样病变的临床病理特点

鼻咽部为咽腔的最上部,发生于胚胎发育时的第一对咽囊,被覆黏膜上皮有假复层纤毛柱状上皮、鳞状上皮及复层柱状上皮,其内有淋巴组织,故旧称"淋巴上皮"。胚胎时的脊索、Rathke囊可退缩闭塞不全而残留在鼻咽部,成为肿瘤发生的基础。鼻咽部作为上气道的重要解剖生理部位,可以发生多种类型的肿瘤及瘤样病变,有些还具有一定的临床和病理学特点,已引起人们的极大关注,如鼻咽癌等。但关于该部位较全面的发病情况,国内外报告较少。首都医科大学附属北京同仁医院病理科收集鼻咽部肿瘤及瘤样病变病例1362例,对其整体临床病理特点进行了观察和总结,结果如下。

一、常见疾病类型及一般发病情况

其总的疾病类型及构成比由高至低按组织来源排序如下:淋巴造血组织(63.7%)>上皮组织(27.4%)>软组织(7.4%)>骨及软骨组织(1.1%)>异位颅内组织肿瘤及瘤样病变(0.4%)。恶性肿瘤中排在前5位的是鼻咽癌(78.6%)>淋巴造血组织恶性肿瘤(9.6%)>腺样囊性癌等唾液腺型腺癌(4.3%)>脊索瘤(2.6%)>嗅神经母细胞

瘤等恶性软组织肿瘤(2.4%);良性肿瘤及瘤样病变中排在前5位的是黏膜良性淋巴组织增生(87.5%)>以血管纤维瘤为主的软组织肿瘤(8.1%)>被覆上皮的乳头状瘤(1.7%)>多形性腺瘤(0.4%)>鼻胶质瘤(0.2%)。其中鼻咽部黏膜良性淋巴组织增生、鼻咽癌、血管纤维瘤、恶性淋巴瘤和唾液腺型腺癌的发病构成比例最高,是鼻咽部肿瘤及瘤样病变的常见病和多发病。总体病例男性:女性=1.8:1;良性:恶性=2.3:1。

二、常见疾病的临床病理学特点

(一)淋巴造血组织源性疾病

其良性淋巴组织增生远多于恶性淋巴瘤,儿童和成人均可以见到,儿童表现为腺样体肥大,成人则表现为残余腺样体的增生。临床多表现为黏膜平滑的鼻咽部肿物,常伴有鼻塞及耳鸣等症状,可疑为肿瘤而取病理活检检查,41%的病例小于20岁。男性发病集中在此年龄段(45.8%),50岁后明显减少(10.2%);而女性病人在各年龄段的发病率较为平均,无明显峰值年龄。50岁之前男性多于女性(1.8:1),50岁之后女性多于男性(1.7:1),应引起注意。

在恶性淋巴造血组织肿瘤中,除2例是白血病累及鼻咽部以外,其余均为原发的非霍奇金淋巴瘤,主要为弥漫性大B细胞淋巴瘤、T/NK细胞性淋巴瘤及浆细胞瘤,其平均发病年龄均较长。

(二)上皮组织肿瘤及瘤样病变

可区分为被覆上皮来源及唾液腺型上皮来源,均以恶性者居多,前者以鼻咽癌占绝对优势(92.6%),后者以腺样囊性癌多见。鼻咽癌中非角化型占绝大多数;年龄跨度从8岁到80岁,男性明显多于女性(2.6:1),男、女发病的峰值年龄也不同,分别为41~60岁及41~50岁,无论在任何年龄段,男性的发病率都明显高于女性。角化型鼻咽癌峰值年龄略晚于非角化型。其他类型癌瘤均较少见,乳头状腺癌细胞形态分化很好,当活检组织未取到肿瘤基底部浸润性病灶时,可误诊为良性腺瘤,应引起注意。

(三)软组织肿瘤及瘤样病变

软组织肿瘤类型较多,来源于血管、神经、横纹肌及纤维组织等,其中以血管纤维瘤最多见,占此处所有软组织肿瘤的74.8%,均为男性,峰值年龄11~20岁,中位年龄20岁,随着年龄的增长发病率明显降低,病人多处于青春发育期,未见小于10岁者及大于70岁者。发生于鼻咽部的其他软组织肿瘤少见,但也应警惕。如嗅神经母细胞瘤虽然好发于鼻顶嗅区,但此组病例中有4例原发于鼻咽部,恶性黑色素瘤的发病年龄较高(平均68岁),而2例横纹肌肉瘤的发病年龄则均较低(18岁及23岁)。

（四）骨及软骨组织肿瘤及瘤样病变

以脊索瘤多见，本组病例观察到有 11 例，年龄范围 15～46 岁，男 2 例，女 9 例。镜下组织病理学改变与其他部位者相同。胚胎时脊索可退缩不全而残留在鼻咽部成为脊索瘤的发生基础。脊索瘤是生长缓慢的低度恶性肿瘤，好发于中轴骨，如蝶枕骨区域及骶尾部，成人 50% 的肿瘤发生于骶尾部，35% 于蝶枕区，15% 于脊柱。也有报告发生于头颈部者（多位于蝶鞍背部、斜坡及鼻咽），其总的性别比男性多于女性，成人、儿童均可发病。发生于该部位的其他骨及软骨组织肿瘤及瘤样病变少见，包括软骨肉瘤及骨纤维结构不良等。

（五）异位颅内组织肿瘤及瘤样病变

罕见，本组收集到鼻胶质异位"鼻胶质瘤"2 例，原发性脑膜瘤 2 例及异位垂体腺瘤 1 例，后两者均见于 50 岁左右的成年人。"鼻胶质瘤"与脑膨出一样属于畸形性瘤样病变，常发现于新生儿及婴儿（本文均在 1 岁以内），两者的区别在于是否有颅底骨质缺损，因此手术时应格外仔细检查，诊断应密切联系临床。异位垂体腺瘤可能起源于胚胎时残留在鼻咽部的垂体前叶细胞，诊断时应排除颅内垂体腺瘤从蝶鞍通过蝶骨向下蔓延至鼻咽部。鼻咽部的脑膜瘤可以是原发性的，也可以继发于颅内脑膜瘤侵犯蝶骨、额窦，其诊断同样需要密切结合手术所见。

第八节 咽旁间隙肿瘤

【概念】

咽旁间隙（parapharyngeal space，PPS）是位于咽肌环与咀嚼肌群和腮腺之间由深筋膜围成的脂肪间隙，左右各一，上自颅底，下至舌骨水平，大致呈倒置的锥形。咽旁间隙的内侧壁为颊咽筋膜、咽上缩肌，与扁桃体窝相隔；外侧壁为翼内外肌、腮腺；后壁为覆盖颈椎和椎前肌的椎前筋膜。由茎突及其附着肌肉、韧带和筋膜将咽旁间隙分为茎突前、后间隙。茎突前间隙内主要为脂肪组织，外侧有腮腺深叶伸入。茎突后间隙主要通过颈动脉鞘（CS），其中包括颈内动静脉、Ⅸ～Ⅻ颅神经、颈交感干、球体组织和淋巴结等。

【临床特点】

咽旁间隙发生的肿瘤各年龄均可见，没有显著的性别差异。病人最常见的症状是在颈部或口咽水平出现肿块。其他的常见症状有吞咽困难、搏动性耳鸣，少见症状有发音困难、耳痛、耳聋、眩晕、颈椎疼痛和味觉缺失。少数病人在没有症状的情况下进展，因其他原因偶然发现。

【病理变化】

良性肿瘤占 83.6%，恶性肿瘤占 16.4%。良性肿瘤中以唾液腺源性多形性腺瘤最多见，第二常见肿瘤为神经鞘瘤，其次还有神经纤维瘤、副神经节瘤。恶性肿瘤中最多见的是唾液腺源性恶性肿瘤，占恶性肿瘤的 41%，癌在多形性腺瘤中、腺样囊性癌、肌上皮癌、黏液表皮样癌、上皮-肌上皮癌等均可见到；肉瘤可见横纹肌肉瘤、纤维肉瘤、软骨肉瘤及低度恶性肌纤维母细胞肉瘤等；此外可见神经母细胞瘤、Burkkit 淋巴瘤、脊索瘤、孤立性纤维性肿瘤及炎性肌纤维母细胞瘤等。其病理形态与其他部位该肿瘤的形态相同。

【生物学行为及预后】

恶性肿瘤有较高的复发率和死亡率，恶性肿瘤整体预后较差，5 年生存率为 50% 左右，与肿瘤的恶性程度相关，唾液腺源性恶性肿瘤预后相对较好。手术是 PPS 肿瘤的主要治疗方法。

参 考 文 献

1. Kalcioglu M T, Can S, Aydin N E. Unusual case of soft palate hairy polyp causing airway obstruction and review of the literature[J]. Journal of Pediatric Surgery, 2010, 45(12): 5-8.

2. White L J, Shehata B M, Rajan R. Hairy polyp of the anterior nasal cavity[J]. Otolaryngology - Head and Neck Surgery, 2013, 149(6): 961-962.

3. 祝亚猛, 李雪, 刘红刚. 鼻咽部良性淋巴组织增生 209 例临床病理分析[J]. 诊断病理学杂志, 2009, 16(6): 425-428.

4. 刘红刚, 张盛忠, 张连姗. 咽梅毒-附 4 例报告[J]. 耳鼻咽喉-头颈外科, 2001, 8(5): 275-277.

5. 张盛忠, 刘红刚, 李明, 等. 鼻、咽喉黏膜早期梅毒的病理诊断与鉴别诊断[J]. 中华病理学杂志, 2006, 35(7): 403-406.

6. Xiao L, Tang L, Yuan C, et al. The disappearance of femoral head and neck resulting from extensive bone defect caused by secondary syphilis: a case report and literature review[J]. Bmc Musculoskeletal Disorders, 2018, 19(1): 251.

7. Ficarra G, Carlos R. Syphilis: the renaissance of an old disease with oral implications[J]. Head & Neck Pathology, 2009, 3(3): 195-206.

8. Murrell G L. Secondary syphilis oral ulcer[J]. Otolaryngology - Head and Neck Surgery, 2009, 140(6): 942-943.

9. Zhao Z, Gao Q, Song P. A rare case of syphilitic mastoiditis concomitant with neurosyphilis[J]. Otolaryng Head Neck, 2015, 152(1): 185-186.

10. Petersson F. Nasopharyngeal carcinoma: a review[J]. Seminars in Diagnostic Pathology, 2015, 32(1): 54-73.

11. Ohe C, Sakaida N, Tadokoro C, et al. Thyroid-like low-grade nasopharyngeal papillary adenocarcinoma: report of two cases[J]. Pathology International, 2010, 60(2): 107-111.

12. Oishi N，Kondo T，Nakazawa T，et al. Thyroid-like low-grade nasopharyngeal papillary adenocarcinoma: case report and literature review[J]. Pathology Research & Practice，2014，210（12）：1142-1145.

13. 吴若晨，刘红刚. 鼻咽部低级别乳头状腺癌的临床病理学观察 [J]. 中华病理学杂志，2014，（9）：613-617.

14. Herman D P，Guillaume Lot M D，René Chapot M D，et al. Long-term follow-up of juvenile nasopharyngeal angiofibromas: analysis of recurrences[J]. Laryngoscope，2010，109（1）：140-147.

15. Mishra A，Jaiswal R，Amita P，et al. Molecular interactions in juvenile nasopharyngeal angiofibroma: preliminary signature and relevant review[J]. European Archives of Oto-Rhino-Laryngology，2019，276（1）：93-100.

16. Mcknight C D，Parmar H A，Watcharotone K，et al. Reassessing the anatomic origin of the juvenile nasopharyngeal angiofibroma[J]. J Comput Assist Tomogr，2017，41（4）：559-564.

17. 赵艺晔，白玉萍，刘红刚，等. 口咽部人乳头瘤状病毒阳性鳞状细胞癌临床病理学观察 [J]. 中华病理学杂志，2019，48（2）：127-131.

18. Katabi N，Lewis J S. Update from the 4th edition of the world health organization classification of head and neck tumours: what is new in the 2017 WHO blue book for tumors and tumor-like lesions of the neck and lymph nodes[J]. Head Neck Pathol，2017，11（1）：48-54.

19. Hay A，Ganly I. Targeted therapy in oropharyngeal squamous cell carcinoma: the implications of HPV for therapy[J]. Rare Cancers Ther，2015，3：89-117.

20. Pytynia K B，Dahlstrom K R，Sturgis E M. Epidemiology of HPV-associated oropharyngeal cancer[J]. Oral Oncol，2014，50（5）：380-386.

21. Woods R S，O R E，Kennedy S，et al. Role of human papillomavirus in oropharyngeal squamous cell carcinoma: a review[J]. World J Clin Cases，2014，2（6）：172-193.

22. Tsimplaki E，Argyri E，Sakellaridis A，et al. Oropharyngeal and laryngeal but not oral cancers are strongly associated with high-risk human papillomavirus in 172 Greek patients[J]. J Med Virol，2017，89（1）：170-176.

23. Marur S，D S G，Westra W H，et al. HPV-associated head and neck cancer: a virus-related cancer epidemic[J]. Lancet Oncol，2010，11（8）：781-789.

24. Fujimaki M，Fukumura Y，Mitani K，et al. Histological subtypes and characteristic structures of HPV-associated oropharyngeal carcinoma: study with Japanese cases[J]. Diagn Pathol，2013，8：211.

25. Singhi A D，Stelow E B，Mills S E，et al. Lymphoepithelial-like carcinoma of the oropharynx: a morphologic variant of HPV-related head and neck carcinoma[J]. Am J Surg Pathol，2010，34（6）：800-805.

26. Jianguo H E，Hua J，Yang B，et al. Liposarcoma of the retropharyngeal space with rapidly worsening dyspnea: a case report and review of the literature[J]. Oncology Letters，2013，5（6）：1939-1942.

27. Gethin-Jones T L，Iii N R E，Morse C R. Surgical management of mediastinal liposarcoma extending from hypopharynx to carina: case report[J]. World Journal of Surgical Oncology，2010，8（1）：1-2.

28. Agarwal M，Singh A，Abrari A，et al. Monophasic synovial sarcoma of posterior pharyngeal wall: a rare case report with unique reconstruction using lateral trapezius flap[J]. European Archives of Oto-Rhino-Laryngology，2017，274（4）：1-6.

29. Hakeem A H，Hakeem I H. Aggressive monophasic synovial sarcoma involving sublingual gland: first case[J]. National Journal of Maxillofacial Surgery，2014，4（2）：239-241.

30. Liu S C，Su W F. Synchronous double cancers of the hypopharynx: malignant fibrous histiocytoma and squamous cell carcinoma[J]. Ear Nose Throat J，2014，93（93）：E32-E37.

31. Bergh P，Kindblom L，Gunterberg B，et al. Prognostic factors in chordoma of the sacrum and mobile spine: a study of 39 patients[J]. Cancer，2015，88（9）：2122-2134.

32. Kaushik C，Ramakrishnaiah R，Angtuaco E J. Ectopic pituitary adenoma in persistent craniopharyngeal canal: case report and literature review[J]. J Comput Assist Tomogr，2010，34（4）：612-614.

喉

第一节　非特异性炎症性疾病

一、急性喉炎

急性喉炎（acute laryngitis）的病因主要是病毒感染，常与急性鼻炎、咽炎同时发生。肉眼见喉黏膜充血、肿胀，表面粗糙、颗粒状。镜下见黏膜充血、水肿，中性粒细胞、淋巴细胞浸润。被覆上皮脱落后可以发生溃疡。

二、急性会厌炎

急性会厌炎（acute epiglottitis）与嗜血性流感病毒感染有关。儿童易患，肉眼表现为杓状会厌皱襞及会厌周围疏松结缔组织的急性水肿，可以引起窒息死亡。镜下见黏膜固有层高度充血、水肿，中性粒细胞浸润（图 3-1）。

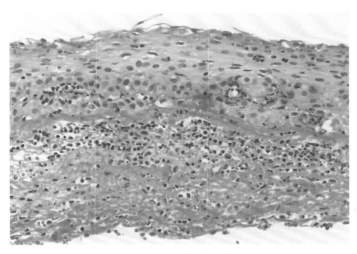

图 3-1　急性会厌炎
黏膜固有层充血、出血，中性粒细胞浸润

三、慢性喉炎

慢性喉炎（chronic laryngitis）与吸烟、过度用声、化学因子刺激及细菌感染有关。临床有异物感。镜下见黏膜内淋巴细胞、浆细胞等慢性炎症细胞浸润。慢性萎缩性喉炎（chronic atrophic laryngitis）多见于老年人，是长期炎症刺激的结果。临床表现为喉部干燥、不适。镜下见黏膜下纤维组织增生，血管及腺体减少、萎缩，纤毛柱状上皮鳞化。

四、声带息肉

声带息肉（vocal cord polyp）较常见，用声过度引起声带黏膜下血液循环障碍，出血是主要原因，感染、吸烟、内分泌紊乱、变态反应等也可引起息肉。声音改变及嘶哑是其最常见的临床症状。

在临床上声带小结（nodule）和息肉（polyp）不用作同义词。小结更多发于年轻女性，与滥用发音有关，而息肉可发生于任何年龄。

【病理变化】

1. 肉眼观　小结几乎都是双侧性的、水肿的、胶状的或出血性团块，累及声带中 1/3 处相对的表面，典型者为数毫米大小。相比之下，息肉通常累及室间隙或单侧声带的任克氏（Reinke's）间隙，表现为软而有弹性、半透明或粉红色的团块。息肉可表现为无蒂或有蒂，质地可为软、有弹性或坚硬，颜色可为白色半透明或红色不等，可达数厘米。

2. 镜下观　小结始于水肿，伴黏液性基质，随时间进展发生纤维样变。息肉可见黏膜固有层水肿、出血、血浆渗出、血管扩张、毛细血管增生，间质黏液样变性、玻璃样变性、纤维化等。可有少量炎症细胞浸润。偶见钙化。依其成分的多少可分为 4 型：水肿型、血管型、黏液型和纤维型（图 3-2）。被覆上皮可发生萎缩、角化或增生。

【鉴别诊断】

包括淀粉样变、血管瘤、黏液瘤、神经鞘黏液瘤和鳞状细胞癌等。淀粉样物质为云絮状，刚果红染色阳性；血管瘤时血管的增生更明显；黏液瘤时间质的梭形及星芒状细胞较有特点；神经鞘黏液瘤可应用 S-100 免疫组化染色；鳞状细胞癌时细胞异型性明显，癌巢边界不规整。还应结合其他临床病理改变进行鉴别。

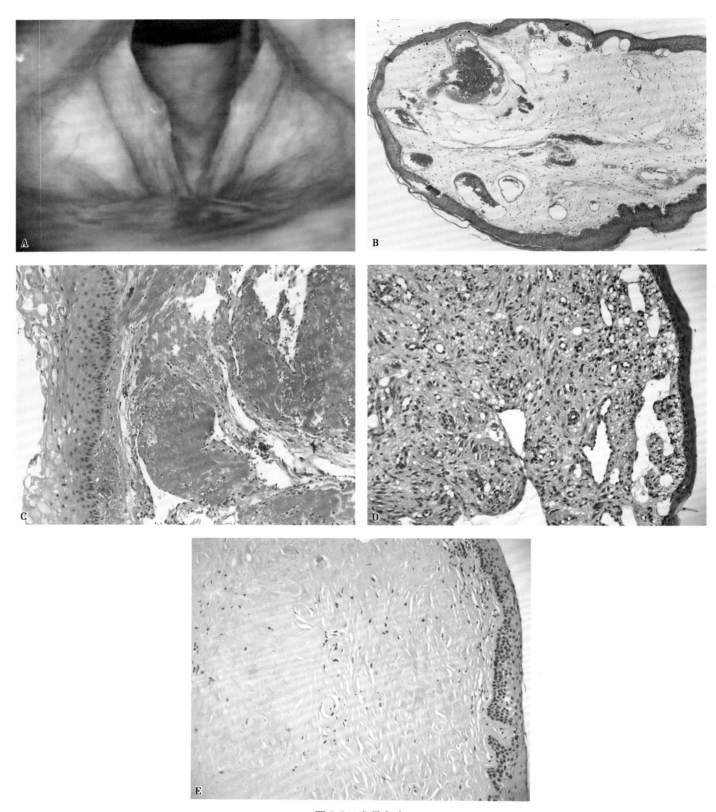

图 3-2　声带息肉

A. 内镜下可见一息肉从左侧声带突出；B. 间质内可见水肿、血管扩张；C. 间质内可见出血及纤维素渗出；D. 间质内血管及纤维组织增生；E. 间质呈均质玻璃样改变

第二节 特异性炎症性疾病

一、结核

结核病是一种慢性传染病，其最主要的发病部位是肺脏，耳鼻咽喉结核是肺外较为少见的结核发病部位，北京同仁医院病理科曾收集耳鼻咽喉部位的结核 122 例，其中喉结核（laryngeal tuberculosis）68 例（56%），咽结核 28 例（23%），鼻结核 20 例（16%），耳部结核 6 例（5%）。

喉结核 20%～25% 为肺结核继发感染所致，多发生于 30～50 岁中年男性，男女发病之比为 2:1。常累及的部位包括声带、室带、会厌、声门及后联合等。临床症状以声音嘶哑最为常见，另有喉腔干燥感、疼痛，常有刺激性咳嗽及全身结核中毒症状。血沉常有增快（第 1h > 30mm），结核菌素试验多呈阳性，但胸片常无阳性所见。如发生在杓状软骨部，可引起声门裂狭窄、声带固定。查体单侧或双侧声带黏膜溃疡形成，呈鼠咬状，黏膜表面粗糙、结节状隆起、充血水肿。

【病理变化】

镜下观 耳鼻咽喉结核易于早期发现，但由于结核病灶常常很小，故镜下呈现典型的结核结节者不多见，切片中结核杆菌检查阳性率低。其病理学诊断应以结核病病理变化及结核病病原学检查的结果为依据。耳鼻咽喉部位的结核可表现为增生性、渗出性和变质性改变，以增生性改变为主，表现为淋巴细胞和上皮样细胞呈中、小灶状增殖（图 3-3A～D）。渗出和变质性改变不多见。

【病原学检查】

结核分枝杆菌为细长略带弯曲的杆菌，大小（1～4）μm×0.4μm。牛分枝杆菌则比较粗短。分枝杆菌属的细菌细胞壁脂质含量较高，约占干重的 60%，特别是有大量分枝菌酸（mycolic acid）包围在肽聚糖层的外面，可影响染料的穿入。分枝杆菌一般用齐尼（Ziehl- Neelsen）抗酸染色法，以 5% 石炭酸复红加温染色后可以染上（图 3-3E、F）。有报告喉结核时抗酸染色多数（64.6%）阳性。此外，免疫组化染色可以检测抗酸染色不易发现的 L 型菌。结核菌的培养通常需 6～8 周；DNA 或 RNA 基因扩增贵而费时，但对最终诊断至关重要。国内结核病病理学诊断专家共识强调，当病变内有肉芽肿等结核病基本病变、抗酸杆菌染色阳性时，还需进行结核分枝杆菌基因检测，如阳性方能诊断结核，阴性时仅可提示性诊断结核病，或诊断为分枝杆菌病；当有结核病的基本病理变化，抗酸染色阴性，而结核分枝杆菌基因检测阳性时仍可诊断为结核病。

【鉴别诊断】

耳鼻咽喉部结核病变常因缺乏典型结核结节干酪样坏死形态，或病灶较小，有时易漏诊，应与其他可以出现肉芽肿样结构的疾病鉴别，如真菌感染、鼻硬结病、麻风、非特异性肉芽肿性炎症等，抗酸染色及基因检测等可资鉴别。

【治疗及预后】

利福平、异烟肼、乙胺丁醇、链霉素为第一线药物。利福平与异烟肼合用可以减少耐药性的产生。对严重感染，可以吡嗪酰胺与利福平及异烟肼合用。预后较好，耐药者预后差。

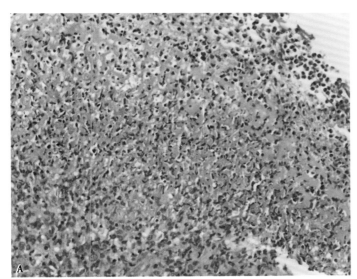

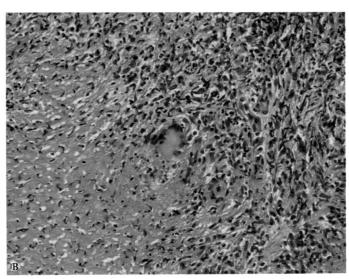

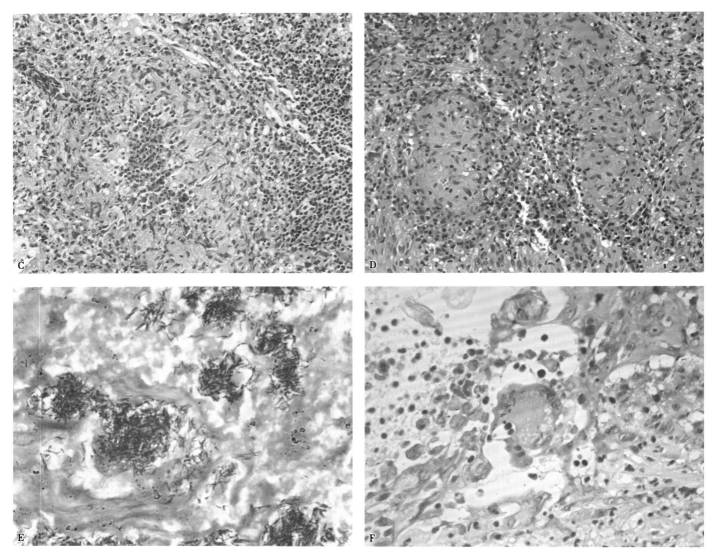

图 3-3　（喉）结核

A. 表面溃疡，坏死及渗出；B、C. 干酪样坏死，周围伴类上皮细胞和多核巨细胞反应，肉芽肿周围有较多淋巴细胞、浆细胞浸润；D. 类上皮细胞肉芽肿，中心无坏死及化脓；E. 抗酸染色抗酸杆菌着红色；F. 抗酸染色背景中可见抗酸杆菌，部分位于多核巨细胞内

二、其他

（一）喉梅毒

喉梅毒（laryngeal syphilis）少见，基本病变同咽梅毒（参见第二章）。可引起喉部被覆鳞状上皮的重度急慢性炎症，表现为鳞状上皮表层及上皮内大量中性粒细胞浸润，可伴微脓肿形成，及鳞状上皮的假上皮瘤样增生，其可被误诊为鳞状细胞癌；上皮下黏膜固有层及假上皮瘤样增生的鳞状上皮间质内可见大量浆细胞浸润。尤应注意与鳞状细胞癌的鉴别，梅毒螺旋体病原学及血清学检查是诊断及鉴别诊断的重要依据（图 3-4）。

（二）喉隐球菌病

喉隐球菌病（laryngeal cryptococcosis）罕见。主诉均有持续性声音嘶哑，男性发病多于女性（68%），中位发病年龄为 60 岁。多数病人有服用糖皮质激素药物的病史（包括吸入皮质激素），少数病人有鸡或鸽子的环境接触，可见于糖尿病病人及重度吸烟者。大多数病人无系统性症状（94%）。11 个可评估的病人中，9 个病人的血清隐球菌抗原呈阴性。1 个抗原阳性病人的隐球菌抗原水平处于较低的阳性范围（1∶8）。镜下病变黏膜可见慢性炎症及组织细胞性肉芽肿形成，吞噬细胞内可见大量的新型隐球菌存在，黏液卡红染色及六氨银染色等可更好地显示病原体（图 3-5）。

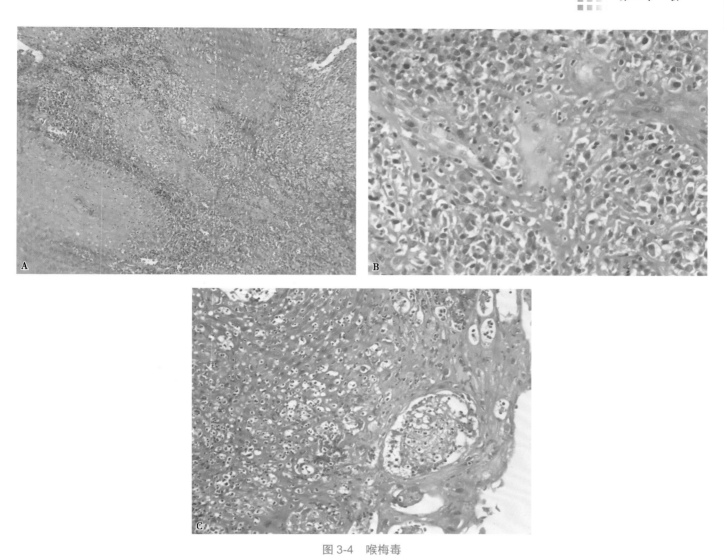

图 3-4　喉梅毒

A. 鳞状上皮增生，上皮角下陷，呈假上皮瘤样增生；B. 增生的鳞状上皮之间的间质内可见密集浆细胞浸润；C. 黏膜表层被覆鳞状上皮内可见微脓肿

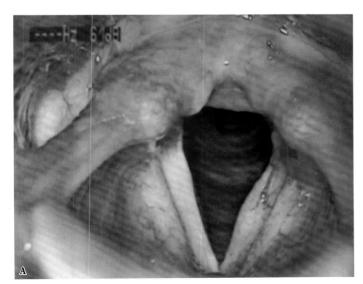

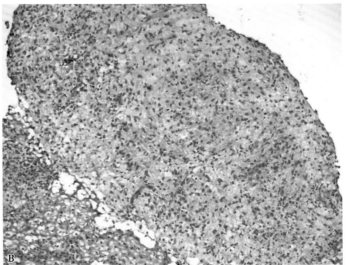

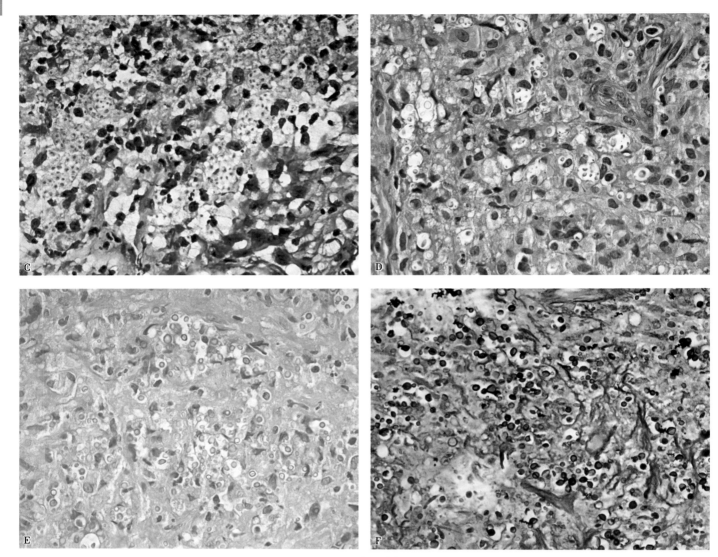

图 3-5　喉隐球菌病

女，58岁，声带肿物。因声嘶2月就诊。A. 喉镜示左声带全长广基膨出，黏膜表面略呈白色；B. 冰冻切片，低倍镜下，可辨认出类上皮细胞肉芽肿形成；C. 冰冻切片，高倍镜下，囊性结构内可见周边有圆形空隙、中央呈球形及圆形淡紫色的菌体（隐球菌）；D. 石蜡包埋组织、HE染色隐球菌结构更清晰，菌体周围可见透亮的晕，被膜结构不清；E. 黏液卡红染色，菌体细胞壁及胞质均红染，部分可见被胞膜着色；F. 六氨银染色，菌体被染成棕褐色或棕黑色，菌体周围的被膜不清楚

第三节　被覆上皮的肿瘤及瘤样病变

一、良性肿瘤及瘤样病变

（一）上皮增生及化生

在慢性致炎因子作用下，喉部被覆的鳞状上皮可以出现单纯性增生（图3-6）、假上皮瘤样增生（图3-7）及喉癌的前驱病变。黏膜的柱状上皮也可出现鳞状上皮化生。

（二）喉角化症

喉角化症（laryngeal keratosis）是喉鳞状上皮的一种

常见的复杂反应性病变。在镜下有不同程度的角化层增厚，表现为过度角化或不全角化，可伴有上皮的单纯性增生、各级异型增生甚至原位癌（图3-8）。作为病理诊断应作具体描述和报告。有报告称，约有4%早期确诊为角化症的病人最后确诊为鳞状细胞癌。故角化症可以认为是喉的一种癌前病变。

（三）鳞状细胞乳头状瘤及乳头状瘤病

【概念】

鳞状细胞乳头状瘤及乳头状瘤病（squamous papilloma and papillomatosis）是良性外生性鳞状上皮肿瘤，内含分支状纤维血管轴心，常与HPV（HPV6/11）感染有关。

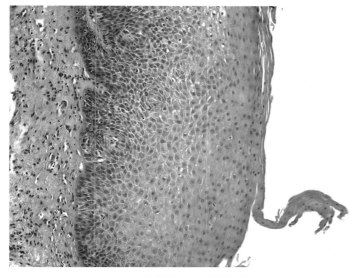

图 3-6　喉鳞状上皮单纯性增生
上皮增厚，无异型性

【临床特点】

乳头状瘤是喉部最常见的良性上皮性肿瘤。复发性乳头状瘤病（RRP）的特征是多灶性、持续性局部复发性鳞状细胞乳头状瘤，孤立性的病变也可见到。一般将其分为幼年型和成人型两型。发病高峰分别在 5 岁以下及 20～40 岁。RPP 多见于儿童，25% 的病例在婴儿期最具侵袭性。儿童发病无性别差异，成人男女比为 3∶2。临床有声嘶、咳嗽及呼吸困难，轻度外伤可致出血。幼年型可播散到喉的其他部位并可侵犯气管。20%～60% 患儿的皮肤及外生殖器也可见乳头状瘤，感染途径包括性接触、非性接触及母亲接触（直接或间接）。最初的 HPV 感染为小儿出生时通过患尖锐湿疣的产妇产道所致。3 个因素（第一胎、经阴道分娩及母亲年龄＜20 岁）认为与儿童 RPP 有关。

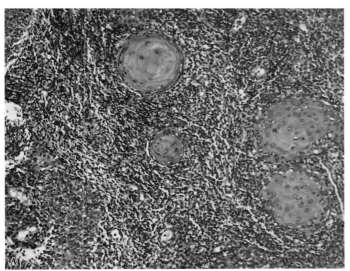

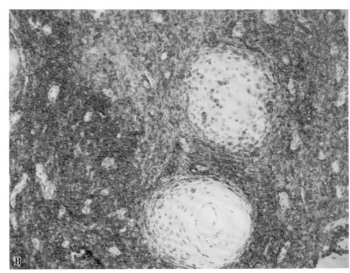

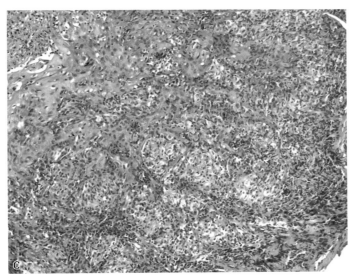

图 3-7　喉鳞状上皮假上皮瘤样增生
A. 喉 NK/T 淋巴瘤时的假上皮瘤样增生；B. IHC 示同 A，CD56 染色，瘤细胞阳性，增生的鳞状上皮阴性；C. 喉结核时的假上皮瘤样增生

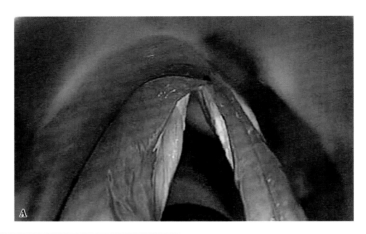

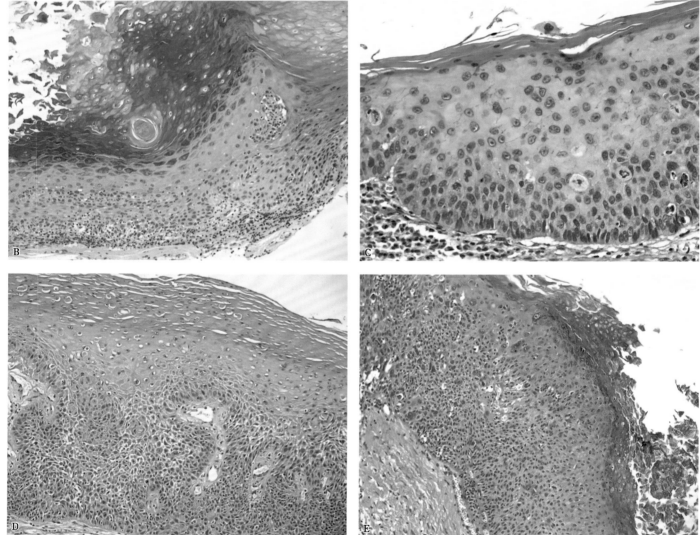

图 3-8　喉角化症

A. 内镜下可见双侧声带白斑；B. 上皮过度角化伴单纯增生；C、D. 上皮过度不全角化伴中度异型增生；E. 上皮过度角化伴灶状重度异型增生

【病理变化】

镜下两型形态一致,均为分化良好的鳞状上皮的乳头状增生,细胞无明显的异型性和浸润性生长。其中儿童型多无角化,而有角化者多见于成人。恶变后则异型性明显(图3-9)。

【预后】

临床经过不确定,可以完全平稳,也可以快速进展、顽固复发,甚至堵塞呼吸道。部分病例可以自愈,1%~4%的病例可发生恶变。成人型一般多为单发,术后不复发,但癌变者较幼年型为多(图3-9)。有研究报告HPV11可能是其侵袭性临床经过的风险因子,3岁之前诊断者手术次数明显多于年长儿童发病者。HPV11与年幼发病者更相关,在成年人HPV11和观察时间>10年者与侵袭性经过相关。其侵袭性经过可能还有其他未知因素的参与。四价疫苗(HPV6,11,16,18)可能预防其复发。

二、恶性肿瘤

(一)鳞状细胞癌

1. 癌前病变

【概念】

癌前病变(epithelial precursor lesion)是指增加了进展成鳞癌可能性的上皮病变。上皮异型增生(dysplasia)是对癌前病变镜下改变的传统称谓,指鳞状上皮出现不同程度的异型性,其成熟过程及极性紊乱未达到原位癌的标准。

【临床特点】

好发于男性,一般只见于成年人,病人平均年龄为60~70岁。可发生于喉的任何部位,主要累及真声带;典型表现为单侧病变,但有30%的病例表现为双侧改变。声嘶为最常见症状。

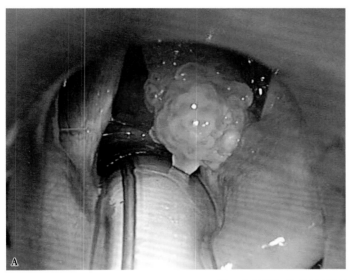
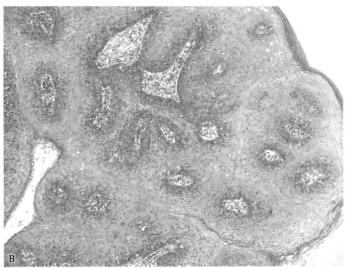
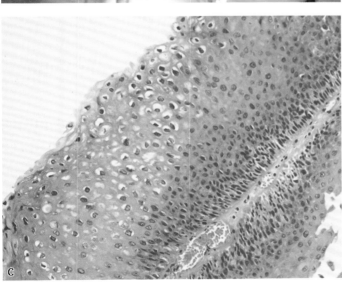
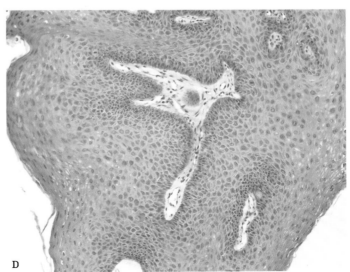

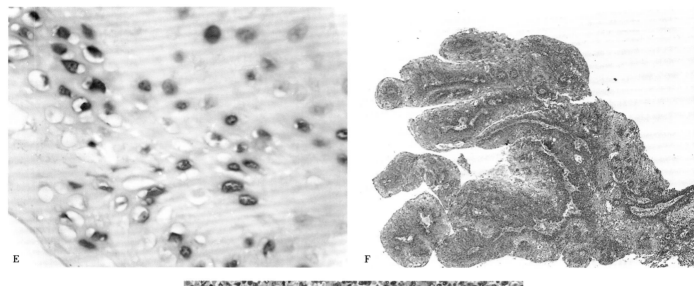

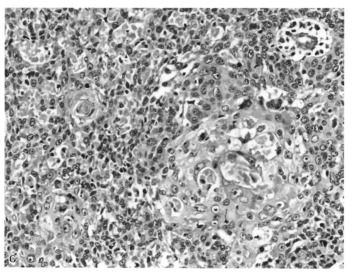

图 3-9 喉乳头状瘤

A. 内镜下可见乳头状瘤呈簇状位于右声带；B. 由被覆鳞状上皮和纤细的纤维血管轴心组成，乳头分支被覆增生的鳞状上皮，但细胞分化好；C. 在一乳头鳞状上皮的上部可见明显的挖空细胞；D. 4 岁幼儿的喉乳头状瘤病；E. 该病例的 HPV6/11 原位杂交阳性；F. 成人一喉乳头状瘤恶变；G. 高倍镜下为鳞癌变

【病因】

可能包括吸烟（最常见）和过度酗酒。酗酒可增加香烟中有害物质的致病性；长期吸烟和酗酒可以增加异型增生病变的发生率；慢性感染包括真菌感染、用声过度、过度暴露于工业环境和维生素 A 缺乏是较少见的病因。人类高危型乳头状瘤病毒（HPV）感染在异型增生发展过程中起的作用较小，只有整合进宿主基因组后具有转录活性的 HPV 才在癌变过程中发挥重要作用。报告称，大约 12% 的病例与 HPV 感染有关，在 12%～25% 的正常喉组织中也发现有 HPV-DNA（组织学证实）。此外，慢性感染包括真菌感染、用声过度、过度暴露于工业环境和维生素 A 缺乏是较少见的病因。

【病理变化】

1）肉眼观：可呈局限性或弥散性，表面可光滑或不规则，平坦或外生性，伴白斑、红斑或灰白色改变。常见于真声带前端。双侧病变常见。

2）镜下观：上皮表现为不同程度的异型增生。轻度异型增生是指异型细胞增生位于上皮层的下 1/3；中度异型增生指异型细胞达上皮层下 1/3 以上至中 1/3 以下，细胞异型性中等，核分裂象增加，但上皮上 1/3 细胞分化良好，呈层状排列；重度异型增生指有高度异型核的细胞出现在上皮层 2/3 以上，无成熟形态，只上皮最上层显示不同程度的层状排列（图 3-10）。异型增生的上皮表层常可见过度角化及不全角化，其基底部不规则的上皮网嵴向下延伸,可呈"球茎状或内翻样"等形态向黏膜内生长,基底膜保存(图 3-11、图 3-12);固有层内可见不同程度的慢性炎症细胞浸润。

目前对于上皮异型增生仍然保留数种分类系统,以反映其组织学改变谱系及其与生物学行为特别是恶性转归之间的相关性。上皮异型增生的程度被认为是判定恶变潜能及预测病变生物学行为最重要的预后指标,恶变的可能性与异型增生的严重程度呈正相关。故尽管对异型增生的分级具有一定的主观性,但临床常要求病理医师评估上皮异型增生的程度。除了 WHO 分类及分级诊断方案外,还有鳞状上皮内瘤变(SIN)、喉上皮内瘤变(LIN)及 Ljubjana 鳞状上皮内病变(SIL)等分级方案,其内容及与 WHO 分类及分级诊断方案之间的关系见表 3-1(摘自 2017 版头颈部肿瘤 WHO 分类)。由此表可见,各

方案之间的主要差异是将中度和重度异型增生及重度异型增生和原位癌区别诊断还是合并为一类进行诊断的问题。各自的合理性均有待进一步探讨。

但是,已经明确喉癌可以从异型增生的任何一个阶段发生,甚至是从形态上尚属正常的上皮发生。即喉的浸润癌可不需要经过全层异型增生(原位癌)阶段发展而来。喉的异型增生至癌变及浸润还可表现为多灶性病变。

为了统一各分类诊断系统的形态学诊断标准和命名形式,WHO 2017 版头颈部肿瘤分类推荐使用两级分类诊断系统:低级别异型增生(轻度异型增生)和高级别异型增生(中度和重度异型增生/原位癌)。如果因为临床处理需要三级诊断,可以将高级别异型增生组进一步分为高级别异型增生和原位癌。各级异型增生的形态学描述见表 3-2(摘自 2017 版头颈部肿瘤 WHO 分类)。

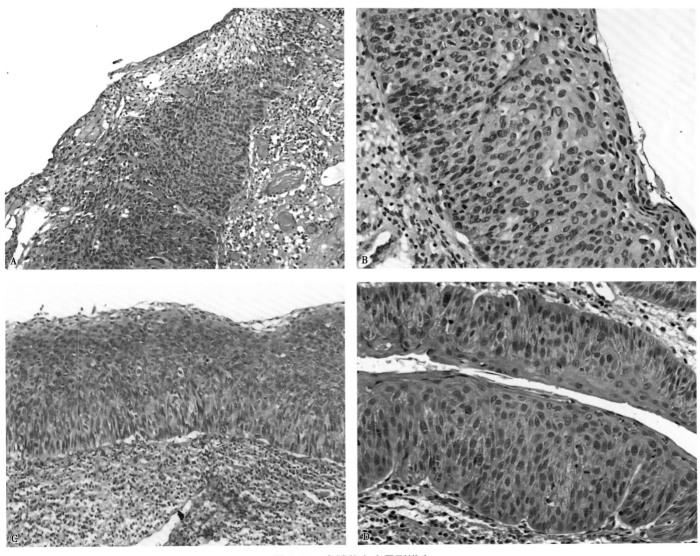

图 3-10　喉鳞状上皮异型增生

A. 增生上皮变厚,但基底部保持平坦。图中可见上皮从轻度异型增生发展过渡到中度及重度异型增生;B. 宫颈鳞状上皮重度异型增生(底部平坦,对照);C、D. 喉鳞状上皮重度异型增生

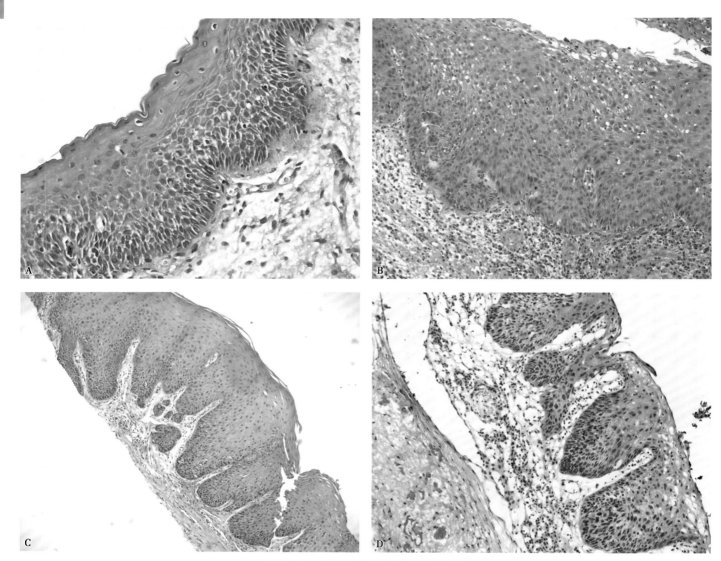

图 3-11　喉鳞状上皮轻中度异型增生

增生的上皮突向固有层内伸延，呈"内翻样"。A. 轻度；B～D. 中度

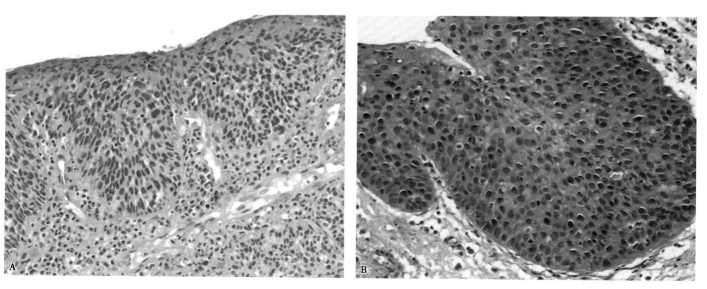

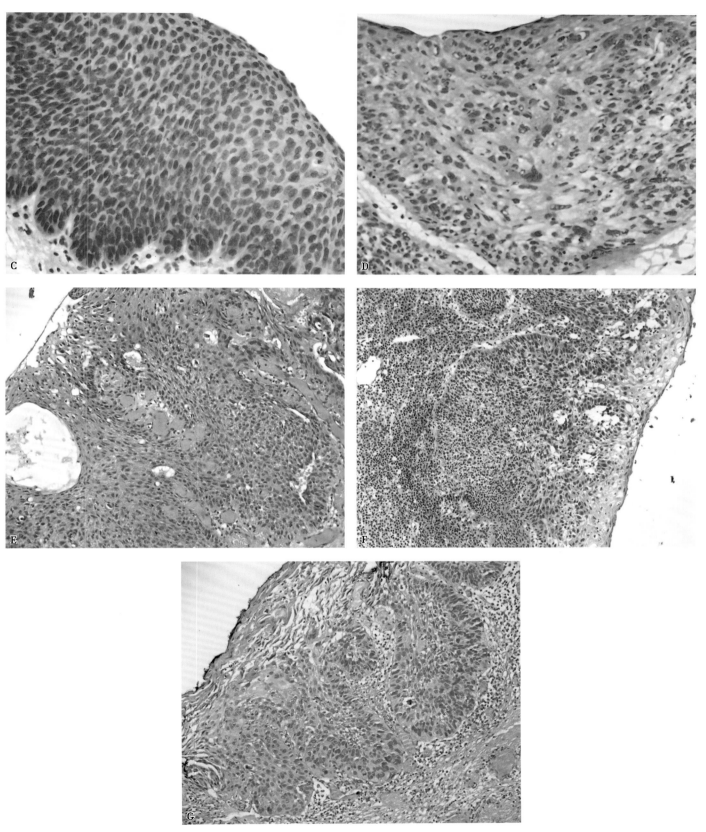

图 3-12　喉鳞状上皮重度异型增生/高级别异型增生

A～G. 所谓"内翻样/浸润样异型增生"，上皮表层平坦，异型增生上皮向固有层内伸延，其中 E～G 上皮基底部增生位置较深，不能完全除外局部的癌变及早期的微浸润

表 3-1 异型增生 / 鳞状上皮内病变（SIL）命名和分级诊断系统

上皮异常成熟程度（WHO2005）	WHO 2005 分类	SIN 分类	Ljubljana 分类	修订的 Ljubljana 分类	WHO 2017
	鳞状细胞增生	鳞状细胞增生	鳞状细胞增生	低级别上皮内病变（SIL）	低级别异型增生
局限于上皮下 1/3	轻度异型增生	SIN 1	基底 / 副基底细胞增生		
上皮下 1/3 到 1/2	中度异型增生	SIN 1 或 SIN 2	不典型增生	高级别上皮内病变（SIL）	高级别异型增生 *
上皮上 1/2 到 3/4	中度异型增生	SIN 2			
上皮全层	重度异型增生				
	原位癌		原位癌	原位癌	

* 如果运用三级诊断系统（修订的 Ljubljana 分类），则将原位癌从高级别异型增生中分离出来

SIN：鳞状上皮内瘤变

表 3-2 喉癌前病变分类的形态学标准

低级别异型增生（包括既往分类中的轻度异型增生）： 低度恶性潜能；一系列形态学改变谱系，从鳞状上皮增生到基底 / 副基底层细胞增生扩大至上皮下 1/2，而上半部分细胞依然成熟	
结构	上皮层次及极向保留；基底 / 副基底层细胞数量增加，与基底膜垂直，上部的棘层细胞水平排列 棘细胞层：从棘细胞层增厚到仅上皮上部可见棘细胞 基底 / 副基底层：从 2～3 层到增生至上皮的下 1/2
细胞学	至少轻微的细胞学非典型性 副基底层细胞：与基底层细胞相比，细胞质轻度增多，胞核增大，染色质均匀分布，缺少细胞间桥 基底层内或邻近基底层可见少许规则的核分裂象 可见少许角化不良细胞
高级别异型增生（包括既往分类中的中度、重度异型增生及原位癌）： 癌前病变；未成熟细胞占据上皮的下 1/2 到全层	
结构 *	异常成熟现象 多达上皮全层的细胞层次和极向紊乱 多形性的上皮细胞占据上皮的一半至全层 两种亚型：角化型（棘细胞型）和非角化型（基底细胞型） 不规则的上皮网嵴（呈球茎状向下延伸），基底膜完整 无间质改变
细胞学 *	显著的细胞和核异型性：包括大小和形状的显著改变、染色质深染，核仁的大小和数量增加 核浆比增大 基底层以上核分裂增多，伴或不伴非典型性 上皮全层常见到角化不良及凋亡细胞

* 如果使用三级分类诊断系统，则将上皮细胞层次、极向完全消失和 / 或伴有重度细胞非典型性及异常核分裂的病例视为原位癌

辅助检查（如 P53、P16、Ki-67、EGFR 等）目前不推荐用于异型增生的分级。

【鉴别诊断】

包括反应性上皮病变、感染性疾病和微浸润癌。微浸润癌的诊断应包括那些在上皮 - 间质交界面出现"滴落（drop off/drop down）"的鳞状细胞，并伴有固有层浅表浸润的病变。

【预后】

不伴异型增生的角化性上皮发展成癌的风险非常低，有 1%～5%，而伴异型增生的角化上皮后继发展成癌前病变或癌的风险大大增加，约 11%～18%，其癌变风险比无不典型性的角化病变提高了 3～5 倍；伴有不典型性的角化发展成浸润癌的风险取决于不典型性 / 异型性的程度：其中轻度异型增生约为 6%，中度异型增生约为 23%，重度异型增生约为 28%。诊断为伴不典型性的角化后，病变发展成浸润癌的平均潜伏期约为 3.8 年。

有些异型增生可发展为浸润癌而有些保持稳定。在前者的上皮中核分裂活性增加，可出现不典型核分裂、中重度核的多形性，在基底层上方或上皮下 1/3 出现小的不应出现的细胞增生。

2. 原位癌

【概念】

原位癌（carcinoma in situ）是指黏膜上皮细胞的异型性增生累及全层，但尚未突破基底膜向间质浸润的上皮内癌。大体缺乏特征性表现，常为局部黏膜增厚、发白。

【病理变化】

组织学表现为核大浓染、大小不等的异型细胞波及上皮全层，可见病理性核分裂象，异常角化。细胞极性消失。病变可累及黏膜腺体，但基底膜完整（图3-13）。

有时伴有"内翻样生长"的原位癌与重度异型增生的鉴别常常困难。有时浸润灶的确定是异型上皮癌变诊断的重要辅佐条件（图3-14、图3-15）。Ⅳ型胶原免疫组化染色显示基底膜的有无可作为辅助诊断方法之一。原位癌的客观诊断标准还有待进一步研究。

原位癌可以表现为多种形态（图3-16）。各型原位癌可以同时混杂存在。

3. 早期浸润癌

【概念】

早期浸润癌尚无明确的定义，一般是指浸润至基底膜下固有层内的癌，无脉管的浸润。有人限定其浸润深度在2mm以内。

可以由多种形态的异型增生、原位癌甚至近全层无显著病变的上皮发展而来（图3-17、图3-18）。

4. 早期喉癌

【概念】

早期喉癌（early state in carcinoma）一般指早期声门癌，偶见于声门上区和下区。声门病变较早期即表现为声嘶，其他区域因临床症状不明显在诊断时往往已发生

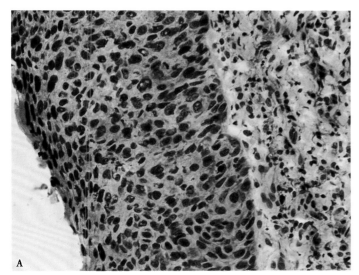

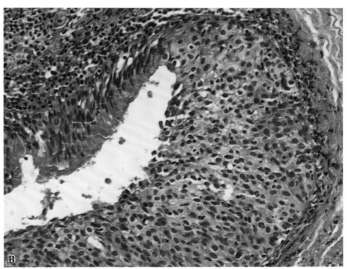

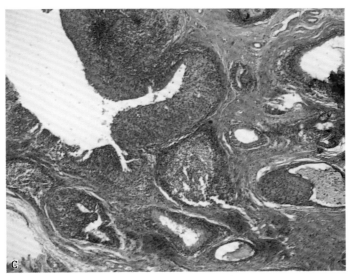

图3-13　原位癌

A. 鳞状上皮原位癌，基底平坦；B. 喉室柱状上皮→鳞化→原位癌；C. 同B例，原位癌累及腺体

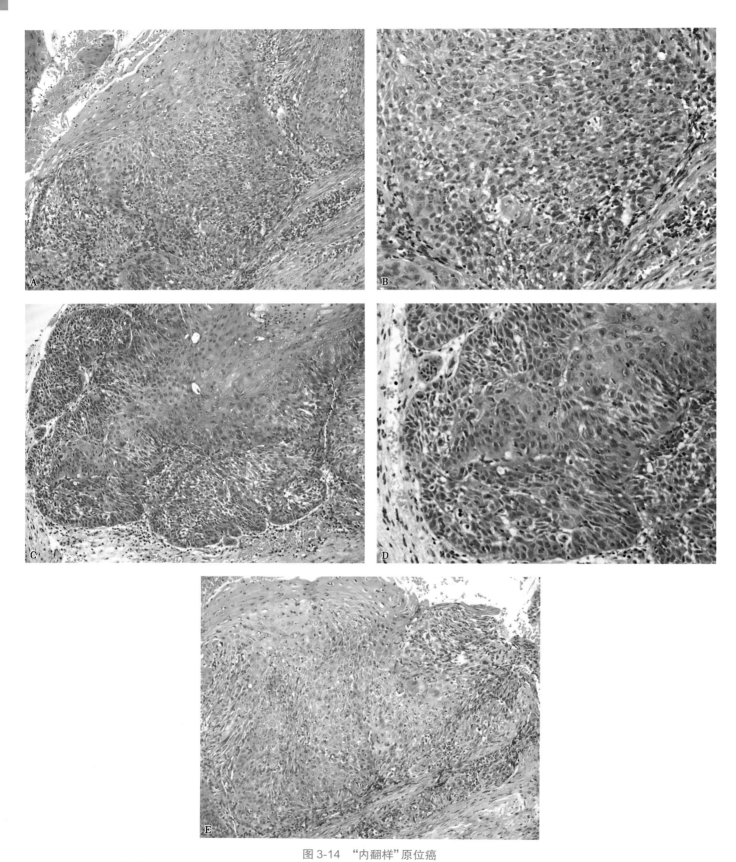

图 3-14 "内翻样"原位癌

A~D. 上皮呈内翻样增生及肥厚，上皮浅层可见角化及不全角化，上皮深部 2/3 区域细胞突细胞异型性明显，可疑有微浸润；E. 固有层内存在明确的间质内微浸润灶

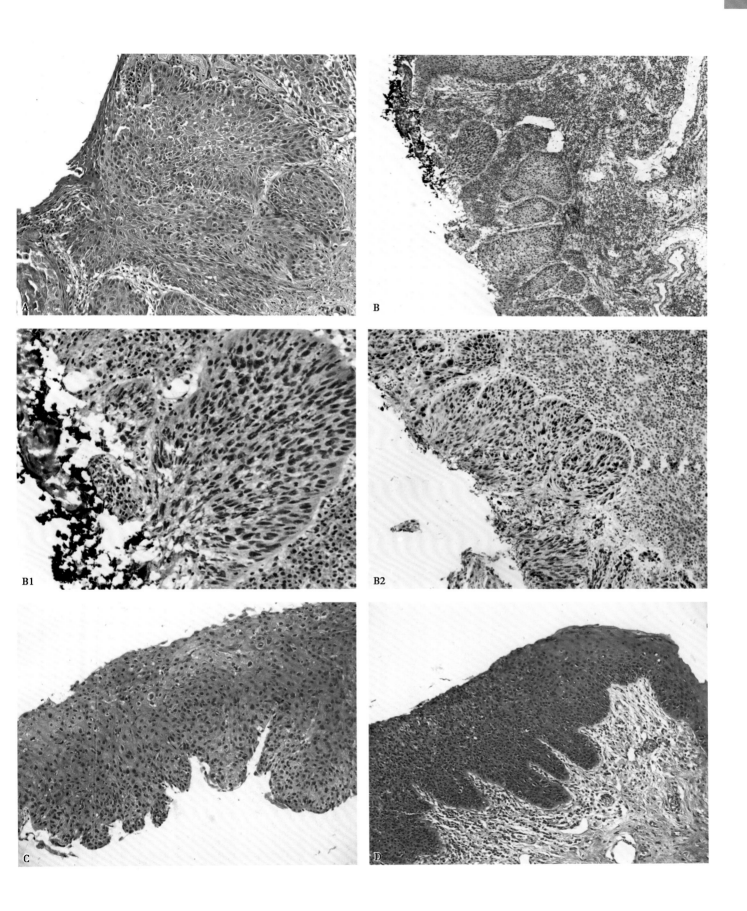

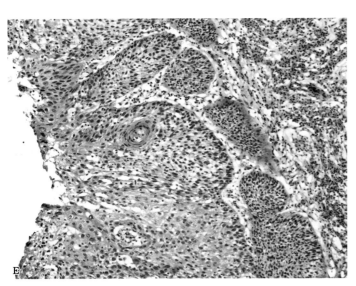

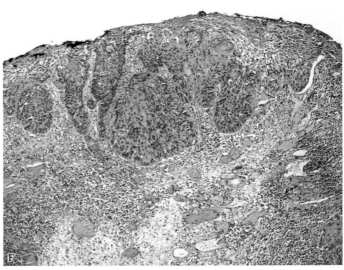

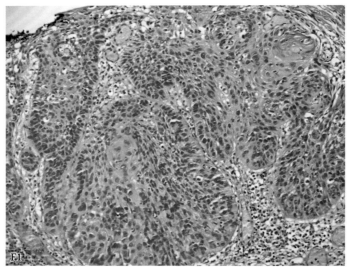

图 3-15　符合"内翻样"原位癌，同时癌变上皮基底部伸出小巢倾向为微浸润
A～F 为 7 个不同的病例，B1 为 B 的放大，B2 为 Ki-67，F1 为 F 的放大

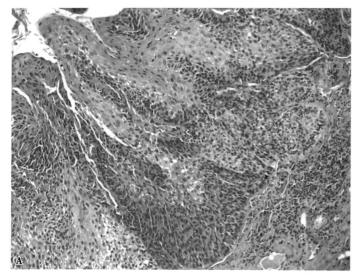

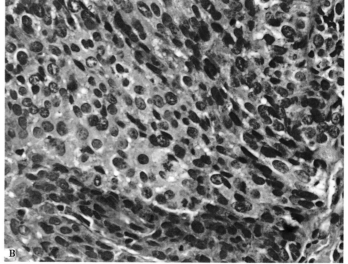

图 3-16　其他形态的原位癌
A. 乳头状增生的原位癌，右侧伸出的舌状上皮突不除外为浸润；B. 癌变部分的高倍镜下形态

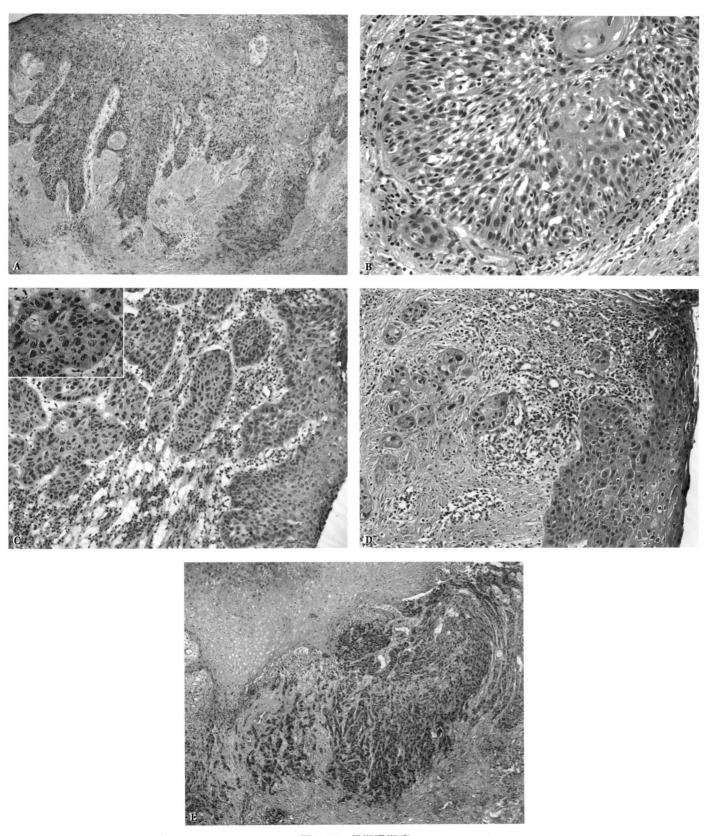

图 3-17　早期浸润癌

A. 原位癌,基底部有微浸润灶;B. 原位癌,基底部有微浸润灶;C. 原位癌,固有膜深层上皮巢异型明显,判为癌变及浸润(冰冻切片);
D. 未见上皮全层异型增生,仅一处基底层细胞增生,癌变,向固有层内浸润;E. 上皮基底层灶状异型增生,在固有层内形成浸润灶

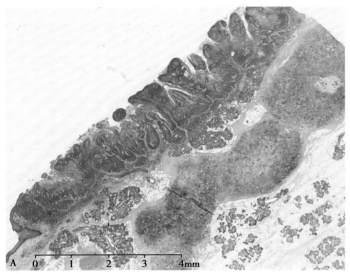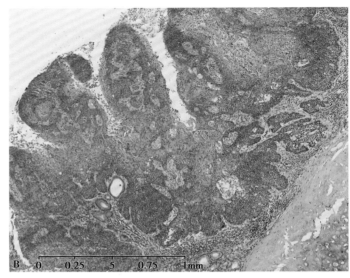

图 3-18　早期浸润癌

A. 癌组织呈乳头状增生，基底部可见广泛固有层内浅浸润，局部小灶状浸至黏膜下腺体组织内（右上）；B. 肿瘤浸润最深处至黏膜下腺体组织内，未至软骨，浸润深度不足 1mm

浸润。自 1932 年 Broders 提出原位癌的概念以来，癌的早期范围一直是临床和病理医师讨论的问题。Desanto 等认为早期声门癌包括原位癌和 T1 病变；Mendenhall 等认为只要无转移癌灶，早期喉癌包括原位癌、T1、T2 甚至 T3 病变；Thomas 等认为声带活动正常应作为早期声门癌的一个临床指征。

病理界尚未提出早期喉癌的概念，但对微浸润癌的范围和标准有如下不同报道。包括：①癌细胞浸润的深度在 2mm 以内；②癌细胞在基底膜下 1～2mm 以内，无血管的浸润；③癌细胞浸入上皮基底膜下 0.5mm 以内。

Ferlito 等认为早期浸润性喉癌应只限于病变穿透基底膜到固有层而未侵及邻近肌肉及软骨等组织。多数学者认为，只要未侵及邻近肌肉、软骨，局限在黏膜上皮内和 / 或固有层内的喉癌都属于早期喉癌的范畴。

喉癌术中冰冻的组织标本往往很小，致术中早期喉癌的病理诊断仍面临很大的挑战。

5. 浸润癌

【概念】

浸润癌（invasive carcinoma）是指突破上皮基底膜向深部组织浸润的癌，以鳞状细胞分化为特征。约占所有喉恶性肿瘤的 95%。

【临床特点】

多发于中老年人，高峰年龄为 50～70 岁，男性发病率远多于女性，约为 6∶1。近 20 年来，喉鳞癌在女性中的发病明显增高，可能与女性吸烟者增加有关。发生在 30 岁以下的概率 <1%，青少年罕见。临床表现主要为声音嘶哑、发音障碍、呼吸困难等。其他症状还包括咽喉异物感、吞咽困难、咯血及吞咽痛等。

【病因及发病机制】

来源于鳞状上皮，大部分是由上皮异型增生发展而来，但少部分也可由形态正常的上皮发生。鳞状细胞癌的确切发病机制尚不清，可能与多种因素有关，包括过度吸烟、酗酒以及病毒感染、放射线、其他化学因子等，其中吸烟和酗酒是导致喉和下咽鳞状细胞癌最重要的危险因素。减少吸烟和饮酒能够预防 90% 以上的喉癌。

【病理变化】

1）肉眼观：按肿瘤的发生部位，喉鳞癌分为声门上型、声门型、声门下型及跨声门型。跨声门癌（transglottic cancer）是指原发于喉室或以喉室为中心上下发展或向周围扩展的癌，很容易侵犯会厌前间隙和声门旁间隙。其中声门型最多见，占 60%～65%，声门上区占 30%～35%；声门下区不到 5%；跨声门区占 5% 以下。肿瘤灰白色，质硬、脆，表面呈乳头状，或有溃疡。大体上分为蕈状型、浸润型和中间型（既向间质又向表面生长）（图 3-19）。

2）镜下观：组织学形态与其他部位的鳞癌一致。分为高分化、中分化、低分化鳞癌（图 3-20），大多数为中低分化鳞癌。分化好者瘤细胞胞质丰富，嗜酸性，癌巢大，癌珠明显，常形成角囊肿。低分化癌以不成熟的细胞为主，有大量的正常或不正常的核分裂，角化非常少。中分化鳞癌介于两者之间。

3）免疫组化染色：高分子量细胞角蛋白、EMA、CEA 等阳性。

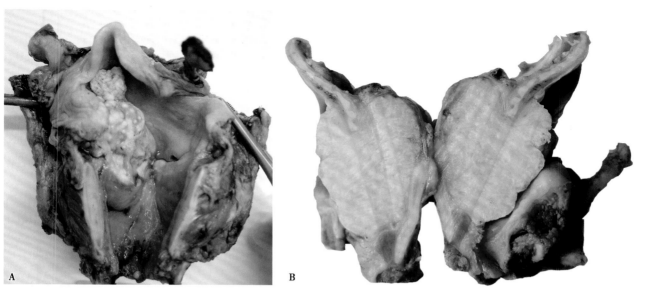

图 3-19　喉癌肉眼分型

A. 蕈状型；B. 中间型

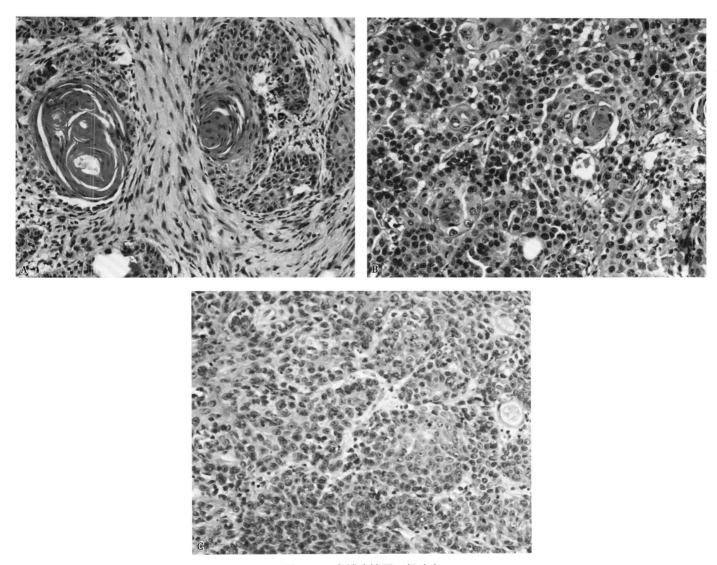

图 3-20　喉鳞癌镜下一般改变

A. 高分化鳞状细胞癌，细胞分化好，可见角化珠；B. 中分化鳞癌，只有少量角化；C. 低分化鳞状细胞癌，细胞分化差，角化不明显

【鉴别诊断】

鳞状细胞癌的诊断常常很明确。需与之鉴别的包括假上皮瘤样增生和坏死性唾液腺化生。假上皮瘤样增生上皮细胞排列规则，无细胞异型性，核浆比不高，非指状浸润，无周围纤维性间质反应。坏死性唾液腺化生保留原小叶结构，细胞异型性不明显。

【治疗及预后】

手术治疗辅以放疗。肿瘤的部位、大小、组织分化程度和临床 TNM 分期与预后密切相关，跨声门癌与声门上和声门下癌相比有较高的淋巴结转移率；较大的肿瘤有较高的转移率，组织分化差的肿瘤更易向周围播散；有颈部淋巴结转移或肿瘤侵犯颈部淋巴结外软组织时，生存率明显下降；大约有 12% 的喉癌病人会发生第二个原发性恶性肿瘤，大多发生于肺或上呼吸消化道，少见的可发生在远处非相关部位。

6. 喉鳞状细胞癌变型/亚型

（1）疣状癌

【概念】

疣状癌（verrucous carcinoma）是一种分化很好的鳞状细胞癌，恶性程度低。较少见，一般生长很慢而不发生转移。偶有直接播散至引流区淋巴结。活检标本少，取材浅，诊断不易。

【临床特点】

男性多于女性，发病年龄多在 60～70 岁之间，此病最常见于口腔，其次发生在喉，占所有喉癌的 1%～4%，声门区最多见（声带前部），声门上区、声门下区很少见。常见症状为声音嘶哑，少部分可表现为气道堵塞、咯血、吞咽困难等。反应性增大的淋巴结比局部肿瘤更常见。

【病因及发病机制】

来源于鳞状上皮，病因尚不明确，可能与吸烟、HPV 感染有关。

【病理变化】

1）肉眼观：肿瘤发生于声带，向喉腔表面呈许多白色刺状、针状或乳头状突起，突起长者可超过 1cm，刺的基部较粗，末端尖锐，整个肿块形成疣状，切面肿瘤与间质界清，刺状突起间有裂隙（图 3-21）。

2）镜下观：组织学表现为鳞状上皮呈疣状或乳头状增生，细胞分化较好，棘细胞增厚，表面致密角化，乳头间裂隙充满角化物；深部边界非常清楚，肿瘤向间质呈推挤性而非浸润性生长，基膜可保持完整而无浸润现象；球根状（杵状）排列整齐的上皮脚，常见中心变性，上皮脚由高分化角化鳞状上皮组成，缺乏异型性；邻近间质有反应性炎性细胞浸润（图 3-21）。

【鉴别诊断】

需与疣状增生鉴别，疣状增生无明显的推挤性生长，在小块活检中两者鉴别困难。此外尚需与乳头状瘤、假上皮瘤样增生等鉴别。

【治疗及预后】

手术完整切除预后良好。如果切除不完整可局部复发，淋巴结一般不转移。

（2）乳头状鳞状细胞癌

【概念】

乳头状鳞状细胞癌（papillary squamous cell carcinoma）是鳞状细胞癌较为罕见的一个独特亚型，以外生性乳头状生长和预后良好为特征。

【临床特点】

男性多见，平均发病年龄为 60 岁。好发于声门上区，其次为声门区，声门下区少见。最常见的临床症状是声音嘶哑和气道阻塞，少数有吞咽困难及咯血等。

【病因及发病机制】

来源于鳞状上皮，与过度吸烟及饮酒有关，有 34% 病人之前曾有喉乳头状瘤的病史，与 HPV6、11、16、18 感染有关。

【病理变化】

1）肉眼观：息肉样或乳头状孤立性外生性肿物。

2）镜下观：表现为外生性鳞状细胞癌伴有乳头状结构，乳头状结构呈细指状，瘤细胞围绕纤维血管轴（图 3-22）。乳头状鳞癌基底部可有或无浸润性鳞癌。乳头被覆上皮细胞层常常较良性乳头状瘤少，表层角化少或缺乏，上皮细胞不成熟，基底细胞样，形态类似经典宫颈原位癌；另一种可表现显著的核多形性。

【鉴别诊断】

1）乳头状瘤：乳头状瘤上皮分化好，细胞形态温和，排列整齐，无异型增生。

2）疣状癌：疣状癌特征性表现为上皮疣状增生，伴有表面大量的角化物，细胞异型性不明显，除基底层外核分裂象少见，基底部呈推挤性生长。

【治疗及预后】

首选手术治疗，可辅以放疗，预后较好，可局部淋巴结转移，远处转移少见，偶可见向肺转移。

（3）基底样鳞状细胞癌

【概念】

基底样鳞状细胞癌（basaloid squamous cell carcinoma，BSCC）是一种具有侵袭性的、高级别鳞状细胞癌变型，少见。同时具有基底细胞样和鳞状细胞的成分。

【临床特点】

男性发病率多于女性，高峰年龄为 60～70 岁，好发

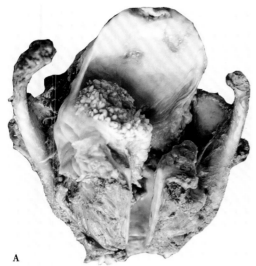
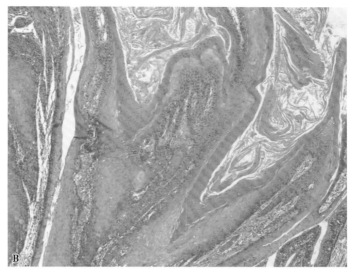
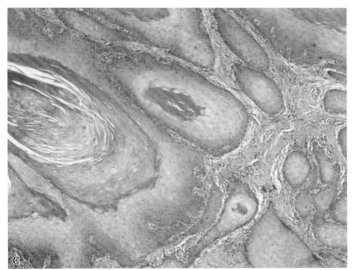
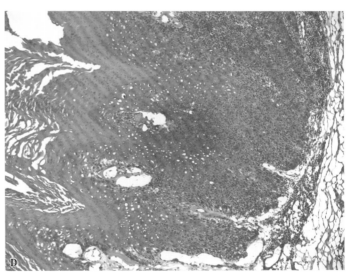

图 3-21　喉疣状癌

A. 大体标本，肿瘤表面呈乳头状；B. 上皮表层大量过度角化和不全角化；C. 杵状上皮脚，呈推挤式生长，可见浸润性细胞巢；间质有炎症细胞浸润；D. 术中冰冻见上皮增生肥厚、表层过度角化明显，基底部呈杵状，邻近间质可见淋巴细胞及浆细胞反应性条带状浸润

于声门上区，临床症状可表现为声音嘶哑、吞咽困难、疼痛或颈部包块。

【病因及发病机制】

来源于鳞状上皮，病因包括过度饮酒及吸烟。

【病理变化】

1）肉眼观：表现为中央溃疡性的肿块，伴有黏膜下广泛硬结。

2）镜下观：组织学由基底样癌和鳞癌两种成分组成，基底样癌细胞胞质少，核致密、深染，核浆比高，核分裂多见，构成圆形细胞巢，癌细胞团边缘呈栅栏状，其内可见粉刺样坏死，癌巢内可见黏液小囊，无基底膜，内有黏液物，此为基底细胞样鳞癌的特点（图 3-23）。鳞癌成分为原位癌或侵袭性角化性鳞癌，很少。有时还可见梭形

细胞成分、菊形团样结构及钙化灶。

3）免疫组化染色：一致的表达上皮标记物，包括细胞角蛋白（AE1/AE3、34βE12、CAM5.2）、EMA 和 CEA。神经内分泌标记物（如 Chg、Syn）常常阴性，但偶可有灶状阳性。可不同程度的表达 Vimentin、NSE、S-100 和 actin。HMB45、Melan-A 阴性。

4）超微结构：电镜下具有鳞状细胞癌的特征，包括大量的张力丝、细胞桥粒、角化珠，在囊性区域可见疏松星状颗粒或基底膜样物，未见腺样分化。

【鉴别诊断】

鉴别诊断包括神经内分泌癌、腺样囊性癌和腺鳞癌。神经内分泌缺乏鳞状细胞分化，神经内分泌标记物强阳性。腺样囊性癌，尤其是实性型可能与基底样鳞状细胞

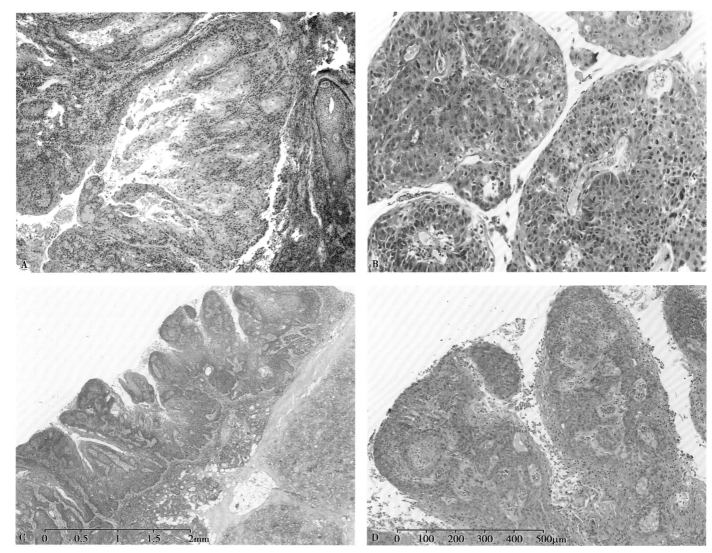

图 3-22　喉乳头状鳞状细胞癌

A. 术中冰冻切片，肿瘤呈乳头状生长，部分区上皮表层可见过度角化及不全角化；B. 石蜡切片，乳头被覆鳞状上皮异型性明显；C. 肿瘤表面呈乳头状生长，分化好，如未见到基底部浸润处则难以明确诊断；D. 肿瘤表面呈乳头结构，分化好，角化现象不明显，需与乳头状瘤鉴别

癌相似，但腺样囊性癌有肌上皮成分，多数情况下无鳞状细胞分化。腺鳞癌可有真正的腺管分化而基底样鳞癌只有细胞内黏液而无腺管。

【治疗及预后】

因基底样鳞状细胞癌为高侵袭性肿瘤，易发生颈部淋巴结和远处转移，所以在彻底完整切除肿瘤的同时需作颈部淋巴结清扫并积极辅以放化疗。预后差，死亡率高。

（4）梭形细胞鳞状细胞癌

【概念】

梭形细胞鳞状细胞癌（spindle cell squamous carcinoma）是一种罕见的恶性肿瘤，组织学以上皮性癌及恶性梭形细胞、多形性肉瘤样细胞组成双相结构为特征的鳞状细胞癌，又叫肉瘤样癌。

【临床特点】

临床少见，占全部喉癌的 1%。好发于老年男性，病人年龄集中在 50～69 岁，男性多发，男女比例 10∶1，肿瘤原发于声门区者占 72%，位于下咽者占 14%，位于声门上区的占 12%，位于声门下区的占 2%。该病临床症状与肿瘤的发生部位有很大关系。原发于声门区的首发症状是声音嘶哑，且进行性加重，故声门区肿物往往在临床上能做到早期发现；肿物如果发生在声门上，则可表现为咽部疼痛或伴有异物感、咳嗽、咳痰或痰中带血，随着肿物增大，可出现憋气，进行性呼吸困难，甚至可以出现早期颈部淋巴结转移；发生于声门下及下咽的肿物，临床症状不典型，常发生周围转移后才被发现，预后也比较差。

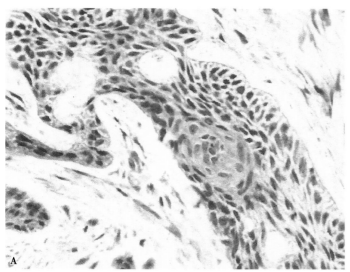
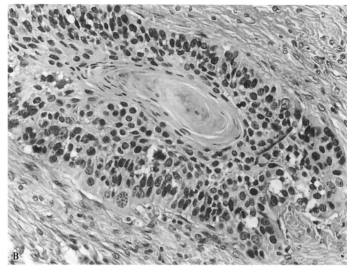
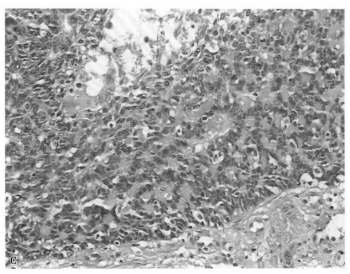

图 3-23　基底细胞样鳞状细胞癌

A、B. 瘤细胞巢外围为基底样细胞，巢内可见鳞状细胞或为囊腔结构；C. 瘤细胞之间可见基底膜样物质，上方为大片坏死

【病因及发病机制】

组织学发生尚有争议，多数学者认为上皮来源伴（间叶性）趋异性进化。与过度吸烟及饮酒有关，可继发于辐射暴露后。

【病理变化】

1）肉眼观：常表现为大小不等的息肉样外观，表面常有溃疡。

2）镜下观：组织学以恶性梭形细胞为主要成分和少量鳞癌组成的双相结构为特征，酷似肉瘤。肉瘤样细胞呈梭形或圆形、有束状排列（图 3-24），间质黏液水肿。可见到鳞癌细胞和梭形细胞移行。鳞状成分少，常散在或不明显，分布在息肉状肿物的蒂部和散在于肉瘤样肿瘤区内，可表现为原位癌。当鳞状成分不明显时，诊断需要有免疫组化或超微结构上皮分化的证据。

3）免疫组化染色：可表达上皮和间叶两种标记。常用的上皮标记物是 AE1/AE3、CK5/6、CK18、CAM5.2 和 EMA，灶状至弥漫阳性不等。梭形细胞表达细胞角蛋白，但可有高达 40% 的病例阴性表达。梭形细胞成分还表达波形蛋白和其他中间丝，如 Vimentin、SMA、MSA 和 Desmin。

4）超微结构：梭形细胞癌中的梭形细胞常可见上皮分化的特征，如细胞桥粒和张力丝。

【鉴别诊断】

充分的取材对于诊断尤为重要。显微喉镜下取活检或术中冰冻送病理观察时，送检组织小，有时不能反映病变的全貌。如果送检组织只取到鳞状细胞癌成分，则易误诊为鳞状细胞癌；如果送检组织只取到梭形细胞成分，则易误诊为其他梭形细胞软组织肿瘤。诊断要点包括：

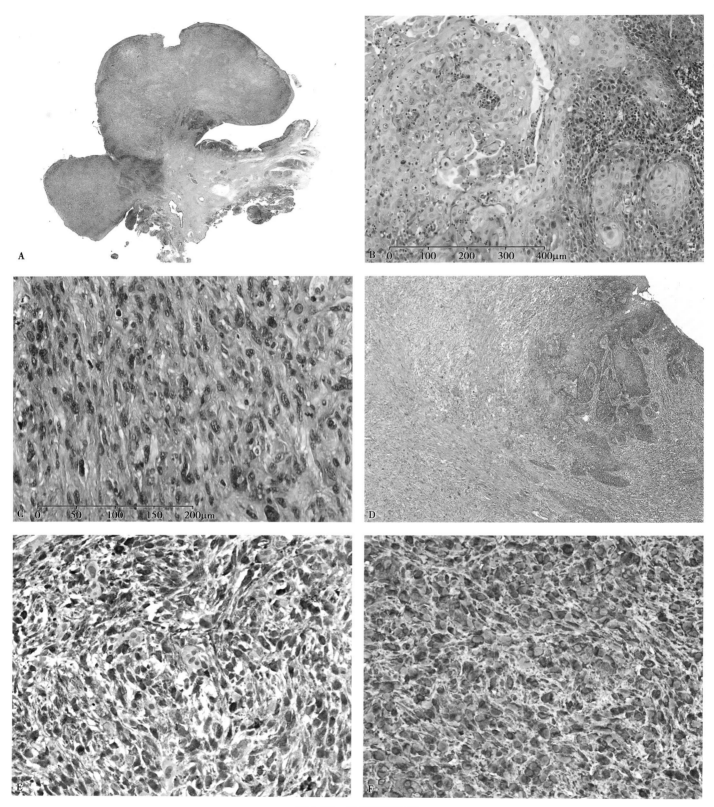

图 3-24　喉梭形细胞癌

A．肉眼检查肿物隆起于黏膜面，呈息肉样 HE×40；B．近黏膜面鳞状细胞癌巢呈浸润性生长，可见角化珠 HE×200；C．肉瘤样区由紊乱或交织束状、席纹状排列的梭形细胞构成 HE×400；D．癌与肉瘤样形态过渡移形区 HE×100；E．IHC 示梭形细胞 AE1/AE3 阳性；F．IHC 示梭形细胞 Vimentin 阳性

①可发生癌的部位，若出现肉瘤样结构，均应考虑到肉瘤样发生的可能性，只有排除了肉瘤样癌之后才能诊断为相应的软组织肉瘤；②肉瘤样成分所占比例应 >50%，肉瘤样成分过少不宜诊断为肉瘤样癌，而应诊断为相应的癌伴肉瘤样分化；③诊断中应注意多取材，仔细寻找癌、原位癌、不典型增生等成分，尤其是寻找两者之间的移行区，移行区是诊断肉瘤样癌的金标准；④ CK（AE1/AE3）、EMA 表达与否，不应作为肉瘤样癌诊断的唯一依据；⑤当反复取材仍找不到癌与肉瘤样区移行，同时肉瘤样区 CK（AE1/AE3）、EMA 阴性时，只有排除相应的软组织肉瘤后，可考虑为肉瘤样癌。对此，可使用透射电镜观察，如果肉瘤样区存在上皮性细胞特征，则可证实肉瘤样癌的诊断。此外，P63、P40 对头颈部鳞状细胞癌、肉瘤样癌的诊断均有帮助。需与间叶来源的肉瘤鉴别。

1）未分化肉瘤：瘤组织主要由排列紊乱的梭形、多边形纤维母细胞样细胞，圆形、卵圆形组织细胞样细胞，多核巨细胞及炎症细胞混合组成，形态学上与肉瘤样癌较难区分。此时应注意观察有无"油煎蛋"样组织细胞，免疫组化瘤细胞 CD68 阳性。

2）无色素性恶性黑色素瘤：形态学上也可表现为梭形细胞型或者多形性，但恶性黑色素瘤中，核仁常明显，且间质少。免疫组化瘤细胞 HMB-45 等恶性黑色素瘤标记物阳性。

3）肌纤维母细胞源性肿瘤（炎性肌纤维母细胞瘤、低级别肌纤维母细胞瘤、肌纤维母细胞肉瘤）：多由肥胖的（肌）纤维母细胞组成，有时可伴有大量慢性炎症细胞，成分复杂。但此类肿瘤瘤细胞除表达 Vimentin 外，SMA 常弥漫强阳性。免疫组化 ALK 检测有时亦有助于鉴别。

4）多形性横纹肌肉瘤：常见于年轻人的深部软组织，由非分化圆形细胞到过渡型的梭型细胞乃至奇异形的蝌蚪形、球拍样细胞构成，胞质明显嗜酸，高分化者可见特征性横纹。免疫组化横纹肌特异性抗原 Myosin 和 / 或 MyoD1 阳性。

5）纤维肉瘤：肿瘤细胞丰富，排列呈束状，典型者可有"人字形"或"鲱鱼骨样"结构，细胞核细长，两头渐细，且含有细胞间胶原。免疫组化除 Vimentin 阳性外，SMA 及 MSA 有时也可阳性。

6）平滑肌瘤、平滑肌肉瘤：组织交织排列呈束状或编织状，胞质粉染，核居中，呈长杆状，两端钝圆，核周常有空泡，平滑肌肉瘤肿瘤细胞异型性更明显，免疫组化除 Vimentin 阳性外，Desmin、SMA、calponin、h-caldesmom 亦阳性。

7）恶性周围神经鞘瘤：瘤组织排列疏密不均，部分排列致密呈束状、旋涡状或栅栏状，瘤细胞呈胖梭形，胞质淡染，核呈梭形或波浪状；疏松区细胞形态多样，常围绕血管形成旋涡状或束状。免疫组化 S-100 弥漫阳性。

8）滑膜肉瘤：具有上皮性和间叶性双相分化的恶性肿瘤，但也可表现为单相型，原位杂交及 RT-PCR 可检测到 t（X;18）（p11;q11）染色体易位。瘤细胞以梭形细胞为主，梭形细胞短胖，交织状、旋涡状排列，疏密不均，交替分布，可有黏液样变及血管外皮瘤样区域。双相型和单相型滑膜肉瘤的上皮细胞和梭形细胞均表达 CK、EMA 等上皮性标记，梭形细胞呈灶状或片状表达，上皮细胞多弥漫表达，梭形细胞还可表达 Vimentin 和 Bcl-2。

【治疗及预后】

手术治疗，放疗可作为辅助治疗，但无论放疗或化疗都不能作为单独的治疗方案。恶性程度较鳞状细胞癌更高，预后依赖于临床分期，但总的来说预后差，外观扁平、有溃疡的肿瘤较息肉样外观的肿瘤可能更具侵袭性，发生在声带的肿瘤因早期出现症状而被发现比发生在其他部位的肿瘤有较好的预后。可有颈部淋巴结转移，远处转移可到肺。5 年生存率分别是声门型 80%，声门上型 65%，声门下型 40%。

（5）腺鳞癌

【概念】

腺鳞癌（adenosquamous carcinoma）是一种具有高侵袭性的少见类型，由鳞癌和真性腺癌两种成分组成。

【临床特点】

男性多于女性，好发年龄为 60～70 岁。喉为最常见的部位，占上呼吸消化道的 50%，声门上区是喉部最常见的好发部位。临床表现为声音嘶哑、喉痛、吞咽困难等。

【病因及发病机制】

来源于表面上皮的具有多分化潜能的基底细胞，也有文献报道认为来源于黏膜下腺体的导管上皮。病因尚不明确，可能与吸烟、饮酒有关。

【病理变化】

1）肉眼观：可表现为外生性或息肉样肿块，或黏膜下肿块，质脆，水肿或颗粒状，伴或不伴有表面溃疡，大小为 0.6～5.0cm。

2）镜下观：组织学以鳞癌和真性腺癌两种成分为特征，且两者有较明显的分界。鳞癌成分常在表面，表现为原位癌或浸润性癌，腺癌成分多见于肿瘤深部，有确定的腺样结构分化，即导管或小管形成（图 3-25）。仅出现细胞内黏液不能诊断腺鳞癌。

3）免疫组化染色：两种成分均表达广谱细胞角蛋白（AE1/AE3）和高分子量角蛋白 34βE12，腺癌成分表达 CEA、CAM5.2 和 CK7，不表达 CK20。Ki-67 有高表达。

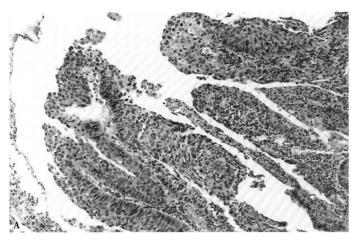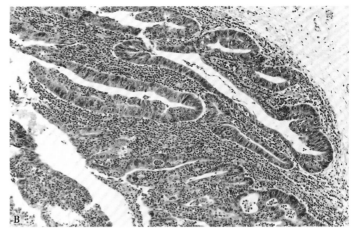

图 3-25 喉腺鳞癌

A. 示鳞癌部分；B. 示腺癌部分

4）超微结构：鳞癌成分，可见张力丝、细胞桥粒和角化珠；腺癌成分可见腺泡和管腔的微绒毛。

【鉴别诊断】

1）黏液表皮样癌：来源于浆液黏液腺管，很少来源于表面上皮，无原位的鳞状细胞癌，未见明确的细胞间桥或角化，在中低级别黏表癌中可见黏液细胞、上皮样细胞和中间型细胞三种细胞成分。

2）腺样鳞状细胞癌：又称为棘层松解性鳞状细胞癌，常发生在头颈部日光暴露区，很少发生于黏膜。由于肿瘤棘细胞松懈而形成假腺腔分化，没有腺体结构和黏液的证据，组织化学染色黏液为阴性。

【治疗及预后】

彻底完整切除肿瘤是治疗的首选。由于肿瘤早期就可以发生颈部淋巴结转移，因此需作颈部淋巴结清扫。放射治疗对该病是否有益尚不肯定。预后差，肿瘤为高度恶性和侵袭性，且常常呈多灶，深部浸润，可经淋巴或血道转移，转移部位包括颈部淋巴结、肺和肝。有报道颈部淋巴结转移率高达 75%，远处转移高达 25%。5 年生存率为 15%～25%。

（6）棘层松解性鳞状细胞癌

【概念】

棘层松解性鳞状细胞癌（acantholytic squamous cell carcinoma），又称腺样鳞状细胞癌（adenoid squamous cell carcinoma），是一种少见的组织病理学亚型，特征是肿瘤细胞的棘层松解，形成假的腔隙和假的腺管样分化的外观。

【临床特点】

常发生在头颈部日光暴露区，很少发生于喉，无特殊的临床特点。

【病因及发病机制】

来源于表面鳞状上皮，尚未发现特定的致病因子。

【病理变化】

1）镜下观：为肿瘤棘细胞松解，形成假腔或腺样分化的假象。肿瘤由鳞癌组成，瘤细胞巢有棘细胞松解灶，假腔内含松解细胞、角化不良细胞或透明细胞，也可为空腔。棘细胞松解现象常见于肿瘤深层。肿瘤没有腺样结构分化或黏液产生的证据。肿瘤以中分化鳞癌为著，可见透明细胞和梭形细胞。间质常常硬化，伴淋巴浆细胞反应。棘细胞松解可形成吻合的腔隙和通道（图 3-26），似血管肉瘤。

2）免疫组化染色：表达鳞状上皮细胞标记物，如 CK、P40、P63、EMA 等。

3）超微结构：肿瘤细胞可见半桥粒和张力丝，没有腺管的特征。

【鉴别诊断】

需与腺鳞癌、腺样囊性癌和黏液表皮样癌、血管肉瘤等相鉴别。

【治疗及预后】

其预后与鳞癌相似，但有报道认为它比鳞癌更具侵袭性。

（二）淋巴上皮癌

【概念】

淋巴上皮癌（lymphoepithelial carcinoma）是一种低分化鳞癌或组织学上伴显著反应性淋巴浆细胞浸润的未分化癌，形态学类似鼻咽癌，又称为"鼻咽癌样癌"或"鼻咽型未分化癌"。

【临床特点】

喉的淋巴上皮癌很少见，约占喉肿瘤的 0.2%，好发于声门上区。病人常表现为声音嘶哑、颈部肿块、喉痛、咳嗽、耳痛、吞咽困难等。男性多见，男女比例为 4:1，平均年龄 70 岁。

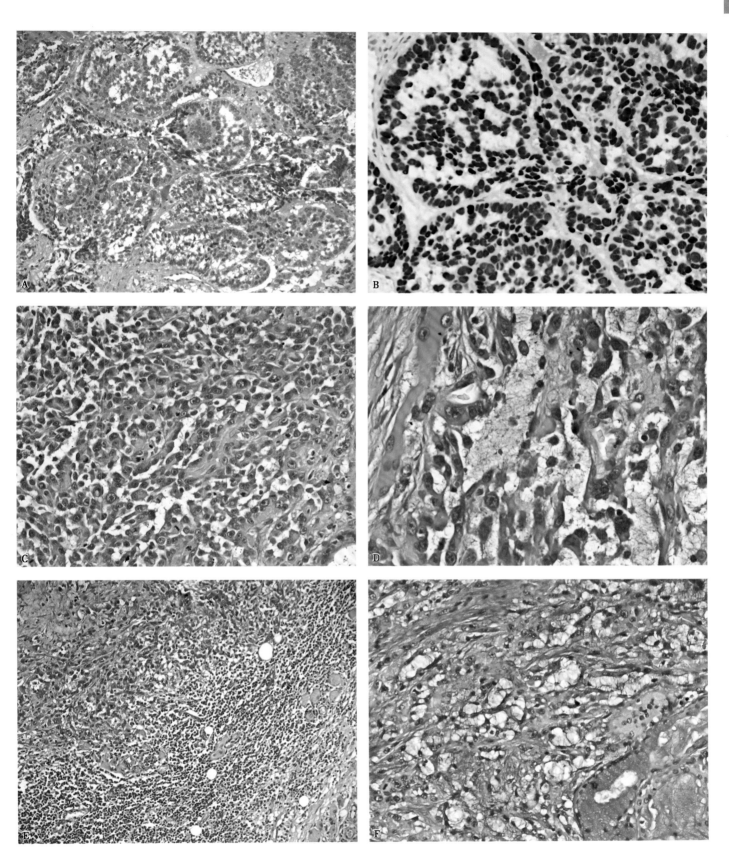

图 3-26　棘层松懈性鳞状细胞癌

A. 肿瘤细胞缺乏角化，呈巢状分布，其内形成假腺样腔隙；B. 此例免疫组化染色瘤细胞 P40 阳性；C. 肿瘤细胞向鳞状分化，形成假的腔隙，似腺管样；D. 间质可见黏液样变；E. 肿瘤周围可见淋巴浆细胞浸润；F. PAS 染色黏液样基质阴性，右下残留腺体内黏液阳性

【病因及发病机制】

鳞状上皮来源,病因不确切,与烟酒过度有关。

【病理变化】

1. **肉眼观**　大体表现为有深或表浅溃疡的肿块。

2. **镜下观**　肿瘤以不规则岛状、巢状、片状或单个细胞浸润黏膜,癌巢和间质内有大量成熟的小淋巴细胞和浆细胞浸润。瘤细胞具有单一的泡状核,圆至卵圆形,核仁明显,胞质嗜酸性,界限不清,形成合体细胞样(图3-27)。瘤细胞也可呈肥胖的梭形,核呈流水样(streaming)排列。部分病例在黏膜表面可见原位癌。

3. **免疫组化染色**　广谱角蛋白、CK5/6、EMA等标记物可清晰地勾勒出淋巴细胞中的肿瘤上皮岛(图3-27),而CK7、CK20阴性。

4. **分子病理学**　与鼻咽癌相比喉淋巴上皮癌的EBER检出率低。

【鉴别诊断】

需与大细胞淋巴瘤、Hodgkin淋巴瘤、梭形细胞肉瘤等鉴别,免疫组化染色对于鉴别诊断至关重要。

【治疗及预后】

喉淋巴上皮癌常采用切除肿瘤再加局部放疗,预后较好。75%的病人有颈部淋巴结转移,约25%的病人有远处转移,转移部位包括肺、肝、骨和皮肤,远处转移者预后差。

（三）巨细胞癌

【概念】

巨细胞癌(giant cell carcinoma)是一种未分化癌,又称为大细胞癌、未分化癌等。

【临床特点】

喉巨细胞癌非常罕见,文献报道病例几乎都是男性病人,平均发病年龄为60～70岁。病人最常见的主诉为

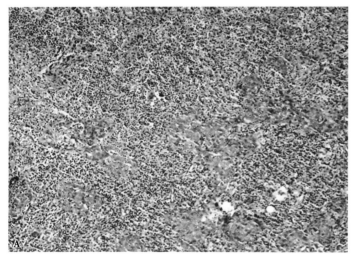
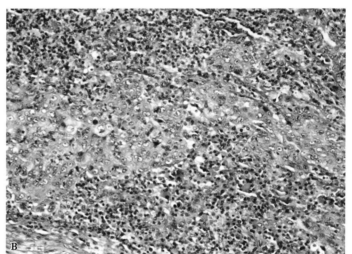
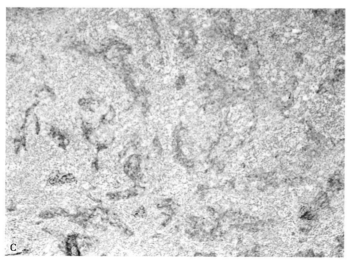

图3-27　淋巴上皮癌

A. 未分化癌细胞岛间可见大量的淋巴细胞浸润;B. 高倍镜下,细胞呈合胞体样;C. 免疫组化染色角蛋白阳性

渐进性呼吸困难和吞咽困难，也可表现为发声困难。可发生于喉的任何部位，无明显的好发部位。

【病因及发病机制】

组织学来源尚不清楚，有学者认为是上皮来源。病因不确切，可能与过度吸烟及饮酒有关。

【病理变化】

1. **肉眼观** 大体表现与鳞癌没有区别。

2. **镜下观** 组织学形态与发生于肺的巨细胞癌相似，表现为大量的、细胞间无黏附的、奇异型巨细胞，核大，常常是多核，核分裂象多见，染色质粗糙，核仁大而明显（图3-28）。胞质丰富、嗜酸性，有时呈空泡状，胞质中常含有嗜中性颗粒或细胞碎片。

3. **免疫组化染色** CK8/18、CK18、CK19阳性，灶状表达CK7、CK20、EMA。

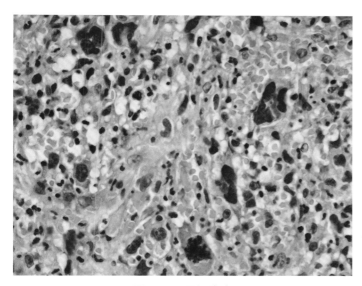

图3-28 巨细胞癌
异型瘤巨细胞，形态奇异，核大明显，可见核分裂象

【鉴别诊断】

要与某些恶性肿瘤鉴别，如梭形细胞鳞癌、多形性横纹肌肉瘤及多形性未分化肉瘤。

【治疗及预后】

首选手术治疗，部分病例放疗有效果，化疗效果差。该肿瘤为高度恶性，预后差。

（四）NUT癌

喉部也可见NUT癌，罕见。其临床病理特点、诊断及鉴别诊断要点参见第一章第三节（图3-29）。

第四节 唾液腺型肿瘤

喉黏膜也可以发生小唾液腺的良性及恶性唾液腺型肿瘤（salivary gland-type tumors），但很少见，包括多形性腺瘤、嗜酸细胞性乳头状囊腺瘤、腺样囊性癌、黏液表皮样癌，而其他如嗜酸性腺癌、腺泡细胞癌、上皮肌上皮癌、多形性腺瘤内癌、恶性肌上皮瘤、唾液腺导管癌、透明细胞癌等更为罕见。

第五节 软组织肿瘤

一、良性肿瘤及瘤样病变

（一）接触性溃疡

接触性溃疡（contact ulcer），又名化脓性肉芽肿（pyogenic granuloma），是由多种因素引起的发生于喉的慢性炎症性疾病。多见于成人，男性居多。好发于声带后部。病人症状可表现为轻微的声音变粗，或严重声嘶，并可伴有累及耳部的疼痛、吞咽困难、咯血及慢性咳嗽。

除滥用声带是公认的主要病因外，其他因素还包括

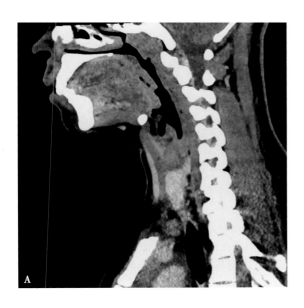

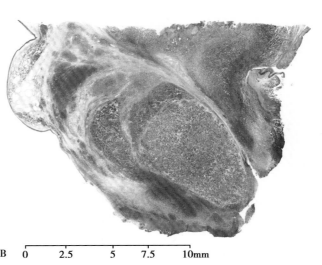

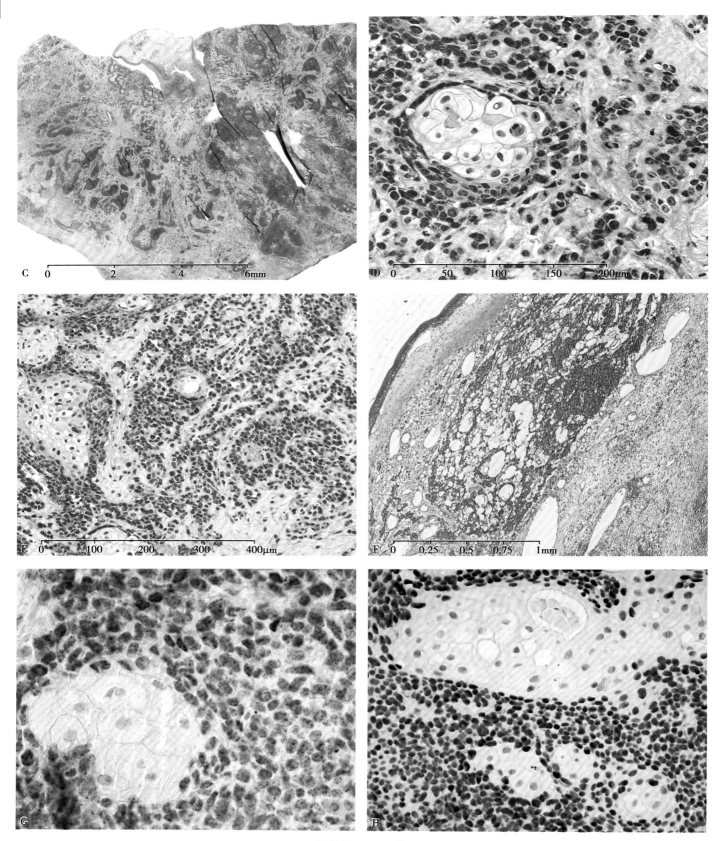

图 3-29 NUT 癌

病例，女，20 岁，声嘶 4 个月余，喉部肿物，息肉样，大小约 1.6cm×1.5cm×0.7cm：A. CT 示喉部占位；B. 肿物占居喉部，自黏膜固有层至黏膜下；C. 肿瘤细胞深染，成巢，大小不一，部分肿瘤细胞巢内可见淡染区；D、E. 高倍镜下肿瘤细胞呈小圆型细胞形态，排列呈巢状，巢内可见突然鳞化及伴角化的细胞团，形成淡染区；F. 肿瘤外侧浸至黏膜上皮下固有膜内；G. IHC 示瘤细胞核 NUT 阳性，其内鳞化细胞巢阴性；H. IHC 示瘤细胞核 P63 阳性，其内鳞化细胞部分阳性

过敏、激素或自身免疫失衡、胃-食道-喉反流及心理因素，鼻、鼻窦、扁桃体的健康状况也不容忽视。吸烟、饮酒似乎不是主要致病因素。多数病人有生活或工作压力。

【病理变化】

1. 肉眼观　息肉状或结节状团块，常累及双侧声带及声带的后部。

2. 镜下观　表现为炎性肉芽组织增生，表面溃疡形成，被覆纤维素性渗出物和/或纤维素样坏死物（图3-30）。肉芽组织的血管通常与表面垂直，内衬内皮细胞肥胖，核分裂象及外渗的红细胞常见，周围可见急慢性炎症细胞及组织细胞浸润。随着疾病的进展，间质可发生明显的纤维化。

【鉴别诊断】

包括声带息肉、血管瘤、血管外皮细胞瘤、卡波西肉瘤、血管肉瘤、炎性肌纤维母细胞瘤、梭形细胞鳞状细胞癌及肉芽肿性感染性疾病。

【治疗及预后】

手术切除的适应证仅限于病变较大导致的呼吸困难，或病变性质不清时。因为任何手术治疗的效果都是暂时性的，且不能减轻致病因素。术后复发率高达90%。使用抑酸剂能有效减少复发。排除其他因素后，改善声带的使用是最根本的治疗措施。

（二）喉膨出

喉膨出（laryngocele）是由于喉室小囊堵塞，喉室黏膜上外侧壁从喉室向声门旁间隙囊状膨出形成。多见于40～70岁，腔内含有气体，并通过细蒂与喉室相通。其向喉室腔内突出可引起声嘶和呼吸困难，向喉外侧突出可引起颈部质软的肿块。镜下可见囊内被覆呼吸上皮并

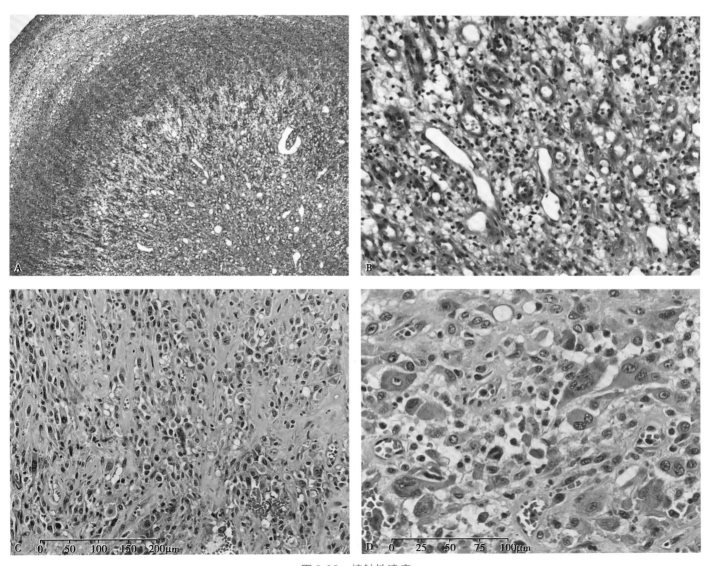

图3-30　接触性溃疡

A. 表面为溃疡及纤维素性渗出物；B. 深部为炎性肉芽组织；C. 有时间质梭形纤维母细胞增生活跃，可见核分裂象；D. 当间质伴有出血时可见多核组织细胞

伴有不同程度的鳞化，间质慢性炎症细胞浸润。

（三）颗粒细胞瘤

【概念】

颗粒细胞瘤（granular cell tumor，GCT）是一种向施万细胞分化的良性肿瘤，形态特点是含有大量界限不清的颗粒细胞。GCT最早由Abrikossoff于1926年进行描述，当时人们以为该肿瘤起源于肌细胞，故被归为肌母细胞瘤。1935年，Feyrter认为其起源于神经，故称其为"颗粒细胞神经瘤"。1948年Fust和Custer称其为"颗粒细胞神经纤维瘤"。1962年，Fisher和Wechsler通过电镜及免疫组化技术发现施万细胞是该肿瘤最可能的起源，故又改称"颗粒细胞施万细胞瘤"。新版WHO文献仍命名为颗粒细胞瘤。GCT肿瘤细胞与施万细胞有密切联系，例如，它们拥有相似的超微结构；颗粒细胞内的颗粒与髓鞘内的颗粒相似；颗粒细胞围绕神经末梢呈同心圆状排列；颗粒细胞内也有脂蛋白及神经鞘磷脂，说明细胞内颗粒是由鞘磷脂或其降解产物组成；免疫组化表达S-100蛋白、烯醇化酶、髓磷脂蛋白PO及P2。

【临床特点】

喉的GCT少见，好发于40～50岁，无性别差异，但发生于气管者女性多见。黑人多见，儿童罕见。

该肿瘤可发生于全身任何器官，10%病人是多中心性发生，尤其是当气道受累时。15%病人下气道受累。头颈部最好发，约占50%，累及皮肤、皮下组织及黏膜。其中更常见于舌前部、喉及扁桃体。发生于喉的GCT最多见于喉后部，也可见于前部、声带及杓状软骨区。在儿童，肿瘤多位于前部声门下区，并向声门生长。常至声嘶，累及气管者可致喘鸣、咳嗽及呼吸困难。GCT生长缓慢，在病人就诊前常已生长6～7个月。

【病理变化】

1. **肉眼观**　喉镜下，肿瘤表现为实性、有或无蒂、无溃疡的肿块，从黄色到灰粉色不等，通常界限清楚。无包膜，边缘也可出现类似浸润的生长。肿物直径多在0.3～3cm之间。

2. **镜下观**　肿瘤细胞大、梭形或多角形，细胞界限清楚，胞质丰富，色淡染，富含嗜酸性颗粒。这些胞质内颗粒有包膜，含微小空泡、微管，有髓磷脂形成。细胞核小、圆或椭圆，位于细胞中心，有时可有多个核。这些细胞内特征性颗粒PAS染色阳性且抗消化酶反应，苏丹染色也可阳性，尤其是苏丹黑染色，其本质为溶酶体。肿瘤周围无炎性反应。

50%～65%病人肿瘤表面上皮可呈继发性假上皮瘤样增生，需与鳞状细胞癌鉴别。

3. **免疫组化染色**　GCT表达S-100蛋白、CD57、SOX10、NSE及CD68（图3-31）。

【鉴别诊断】

主要为高分化鳞状细胞癌和纤维组织细胞瘤。

先天性GCT，也叫先天性牙龈瘤，虽然光镜下与GCT有许多相似之处，但是从起源、免疫组化表型及超微结构等方面均有差异。

【治疗及预后】

对于喉的颗粒细胞瘤，手术切除是基本治疗原则。但有多种方式可供选择，如内镜切除、喉正中切开术或全喉切除。切缘必须送检病理以确保手术范围足够。术后复发少见，小于病例的10%。但当切缘不净时，复发率可升至21%～50%，且16%变为多发性。对于复发者，手术切除依然有效。

尽管多数GCT为良性，但也有1%～3%的病例为恶性。多位于皮肤、皮下，累及周围淋巴结，远处转移罕见。其特点如下：光镜下形态与良性者相似，但术后很快复发；肿瘤大于4cm；生长加快；远处转移；有不典型性及多形性（尽管很少出现）。对于那些没有转移征象，但组织学形态有恶性表现、临床有侵袭性行为者可称为"不典型颗粒细胞瘤"。恶性者预后差，通常在诊断后2～5年内死亡。主要的鉴别诊断包括横纹肌肉瘤、副节瘤、嗜酸细胞性肿瘤、黑色素瘤及软组织腺泡细胞肉瘤。

（四）炎性肌纤维母细胞瘤

【概念】

炎性肌纤维母细胞瘤（inflammatory myofibroblastic tumor，IMT）是由梭形肌纤维母细胞和纤维母细胞构成的真性肿瘤，伴有浆细胞、淋巴细胞和/或嗜酸性粒细胞等炎症细胞浸润。既往曾称之为炎性假瘤及浆细胞肉芽肿。属于交界性或低度恶性肿瘤，容易被误诊为恶性上皮性或间叶的梭形细胞肿瘤。

【临床特点】

头颈部炎性肌纤维母细胞瘤多见于成年男性，也可见于儿童。有报告称头颈部的炎性肌纤维母细胞瘤最多见于喉，尤其是声带，喉外者可见于口腔、鼻道、咽、扁桃体、咽旁、唾液腺及气管。发生于喉者可引起声嘶、喘憋、发声困难及异物感。

【病理变化】

1. **肉眼观**　呈息肉样或结节状，可有蒂，质实，表面光滑，直径0.4～3cm。

2. **镜下观**　肿瘤位于黏膜下，细胞呈编织状及束状疏松排列，包括梭形细胞、星状细胞、上皮样细胞、和/或轴突（蜘蛛样）细胞，细胞核拉长，呈圆形及卵圆形，核仁不明显，伴有明显的纤维状的胞质。其中肌纤维母细胞最显著。上皮样细胞的胞核内可见包涵体。有时可见明

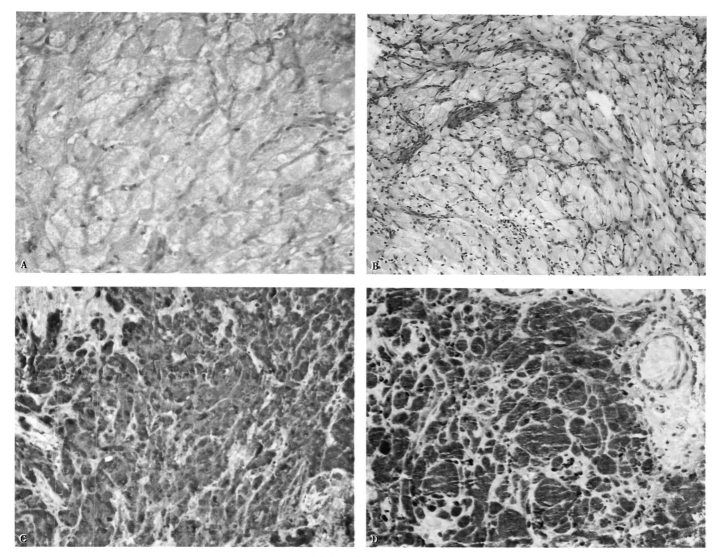

图 3-31 颗粒细胞瘤

A. 瘤细胞体积大，圆形、多角形或梭形，胞质嗜酸性颗粒状，核小深染；B. 瘤细胞呈巢状，间质为结缔组织；C. IHC 示瘤细胞 S-100 阳性；D. IHC 示瘤细胞 CD68 阳性

显的核分裂象，但无病理性核分裂象。间质内可见多种炎症细胞浸润。

3. 免疫组化染色 肿瘤细胞表达 actin、calponin、SMA、MSA、FN，不表达 h-caldesmon。80% 以上的肿瘤表达 laminin。仅有 1/3 肿瘤表达 Desmin 且表达较弱。另有少部分细胞表达 CK。虽然只有 40% 左右的病例免疫组化染色表达 ALK，但多数病例在荧光原位杂交检测中可见 *ALK* 基因重排。

电镜下可见肌原纤维及粘连蛋白细丝（参见鼻腔鼻窦炎性肌纤维母细胞瘤）。

【治疗及预后】

位于上呼吸道的 IMT 总体侵袭性较弱，但也有局部浸润和复发的潜能，甚至可以多次复发。而且随着复发或肿瘤残留，也可发生恶性转化，转化为肉瘤。但其生物学行为个体差异显著，因此也有人认为该肿瘤应该属于中间性病变。完整的手术切除是最重要的治疗手段。细致且规律的术后随访包括喉镜检查、CT 扫描。如果出现多个复发灶，则需要更积极的切除。ALK 阴性的病例可能具有较高的转移和死于本病的风险。

（五）黏液瘤

【概念】

由丰富的黏液间质和类似原始间叶组织星形细胞组成的间叶组织良性肿瘤，也可能是非肿瘤性病变。1871 年由 Virchow 命名，通常发生于皮下软组织、肌肉间或心脏。

【临床特点】

发生于头颈部的黏液瘤，多累及上、下颌骨，皮下或腮腺，鼻腔、喉的黏液瘤报道少见。在有限的喉黏液瘤病例中，肿瘤位于声带、杓会厌襞、会厌。根据肿瘤大小及部位,临床可表现为声嘶、发音困难、吞咽困难或呼吸道阻塞如呼吸困难。声门上的病变可以很长时期没有症状直至巨大。CT 扫描提示为良性占位性病变。

【病理变化】

1. **肉眼观**　病变位于黏膜下,表面被覆上皮完整,呈息肉样生长,切面胶冻样,易误诊为息肉。根据细胞量的多少,病变质地从非常柔软到中等。

2. **镜下观**　可见肿瘤细胞多核、星芒状或梭形,有细长、相互交错的胞质突起,背景为水肿、富含黏多糖、网状纤维及胶原含量不等的基质,少有血管(图 3-32)。

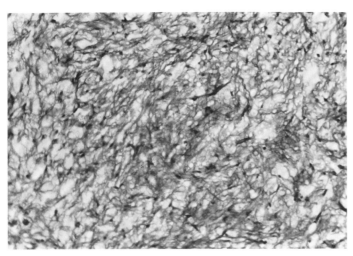

图 3-32　黏液瘤
小而不规则的星形细胞位于黏液样基质中

【鉴别诊断】

最重要的是息肉黏液变性。黏液瘤内通常血管少、无出血、无纤维素样物,而息肉血管丰富,常有出血,并有含铁血黄素沉积。其他鉴别诊断包括低度恶性黏液性脂肪肉瘤、软骨肉瘤、黏液腺癌等。免疫组化有很大的帮助,半数以上黏液瘤表达 SMA、CD34,几乎不表达 S-100 蛋白、CK、α-AT、α-ACT 等。

【治疗及预后】

因为肿瘤具有局部浸润的潜能,故治疗需要彻底切除,并确保一定的安全切缘,术中冰冻可有效地解决这一问题。术后不需要放疗及化疗。为预防局部复发,需长期随访。

（六）横纹肌瘤

【概念】

横纹肌瘤(rhabdomyoma)是指一组伴有横纹肌分化的良性肿瘤,被分为心脏及心外病变,两者在临床表现上有明显的差异,其中心脏横纹肌瘤是儿童最常见的心肌肿块,半数与结节性硬化相关,且多伴有其他器官的错构瘤,因此人们认为心脏横纹肌瘤也属于一种错构瘤。

【临床特点】

心外横纹肌瘤罕见,是一种真性肿瘤。多数发生于头颈部,起源于咽部、口腔底部、舌根部或喉的肌群,甚至有位于颈外侧部及眼眶的报道。心外横纹肌瘤通常是孤立性的,但也可多发。因为生长缓慢,通常在引起症状前已经长的很大。

与恶性横纹肌肉瘤相比,良性的横纹肌瘤罕见,仅占所有横纹肌肿瘤的 2%。

影像学　X 线片可显示肿瘤,CT 及 MRI 能更清楚的显示肿瘤部位及深度。肿瘤在 MRI 的 T_1、T_2 加权像上表现为与正常肌肉等信号或稍强信号,且均匀增强。影像学无法区别横纹肌瘤与其他良性肿瘤,但无周围软组织浸润、肿瘤表现及位于黏膜下等特点能够将其与恶性肿瘤区分。该肿瘤无淋巴结及远处转移。

【病理变化】

1. **肉眼观**　肿瘤红-褐色、分叶状、质软。

2. **镜下观**　根据细胞分化及成熟程度分为成人型、少年型及胎儿型。成人型几乎仅发生于 40 岁以上成人,男性多见,男女比为 3:1。病人多有可触及的包块、气道阻塞、吞咽困难、异物感、声嘶或因咽鼓管受累所致的严重中耳炎。镜下肿瘤细胞圆形、排列紧密、核偏位,胞质嗜酸性,呈空泡状,富含糖原。横纹(近似于成熟横纹肌内的横纹)是特征性表现。几乎不见核分裂象(图 3-33)。

胎儿型比成人型更少见,多发生于 3 岁以下男童。肿瘤由不成熟的梭形细胞构成,间质常黏液变。免疫组化染色表达成熟和原始的肌细胞标记。

少年型男性为女性的 2 倍,发病年龄从 5 个月至 58 岁。镜下由大量束状的肌细胞组成(图 3-33),常可见典型的胎儿型区域。

3. **免疫组化染色**　免疫组化染色表达成熟肌细胞的标记,如 MSA、desmin、myoglobin。

【鉴别诊断】

胎儿型需与胚胎型横纹肌肉瘤鉴别。胎儿型横纹肌瘤无周边浸润、细胞多形性、核分裂象及坏死。成人型需与多形性横纹肌肉瘤、颗粒细胞瘤及腺泡状软组织肉瘤鉴别。

【治疗及预后】

治疗需彻底切除。超过 1/3 的病例有局部复发,多是由手术不彻底所致,可发生在第一次术后数月至数年。有报道称,孤立性胎儿型横纹肌瘤或与胚胎性横纹肌瘤有关。尚未见成人型横纹肌瘤恶变的确切报道。

（七）平滑肌瘤

【概念】

平滑肌起源的良性肿瘤,很少见于上呼吸-消化道,

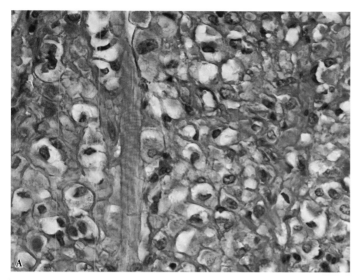
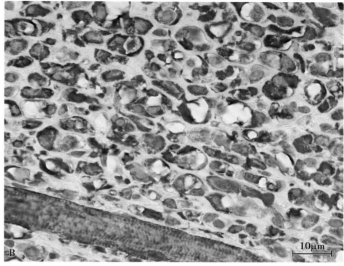

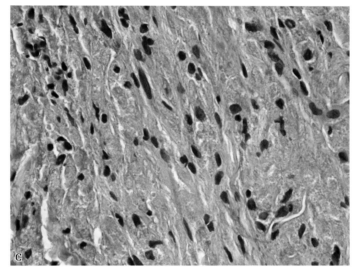

图 3-33 横纹肌瘤

A. 成人型（女，53 岁），细胞体积大，上皮样，胞质空泡状，可见横纹明显的细胞残留；B. IHC 示瘤细胞 Desmin 阳性；C. 幼年型（男，9 岁），瘤细胞呈束状排列，胞质嗜酸性

因为该部位平滑肌成分很少。尤其是喉部，平滑肌性肿瘤更罕见，迄今文献仅见 30 余例报道。

【临床特点】

声嘶是主要症状，有时可有呼吸窘迫、喘鸣。无局部浸润或远处转移。

【病理变化】

1. 镜下观 与其他部位的平滑肌瘤相同，表现为分化良好的梭形平滑肌细胞，无异型性、核分裂等恶性特征。另有两种少见的特殊类型平滑肌瘤，一种是上皮样平滑肌瘤（也称为"平滑肌母细胞瘤"），细胞表现为上皮样、圆形至梭形，胞质清楚，常排列呈巢或片状。另一种是不典型平滑肌瘤，多数肿瘤细胞为梭形，核两头钝圆，部分细胞可表现出明显的不典型性，但核分裂象少见，无病理性核分裂象，呈惰性的临床生物学行为，依然属于良性肿瘤。

2. 免疫组化染色 典型平滑肌瘤、上皮样平滑肌瘤及不典型平滑肌瘤相似，三者均表达 SMA、Desmin，Ki-67 增殖指数低。不典型平滑肌瘤可有 p53 过表达，或部分染色体的杂合缺失。

【治疗及预后】

手术切除是首选治疗方法，通常无复发。但是由于其他部位的上皮样平滑肌瘤偶有恶性潜能，故对于喉部的该类肿瘤，术后应长期随访。

（八）血管平滑肌瘤

喉的血管平滑肌瘤罕见，目前仅有 20 余例文献报道。在这 20 余例中，男性明显多于女性。年龄从 11～78 岁，半数处于 40～60 岁之间。肿瘤可发生于喉的任何部位，但声门上区者居多，其次是声门区。常见症状是声嘶。肿瘤位于黏膜下，表面血管扩张。

组织病理学上,病变由各种形态的血管和分化好的平滑肌束构成。血管增生,形态各异,平滑肌也增生,尤其是围绕血管者增生更明显。无核分裂象。

手术切除是最常用的治疗方法,彻底切除能够有效地防止术中及术后出血。小而界清的肿瘤容易经口腔激光切除,可行术前栓塞。切除不彻底,可复发。

(九)血管瘤

呼吸道的血管瘤可以累及从鼻孔到各级呼吸树的任何部位,第一例喉血管瘤由 Mackenzie 于 1871 年报道。位于喉部的血管瘤多为海绵状血管瘤,也有化脓性肉芽肿即肉芽组织型血管瘤。静脉石是喉血管瘤的特点之一。1921 年,Sweeter 将喉血管瘤划分为婴儿型及成人型。

婴儿型病人有 40%～50% 合并多发性皮肤及消化道血管瘤,且女孩多见,多位于声门下区,声门上区者罕见。伴有呼吸困难及吸气性喘鸣和咳嗽是主要症状,时好时坏,可自然消退。因此对于婴儿型血管瘤,可以不用手术而等待其自然消退。但如果出现呼吸困难或气道堵塞,气管切开不可避免。对婴儿型的治疗可采用类固醇激素、栓塞、激光及冷冻。

成人型血管瘤肉眼呈青石板色,界限清楚,多位于声门或声门上区。男性多见。典型症状有声嘶,偶有咯血,进展期病人会出现吞咽困难或呼吸困难。几乎不会自然消退。有许多治疗方法可供选择,主要取决于病人年龄、病变类型、大小、部位及症状。多行手术切除,根据肿瘤大小可单纯摘除肿瘤或喉头切除,电子喉镜引导下经皮瘤体内注射平阳霉素也在逐渐使用。

(十)淋巴管瘤

淋巴管瘤是一种少见的淋巴管系统的先天性畸形。

90% 病变发现于 2 岁以前,75% 发生于头颈部,表现为头颈部肿胀,青少年 25% 的颈部囊肿是淋巴管瘤。可分为三种类型:毛细淋巴管型、海绵状型和囊状型(囊状水瘤)。发生于喉部者罕见,发生于成人喉部者更罕见,可造成声嘶或呼吸受阻等,甚至有病人首发症状表现为急性会厌炎。纤维喉镜下表现为表面光滑的灰红色肿块。显微镜下淋巴管瘤(尤其是囊状型)由扩张的薄壁囊腔组成,其内充满嗜伊红蛋白性液体,内衬扁平内皮细胞,间质含有弥漫渗出的淋巴细胞和束状排列的平滑肌纤维,长期病变处纤维化明显。免疫组化染色内皮细胞可表达 FⅧ-RA、CD31、CD34,有人认为 CD9 及平足蛋白(podoplanin)是淋巴上皮的特异性标志物。

鉴别诊断主要是海绵状血管瘤。淋巴管瘤囊腔内含蛋白性液体,周围有淋巴细胞浸润;而海绵状血管瘤的管腔内充满红细胞,缺乏瓣膜结构。

需行喉镜下肿瘤摘除术,术后不易复发。

(十一)神经纤维瘤

喉的神经纤维瘤相当罕见。大多见于婴儿或新生儿,可伴上呼吸道梗阻。多数病例属神经纤维瘤病 1 型(NF1, von Recklinghausen's 病)的病人,以咖啡-牛奶斑及各型神经纤维瘤为特点,肿瘤多累及声门上结构,例如杓状软骨、杓会厌襞及后联合。少数病例是孤立性神经纤维瘤。

(十二)其他

喉部亦可发生乳头状血管内皮细胞增生(图 3-34)、脂肪瘤、幼年性黄色肉芽肿(图 3-35)、纤维组织细胞瘤、巨细胞瘤、纤维瘤、纤维瘤病、神经鞘瘤和副神经节瘤等。

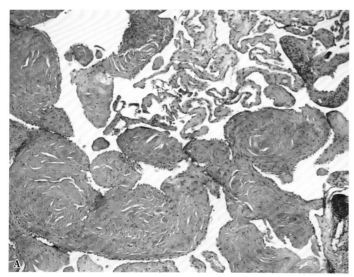
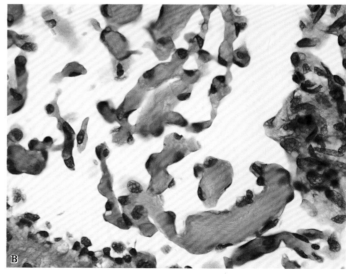

图 3-34　喉乳头状血管内皮细胞增生
A. 血管腔内大小不等的乳头状结构;B. 乳头轴心为纤维素,表面被覆内皮细胞

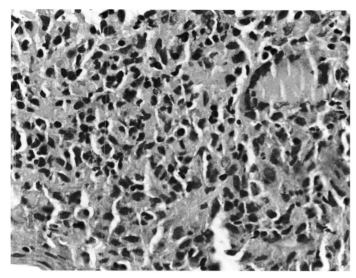

图 3-35　幼年性黄色肉芽肿
男，9 岁，黏膜内可见组织细胞增生伴多核巨细胞

二、肉瘤

喉部肉瘤（sarcoma）较癌瘤少见，占头颈部恶性肿瘤的比率不到 1%。

（一）血管肉瘤

【临床特点】

喉血管肉瘤很少见，迄今报道仅 10 余例。病人常有放疗史。常累及声门上区，特别是会厌部。常有吞咽困难、发音困难，有时可触及颈部包块。

【病理变化】

1. 肉眼观　息肉状肿物，灰红色或灰白色，软脆，出血坏死。

2. 镜下观　可见丰富的血管网，有的呈窦样结构，排列紊乱，管腔内衬异型性细胞，多层排列，或充满管腔呈实性巢，使管腔闭塞。瘤细胞梭形或上皮样，胞质突向腔内，核呈空泡状，核分裂易见。有特征性的是大的上皮样细胞内有空泡，有的空泡内可见红细胞。

3. 免疫组化染色　瘤细胞 CD34、CD31、第Ⅷ因子及 Vimentin 阳性，角蛋白、EMA 阴性。电镜下，肉瘤性内皮细胞胞质内有 Weibel-Palade 小体。需要与许多血管源性肿瘤及瘤样病变鉴别，如卡波西肉瘤、血管外皮细胞瘤、插管后肉芽肿及分化差的鳞状细胞癌等。

【治疗及预后】

喉血管肉瘤为高度恶性肿瘤，扩大而彻底的手术切除是最重要的治疗方法，如条件许可，再辅以术后放疗。总体预后差，常局部复发和血行转移。

（二）滑膜肉瘤

【临床特点】

滑膜肉瘤（synovial sarcoma，SS）占所有软组织恶性肿瘤的 5%～10%，但是其中 80% 位于四肢，仅有 3%～9% 位于头颈部，喉部者更为罕见，文献报道仅 10 余例。病人多为年轻成人，年龄范围 14～76 岁，平均年龄 27 岁，男性多见，男女比为 8∶3。

【病理变化】

1. 肉眼观　大体肿块常为外生性，有蒂，表面黏膜完整，可有或无溃疡。肿瘤位于黏膜下，无境界或有部分包膜。切面黄白色，伴有质韧、沙砾感。

2. 镜下观　既有上皮又有间叶组织的特点，分为单相型和双相型两类。双相型滑膜肉瘤由不同比例的上皮样细胞和间质梭形细胞构成。上皮样成分常形成典型的腺腔样结构，腺上皮单层。上皮样细胞为立方状至柱状，排列呈腺样、带状、巢状，胞质丰富，核圆形至卵圆形，胞膜清楚。在单相型中只有梭形或上皮样成分。梭形细胞排列整齐，细胞密集，呈短束交错状排列。细胞核卵圆形至梭形，空泡状至深染，胞质少，细胞边界不清。两种细胞间有过渡形态。在梭形细胞区域可到透明变性和黏液变性，灶状钙化，常见到肥大细胞。部分上皮样瘤细胞可发生鳞状化生（图 3-36）。电子显微镜下可见腺体分化的腺腔内有微绒毛、细胞间连接、张力丝，腺体周围有基底膜样物质包绕，而梭形细胞表面常有丝状突起，细胞间有原始细胞连接、不完整的基底膜。

3. 免疫组化染色　上皮性细胞角蛋白（CK）和 EMA 阳性，而只有间质梭形细胞 Vimentin 阳性，肿瘤细胞不同程度地表达 CK7、CK19、CK8/18、CD99、TLE1、Bcl-2 蛋白和钙调蛋白（calponin）、P53、Ki-67。两者均不表达 S-100 蛋白和 CD34。

4. 分子遗传学　用 RT-PCR 或间期荧光原位杂交分子学检查发现在 X 和 18 号染色体间有特征性的染色体易位 t（X;18）（p11.2;q11.2）。

【鉴别诊断】

包括梭形细胞恶性肿瘤，如梭形细胞鳞状细胞癌（可见原位鳞癌，但没有腺样结构）、黏膜恶性黑色素瘤（有明显的核仁、上皮内痣细胞和免疫组化染色特点不同）和恶性外周神经鞘瘤（S-100 蛋白阳性）、血管外皮细胞瘤等。

【治疗及预后】

手术切除是最重要的治疗措施，术后可以辅以放疗，异环磷酰胺对少数病人有效。如果手术不彻底而且没有辅以放疗，局部复发率可高达 80%。多经血道转移，故一般不需要淋巴结清扫。预后与年龄、肿瘤大小、坏死、p53 阳性率及增殖指数（Ki-67）呈反比，总体预后较差。

（三）未分化 / 未分类肉瘤

常见于四肢、躯干及腹膜后间隙，罕见于头颈部，尤其是上呼吸道，喉部更少见。男性多见于女性。好发于声门。

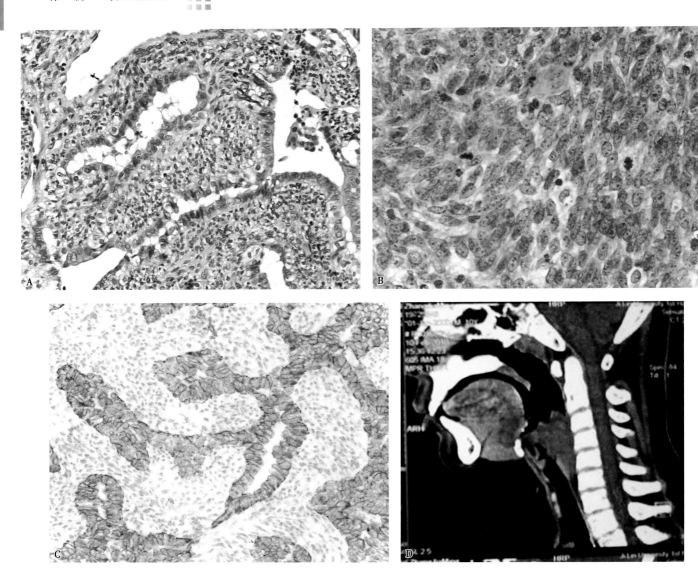

图 3-36　滑膜肉瘤

病例，男，12 岁，咽喉部后壁：A. 可见上皮性腺管样结构及间质梭形细胞；B. 分化差的梭形细胞增生区，可见核分裂象；C. IHC 示上皮性腺样结构 CK7 阳性；D. CT 示咽喉部后壁肿物

【病理变化】

1. 肉眼观　为息肉状肿瘤，无蒂，表面常有溃疡，切面灰白色、灰红色、灰黄或棕褐色。

2. 镜下观　组织学形态多样，细胞成分复杂，瘤组织包括纤维母细胞、组织细胞、多核巨细胞、黄色瘤细胞、炎症细胞，瘤细胞呈梭形、圆形或卵圆形等。常有灶状车辐状或编织状排列。

3. 免疫组化染色　与其他部位者相同，例如肿瘤细胞表达 F13a、CD68，不表达 Desmin、CK。

【鉴别诊断】

主要为梭形细胞癌（免疫组化染色 CK$^+$）及肌纤维母细胞肉瘤。

【治疗及预后】

治疗包括根治性手术（有时需全喉切除）、放疗、化疗及其他辅助治疗。预后极差。

（四）脂肪肉瘤

脂肪肉瘤（liposarcoma）可分为分化型、黏液样和多形性三种类型，可发生于咽、口腔、喉和颈部。喉原发性脂肪肉瘤罕见。肿瘤几乎均发生在喉的声门上区或下咽部（梨状窝），也可累及会厌。男性多见，好发于 40～70 岁。多为原发性，偶有其他部位脂肪肉瘤转移至喉的报道。症状与其他喉肿瘤的表现一样，如吞咽困难、气道阻塞、喉喉部异物感等。CT 及 MRI 能够为最终诊断及手术入路提供有效信息。

【病理变化】

1. 肉眼观　肿瘤表现为质中、息肉样黏膜下肿块，界限较清楚，切面分叶状，浅灰黄色、半透明，胶冻样，有光泽。

2. **镜下观**　组织学特点是有不同分化阶段的脂肪细胞，包括原始间叶细胞、纤维母细胞样细胞以及各阶段的脂肪母细胞。可见不规则的纤维性分隔，其内可见异型细胞。通常表现为分化好的脂肪肉瘤，经常会被误诊为良性脂肪瘤。为避免这种情况发生，在活检组织检查时需格外谨慎。但偶尔也会在多次复发后才得到正确诊断。与其他部位的脂肪肉瘤一样，喉部脂肪肉瘤也可以有多种亚型，如黏液性脂肪肉瘤、多形性脂肪肉瘤等。在去分化的区域可见多种生长模式和形态学特点（如梭形细胞、圆形细胞、脑膜内皮瘤炎细胞），其他成分如软骨和骨少见。基因检测及免疫组化染色也能辅助用于诊断、治疗、判断预后。MDM2 及 CDK4 在 90% 以上的病例阳性。

【治疗及预后】

放疗、化疗尚处于实验阶段，个体差异明显，多建议用于侵袭性亚型的病人。肿瘤经常复发，但通常都属于低度恶性，很少转移，也没有致死的报道。手术是首选，可保守切除（肿瘤摘除）。但是为了保证切除彻底及防止复发，通常选择开放式手术，如半喉切除，而非采用内镜技术。如果可扩大切除，病人预后甚佳。

（五）软骨肉瘤

【概念】

喉部软骨肉瘤是来源于喉部透明软骨的恶性肿瘤。

【临床特点】

总体罕见，但是在喉部的恶性间叶组织源性肿瘤较常见。环状软骨是最常见的好发部位，约占 75%，也可见于甲状软骨、杓状软骨及会厌软骨。病因不明，可能有局部损伤、异常骨化、慢性炎症或发生于老年人的代谢异常。肿瘤生长缓慢、症状不特异、恶性程度低，因此有时难免误诊为软骨瘤，但是真正的良性软骨性肿瘤很少见。发病年龄范围 25～91 岁，平均年龄 63 岁，男女比为 3.2:1。发音困难常是最主要的症状，当肿瘤达到一定体积时可导致呼吸困难，吞咽困难罕见。喉镜下，表现为黏膜下肿物，表面黏膜完整。后联合环状软骨受累会表现出声带僵硬，这是因为肿瘤阻塞环杓关节而不是浸润神经。

影像学　CT 扫描是首选的影像学检查方法，可检测到肿瘤的部位、大小、与周围组织的关系，还可观察到该肿瘤中常见的钙化。

【病理变化】

1. **肉眼观**　肿瘤表现为光滑、分叶状黏膜下肿块。切面病变呈玻璃样、质实、灰白色。肿瘤大径可达 10cm，平均 3.5cm。

2. **镜下观**　软骨肉瘤软骨细胞数量、多形性、多核和核分裂象都有不同程度增加。大部分肿瘤表现为低级别（G1），其分叶状结构出现紊乱，破坏及浸润原有的软骨和骨组织。细胞数目丰富，陷窝内双核细胞多见，核轻度多形，核染色质深染；有胶冻状透明的软骨基质，几乎无转移。中分化肿瘤（G2）瘤细胞数量增多，核的多形性较 G1 明显，可见散在的核分裂象。高级别肿瘤（G3），瘤细胞数目多，多核、核异型性及核染色质增多更明显，坏死及核分裂象增加。高级别软骨肉瘤少见，约占喉软骨肉瘤的 5%。透明细胞性软骨肉瘤的特征是出现大量的胞质透亮的瘤细胞与经典型区域突然移行，缺乏典型的致密的软骨基质（图 3-37）。去分化软骨肉瘤偶见。

3. **免疫组化染色**　瘤细胞 S-100 蛋白及 D2-40 阳性。

【鉴别诊断】

主要是低级别软骨肉瘤（G1）与软骨瘤的鉴别。两者差异性微小，软骨瘤发病年龄相对较轻，平均年龄 56 岁，肿瘤大径通常 <2cm，镜下肿瘤由成熟的透明软骨组成，形态接近正常的软骨组织，在明显的嗜碱性基质中分布着温和的软骨细胞，软骨细胞小而一致，一个软骨陷窝内通常只包含单个核，细胞缺乏异型性、双核和核分裂象。有时可见钙化。喉镜下所取活检标本常因标本量太少而难以鉴别诊断。有时也会因为肿瘤组织坚硬，活检取材不便，故最终多靠手术标本诊断。鉴于肿瘤标本常经过脱钙处理，病理观察必须仔细观察细胞及核的形态，这是诊断的基本要点。

【治疗及预后】

手术切除是首选的治疗方法，且必须保证足够的安全切缘。对于低度恶性肿瘤，可以为保证功能需求而采取相对保守的治疗。放疗的效果不确定且存在争议，事实上，许多学者认为软骨肉瘤对放疗不敏感，疗效甚微。但也有学者报道仅采用放疗也可有一定疗效，对低度恶性者也同样适用。多数学者认为放疗应该仅适用于未分化的软骨肉瘤。

预后取决于切除的彻底性、肿瘤的生长范围及组织学分级。其 1 年、5 年和 10 年生存率分别为 96.5%、88.6% 和 84.8%。局部复发率为 18%～50%，主要与切除不净有关。低度恶性者极少复发或转移，尽管如此，长期随访也是有必要的，偶有术后 20 年病人肺部转移的报道。

（六）骨肉瘤

喉的骨肉瘤在喉恶性间叶性肿瘤中最罕见，男女比为 13:1，平均年龄 65 岁。虽然其他部位在放疗后引起的肉瘤中骨肉瘤最常见，喉部经常因为各种恶性肿瘤而接受放射治疗，但喉放疗后的骨肉瘤比原发性骨肉瘤更为罕见。

【临床特点】

经典的症状有呼吸困难、发音困难、吞咽困难及声嘶。无明显可触及的颈部包块。CT 扫描呈现为喉部破坏性病变，内部有钙化灶。纤维喉镜下表现良好，无黏膜

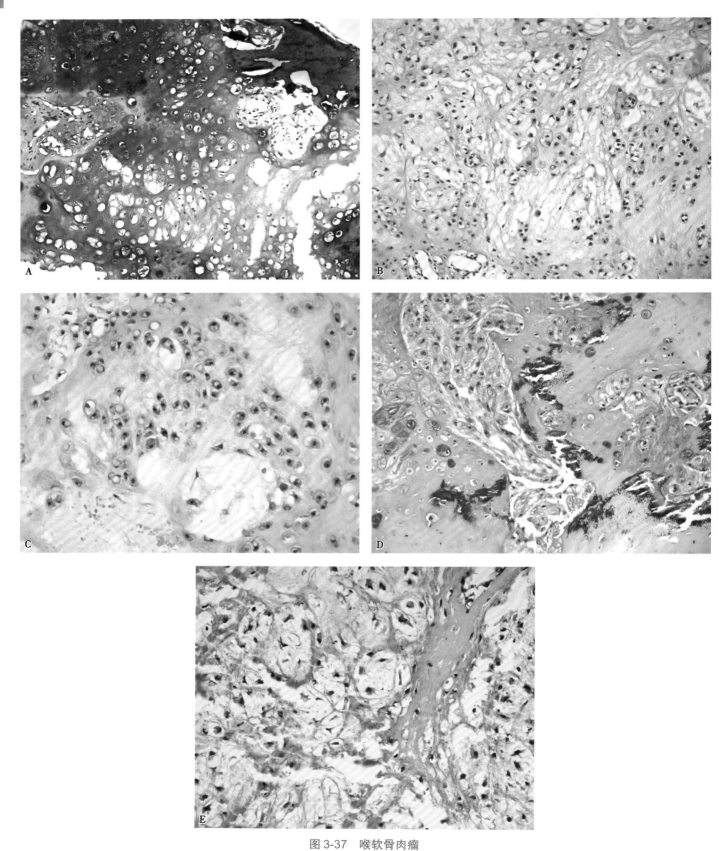

图 3-37 喉软骨肉瘤

A. 病例,女,57 岁,环状软骨,1 级软骨肉瘤,软骨分叶状结构紊乱,细胞数目丰富,核轻度多形,软骨陷窝内多为单个核,肿瘤破坏及浸润周边骨组织;B~D. 病例,男性,56 岁,甲状软骨内,2 级软骨肉瘤,可见软骨细胞分化,细胞大小形态不一致,间质黏液样变,局部呈浸润性生长(C);E. 病例,男性,73 岁,会厌喉面,2 级软骨肉瘤,可见胶冻状透明的软骨基质及双核细胞,核分裂象不明显

浸润，正因为如此，表浅活检常导致误诊。

【病理变化】

镜下观　肿瘤多由梭形细胞构成，排列呈束状。细胞核大、染色质丰富、有明显不典型性、核分裂象常见。有时可见分化好的软骨母细胞性肿瘤成分，细胞有轻度不典型性，有些区域可见双核的软骨细胞。局部可见骨样基质的沉积及肿瘤性成骨（图 3-38），这两者是诊断的关键指标。

【治疗及预后】

全喉切除是最重要的治疗措施，放、化疗对预后无明显影响。该肿瘤侵袭性极强，易经血道转移至肺，预后极差。

（七）平滑肌肉瘤

【临床特点】

多见于女性生殖系统、腹膜后、消化道管壁及皮下，罕见于喉，占喉全部肿瘤的 0.5%～1%。迄今仅有约 50 例的报道。好发于 40～70 岁，男性多见。

【病理变化】

镜下观　形态学诊断具有一定困难，尤其当标本量特别少的时候。既往喉的平滑肌肉瘤常与其他梭形细胞恶性肿瘤混淆。目前免疫组化对诊断具有非常重要的作用。通常情况下肿瘤细胞表达 SMA，不表达 CK 及 EMA。但是，当免疫表达不特异时，往往会导致诊断不确定。对于这些有争议的病例，电镜检查有助于诊断。另外，也有报道与喉鳞癌同时发生或继发于鳞癌治疗后，组织形态学及免疫组化均为典型的平滑肌肉瘤。

【治疗及预后】

目前因为病例数太少，随访资料欠缺，其治疗方式的选择、判断预后的指标都有待进一步探讨。

（八）横纹肌肉瘤

【临床特点】

喉的横纹肌肉瘤儿童多见，成人罕见，大多数据来自儿科。临床症状无特异性，包括声嘶、喉部发胀等。

【病理变化】

肿瘤以胚胎型和腺泡型为主。大体呈外生性生长，镜下细胞小而圆至椭圆，偶见胞质内横纹或细丝。胚胎型者常在黏膜下有一层肿瘤细胞丰富的区域，又称为"新生层"。肿瘤细胞免疫组化染色表达 Desmin、肌动蛋白、肌球蛋白、横纹肌肌动蛋白，不表达上皮性抗原。

胚胎型者以 11p15 染色体杂合缺失为特征，腺泡型者以 t（2;13）（q35;q14）易位为特征。

【治疗及预后】

当发生呼吸道堵塞的急症时，应用皮质激素减轻水肿或及时的气管切开都是必需的。与其他部位的横纹肌肉瘤不同，喉横纹肌肉瘤相对来说侵袭性稍弱而且急症处理后的放疗和 / 或化疗具有长期疗效，因此并不是所有病人均需扩大范围的外科手术治疗。对于息肉状或"葡萄状"生长的病灶，单纯手术有效。病变局限的病人预后较好（存活率 80%），伴有转移者存活率明显下降（30%）。肺、骨髓、骨、肝、脑是常见的转移部位。因为存在远期复发的可能，故建议长期随访。

（九）卡波希肉瘤

【概念】

卡波希（Kaposi）肉瘤是呈局部侵袭性的中间型血管肿瘤，均与 HHV8 相关。

【临床特点】

累及头颈部者并不少见，如口腔黏膜、口咽部、扁桃

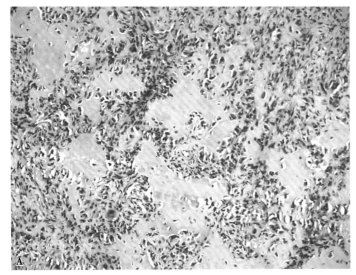
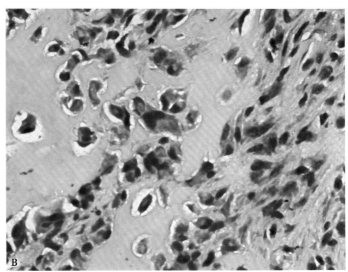

图 3-38　喉骨肉瘤

A. 可见粉染的骨样基质，周边有不成熟的骨母细胞围绕；B. A 图的放大，可见肿瘤性骨母细胞异型性明显，核深染

体、鼻腔等,但是喉部受累罕见。多数病人是 AIDS 相关性,但也有 HIV 阴性的病人。绝大多数(91%)病人为男性,平均年龄 35 岁(24～56 岁),属于晚期 HIV 感染,这可解释为什么许多病人同时罹患口咽、皮肤、内脏的 Kaposi 肉瘤。

常见症状包括声嘶、喉部不适、咳嗽、失声、吞咽困难、喘鸣或完全的气道阻塞。检查可见喉部水肿,喉镜下表现为一紫色血管性病变,表面因渗出物干燥沉积而呈疣状改变。CT 扫描能确定肿物为血管性质。

【病理变化】

1. 镜下观　与皮肤 Kaposi 肉瘤各阶段的表现一致,尽管斑块期可见筛网状嗜酸性血管形成,但细胞内、外 PAS 阳性的红色玻璃样透明小体最常见。

2. 免疫组化染色　肿瘤细胞 HHV8、平足蛋白(可被 D2-40 识别)、LYVE1、VEGFR3、PROX1、CD34、CD31、FLI1 及 ERG 阳性。

【治疗及预后】

因为肿瘤富含血管,活检会导致迅猛而致命的出血,因此,尽管有少数病人经活检确诊且没有引起重要的并发症,但日常工作中并不建议活检取材。治疗措施包括局部低剂量放疗、肿瘤内化疗或激光消融。当病人为播散性 Kaposi 肉瘤时,全身系统性治疗必不可少。引起急性呼吸道阻塞时,必须采取紧急干预。然而,由于部位特殊,气管切开有可能导致致命的出血,故推荐使用环甲膜切开术。

（十）低度恶性肌纤维母细胞肉瘤

【概念】

属于肌纤维母细胞起源的肿瘤,与炎性肌纤维母细胞瘤类似。肿瘤少见,低度恶性。

【病理变化】

1. 镜下观　细胞密集、排列方式较单一,细胞体积大,可呈上皮样,核仁大而明显,有的似神经节细胞,核呈空泡状,有切迹核染色质粗。部分细胞可呈梭形,可见胶原纤维形成及玻璃样变。肿瘤组织内血管不丰富。位于黏膜内者常见淋巴细胞浸润,可伴溃疡形成。肿瘤可广泛浸润周围组织,有时瘤体浸润边界较清楚(图 3-39)。

2. 免疫组化染色　90% 以上肿瘤细胞强表达 Vimentin、calponin、SMA、MSA、FN,约 40% 肿瘤低表达 Desmin 及 laminin,不表达 h-caldesmon、CK、ALK、S-100、CD68、F8RA、CD34。

3. 超微结构　电镜下与炎性肌纤维母细胞瘤相同。

【鉴别诊断】

包括一些梭形细胞肿瘤。

1. 横纹肌肉瘤　肌纤维母细胞肉瘤以上皮样及梭形细胞为主,核仁明显,与胶原化及玻璃样变性区相间分布或移行,无横纹,肌源性标志物表达不全。

2. 单相型滑膜肉瘤　可见血管外皮瘤样区域、钙化、黏液样变及肥大细胞浸润,Bcl-2、CD99 及细胞角蛋白 7 等阳性,肌源性标志物阴性等。

3. 血管外皮细胞瘤　肿瘤细胞可呈上皮样,有时可见较明显的核仁,但可见特征性的裂隙状血管,胶原化及玻璃样变不明显。免疫组化染色除 Vimentin 阳性外,无肌源性标志物等特异性标志物。

4. 纤维肉瘤　细胞呈梭形,较一致,无明显核仁,排列呈鱼骨样或编织状,免疫组化染色肌源性标志物阴性。

5. 炎性肌纤维母细胞瘤　炎症细胞成分更明显,纤维化、玻璃样变及炎症细胞成分混杂,较疏松,黏液样或纤维血管背景相对多见,缺乏大片一致性排列的、核仁

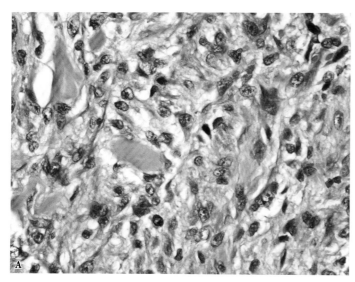
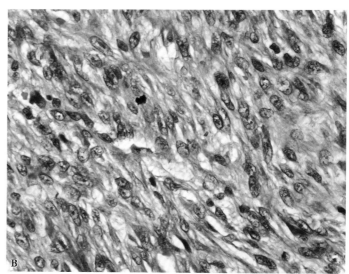

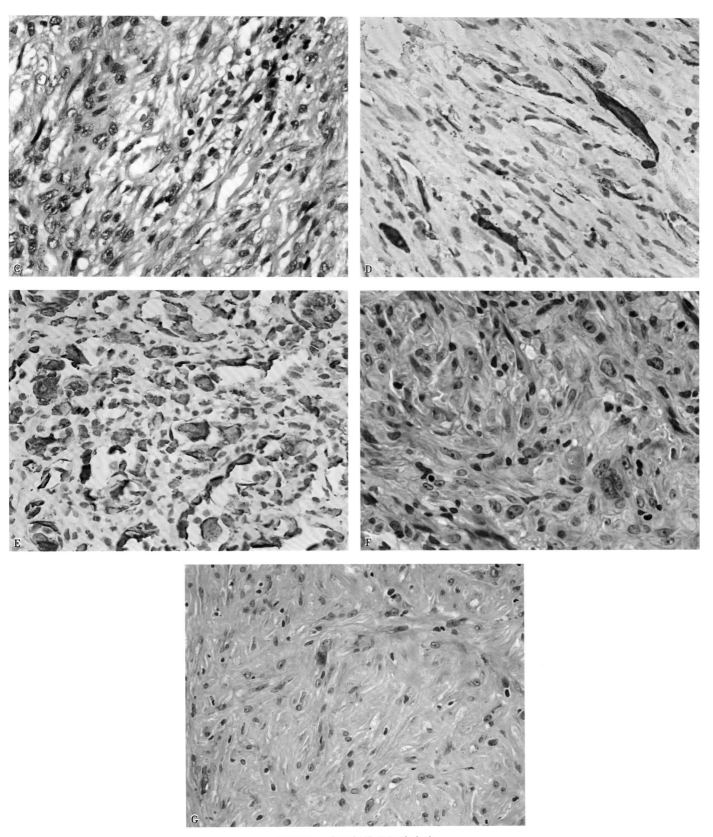

图 3-39　喉肌纤维母细胞肉瘤

A、B. 细胞异型性明显，核分裂象易见；C. 病灶内可见少数炎症细胞；D. IHC 示瘤细胞 SMA 阳性；E. IHC 示瘤细胞 Desmin 阳性；
F. 瘤细胞呈上皮样，核仁明显；G. 可见纤维化及玻璃样变

明显的肿瘤细胞。免疫组化染色 Vimentin、MSA、ALK、Bcl-2 及 SMA 阳性，S-100 蛋白多阴性。

6. 肉瘤样癌 多见于老年人，可见鳞状细胞原位癌，纤维化及玻璃样变不明显，边界浸润性生长更明显，瘤细胞 CK 阳性，肌源性标志物阴性。

7. 未分化肉瘤 形态学上除了梭形肿瘤细胞及编织状排列外，尚可见多种细胞成分，如组织细胞样细胞、多形性多核巨细胞及泡沫细胞等，免疫组化染色 Vimentin 及组织细胞标志物阳性，CK 阴性。

（十一）其他

喉肉瘤中还有恶性外周神经鞘瘤（图 3-40）、血管黏液纤维肉瘤、恶性黑色素瘤、腺泡状软组织肉瘤及癌肉瘤等，但均较罕见。其组织学形态及免疫组化特点与其他部位者相同。

第六节 神经内分泌肿瘤

喉的神经内分泌肿瘤是一组异质性的肿瘤，是喉第二常见肿瘤，仅次于鳞状细胞癌。声门上区多见。第四版 WHO 头颈部肿瘤分类将其分为高分化神经内分泌癌、中分化神经内分泌癌和低分化神经内分泌癌。诊断主要依靠形态学特点和神经内分泌分化的征象。其中低分化神经内分泌癌（神经内分泌型小细胞癌）最常见，其次为中分化神经内分泌癌（不典型类癌）、高分化神经内分泌癌（典型类癌）。喉高分化神经内分泌癌是低度恶性肿瘤，很少转移，预后好；中分化神经内分泌癌恶性程度高，就诊时常有淋巴结甚至远处转移；小细胞癌为高度恶性肿瘤，侵袭性生长，5 年生存率极低。

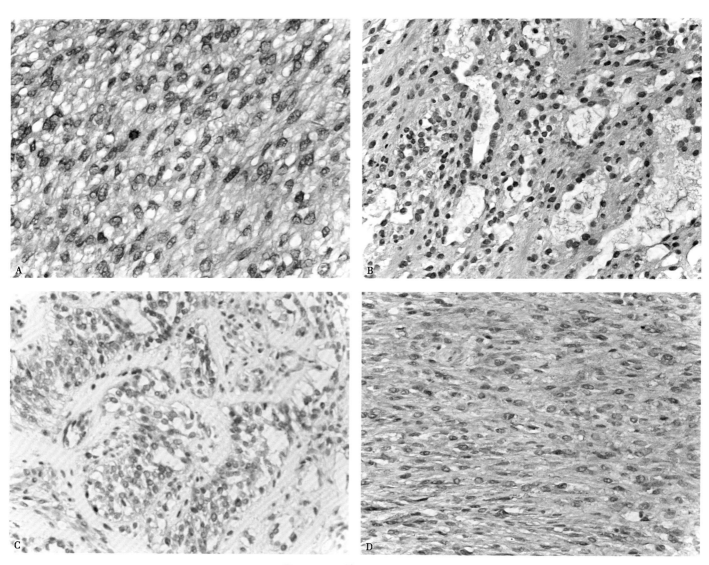

图 3-40 恶性外周神经鞘瘤

男，17 岁，咽旁。A. 示短梭形肿瘤细胞，可见核分裂象和胞质内空泡；B. 可见腺样分化，腺样上皮为分化好的立方状或柱状；C. IHC 示腺样细胞 S-100 蛋白阳性；D. IHC 示梭形细胞 S-100 蛋白阳性

一、高分化神经内分泌癌

【概念】

高分化神经内分泌癌（well-differentiated neuroendo-crine carcinoma）显示神经内分泌分化的低级别上皮性肿瘤。同义词有典型类癌和神经内分泌癌Ⅰ级。

【临床特点】

发病率约占喉神经内分泌癌5%。大部分病人有吸烟史。90%肿瘤位于声门上区，肿瘤分期低。发病中位年龄为62岁。男性常见，男女比为3∶1。常见声音嘶哑、吞咽困难、气道阻塞。副肿瘤综合征罕见。

【病理变化】

1. **肉眼观**　为黏膜下息肉或无蒂肿块，大小为0.5～3.0cm（平均1.6cm）。

2. **镜下观**　瘤细胞为一致小圆形或椭圆形，呈片状、巢状、小梁状和器官样排列。可见含有黏液的腺样或菊形团样结构。核浆比低，染色质细点状（椒盐状）；核仁不明显，细胞核异型性小，核分裂象低（<2个/2mm²或10HPF），无坏死（图3-41A、B）。胞质粉染。无血管或淋巴管浸润。间质血管丰富，局部常见纤维化、玻璃样变和黏液样变（图3-41C）。

3. **免疫组化染色**　瘤细胞CK（96%）、Chg-A（94%）、降钙素（80%）、NSE、Syn、EMA、CEA、CD56和TTF-1可阳性。Ki-67免疫组化染色不适用于神经内分泌肿瘤的分级。

4. **超微结构**　胞质内含有大量的电子致密颗粒，大小23～90nm。

【鉴别诊断】

见中分化神经内分泌癌。

【治疗及预后】

手术切除或激光治疗，若怀疑淋巴结转移，加颈部淋巴结清扫。病例罕见，判断预后困难。总体预后较好。文献报道其复发及转移率可达30%，5年生存率约为80%。

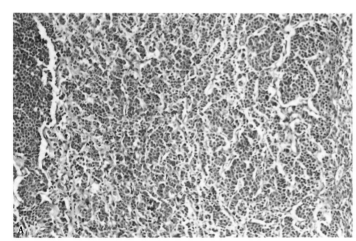
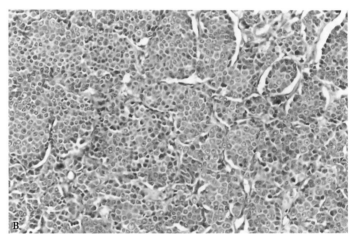
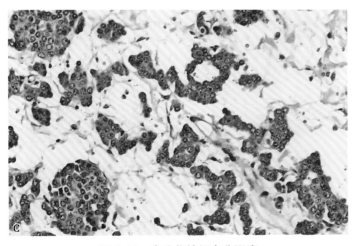

图3-41　高分化神经内分泌癌

A. 肿瘤细胞呈圆形，呈小巢状及大片状排列，低倍镜；B. 肿瘤细胞呈圆形，形态较一致，呈巢状相连排列，高倍镜；C. 可见黏液样变间质区

二、中分化神经内分泌癌

【概念】

中分化神经内分泌癌（moderately differentiated neuroendocrine carcinoma）显示神经内分泌分化且组织学分级位于低分化和高分化神经内分泌癌之间的上皮性肿瘤。组织学特点可见坏死和/或核分裂象<2～10个/2mm²或10HPF。同义词有不典型类癌和神经内分泌癌Ⅱ级。

【临床特点】

喉第二常见的神经内分泌癌，约占喉神经内分泌癌35%，发病年龄36～83岁，平均年龄63岁。男女比为2～3∶1。90%以上发生在喉的声门上区，多发于杓状会厌襞、杓状软骨、会厌喉面。临床症状取决于病变的部位，可表现为声嘶、吞咽困难、发声困难和舌咽神经痛。副肿瘤综合征罕见。

【病理变化】

1. **肉眼观**　为棕黄色、灰白色或出血性黏膜下或息肉样肿块，最大直径0.2～4.0cm，平均1.6cm。

2. **镜下观**　瘤细胞呈圆形或梭形，包括小巢状、片状和索状排列或几种方式同时出现，与类癌相比，瘤细胞较大，泡状至深染核，核浆比高，有核仁，核分裂、坏死、细胞多形性和脉管浸润常见（图3-42）。核分裂象数范围为2～10个/2mm²或10HPF。无挤压现象。血管可有淀粉样变和降钙素阳性，使其易与甲状腺髓样癌混淆。事实上，早期报道的甲状腺外的髓样癌绝大部分为不典型类癌。

3. **免疫组化染色**　肿瘤细胞CK阳性，且至少一种

神经内分泌标记物（Syn、CD56或嗜铬素A）阳性。降钙素常阳性表达，此时容易产生误诊，特别是淋巴结转移的病例容易误诊为甲状腺髓样癌。

4. **超微结构**　绝大部分肿瘤细胞都包含有神经内分泌颗粒，直径约70～420nm。

【鉴别诊断】

包括高分化神经内分泌癌、副神经节瘤、恶性黑色素瘤和甲状腺髓样癌。依据大细胞的出现、明显的核仁、核分裂象、坏死、多形性和血管淋巴管浸润可与高分化神经内分泌癌相鉴别；中分化神经内分泌癌时，CK、CEA、降钙素阳性，而副神经节瘤阴性；恶性黑色素瘤时，HMB-45、酪氨酸酶阳性，而Syn和CK阴性；TTF-1对区分中分化神经内分泌癌和甲状腺髓样癌有帮助，其弥漫或强阳性表达支持甲状腺髓样癌的诊断。

【治疗及预后】

手术切除加颈部淋巴结清扫。大约30%病例为晚期，60%复发，5年生存率为50%。

三、低分化神经内分泌癌

【概念】

低分化神经内分泌癌（poorly neuroendocrine carcinoma）伴有神经内分泌分化特征的高度恶性上皮性肿瘤。分为小细胞神经内分泌癌（small cell neuroendocrine，SmCC）和大细胞神经内分泌癌（large cell neuroendocrine carcinoma，LCNEC）。核分裂象>10个/2mm²或10HPF。同义词小细胞癌神经内分泌型、燕麦细胞癌和神经内分泌癌Ⅲ级。

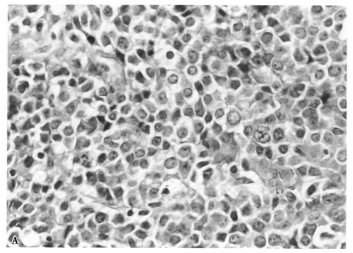
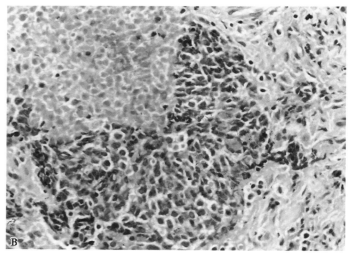

图3-42　喉中分化神经内分泌癌
A. 细胞形态较一致，胞质宽，核较大；B. 可见灶状坏死

【临床特点】

是喉最常见的神经内分泌癌，但仍罕见，仅占喉癌的 0.5%。SmCC 约占喉神经内分泌癌的 40%，LCNEC 约占喉神经内分泌癌的 6%。老年吸烟人群常见，中位年龄为 60 岁。男女比为 2.3～4.3：1。声门上区为最常见的部位。约有 50% 的病例在诊断时表现为可触及的颈部包块。症状不特异，包括声嘶和/或吞咽困难、发声困难和舌咽神经痛。个别病例可有副肿瘤综合征（异位促肾上腺皮质激素综合征、Schwartz-Bartter 综合征、抗利尿激素异常分泌综合征、Eaton-Lambert 肌无力综合征）。

【病理变化】

喉与肺同源于前肠，喉小细胞癌与肺小细胞癌组织发生、形态相同。

1. **肉眼观** 肿瘤常表现为黏膜下病变，表面可有溃疡。

2. **镜下观** SmCC 细胞特点为：细胞直径小于 3 个静止的淋巴细胞、胞质稀少、染色质细腻无明显核仁（图 3-43）、核分裂象（>2～10 个/2mm² 或 10HPF）和坏死常见肿瘤。瘤细胞呈片状、束状和带状排列，可见菊形团结构，肿瘤间质较少。淋巴管、血管及神经周围浸润以及血管壁周核的挤压和退变，肿瘤 DNA 的沉积（Azzopardi 效应）也很常见。

LCNEC 细胞的特点为伴有神经内分泌组织形态特点（器官样排列的细胞巢、梁状结构、菊形团和/或周边栅栏状排列）、高核分裂象（>10 个/2mm² 或 10HPF）、坏死、胞质丰富，泡状核，染色质粗核仁明显并且表达一种或以上神经内分泌标记物。

3. **免疫组化染色** 与中分化神经内分泌癌相似。部分病例可表达 TTF-1。

4. **超微结构** 电镜下可见数个有包膜的电子密度高的神经内分泌颗粒位于胞质外围，大小为 50～200nm，与高分化和中分化神经内分泌癌相比，颗粒较少。细胞间可见复杂的指状突起，偶尔可见细胞间连接。

【鉴别诊断】

SmCC 鉴别诊断包括：其他小圆细胞恶性肿瘤，如 Ewing 肉瘤（CD99⁺）、淋巴瘤（LCA⁺）、恶性黑色素瘤等，还包括高分化和中分化神经内分泌癌、基底样鳞状细胞癌和肺原发的 SmCC 转移。与高分化和中分化神经内分泌癌相比，SmCC 的构成细胞呈短梭形，无核仁，细胞积压、坏死和核分裂象更常见。另外，SmCC 一般 TTF-1 阳性，而中分化神经内分泌癌则阴性。与基底样鳞状细胞癌的鉴别主要依靠神经内分泌标记和 TTF-1、SmCC 这些标记阳性，而基底样鳞状细胞癌则阴性。根据肺部影像学特点可与肺部原发性 SmCC 喉转移相鉴别。

核分裂象有助于 LCNEC 与中分化神经内分泌癌的鉴别。

【治疗及预后】

需系统放化疗及手术切除。是一种高侵袭性恶性的肿瘤，局部及远处转移率高。约有 70% 的病人初诊时为晚期，有远处转移。5 年生存率为 5%～20%。

四、混合性神经内分泌癌

混合性神经内分泌癌（combined neuroendocrine carcinoma）是伴有鳞癌和腺癌成分的神经内分泌癌，很少见，多为小细胞癌。其内可见原位或浸润性的鳞状细胞癌（图 3-44、图 3-45），预后与单纯的小细胞癌相似。

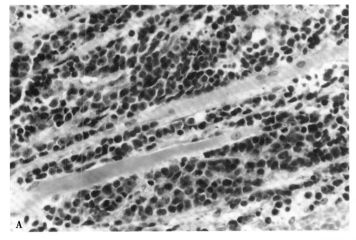
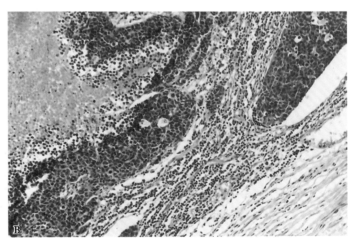

图 3-43 下咽小细胞神经内分泌癌

A. 肿瘤细胞小，核浆比大，染色质浓染，核仁不明显；B. 颈部淋巴结转移，可见大片坏死

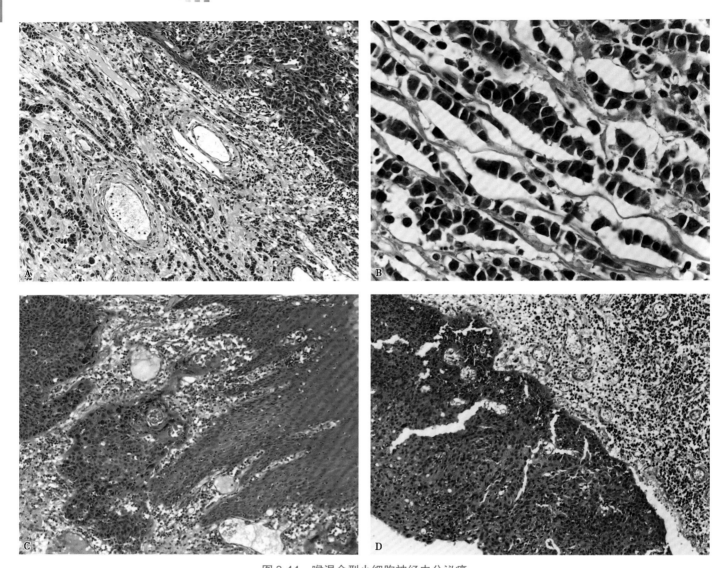

图 3-44　喉混合型小细胞神经内分泌癌

A. 右上方为鳞癌，左下方为小细胞癌；B. 小细胞癌，癌细胞列兵状排列；C. 鳞状上皮可见灶状癌变及浸润；D. 被覆鳞状上皮可见原位癌变

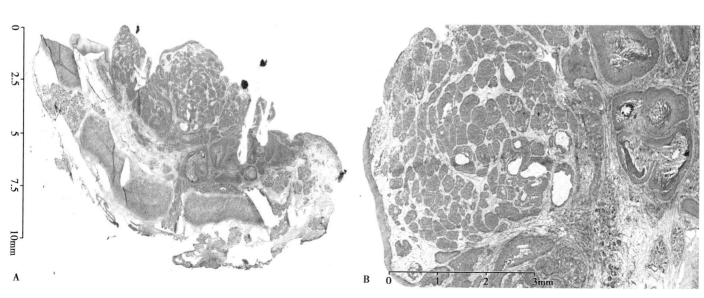

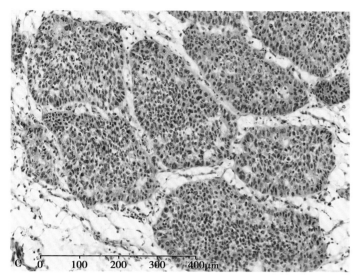
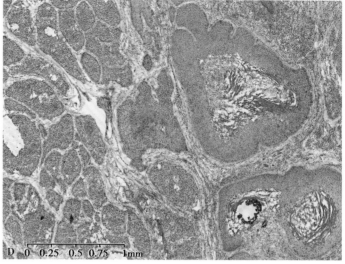

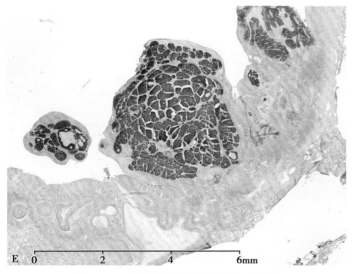

图 3-45　喉混合型高分化神经内分泌癌

病例，男性，79 岁，会厌喉面肿物，直径约 1cm：A. 肿瘤大部呈息肉样突出于黏膜面，呈实性巢状排列，右下为高分化的鳞状细胞癌，伴癌巢及角化珠形成，冰冻切片，数字扫描切片；B. 同上放大，左侧为呈实性排列的肿瘤细胞巢，右上为高分化的鳞状细胞癌；C. 左侧为实性排列的肿瘤细胞巢，可见菊形团，可见核分裂象，未见坏死，形态符合高分化神经内分泌癌（类癌），冰冻切片，数字扫描切片；D. 右侧为高分化的鳞状细胞癌，冰冻切片，数字扫描切片；E. IHC 示类癌区瘤细胞 Syn 强阳性，鳞癌区阴性

第七节　转移性肿瘤

　　喉的转移性肿瘤罕见，虽然有多种类型，但是病例数量极少，多为个案报道。有远处转移至喉者，也有周围器官肿瘤直接蔓延至喉者。类型有肺癌、肾癌、乳腺癌、甲状腺乳头状癌、恶性黑色素瘤、小细胞神经内分泌癌、结直肠癌、胃癌、前列腺癌等。

第八节　会厌部疾病的临床病理学特点

　　会厌作为喉部的重要解剖生理部位，可以发生多种

疾病，有些还具有一定的临床和病理学特点。作者等收集首都医科大学附属北京同仁医院病理科 1995—2009年间诊断的会厌部疾病的病理检查资料共 638 例，进行了观察统计，主要结果如下。

一、疾病类型及发病构成比

　　会厌部疾病的组织类型分布见表 3-3。由表 3-3 可见，会厌疾病发病构成比例最高的前五位疾病依次为囊肿、鳞状细胞癌、非特异性炎症、乳头状瘤及淋巴组织反应性增生，是会厌部的常见病和多发病。其中良性病变中以囊肿最多见（64%），恶性病变中以鳞状细胞癌最多见（92%），两者约占全部会厌疾病的 70%，上述五种疾病

表3-3　会厌部疾病的组织类型分布

	组织类型	例数
良性病变	囊肿	322
	非特异性炎症性疾病	71
	乳头状瘤	46
	淋巴组织反应性增生	34
	结核	16
	血管瘤	3
	多形性腺瘤	2
	淀粉样变	2
	真菌感染	1
	梅毒	1
	化脓性肉芽肿性炎症	1
	Wegener 肉芽肿	1
	寻常性天疱疮	1
	神经鞘瘤	1
	淋巴管瘤	1
	侵袭性纤维瘤病	1
恶性病变	鳞状细胞癌	123
	T 细胞淋巴瘤	4
	弥漫性大 B 细胞淋巴瘤	3
	小唾液腺恶性肿瘤	4

约占全部会厌疾病的94%。其年龄、性别分布也有明显特点,上述五种疾病除淋巴组织反应性增生多见于女性外,其余四种疾病均以男性多见。会厌各种疾病男女发病的比例各有所不同,但总体上无论良性病变还是恶性病变均为男性多于女性,尤其在恶性病变中男性明显多于女性。

二、疾病发病与年龄之间的关系

会厌疾病在 20 岁以后发病率逐渐增加,61~70 岁达到高峰(图 3-46)。10 岁之前会厌疾病以乳头状瘤最多见,可能与出生时从母亲体内感染人乳头状瘤病毒(HPV)有一定的关系。10~20 岁会厌疾病的发病率最

低。21~60 岁均以囊肿最多见,其中以黏液囊肿为最多见,其次为鳃裂囊肿和表皮样囊肿,可能与物理性刺激、创伤和先天发育异常有关。非特异性炎症性疾病、乳头状瘤和淋巴组织反应性增生在 30 岁或 40 岁以上发病率均有所上升,但发病例数远少于囊肿。40 岁以上者鳞状细胞癌的发病率明显增高,且随年龄增长该疾病在全部会厌疾病中的发病构成比逐渐增高,60 岁以上者鳞状细胞癌最多见,说明会厌鳞状细胞癌多见于中老年人,与其他部位癌好发于老年人的发病特点相一致。

三、常见疾病的发病特点

囊肿以黏液囊肿最多见(50%),其次为鳃裂囊肿和表皮样囊肿。会厌囊肿多发生于会厌舌面,乳头状瘤为喉部最常见的良性肿瘤,幼年型较成人型复发率高且多发。

恶性肿瘤以被覆上皮来源的鳞状细胞癌为最多(97%),发病年龄范围为 33~83 岁,中位年龄 63 岁,男女比为2.2∶1;其中约 11% 可见发生颈部淋巴结转移。其他恶性肿瘤主要为小唾液腺来源。

炎症性疾病以非特异性炎症性疾病为最多(75.5%),发病年龄范围为 12~81 岁,中位年龄 53 岁,男女比为1.7∶1。特异性炎症性疾病主要为结核,其他偶见真菌感染和梅毒。

在淋巴组织增生性疾病中,良性反应性增生与恶性淋巴瘤的比约为 5∶1,淋巴瘤少见,均为非霍奇金淋巴瘤,主要为 T 细胞淋巴瘤和弥漫性大 B 细胞淋巴瘤。

软组织肿瘤少见,仅占会厌病例总数的约 0.9%,包括血管瘤、淋巴管瘤和侵袭性纤维瘤病。均为良性。

四、临床与病理学特点

会厌各种疾病的临床表现不尽相同。如囊肿主要表现为咽部异物感,鳞状细胞癌以声嘶为主要表现,会厌部其他疾病常见的临床表现有咽痛、咽干、吞咽困难、憋气、咳嗽等。会厌部各种类型疾病的病理改变与发生于全身其他部位者相同或相似。

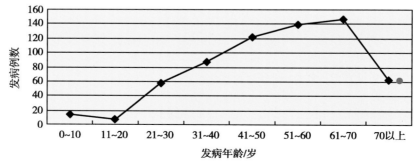

图 3-46　各年龄段发病例数

参 考 文 献

1. 白玉萍，刘红刚，韩一丁. 近年喉结核的临床病理特征 [J]. 诊断病理学杂志，2007，14（5）：329-332.

2. Shin J E，Nam S Y，Yoo S J，et al. Changing trends in clinical manifestations of laryngeal tuberculosis[J]. Laryngoscope，2010，110（11）：1950-1953.

3. Sachdeva K，Shrivastava T. CBNAAT：a boon for early diagnosis of tuberculosis-head and neck[J]. Indian Journal of Otolaryngology & Head & Neck Surgery，2018，70（4）：572-574.

4. K M，C B，D G，et al. A clinical review of 128 cases of head and neck tuberculosis presenting over a 10-year period in Bradford，UK[J]. Journal of Laryngology & Otology，2007，121（4）：362-368.

5. Wang W C，Chen J Y，Chen Y K，et al. Tuberculosis of the head and neck：a review of 20 cases[J]. Oral Surgery Oral Medicine Oral Pathology Oral Radiology & Endodontics，2009，107（3）：381-386.

6. Bruzgielewicz A，Rzepakowska A，Osuchwójcikewicz E，et al. Tuberculosis of the head and neck – epidemiological and clinical presentation[J]. Archives of Medical Science Ams，2014，10（6）：1160-1166.

7. Nalini B，Vinayak S. Tuberculosis in ear，nose，and throat practice：its presentation and diagnosis[J]. American Journal of Otolaryngology，2006，27（1）：39-45.

8. Martínez A，Lede A，Fernández J A. [Primary rhinopharyngeal tuberculosis：an unusual location][J]. Acta Otorrinolaringologica，2011，62（5）：401-403.

9. Lee J W，Ryu K A，Kwon K R，et al. Primary pharyngeal tuberculosis presenting as a submucosal tumour[J]. International Journal of Oral & Maxillofacial Surgery，2014，43（8）：1005-1007.

10. Schick U，Pusztaszeri M，Betz M，et al. Adenosquamous carcinoma of the head and neck：report of 20 cases and review of the literature[J]. Oral Surg Oral Med Oral Pathol Oral Radiol，2013，116（3）：313-320.

11. Mehrad M，Trinkaus K，Jr J S L. Adenosquamous carcinoma of the head and neck：a case–control study with conventional squamous cell carcinoma[J]. Head & Neck Pathology，2016，10（4）：1-8.

12. Röwerthuber J，Patel M J，Forschner T，et al. Actinic keratosis is an early in situ squamous cell carcinoma：a proposal for reclassification[J]. British Journal of Dermatology，2010，156（s3）：8-12.

13. Pandiar D，Nayanar S K，Ankalkoti B，et al. Laryngeal basaloid squamous cell carcinoma with a substantial spindle cell component：case presentation and updated review of literature[J]. Head & Neck Pathology，2019，13（4）：692-698.

14. Serra A，Caltabiano R，Scalia G，et al. Papillary squamous cell carcinoma of the palatinetonsil：a rare cancer of the head and neck[J]. Acta Otorhinolaringologica Italica，2017，37（4）：341-345.

15. Sánchez B A，González G F，Lora P D，et al. HPV in larynx squamous cell carcinoma：new serotypes and survival study within 10-year follow-up[J]. Otolaryng Head Neck，2017，156（4）：677.

16. Li D，Feng J，Wu T，et al. Long intergenic noncoding RNA HOTAIR is overexpressed and regulates PTEN methylation in laryngeal squamous cell carcinoma[J]. American Journal of Pathology，2013，182（1）：64-70.

17. Schlüter A，Weller P，Kanaan O，et al. CD31 and VEGF are prognostic biomarkers in early-stage，but not in late-stage，laryngeal squamous cell carcinoma[J]. Bmc Cancer，2018，18（1）：272.

18. Mei J，Hui Z，He X，et al. High expression of c-Met and EGFR is associated with poor survival of patients with glottic laryngeal squamous cell carcinoma[J]. Oncology Letters，2018，15（1）：931-939.

19. Jun-Hee P，Nam-Yong D，Sung-Il C，et al. Granular cell tumor on larynx[J]. Clinical & Experimental Otorhinolaryngology，2010，3（1）：52-55.

20. Sproat R，Wong G，Rubin J. Granular cell tumour of the larynx[J]. Head & Neck Pathology，2016，10（4）：538-540.

21. Dahm J D，Sessions D G，Paniello R C，et al. Primary subglottic cancer[J]. Laryngoscope，2010，108（5）：741-746.

22. Roy S，Seethala R R. Spindle cell carcinoma of the larynx with rhabdomyoblastic heterologous element：a rare form of divergent differentiation[J]. Head & Neck Pathology，2013，7（3）：263-267.

23. Zheng Y I，Xiao M，Tang J. Clinicopathological and immunohistochemical analysis of spindle cell carcinoma of the larynx or hypopharynx：a report of three cases[J]. Oncology Letters，2014，8（2）：748-752.

24. Keleş E，Karlıdağ T，Eroğlu O，et al. Spindle-cell carcinoma of larynx：a case report[J]. Kulak Burun Bogaz Ihtis Derg，2016，26（1）：55-59.

25. Raposo A，Marco A，García-Solano M E，et al. Primary small cell carcinoma of the larynx. Survival time of 47 months. Case Report[J]. Annals of Medicine & Surgery，2018，30：46-49.

26. Ghodrat M，Arezu K. Synovial sarcoma- a rare tumor of the larynx[J]. Iranian Journal of Otorhinolaryngology，2016，28（86）：233-236.

27. Madabhavi I，Bhardawa V，Modi M，et al. Primary synovial sarcoma（SS）of larynx：an unusual site[J]. Oral Oncology，2018，79：S1368837518300770.

28. Jayachandra S，Chin R Y，Walshe P. Synovial cell sarcoma of the larynx[J]. Hematology/oncology Clinics of North America，2012，26（6）：1209-1219.

29. Turki S，Kedous S，Dhaha M，et al. Synovial cell sarcoma：a rare laryngeal tumor[J]. La Tunisie médicale，2017，95（2）：149-151.

30. Narayanan G，Baby A，Somanathan T，et al. Synovial sarcoma of the larynx：report of a case and review of literature[J]. Case

Reports in Otolaryngology，2017，2017（5）：1-6.

31. Bao A D，Varshney R，Zawawi F，et al. Inflammatory myofibrob-lastic tumor of the larynx—a case report[J]. Journal of Clinical Otorhinolaryngology Head & Neck Surgery，2014，28（2）：258-261.

32. Yan Q，Hu X L. Inflammatory myofibroblastic tumor of the larynx：report of a case and review of the literature[J]. International Jour-nal of Clinical & Experimental Pathology，2015，8（10）：13557.

33. Zhu H，Sun J，Wei S，et al. Well-differentiated laryngeal/hypopha-ryngeal liposarcoma in the MDM2 era report of three cases and litera-ture review[J]. Head & Neck Pathology，2017，11（2）：146-151.

34. Han Y，Yang L H，Liu T T，et al. Liposarcoma of the larynx：report of a case and review of literature[J]. International Journal of Clini-cal & Experimental Pathology，2015，8（1）：1068.

35. Golledge J，Fisher C，Rhys-Evans P H. Head and neck liposarcoma[J]. Cancer，2015，76（6）：1051-1058.

36. Alcaide M L，Bisno A L. Pharyngitis and epiglottitis[J]. Infectious Disease Clinics of North America，2007，21（2）：449-469.

37. Patrikidou A，Vahtsevanos K，Charalambidou M，et al. Non-AIDS Kaposi's sarcoma in the head and neck area[J]. Head Neck，2010，31（2）：260-268.

38. Sood M A，Nair S，Nilakantan B A，et al. Benign fibrous histiocy-toma of larynx[J]. Medical Journal Armed Forces India，2017，73（1）：97.

39. Werner J A，Harms D，Beigel A. Giant cell tumor of the larynx：case report and review of the literature[J]. Head & Neck，2015，19（2）：153-157.

40. Panda S，Kumar R，Gopinath V R，et al. Head and neck myxoma presenting as isolated laryngeal polyp[J]. Case Reports in Otolaryn-gology，2018，2018（1）：1-5.

41. Altissimi G，Ralli M，Sementilli G，et al. Adult-type rhabdomyoma of the larynx：clinicopathologic study of an uncommon tumor in a rare location[J]. Case Reports in Otolaryngology，2017，2017：1-6.

42. Sharma S J，Kreisel M，Kroll T，et al. Extracardiac juvenile rhab-domyoma of the larynx：a rare pathological finding[J]. Eur Arch Otorhinolaryngol，2013，270（2）：773-776.

43. Sung Y E，Rhee C K，Lee K Y. A rare case of angioleiomyoma arising in the subglottic area to upper trachea of a patient with underlying asthma[J]. Journal of Pathology & Translational Medi-cine，2017，51（1）：92-95.

44. Sindwani R，Matthews T W，Thomas J，et al. Epithelioid leiomy-osarcoma of the larynx[J]. Head & Neck，2015，20（6）：563-567.

45. Hirshoren N，Weinberger J M，Neuman T，et al. Recurrent vascular leiomyoma of the larynx：clinical and histopathologic characteris-tics and treatment[J]. Ear Nose Throat J，2010，89（8）：382-386.

46. Shaigany K，Ahmad S M，Jamal N. Laryngeal hemangioma pre-senting as a laryngocele[J]. Ear Nose Throat J，2017，29（93）：408-411.

47. Feng J，Li L，Ning L，et al. Giant laryngeal angioleiomyomas：a case report with review of literature[J]. American Journal of Otolaryn-gology，2009，30（3）：219-220.

48. Thompson T L，Gungor A. Diffuse，encasing lymphangioma of the supraglottis[J]. American Journal of Otolaryngology，2016，37（1）：41.

49. And R K，Yankauer S. Lymphangioma of the larynx [J]. Laryngo-scope，2010，34（8）：621-629.

50. Moussali N，Belmoukari S，Elmahfoudi H，et al. An uncommon cause of dyspnea in children. Plexiform neurofibroma of the larynx[J]. Arch Pediatr，2013，20（6）：629-632.

51. Mobashir M K，Mohamed E R S，Elanwar M W，et al. Massive plexiform neurofibroma of the neck and larynx[J]. International Archives of Otorhinolaryngology，2015，19（4）：349-353.

52. Misono A S，Lin H W，Videira M M，et al. Pathology quiz case 3. Diagnosis：plexiform neurofibroma of the larynx[J]. Arch Otolaryn-gol Head Neck Surg，2011，137（6）：637，640-641.

53. Qualls H E，Mitchell R M，Deubner H，et al. Nasal angiosarcoma metastatic to the larynx：case report and systematic review of the literature[J]. Head Neck，2016，38（5）：E99-E104.

54. Katna R，Deshmukh A，Sridhar E，et al. Primary angiosarcoma of the larynx：a rare entity[J]. Ann R Coll Surg Engl，2012，94（4）：e146-e148.

55. Athré R S，Vories A，Mudrovich S，et al. Osteosarcomas of the Larynx[J]. Laryngoscope，2010，115（1）：74-77.

56. Sheen T S，Wu C T，Hsieh T，et al. Postirradiation laryngeal osteosarcoma：case report and literature review[J]. Head & Neck，2015，19（1）：57-62.

57. Mosalleum E，Afrogheh A，Stofberg S，et al. A review of primary osteosarcoma of the larynx and case report[J]. Head & Neck Pathol-ogy，2015，9（1）：158-164.

58. 顾文菁，崔香艳，祝威，等. 喉软骨肉瘤一例 [J]. 中华耳鼻咽喉头颈外科杂志，2014，49（4）：333-334.

59. Fidai S S，Ginat D T，Langerman A J，et al. Dedifferentiated chondrosarcoma of the larynx[J]. Head & Neck Pathology，2015，10（3）：1-4.

60. Oliveira J F，Branquinho F A，Monteiro A R，et al. Laryngeal chondrosarcoma-ten years of experience[J]. Brazilian Journal of Otorhinolaryngology，2014，80（4）：354-358.

61. Chin O Y，Dubal P M，Sheikh A B，et al. Laryngeal chondrosar-coma：a systematic review of 592 cases[J]. Laryngoscope，2016，127（2）：430.

62. Khadivi E，Taziky M H，Jafarian A H，et al. Laryngeal leiomyosa-rcoma，a case report and review of articles[J]. Iranian Journal of Otorhinolaryngology，2013，25（73）：253-258.

63. Tarik S Ö，Levent R，Bekir E，et al. A case of laryngeal leiomy-osarcoma and review of the literature[J]. Annals of Maxillofacial

Surgery, 2015, 5(2): 274-276.

64. Karl W D M D, Anthony E H M D. Rhabdomyosarcoma of the larynx: a case report and review of the literature [J]. Laryngoscope, 2010, 94(2): 201-205.

65. Kusafuka K, Muramatsu K, Yabuzaki T, et al. Alveolar soft part sarcoma of the larynx: a case report of an unusual location with immunohistochemical and ultrastructural analyses[J]. Head & Neck, 2010, 30(9): 1257-1263.

66. Ying H F, Bao Y Y, Zhou S H, et al. Submucosal small-cell neuroendocrine carcinoma of the larynx detected using (18) F-fluorodeoxyglucose positron emission tomography/computed tomography: a case report and review of the literature[J]. Oncology Letters, 2014, 8(3): 1065.

67. Van d L T P, Plaat B E C, van der Laan, et al. Clinical recommendations on the treatment of neuroendocrine carcinoma of the larynx: a meta-analysis of 436 reported cases[J]. Head & Neck, 2015, 37(5): 707-715.

第一节 发育异常

耳分内耳、中耳和外耳三部分,分别由头部表面外胚层形成的耳板、内胚层来源的第一咽囊和外胚层来源的第一鳃沟及围绕鳃沟的 6 个耳丘(也称耳结节)演变而来。耳的先天性畸形很多,包括耳前瘘管、鳃裂囊肿、耳郭畸形、外耳道闭塞及中耳畸形等,其中耳前瘘管在外检中最常见。

一、耳前瘘管

【概念】

耳前瘘管(pre-auricular fistula)是耳郭形成过程中耳丘融合不良或第一鳃沟封闭不全所形成的与外界相通的盲管结构。耳丘是胚胎第 6 周时,由第一鳃沟周围的间充质结节状增生隆起而形成,共 6 个,这些耳丘后来围绕外耳道口演变为耳郭。

【临床特点】

耳前瘘管多发生在耳轮脚前,约有 1.2% 的人群发生耳前瘘管,病人多为男性。可为单侧或双侧,以单侧耳前瘘管多见。

【病理变化】

耳前瘘管可分为两型,Ⅰ型瘘管衬覆复层鳞状上皮或纤毛柱状上皮,管壁常伴有慢性炎症。Ⅱ型瘘管发生过程中还有中胚层成分的参与,除含上皮、皮肤附属器结构外,管壁深部可见弹性软骨(图 4-1)。

二、鳃裂囊肿和瘘管

【概念】

耳区鳃裂囊肿和瘘管(branchial cleft cyst and fistula)是第一鳃弓或第一鳃囊发育异常所致。按照不同的发生部位,鳃裂囊肿被分为第一、二和第三鳃裂来源。位于耳 - 下颌角后方。

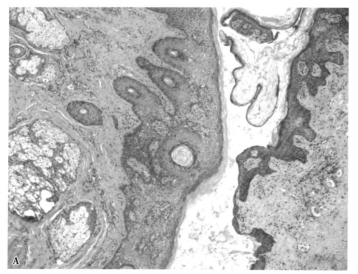
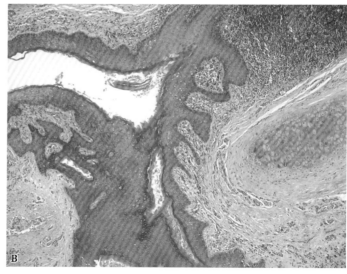

图 4-1　耳前瘘管
A. 内衬复层鳞状上皮,外侧为纤维结缔组织及皮肤附属器;B. 横断面,管壁内可见慢性炎症,并有软骨组织(Ⅱ型)

【病理变化】

鳃裂囊肿或瘘管内衬复层鳞状上皮或假复层纤毛柱状上皮。鳞状上皮分化成熟,表层可见成熟角化现象。囊壁内外侧可见大量淋巴组织,有时伴有淋巴滤泡。鳃裂瘘管囊壁结构与鳃裂囊肿基本相同,但存在与外界相通的开口(图4-2)。

三、耳郭畸形

耳郭畸形(auricle deformity)有小耳畸形、耳郭形状畸形、耳郭缺如等,可为单侧或双侧,可同时伴有其他耳部的发育异常。

四、外耳道闭锁

外耳道由第一鳃沟演变形成。胚胎第2个月末,第一鳃沟向内深陷,形成外耳道外侧段。管道的底部外胚层细胞增生形成一上皮细胞板,称外耳道栓。第7个月时,外耳道栓内部细胞退化吸收,形成的管腔为外耳道内侧段,原始耳道贯通(管道化)。先天性外耳道闭锁(external ear canal occlusion)是胎儿在第8~28周时,第一鳃裂原始外耳道失管道化造成的外耳道发育障碍,常伴随小耳和中耳畸形。

五、中耳畸形

中耳畸形(middle ear deformity)包括锤骨、镫骨、砧骨融合,或听小骨固定于鼓隐窝,砧骨常突短,位置异常等。

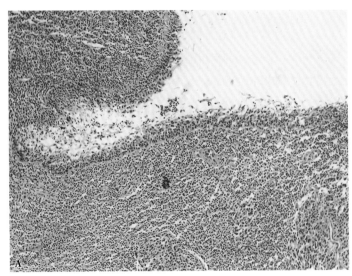
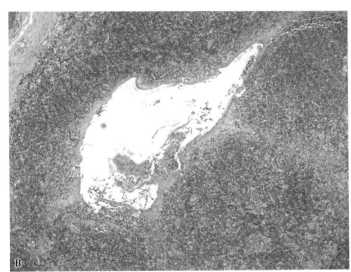
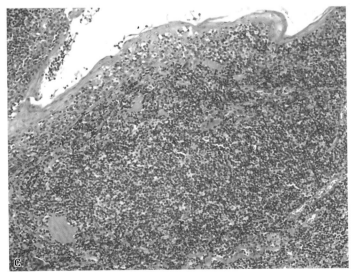

图4-2 鳃裂囊肿

A. 内衬假复层纤毛柱状上皮,其下淋巴组织丰富,有淋巴滤泡形成;B. 内衬角化性成熟的鳞状上皮,其下淋巴组织丰富,有淋巴滤泡形成;C. B图局部放大

第二节 炎症性疾病

一、急性炎症

如急性外耳炎、急性外耳道炎、急性中耳炎、分泌性中耳炎、恶性外耳炎、坏死性外耳道炎或侵袭性外耳道炎和耳软骨周围炎等。病原体主要是绿脓杆菌和厌氧菌。

二、慢性炎症

以慢性中耳炎多见，常常是急性中耳炎转化而成。组织学上，中耳黏膜有淋巴细胞、浆细胞、组织细胞等炎性细胞浸润；黏膜上皮增生、鳞化；上皮向间质内生长形成腺样结构（图4-3）或鳞状上皮灶，还可有异型增生，上皮灶内角化，应注意勿误为鳞癌。黏膜组织如有破坏，则有肉芽组织形成、纤维组织和骨质增生。

慢性中耳炎与胆脂瘤彼此关系密切。慢性长期刺激增生可导致息肉形成，也可发生慢性化脓性骨髓炎（图4-3）。

三、耳息肉

【概念】

耳息肉（otic polyps）是慢性炎症刺激下中耳黏膜的炎性肉芽组织增生形成的突出于黏膜表面的肿块，常继发于慢性中耳炎。胆脂瘤也是中耳息肉形成的重要原因之一，又称炎性耳息肉、听道息肉。

【临床特点】

耳息肉主要发生于中耳，为红色肿块。息肉进一步

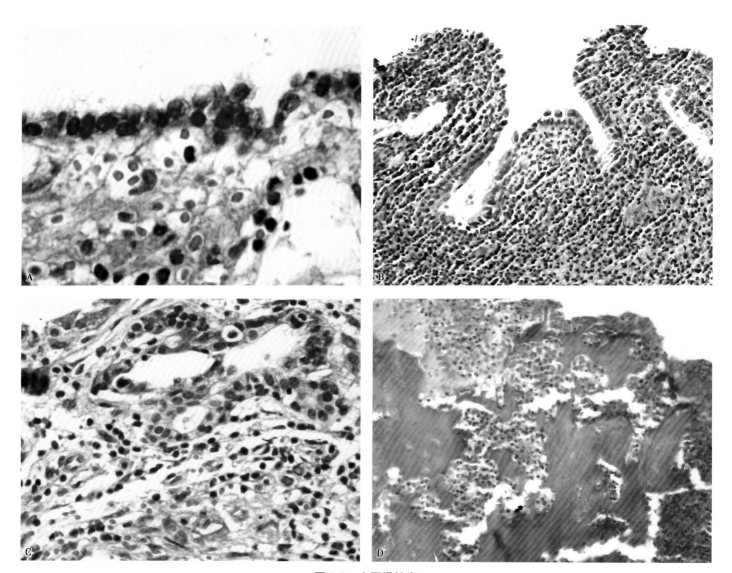

图4-3 中耳慢性炎

A. 中耳黏膜组织，被覆单层立方或矮柱状上皮；B. 中耳黏膜慢性炎症，有以淋巴细胞、浆细胞为主的炎症细胞浸润；C. 上皮内陷形成腺样结构；D. 中耳慢性化脓性骨髓炎，骨髓腔内有化脓病变，伴有死骨形成

生长可穿透鼓膜,形成外耳道肿物,似为外耳道源性病变。耳息肉也可原发于外耳道。该病儿童多见,成人发生者也不少见,无性别差异。症状包括为耳溢液、传导性听力丧失,及耳痛、耳出血等。

影像学 影像学检查有助于除外胆脂瘤。当大的耳息肉完全堵塞外耳道时,也需要通过影像学确认肿物的原发部位。

【病理变化】

1. **肉眼观** 红色、质脆的软组织肿块,表面光滑。所有成分均应取材,以除外伴发的胆脂瘤。

2. **镜下观** 主要为炎性肉芽组织。间质水肿、富含毛细血管,或呈纤维性、毛细血管减少。细胞成分为慢性炎细胞,包括淋巴细胞、浆细胞、组织细胞及嗜酸性粒细胞,或有淋巴滤泡形成,也可见中性粒细胞、Rusell 小体、Mott 细胞(含大的嗜酸性免疫球蛋白小体)。有时伴多核巨细胞、胆固醇肉芽肿及钙化灶。慢性病例的间质内可见腺性包涵体(图 4-4)。

被覆上皮为假复层柱状、立方状上皮,有或无纤毛,可发生鳞化。复层鳞状上皮表层为非细胞性角化碎片或见到异物巨细胞是伴发胆脂瘤的表现。病理医生对耳息肉的首要关注是仔细检查以除外胆脂瘤。

【鉴别诊断】

注意排除真菌等特殊感染和隐藏在息肉后的其他疾患,如胆脂瘤、淋巴造血系统肿瘤(如浆细胞瘤、朗格汉斯细胞组织细胞增生症及绿色瘤等)和横纹肌肉瘤等真性肿瘤。

1. **中耳腺瘤** 鉴别点是慢性耳息肉间质内可见腺性包涵体,其没有肌上皮,细胞缺乏神经内分泌肿瘤的形态和免疫组化染色特征。

2. **造血系统肿瘤** 耳息肉内浸润的炎细胞为多克隆性,造血系统肿瘤的瘤细胞为单克隆性增生,免疫组化有助于鉴别。Rusell 小体、Mott 细胞的出现有助于排除浆细胞瘤。

3. **横纹肌肉瘤** 可用免疫组化染色进行鉴别。

四、恶性耳炎

【概念】

恶性耳炎(malignant otitis)是一种具强侵袭性、可引发死亡的外耳道感染,多由绿脓杆菌引起,也称坏死性外耳道炎、坏死性肉芽肿性耳炎。

【临床特点】

病人无性别差异,常发生于老龄糖尿病病人,免疫抑制者发病风险增高。该病起始于外耳道,初期表现为急性外耳炎,进而出现疼痛、脓性耳溢液及肿胀。随着疾病

的发展,病变可累及周围软组织、软骨、骨组织、颅底、中耳腔,导致颞骨或颅骨骨髓炎、脑神经瘫痪、脑膜炎、颅内静脉血栓形成及脑脓肿。

影像学 CT 扫描可发现骨或软组织损伤及广泛的骨髓炎,磷酸锝核素扫描在发现早期骨髓炎中尤为有效。镓扫描能够显示活动性炎症,并适用于长期监测治疗效果。

【病因及发病机制】

该病起始于外耳道黏膜的微小创伤,尤其是在潮湿的环境下。由继发于潜在性病理状态(如糖尿病性血管病)的组织缺血及与系统性疾病相关的中性粒细胞游走缺陷所致。

【病理变化】

1. **肉眼观** 为坏死物及肉芽组织。必须对组织碎片进行培养。

2. **镜下观** 主要为坏死物及肉芽组织。鳞状上皮常有溃疡形成,不完整的上皮可呈明显的反应性或非典型性改变,包括假上皮瘤样增生。皮下组织见弥漫、大量急性及慢性炎细胞浸润,并常见坏死性血管炎。无细胞胶原取代了大部分组织。骨及软骨坏死,周围存活骨内可见大量急性及慢性炎细胞浸润。真皮最终被无细胞胶原取代。

革兰氏染色易见革兰氏阴性杆菌。

【鉴别诊断】

与鳞状细胞癌的鉴别是恶性耳炎的细胞异型性远小于鳞状细胞癌。有坏死时二者不易鉴别,此时需要进一步活检。有时外耳道鳞癌与坏死性耳炎的临床表现极为相似,并且二者可合并存在,但较为罕见。结合临床表现可与单纯性外耳炎鉴别。

【治疗及预后】

糖尿病病人需严格控制糖尿病。仔细清创至清除所有肉芽组织,对已确诊骨髓炎的病人静脉联合应用抗生素。

五、特发性囊性软骨软化

【概念】

特发性囊性软骨软化(idiopathic cystic chondromalacia)是耳郭软骨板的囊性、退行性病变,病因不明,也称耳郭假囊肿、耳郭浆液性软骨膜炎及耳软骨间积液等。

【临床特点】

好发于中、青年男性,发生于女性者极少。主要发生于耳郭软骨,耳舟状窝是最常见的部位,病变部位局限性肿胀。多为单侧性,也有双侧发病。病变为无痛性,且表面皮肤无改变。

【病理变化】

1. **肉眼观** 送检标本常为囊壁碎片,完整的囊肿为

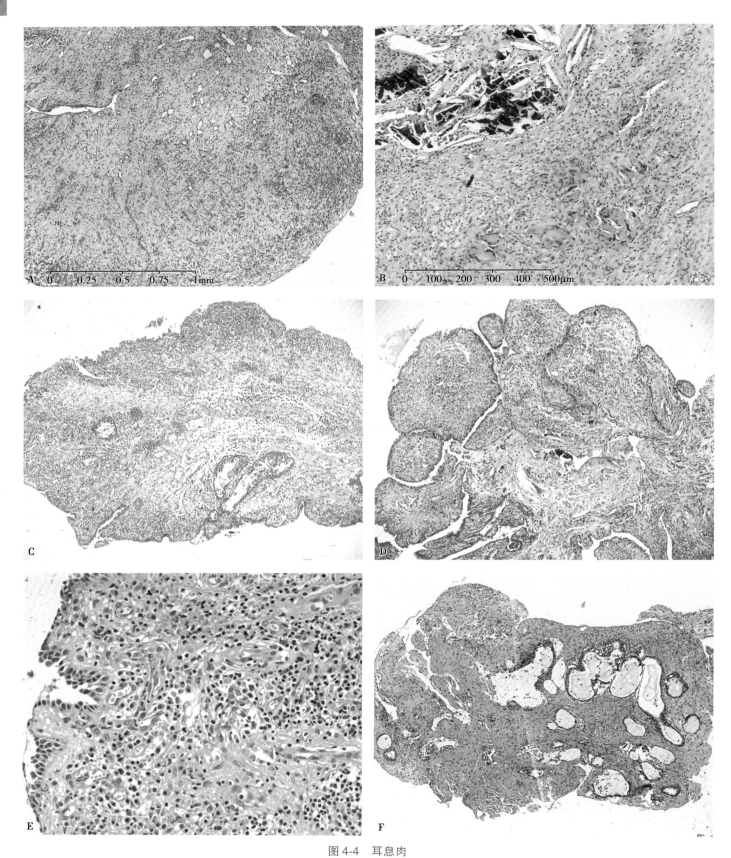

图 4-4　耳息肉

A. 肉芽组织增生；B. 深部可见钙化、纤维化及异物性多核巨细胞反应；C. 黏膜内纤维血管组织增生，伴慢性炎症细胞浸润，部分区间质水肿，可见黏膜被覆上皮下陷形成腺性包涵体；D. 息肉表面可见乳头状增生；E. 间质内浸润炎症细胞以浆细胞及淋巴细胞为主；F. 陈旧息肉内间质纤维化及较多腺性包涵体

软骨内一境界清楚的长形裂隙,切开时腔内有黄色(橄榄油样)液体流出,囊内壁光滑或有灰褐色附着物,后者为陈旧性出血或纤维、肉芽组织。

2. 镜下观 囊壁为软骨组织,囊腔无上皮衬覆(假囊肿,图4-5)。在软骨与囊腔之间有一层纤维组织或肉芽组织。陈旧性病例中纤维组织可充满囊腔,可见含铁血黄素沉积。周围软骨组织内无炎性细胞浸润,少数软骨细胞变性,可有小血管丰富的纤维组织灶。

【鉴别诊断】

包括复发性多软骨炎及结节性软骨皮炎(见后述)。

【治疗及预后】

治疗方法常为囊肿摘除,可治愈。其他治疗方法还有切开引流、刮除、针吸等。

六、慢性结节性耳轮软骨皮炎

【概念】

慢性结节性耳轮软骨皮炎(chondrodermatitis nodular helicis)是外耳的一种非肿瘤性、炎性病变,以皮肤胶原渐进性坏死及软骨板退行性变为特点,也称Winkler's病或Winkler's结节。

【临床特点】

多发于男性,多数病例为50岁以上。常位于耳轮或对耳轮,可发生于耳郭任一部位。临床常表现为一自发的单侧性剧痛硬节。结节为圆形、淡红色,中心形成火山口状,直径常为数毫米,平均7mm,也可达2~3cm,但罕见。

【病因】

病因尚未明确。有以下几种学说,包括寒冷暴露、光化性损伤、局部创伤、退行性病变伴压迫性坏死。外耳皮肤薄、皮下脂肪少以及血管供应相对缺乏的解剖学特点也可能是慢性结节性耳轮软骨皮炎的发病因素。

【病理变化】

1. 肉眼观 圆形结节,中心为火山口状,含黄褐色坏死物。

2. 镜下观 受累表皮的中心形成溃疡,邻近上皮示棘层增厚、角化过度、角化不全及假上皮瘤样增生。溃疡内充满无细胞坏死碎片、纤维素及数量不等的炎细胞。溃疡口下皮肤胶原均匀红染,胶原可由溃疡口排出。其下方软骨部分丧失了嗜碱性。皮肤与软骨板界面模糊。

【鉴别诊断】

包括鳞状细胞癌、日光性角化病和基底细胞癌。

【治疗及预后】

治疗包括病变内注射类固醇、切除或深层刮除。为良性病变,无恶性潜能。

七、复发性多软骨炎

【概念】

复发性多软骨炎(replapsing polychondritis)是一种以Ⅱ型胶原为靶抗原的系统性自身免疫性疾病,导致全身多处软骨组织或富含蛋白多糖的组织受损,也称多发性软骨病。

【临床特点】

复发性多软骨炎是一种极少见疾病,发病年龄分布广泛,常见于40~60岁,无性别差异。病变可累及全身各部位软骨组织,85%~90%以上病人有耳郭软骨炎,于耳翼最常见,其次是鼻部,其他部位包关节、眼、呼吸系统、皮肤、心血管系统(主要是主动脉瓣)、中枢神经系统、肾等。病人其他自身免疫性疾病的发病率也增加(35%),如系统性红斑狼疮或类风湿性关节炎。

急性期耳郭红肿伴疼痛,可持续数天或数周。如炎症反复或持续,则软骨结构受损,耳郭变软、萎缩、耳下垂,晚期可致耳郭变形。当外耳道或咽鼓管受累时,可导致传导性听力下降及中耳炎。其他部位受累也会出现相应症状。累及重要脏器如喉、气管、心脏等可导致病人死亡。

【病理变化】

1. 肉眼观 灰白色软骨样组织和纤维组织。

2. 镜下观 病变软骨组织基质丧失正常的嗜碱性,而变得嗜伊红性增强。软骨周及软骨区见中性粒细胞、淋巴细胞、浆细胞及嗜酸性粒细胞浸润(图4-6)。炎性病变主要在软骨周,使软骨与周围软组织界限变得不清楚。病变晚期,软骨细胞消失、软骨窝变形,受损软骨最终被肉芽组织、纤维、瘢痕取代。

3. 免疫组化染色 免疫荧光可显示软骨周、软骨周血管内壁有免疫球蛋白及C3沉积。

【鉴别诊断】

包括恶性外耳炎、急性感染性多软骨炎、痛风、系统性血管炎病,如Wegener肉芽肿、风湿性关节炎及鼻型结外NK/T细胞淋巴瘤。

【治疗及预后】

主要是使用激素及免疫调节剂治疗。复发性多软骨炎的首要死因是气道狭窄、继发感染及心血管疾病。10年生存率55%~94%。

八、耳硬化症

【概念】

耳硬化症(otosclerosis)是一种原因不明的疾病,骨迷路发生原发性局限性骨质吸收,代之以血管丰富的海

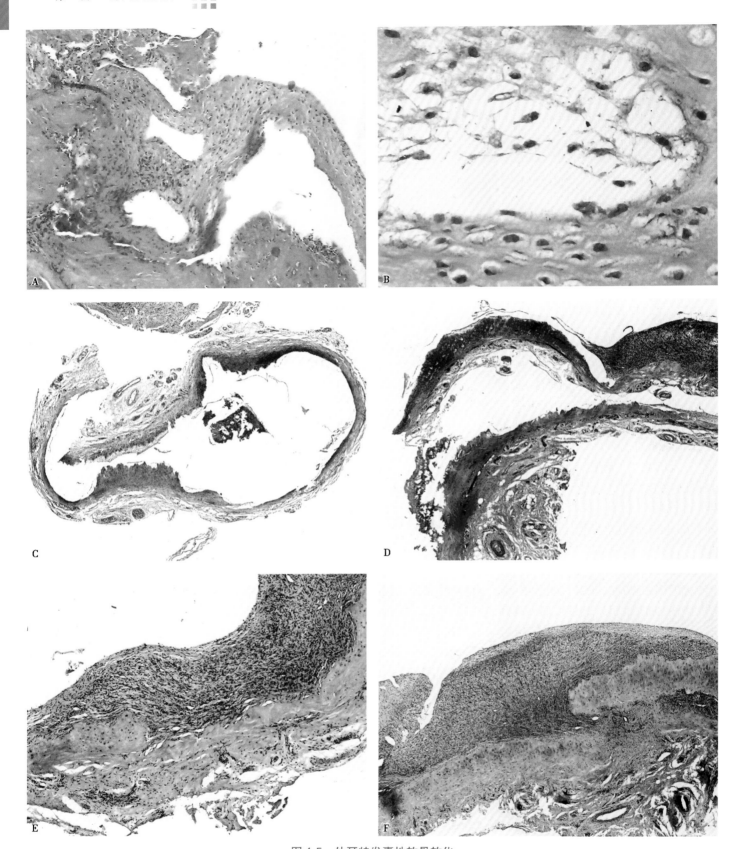

图 4-5 外耳特发囊性软骨软化

A. 多发性囊腔，囊壁为软骨，部分囊壁区有纤维组织，无炎性病变；B. 软骨基质变性，移行为囊，无上皮衬附。病例，男，54 岁，右耳郭肿物 2 周；C. 囊性软化的囊壁组织，囊壁内侧为软骨，无上皮衬里；D. 部分区软骨与囊壁之间可见一层较厚的纤维性肉芽组织（右侧上部）；E. 一层较厚的纤维性肉芽组织衬附于软骨表面，其基底部侵蚀软骨变薄；F. 一层较厚的纤维性肉芽组织衬附于软骨表面，其基底部向软骨间隙内深入

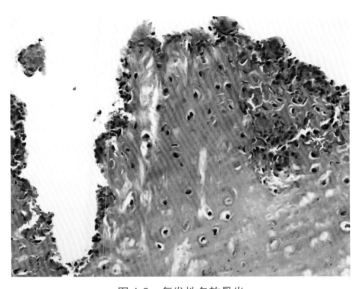

图4-6　复发性多软骨炎
软骨变性，外侧纤维胶原化，表面不规则，可见中性粒细胞、淋巴细胞及浆细胞浸润

绵状骨质增生。耳硬化病变始于窗前缝，随病程之发展波及蹬骨、耳蜗、骨迷路、半规管等多个部位。单侧或双侧性。

【病理变化】

1. 肉眼观　为结节状，质硬，粉红色或黄色弥漫或局限性病变。听骨链变形、蹬骨粘连等。

2. 镜下观　黏膜一般无明显病变，主要累及听骨、关节和韧带。骨质吸收，结缔组织增生，玻璃样变，钙盐沉积（图4-7A～C）等，可伴发胆脂瘤（图4-7D）。

九、耳部结核

耳部结核（ear's tuberculosis）主要由面部寻常狼疮蔓延至外耳部，也可由它处血行传播至此。中耳乳突结核则主要由肺、鼻、咽、喉、淋巴结结核继发引起。原发者主要为婴幼儿，因带菌牛奶污染乳突引起，表现为耳闷、

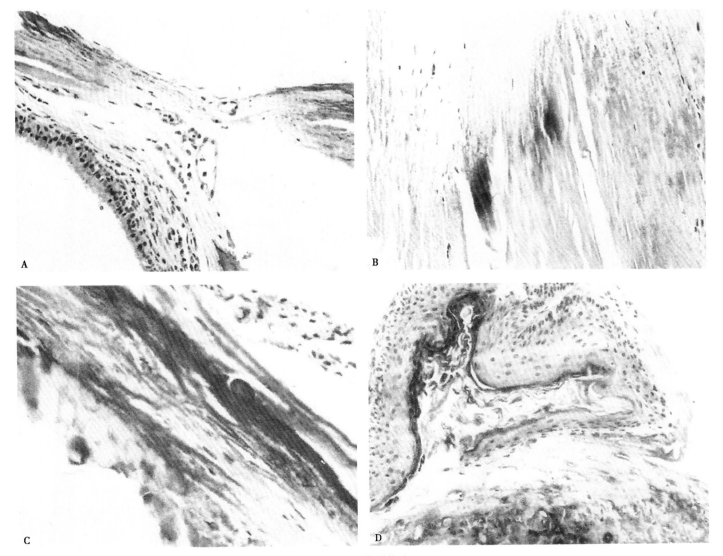

图4-7　耳硬化症
A. 黏膜下骨膜增生玻璃样变；B. 玻璃样变区有钙盐沉积；C. 玻璃样变区有大量钙盐沉积；D. 伴有胆脂瘤形成

耳鸣、肿胀、流脓、局部疼痛及听力障碍（病理变化等参见第三章喉结核）。

第三节　肿瘤及瘤样病变

一、外耳道

主要为耵聍腺肿瘤。耵聍腺位于外耳道软骨部皮肤真皮内，是特化的汗腺（modified sweat glands）。发生于耵聍腺的肿瘤包括良性和恶性两类。外耳道也可发生内翻性乳头状瘤，其病理形态与鼻腔内翻性乳头状瘤相同（见鼻腔鼻窦内翻性乳头状瘤部分），可见于青少年。

（一）耵聍腺良性肿瘤

常见良性肿瘤包括耵聍腺腺瘤、软骨样汗腺瘤（多形性腺瘤）和生乳头状汗腺囊腺瘤。有学者回顾了41例耵聍腺良性肿瘤，其中耵聍腺腺瘤36例，软骨样汗腺瘤4例，生乳头状汗腺囊腺瘤1例。

1. 耵聍腺腺瘤

【概念】

耵聍腺腺瘤（ceruminous adenoma）是来源于耵聍腺的良性肿瘤。

【临床特点】

约占全部耵聍腺肿瘤的8.9%～38%。发病年龄分布广泛，40～60岁多见，男性多于女性。表现为缓慢生长的外耳道肿物或堵塞伴耳聋，分泌物少见。

【病理变化】

1）肉眼观：肿瘤一般较小，圆形或息肉状灰白色肿物，可有蒂。肿瘤表面被覆皮肤，光滑无溃疡，切面灰白色，可见小囊腔。

2）镜下观：肿瘤界限清楚，但无包膜。肿瘤细胞呈腺样或腺管状结构，可有囊性扩张，可伴腔内突起和乳头状增生（图4-8）。有少量纤维性间质。形态上近似耵聍腺，但缺乏正常耵聍腺的小叶结构。

腺上皮由两层细胞构成，内层细胞可见顶浆分泌，耐酸的荧光黄蜡样色素，胞质丰富、呈酸性，核圆，染色质致密。外层肌上皮细胞可增生，但并不是肿瘤所有部分都明显存在肌上皮细胞。

3）免疫组化染色：内层细胞CK7阳性，外层细胞表达P63、CK5/6、S-100，CD117优先表达于内层细胞。

4）超微结构：上皮性肿瘤细胞显示顶浆分泌帽，微绒毛、细胞连接、分泌颗粒、空泡、脂滴及铁蛋白体，这些均为顶浆分泌腺的超微结构。

【鉴别诊断】

主要与耵聍腺腺癌和中耳腺瘤鉴别。

1）耵聍腺腺癌：耵聍腺腺瘤呈局限性、膨胀性生长，形态上很像或近似正常的耵聍腺组织。而腺癌呈浸润性生长，细胞有异型性。但有的腺癌分化分好，与腺瘤难以鉴别，表皮下的腺癌有时很像腺瘤，到深部才表现出异型性和浸润性生长的特点。

2）中耳腺瘤：具有神经内分泌肿瘤标记的特点。

【治疗及预后】

肿物完全切除可治愈。复发可能与手术切除不完全有关。

2. 软骨样汗腺瘤

【概念】

软骨样汗腺瘤（cartilage-like spiroma）是来自耵聍腺的良性肿瘤，又称多形性腺瘤或混合瘤。也有人认为该肿瘤起源于外耳道异位唾液腺组织。

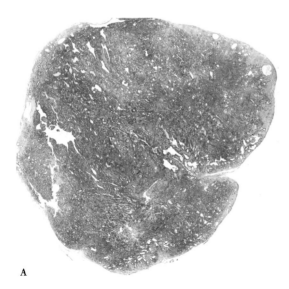

A

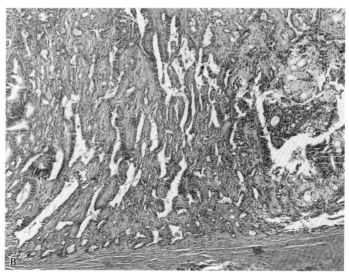

B

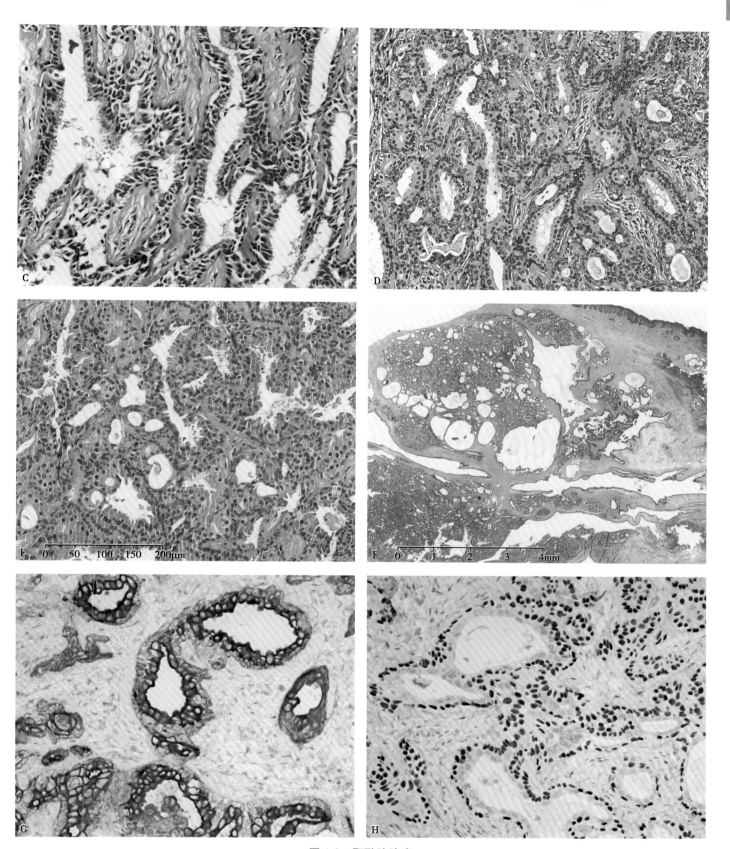

图 4-8　耵聍腺腺瘤

A. 肿瘤边界清楚，部分区可见薄层包膜；B. 可见不规则脉管及囊状、乳头状结构，底部边缘尚规整；C、D. 双层细胞结构，腺腔内可见顶浆分泌；E. 双层细胞结构，细胞嗜酸性变，内层细胞伴顶浆分泌；F. 肿瘤未见包膜，其内部分区可见大小不等的囊腔形成；G. IHC 示 CK7 腔面细胞强阳性；H. IHC 示 P63 肌上皮细胞核强阳性

【临床特点】

耵聍腺软骨样汗腺瘤少见,约为耵聍腺肿瘤的 7.7%～9%。发病年龄 37～80 岁,50 岁以上者多见。男女发病比例约为 2∶1。

影像学:1 例外耳道多形性腺瘤 MRI 分析显示,肿块界限清楚,与腮腺组织相比,肿块在 T_1 加权像上为低密度,在 T_2 加权像上为高密度,使用造影剂后肿块信号强度明显增强。该例未见肿瘤周围组织浸润。这些表现与唾液腺起源的多形性腺瘤一致。

【病理变化】

1)肉眼观:外耳道软骨部的结节状肿物。肿瘤呈圆形,有被膜,切面灰白色,质地较硬,体积一般不大,大者直径能达 2cm。有报道外耳道多形性腺瘤巨检为含液囊性肿物者。

2)镜下观:组织学形态与唾液腺多形性腺瘤相似。腺上皮和肌上皮呈腺样、条索状或实性片状排列。间质为纤维性、黏液性和软骨样,可伴广泛玻璃样变。部分腺上皮可见顶浆分泌及蜡样色素沉积,肌上皮成分可明显增生。细胞无异形性(图 4-9)。

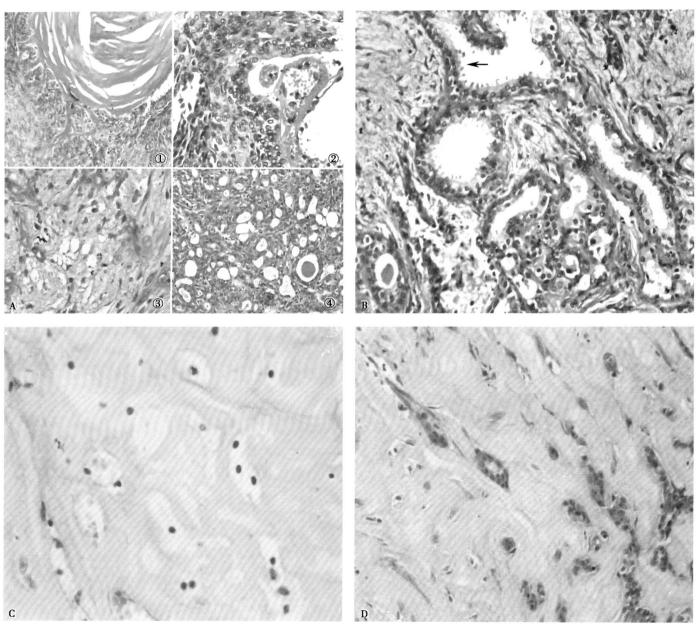

图 4-9　多形性腺瘤

A. ①示片状玻璃样变,②示腺体外层有突出的肌上皮增生,③示黏液样间质,④示较丰富的肿瘤性腺体;B. 瘤性腺上皮有顶浆分泌现象;C. 在广泛玻璃样变的间质内有腺体、腺管状、索条状结构;D. 显示软骨样间质

【治疗及预后】

局部广泛切除是其主要治疗方式。MRI 和 CT 检查未显示骨及软骨组织浸润者应完全切除。术后应定期随访以防复发。

3. 生乳头状汗腺囊腺瘤

【概念】

生乳头状汗腺囊腺瘤（syringocystadenoma papilloma）是可能来自耵聍腺的良性肿瘤，又称乳头状汗腺瘤。特征与发生于其他部位的同类皮肤附属器肿瘤相似。

【临床特点】

常为先天性，多发生于面部和头皮，一般无特殊症状。发生于外耳道者及耳郭者罕见。有报道外耳道管状顶泌腺瘤伴发生乳头状汗腺瘤者。

影像学：MRI 检查显示，肿瘤为分叶状肿物，界限清楚，在 T_1WI 和 T_2WI 均表现中等信号强度，钆增强 T_1 加权像轻度增强。该肿瘤的信号强度在 T_2WI 比多形性腺瘤低。

【病理变化】

1）肉眼观：肿瘤呈结节状肿物，体积一般不大，肿物表面被覆皮肤，切面可见囊腔。

2）镜下观：形态与同类皮肤附属器肿瘤相似。表面上皮形成囊性凹陷，被覆双层上皮的乳头突向囊腔，该上皮可表现出耵聍腺典型的全浆分泌（图 4-10）。

4. 良性外分泌圆柱瘤

【概念】

良性外分泌圆柱瘤（cylindroma）是起源于皮肤汗腺的良性肿瘤。它多发生于面部、前额和头皮，因而也被称为 Turban 瘤。外耳道良性外分泌性圆柱瘤的发生与耵聍腺有关。耵聍腺是特化的顶浆分泌腺，其发生的肿瘤可有外分泌腺的形态。

【临床特点】

该肿瘤极为少见。发病年龄在 20～40 岁较多，男女无差别或女性稍多。

【病理变化】

1）肉眼观：位于外耳道真皮的硬性结节状肿物，境界清楚，体积一般较小。

2）镜下观：肿瘤细胞排列呈团、索和腺管样结构，周围绕以粉染、均质物质。纤维间质少。细胞团中央区细胞较大，胞质多，核染色浅；外周区细胞小，胞质少，核染色深，有的有呈栅栏状排列的趋势。细胞团中可出现小梁状结构。细胞团内可出现小囊结构，腺管样结构有双层上皮构成。瘤细胞形态一致，无多形性（图 4-11）。

（二）耵聍腺恶性肿瘤

耵聍腺恶性肿瘤主要包括耵聍腺腺癌（ceruminous adenocarcinoma）、腺样囊性癌及黏液表皮样癌。偶见唾液腺型导管癌。

临床特点少见，小于外耳道肿瘤的 2.5%。男女比约为 1：1.5，发病年龄范围 21～92 岁，平均年龄 50 岁。临床可表现为疼痛、听力丧失和耳鸣。肿瘤发生于外耳道的浅表部位，应排除起源于邻近腮腺的肿瘤。1 例外耳道耵聍腺腺样囊性癌伴对侧脑转移的报道提示，当病人原发肿瘤隐匿伴中枢神经系统内转移性低分化癌时也应考虑到这一肿瘤。影像学检查可以判定肿瘤的范围及排除唾液腺和鼻咽部肿瘤来源。

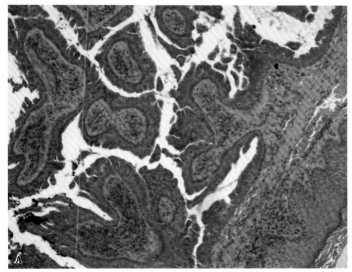
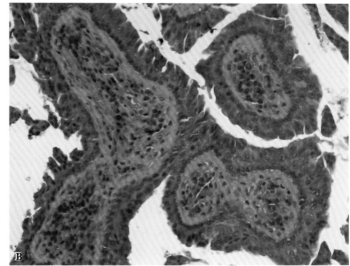

图 4-10　生乳头状汗腺囊腺瘤

A. 表皮下可见囊性乳头状增生的肿瘤组织，乳头向囊内生长；B. 乳头被覆双层上皮，可见顶浆分泌

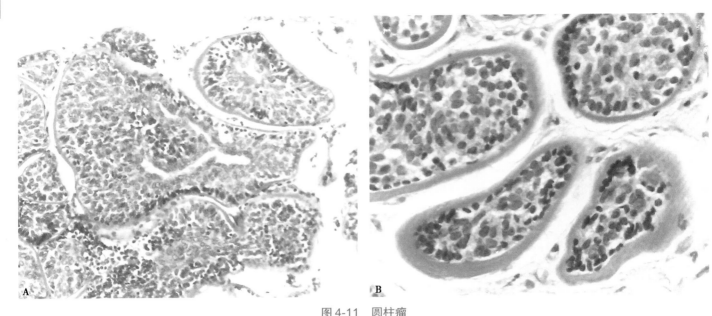

图 4-11　圆柱瘤

A. 瘤细胞形成细胞团,呈钩锯状;B. 细胞团周围明显的嗜酸性物质,间质少

【病理变化】

1)肉眼观:肿瘤常呈息肉样,大径可达 3cm,平均大小约 1.4cm。

2)镜下观:肿瘤无包膜,浸润周围软组织和骨组织,瘤细胞呈实性、囊状、筛状、腺样及单细胞等多种生长方式。核的多形性、核仁明显,核分裂象易见(图 4-12)。耵聍腺腺癌肿瘤细胞可见胞质嗜酸性,但顶浆分泌及基底细胞层不如在良性耵聍腺腺瘤常见。腺样囊性癌常见神经周浸润。

腺样囊性癌(图 4-13)的亚型及黏液表皮样癌(图 4-14)的镜下特点近似于发生于唾液腺者。

3)免疫组化染色:腺样囊性癌及黏液表皮样癌 P63 可突出基底样细胞及中间型细胞,耵聍腺腺癌也可显示有 P63 阳性的基底样细胞,基底样细胞还可表达 S-100 及 CK5/6;腔面细胞 CK7、CD117 常阳性。

【治疗及预后】

肿瘤复发易见,与切除未净和高级别有关。死亡与局部重要结构破坏和远处血道转移有关。

二、中耳

可见神经内分泌肿瘤(中耳腺瘤),中耳乳头状肿瘤(包括侵袭性乳头状肿瘤和施耐德型乳头状瘤)、鼓室球瘤、脑膜瘤及胆固醇性肉芽肿、胆脂瘤等瘤样病变。

(一)中耳腺瘤

【概念】

中耳腺瘤(middle ear adenoma)是发生于中耳黏膜的良性肿瘤,具有神经内分泌和黏液分泌双重分泌的特点。又称中耳神经内分泌腺瘤、中耳腺瘤样癌和中耳类癌等,该病的组织发生尚存争议,尽管较一致倾向源于中耳黏膜的多潜能干细胞。

【临床特点】

中耳神经内分泌腺瘤非常少见,但依然是最常见的中耳肿瘤。发病年龄分布广泛,最常见于 20～50 岁,男女比例相当。可发生于中耳的任何部位。常见症状为患耳(常为单侧)听力下降,伴闷胀感、压迫感、耳鸣等。病变早期常见完整鼓膜,其后可见一深红褐色组织。肿瘤后期可膨胀生长并累及听骨链,导致传导性听力丧失,也可穿透鼓膜,被误认为外耳道肿物。

【病理变化】

1. 肉眼观　肿瘤组织无包膜,呈灰白色至红褐色,质地软、韧或硬,无出血。由于中耳解剖结构的限制,多数病变送检时为碎组织,总直径<1cm。

2. 镜下观　肿瘤无包膜,肿瘤细胞呈腺样、管状,及实性片状、小梁状,囊性、筛状排列。以腺管状排列居多,肿瘤性腺体单独或背靠背分布。管腔内有时可见无定形分泌物。腺体由单层的立方或柱状上皮构成,胞质嗜酸,核圆形或椭圆形、可呈偏心状("浆细胞"样),核染色质密集浓染或分散("胡椒粉"样)。核仁少见,常不居中。间质稀少,呈纤维性或黏液样(图 4-15)。

有时可见明显的细胞多形性,基本不见核分裂。肿瘤细胞的"浆细胞"样外观多出现在实性排列区。

一些中耳腺瘤的肿瘤细胞核染色质呈散在、点状("盐

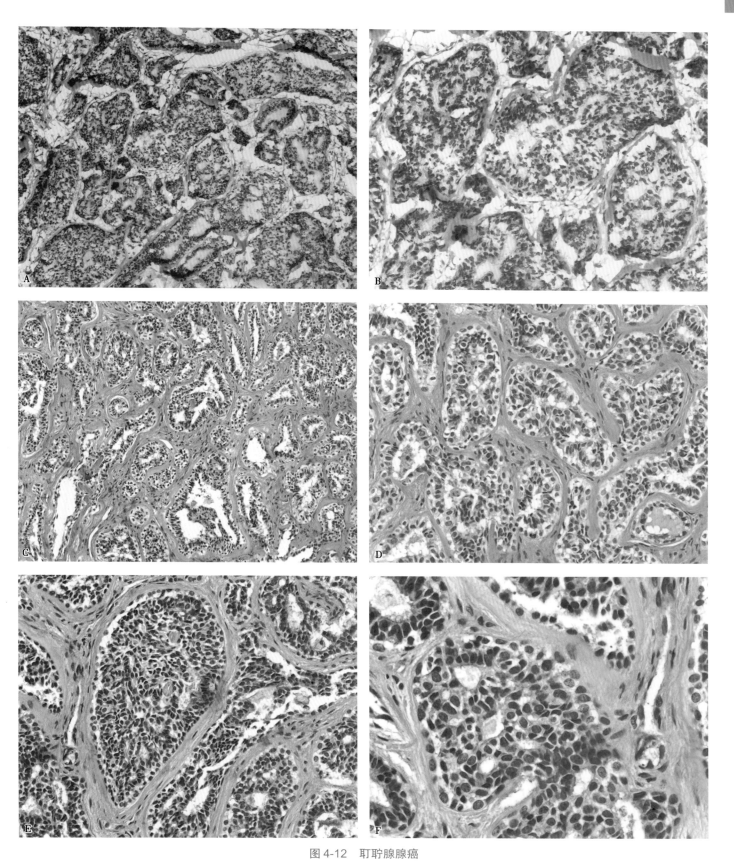

图 4-12　耵聍腺腺癌

例 1，低级别。肿瘤浸润性生长，肿瘤细胞排列呈腺样、囊性、筛状及实性，可见基底细胞，间质致密纤维化。A、B. 为术中冰冻切片；C～F. 为石蜡包埋组织切片

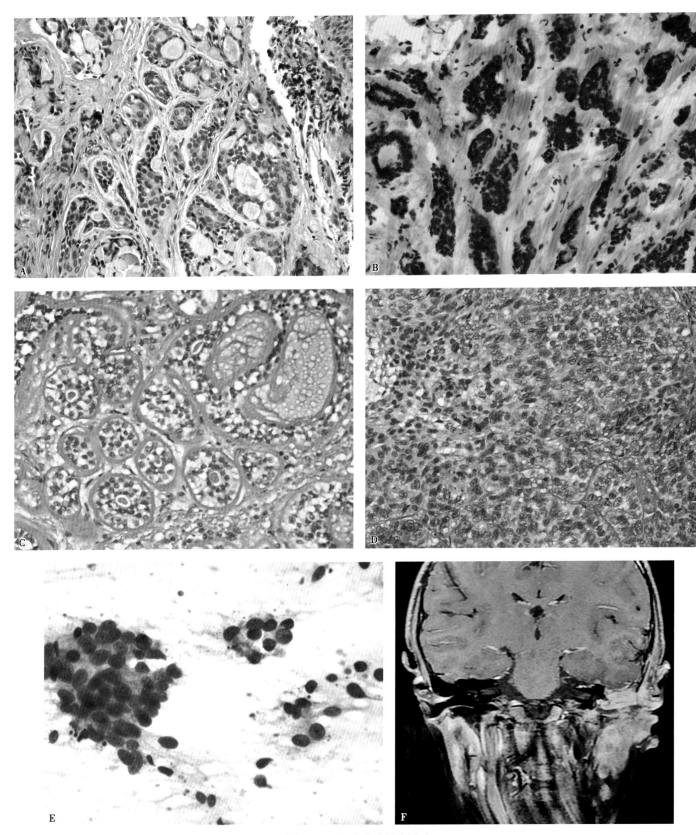

图 4-13　耵聍腺腺样囊性癌

A. 近黏膜表面部分肿瘤分化好，呈筛状结构；B. 近黏膜深部肿瘤分化差，呈实性巢状，核深染（冰冻切片）；C. 瘤细胞呈腺样及实性小巢状，部分腺腔内含粉染分泌物，局部黏液样基质呈蓝色；D. 瘤细胞呈实性片状排列；E. 冰冻印片，瘤细胞核较小，深染，呈圆形及卵圆形，部分可见成角；F. 冠状位增强 T_1WI 示弥漫、显著增强的左侧外耳道腺样囊性癌，伴乳突、腮腺受累

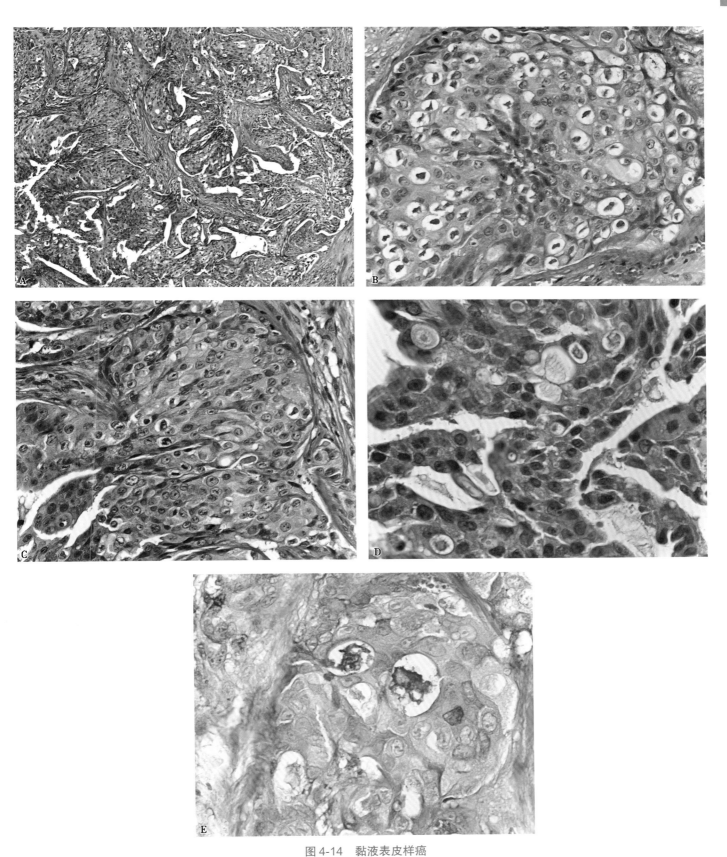

图 4-14　黏液表皮样癌

病例，男，63 岁：A. 高级别，实性细胞巢明显，黏液细胞少见；B. 鳞状上皮样细胞；C. 中间型细胞；D. 可见黏液细胞；E. PAS 染色示黏液细胞阳性

和胡椒粉"样），这一特点在伴神经内分泌分化的肿瘤中可见，和/或显示与神经内分泌肿瘤有关的带状、索状、器官样结构。

3. 免疫组化染色　CK7（腔面细胞）、CK5.2、AE1/AE3弥漫阳性，CK5/6及P63（腺腔外侧细胞）阳性，CK20局灶弱阳性。肿瘤细胞可表达神经内分泌标记如Chg-A、Syn、NSE、CD56及多种多肽激素（人胰多肽、5-羟色氨、胰高血糖素、Leu-7），Vimentin可阳性。S-100蛋白、SMA、TTF-1、CDX2及PAX8阴性。肿瘤细胞可具亲银性和嗜银性。

4. 超微结构　肿瘤细胞显示黏蛋白性腺样分化（A细胞）和神经内分泌样（B细胞）双向分化，也可见两者间的过渡型细胞。PAS染色及阿尔新蓝染色腔面黏蛋白及胞质内分泌物阳性。

【鉴别诊断】

首先应与中耳其他多种肿瘤鉴别，包括鼓室球瘤、脑膜瘤和听神经瘤。其他鉴别诊断包括继发于中耳炎的化生性腺体增生，化生性腺体有慢性中耳炎的背景；耵聍腺腺瘤有肌上皮、神经内分泌标记物阴性；中耳腺癌癌细胞多形性明显，可见核分裂、坏死及侵袭。遇到对保守治疗不见效果的中耳慢性炎症性疾病及不明原因的中耳膨胀也应与该病鉴别。

【治疗及预后】

治疗方法为手术完全切除，可复发，与切除不完全有关。有些病例可局部侵袭，尚未发现转移病例。

（二）中耳侵袭性乳头状肿瘤

【概念】

中耳侵袭性乳头状肿瘤（aggressive papillary tumor of middle ear）是具有局部侵袭性的乳头状上皮性肿瘤，也称颞骨侵袭性乳头状肿瘤。该肿瘤是一独立的疾病还是源于内淋巴囊的低级别腺癌尚存争议。目前有数例报道，肿瘤只存在中耳而无内淋巴囊受累。

【临床特点】

该肿瘤女性多见。发病年龄平均34岁。多数病例的临床及听力学特征均指向中耳病变。

影像学　大多数病例的岩颞骨中部显示溶解性病变，表现为侵袭性肿瘤，可向后蔓延至颞骨外并侵犯小脑。15%的中耳侵袭性乳头状肿瘤具有von Hippel-Lindau病。

【病理变化】

1. 镜下观　呈乳头状腺样排列，乳头周围可见基底细胞及矮柱状至柱状上皮被覆。细胞核一致、胞质嗜酸、细胞界清。可见甲状腺滤泡样区域。间质为疏松的纤维结缔组织（图4-16）。

2. 免疫组化染色　瘤细胞CK、EMA、S-100可阳性，TG阴性可与甲状腺乳头状癌鉴别。

（三）中耳Schneiderian型乳头状瘤

【概念】

Schneiderian乳头状瘤是指起源于Schneiderian呼吸型纤毛上皮的鼻腔鼻窦肿瘤，包括内翻性、外生性及嗜酸性细胞性三种亚型。中耳Schneiderian乳头状瘤发病率低。

【病理变化】

组织学形态基本同鼻腔鼻窦的同名肿瘤（图4-17、图4-18）。

其中中耳内翻性乳头状瘤可与呼吸道类似乳头状瘤伴发，表现为直接延续或多中心性。文献表明，中耳及乳突的内翻性乳头状瘤的发病机制及流行病学特点均不同于鼻窦内翻性乳头状瘤，前者的复发率及与鳞状细胞癌的关系均高于鼻腔鼻窦内翻性乳头状瘤。尚未发现该肿瘤有侵袭性。

【预后】

有中耳内翻性乳头状瘤恶变并发生颈部转移的病例报道。中耳及乳突内翻性乳头状瘤术后应长期随访。

（四）中耳脑膜瘤

【概念】

中耳脑膜瘤（meninggioma of middle ear）为起源于脑膜的软膜-蛛网膜细胞的良性肿瘤，分为原发性和继发性。累及耳及颞骨的脑膜瘤多数继发于膨出的颅内病变，当临床及影像学证实颅内无任何病变亦无"硬脑膜增强"时，才可诊断为耳及颞骨的原发性脑膜瘤。

【临床特点】

中耳脑膜瘤在女性更多见，发病年龄分布广泛，最常见于40～50岁，儿童少见。原发性中耳脑膜瘤既非起源于膨出脑神经鞘的软膜-蛛网膜细胞，也非起源于异位的蛛网膜细胞。临床表现与肿瘤位置有关，包括进行性听力丧失、中耳炎、头痛、小脑功能障碍等。30岁以下的病人应注意排除神经纤维瘤病2型（NF2）。

影像学　软组织肿块中可见斑状钙化是该肿瘤的一个特点。

【病理变化】

1. 肉眼观　肿瘤呈分叶状，无黏膜或皮肤被覆。切面灰白、灰褐色，颗粒状伴砂砾感，常可见钙化及骨化，质韧到硬。

2. 镜下观　中耳脑膜瘤最常见的亚型是上皮型，肿瘤细胞呈小叶状或旋涡状排列。瘤细胞呈上皮样，胞质淡染，界限不清；细胞核圆形、卵圆形或梭形，染色质细腻，有时可见核内胞质包涵体（图4-19）。与颅内上皮型脑膜瘤相比，沙砾体在中耳脑膜瘤中更为常见。

3. 病理学分型　根据组织学特点中耳脑膜瘤可分为四种亚型：上皮型、纤维母细胞型、过渡型（上皮型和纤

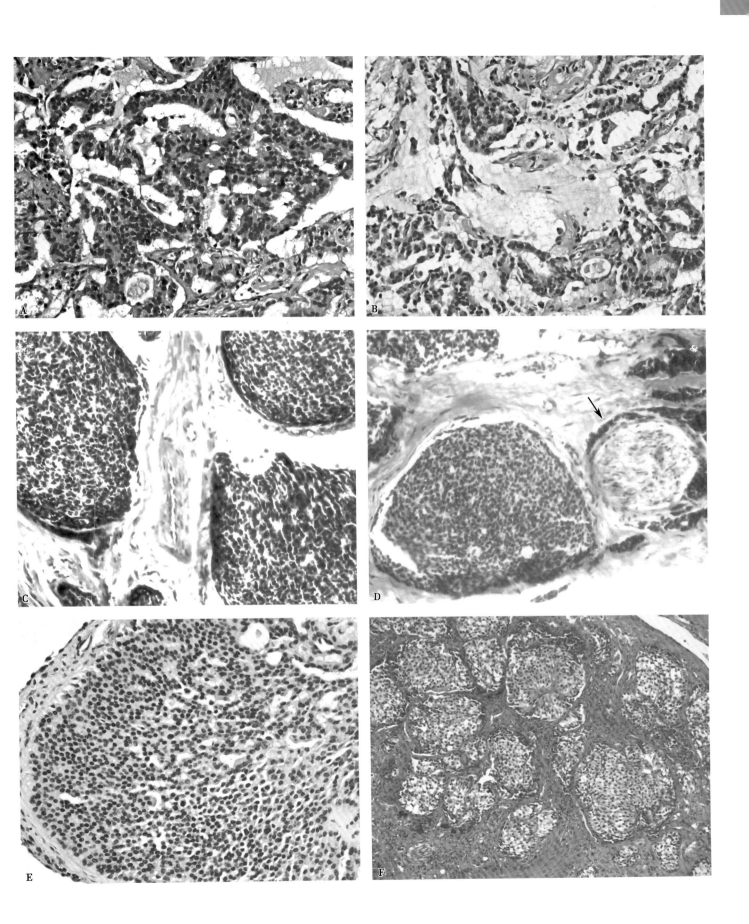

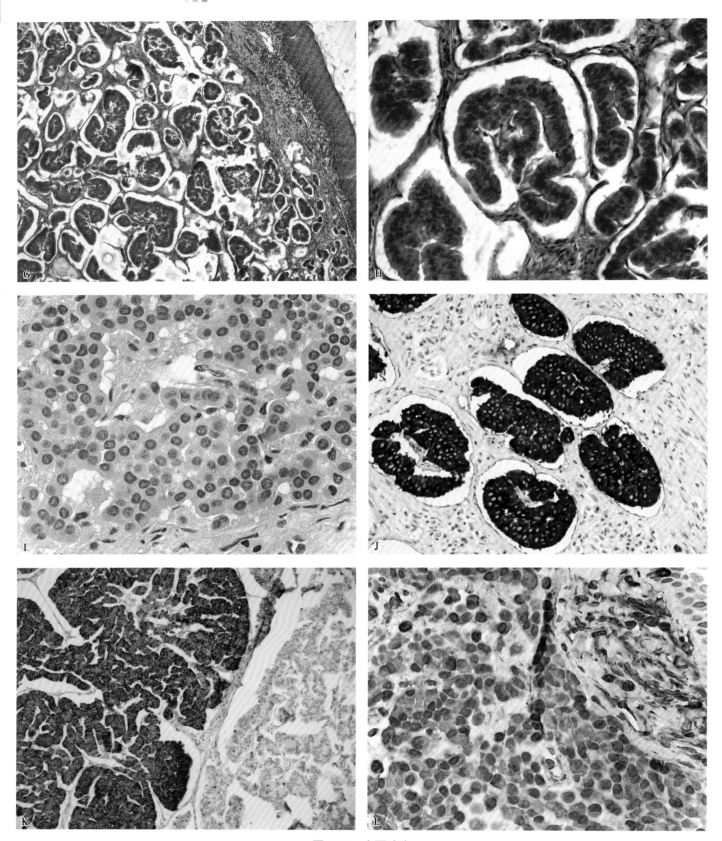

图 4-15　中耳腺瘤

A. 瘤细胞呈条索及腺样结构；B. 间质内可见黏液潴留；C. 示实性癌巢内有小腺腔或筛状结构，间质丰富；D. 示神经周围有癌细胞浸润；E. 瘤细胞在黏膜内呈实性片状排列，细胞核小而圆；F. 瘤细胞呈巢状及分叶状排列；G. 腺样及花瓣样结构；H. G 的放大；I. 瘤细胞排列呈腺样，胞质嗜酸；J. IHC 示瘤细胞 Syn 阳性；K. IHC 示瘤细胞 CK 阳性；L. IHC 示瘤细胞 Vimentin 阳性

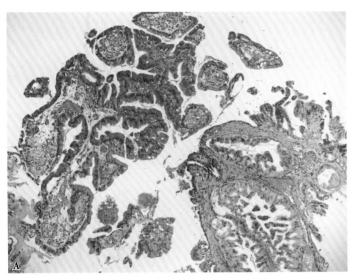
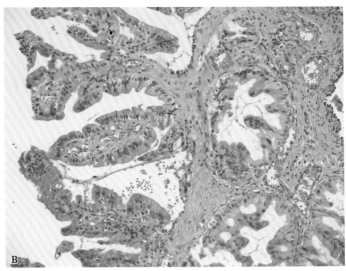
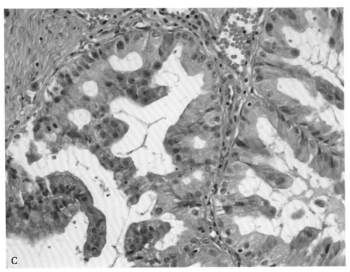

图 4-16 中耳侵袭性乳头状肿瘤

病例，女，56 岁：A. 肿瘤呈乳头状及腺样结构；B. 乳头（左侧）内可见纤维血管轴芯；C. 局部可见筛状结构

维母细胞混合型）和血管母细胞型。Cenacchi 等曾报道过 1 例罕见的中耳分泌型脑膜瘤。分泌型脑膜瘤镜下常呈上皮型或过渡型脑膜瘤的组织学特点，以瘤组织形成的腺腔样结构内出现 PAS 阳性的分泌性小球为特点。

4. 免疫组化染色 瘤细胞表达 EMA 和 Vimentin，CK 常阴性，分泌型脑膜瘤 CK 可阳性。S-100 可灶状表达但并不常见。不表达 ChgA 和 Syn。

【鉴别诊断】

包括中耳神经内分泌腺瘤、颈静脉鼓室球瘤和听神经瘤。

【治疗及预后】

治疗方法为完整的手术切除，切除不干净可导致局部复发。血管母细胞型脑膜瘤更具侵袭性，除该型外中耳脑膜瘤的其他组织学分型与临床生物学行为无关。

（五）颈静脉鼓室副神经节瘤

【概念】

颈静脉鼓室副神经节瘤（glomus tympanicum tumor）为起源于邻近颈静脉或中耳（鼓室球）蜗岬副神经节的肾上腺外神经嵴源性低度恶性肿瘤，也称颈静脉球瘤、鼓室球瘤及颈静脉鼓室化感瘤。

【临床特点】

颈静脉鼓室副神经节瘤的发病率很低，但仍为原发于中耳的最常见肿瘤。根据病人是否有家族史可分为家族性和散发性，散发性者多见，约占 90%，主要发生于女性（女∶男 = 5∶1）；家族性病人多为男性。首发年龄分布广泛，可见于从婴儿到老年的任何时候，高发年龄为 50～60 岁。10% 以上的病人呈双侧、多发性，并伴发嗜铬细胞瘤。颈静脉鼓室副神经节瘤 85% 发生于颈静脉球

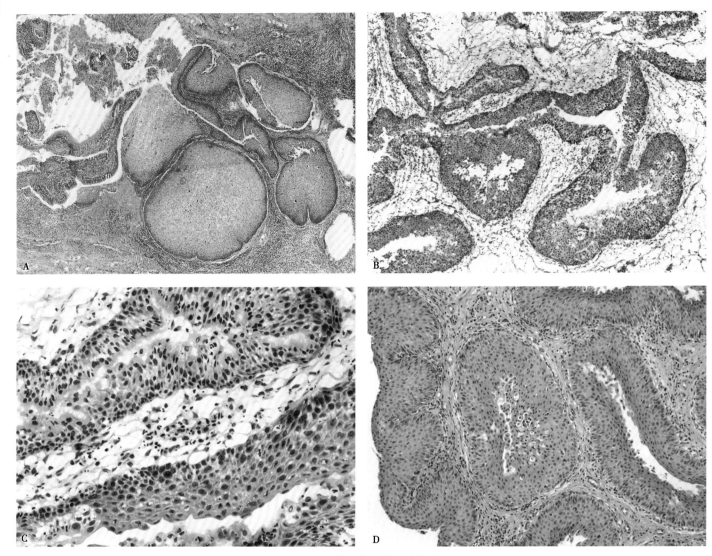

图 4-17 中耳内翻性乳头状瘤

A. 病例 1，实性的瘤细胞团似鳞状化生，与假复层柱状上皮移行；B～D. 病例 2，男，9 岁，以非角化的鳞状上皮及假复层纤毛柱状上皮增生为特征

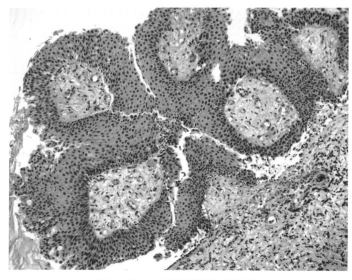

图 4-18 中耳外翻性乳头状瘤

瘤细胞呈乳头状增生，被覆复层上皮，伴鳞化

（颈静脉球瘤），形成中耳或外耳道肿物；12% 源于迷走神经耳后支（鼓室球瘤），表现为中耳肿物；3% 源于舌咽神经鼓室支（鼓室球瘤），表现为外耳道肿瘤。

多数病人有传导性听力丧失，其他症状包括耳鸣、闷胀感、疼痛、出血、面神经麻痹和眩晕。偶见儿茶酚胺症状。

影像学 CT 可以清楚地显示副神经节瘤的部位、大小及范围。对比 CT 显示为均质、富含血管、界限清楚的肿块。如果曾有出血或血栓，则显示不均质肿块。当颈静脉球窝和下鼓室之间的骨性分隔尚完整时，CT 可以分辨出肿瘤起源位置是颈静脉球窝还是中耳。若此骨性分隔已被破坏时，则难以区分肿瘤的来源。面神经骨管破坏可提示肿瘤与面神经粘连或已侵犯面神经。MRI 对显示肿瘤与周围软组织的关系要比 CT 更清晰。钆增细胞巢"('zellballen' pattern cell nest,'zellballen' 为德语,相当于英文的 'cell ballen')。间质主要为纤维血管性组织。肿瘤主要由主细胞组成,细胞呈圆形或椭圆形,胞质丰富、呈嗜酸性颗粒状或空泡状。核一致,染色质分散。细胞巢周围排列有梭形、嗜碱性支持细胞(图 4-20),但这种细胞在光镜下不可见或很难看到。有时可见细胞核的多形性或多核细胞。多数病例核分裂象缺乏或不明显。

虽然"zellballen 型细胞巢"是副神经节瘤的一个特点,但也可在其他肿瘤中见到,如包括类癌和不典型类癌在内的所有其他的神经内分泌肿瘤。

3. 免疫组化染色 主细胞表达 Chg-A、Syn、NSE、CD56(膜)、NF 及多种多肽,支持细胞 S-100 阳性。主细胞和支持细胞表达 Vimentin 的情况不定。一般而言,上皮性标记(包括 CK、P63)和间质性标记阴性。

4. 超微结构 电镜下胞质含有由膜包裹的、电子密度高的神经内分泌颗粒。

【鉴别诊断】

别诊断包括中耳神经内分泌腺瘤、脑膜瘤、听神经瘤、血管瘤。

【治疗及预后】

治疗方式为手术完整切除。该肿瘤有局部侵袭、破坏能力,但很少转移,约为 2%~3%,10 年以上生存率约为 78%。

(六)中耳胆脂瘤

【概念】

中耳胆脂瘤(cholesteatoma of middle ear)是一种破坏性鳞状上皮囊肿,发生于中耳或乳突区,常继发于慢性中耳炎,少数为先天性。它即非真正的肿瘤,也不含胆固醇物质,称其为角化病似乎更为准确。其他名称还包括

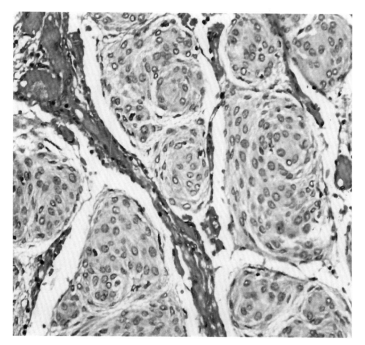

图 4-19 脑膜瘤(上皮样型)
上皮样瘤细胞排列紧密,有旋涡状结构

强的 MRI 在 T_1 加权像上显示一界限清楚的低密度肿块伴肿瘤内血管流空信号影,而在 T_2 加权像上显示高密度肿块。

【病理变化】

1. 肉眼观 颈静脉鼓室副神经节瘤位于中耳或外耳道内,鼓膜通常完整。肿瘤界限清楚,大小可以从几个毫米到体积很大、充满中耳,为红色、质脆、息肉样或不规则肿块。由于解剖位置复杂,手术标本多为碎片。切面杂色,可见丰富的出血。

2. 镜下观 肿瘤包膜不完整,镜下表现与副神经节瘤一致。肿瘤细胞排列呈特征性的巢状或"zellballen 型

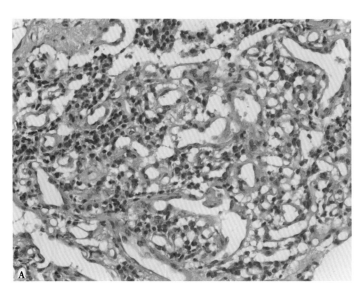

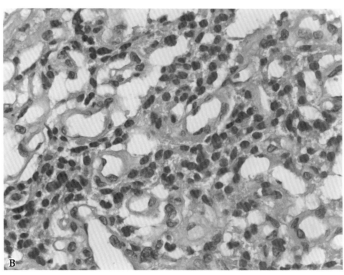

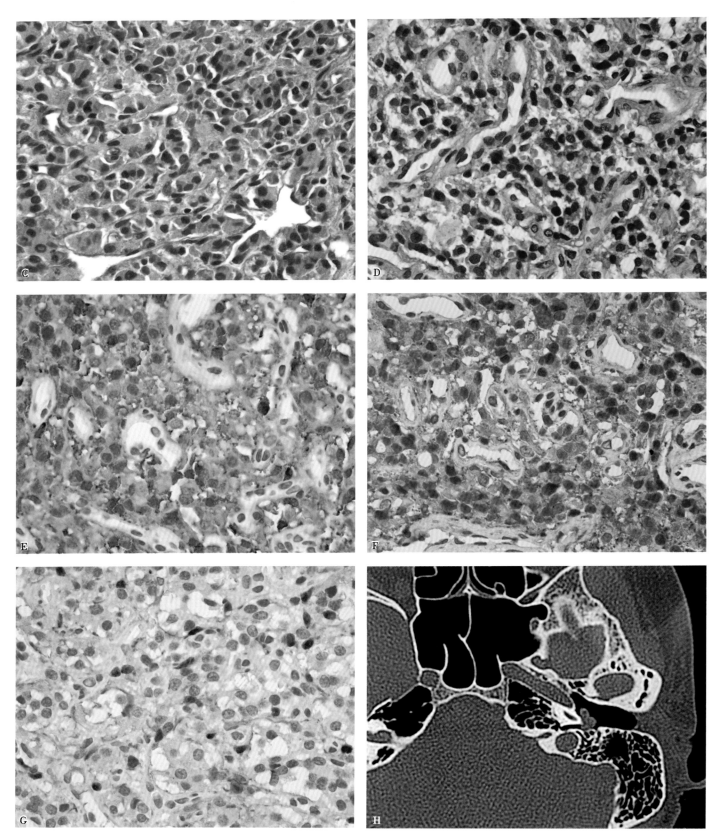

图 4-20 鼓室球瘤

A～D. 肿瘤富于血管，瘤细胞较小，位于血管间排列呈索状或小片状；E. IHC 示瘤细胞 Syn 阳性；F. IHC 示瘤细胞 NSE 阳性；G. IHC 示瘤细胞 S-100 蛋白支持细胞阳性；H. 水平位骨 CT 示一左侧耳蜗岬上肿物

中耳表皮囊肿、中耳表皮包含囊肿。胆固醇性肉芽肿与胆脂瘤并非同一概念。二者属于截然不同的病理范畴，不应将其混淆。

【临床特点】

胆脂瘤并不常见，通常为单侧，分为先天性和获得性两类。获得性胆脂瘤较先天性者多。

先天性胆脂瘤又称表皮样囊肿，多主张源于胚胎发育过程中残余的上皮原基。先天性胆脂瘤以鼓室前上部多见，发生时病人鼓膜完整，可无慢性中耳炎史。发病无性别差异，见于婴幼儿和儿童。多发生于中耳前上部。早期无症状，耳镜检查可发现病变；晚期症状、体征与获得性胆脂瘤相同。

获得性胆脂瘤男性比女性多见，最常见于20～40岁。一般有慢性中耳炎或中耳炎史，病期长。鼓膜可穿孔，通常发生在鼓膜上缘。耳镜下可见慢性中耳炎背景下一灰白至黄色不规则肿块。面神经功能障碍、呕吐、严重的眩晕及非常严重的头痛常提示进展性破坏性疾病或化脓性感染，需要紧急治疗。

影像学　CT 及 MRI 显示一软组织肿块取代听小骨内侧，伴不同程度骨质破坏。在 MRI 的 T_1、T_2 上均有信号延长，T_1 加权信号低，T_2 加权信号密度高。如果病变退变，则周围有增强。

【病因及发病机制】

中耳正常衬覆立方或柱状腺上皮，关于此处出现鳞状上皮的原因有多种学说。包括鳞状上皮移入、鳞状上皮化生、鳞状上皮种植等。

【病理变化】

1. **肉眼观**　中耳或乳突区可见内衬鳞状上皮、充满角化碎片的囊性病变。送检标本常为破碎白色、乳脂样物质（实为角化物），或附有软组织碎片，但很少有完整的囊性结构。

2. **镜下观**　诊断胆脂瘤，镜下须看到：角化的复层鳞状上皮、皮下纤维结缔组织或肉芽组织、角化物。角化的鳞状上皮通常薄层、萎缩、缺乏上皮脚，无炎症反应（除非在炎症期），上皮细胞形态温和、成熟、无异型性（图 4-21）。囊内角化物可引起异物肉芽肿反应。角化的鳞状上皮是诊断胆脂瘤的必要条件，若只是看到角化物则不足以做出胆脂瘤的诊断。

3. **免疫组化染色**　C-erbB-2 及 Ki-67 与其生物学行为有关。

【鉴别诊断】

1. **鳞状细胞癌**　鳞癌具有组织结构和细胞形态的异型性。其浸润性生长方式可引起癌周明显的间质反应（促纤维结缔组织增生）。

2. **岩尖胆脂瘤**　岩尖胆脂瘤是发生于该部位的表皮样囊肿，与中耳胆脂瘤无关。

3. **胆固醇性肉芽肿**　单纯的胆固醇肉芽肿不包括增生角化的鳞状上皮，后者可能提示伴发胆脂瘤。

【治疗及预后】

胆脂瘤呈侵袭性生长，能破坏其周围软组织及骨组织，可导致听力丧失、面神经麻痹、迷路炎、迷路瘘、脑膜炎、硬脑膜脓肿和 / 或脑脓肿等。治疗方法为手术切除，切除不完整者可复发（约 20%）。其他导致复发率增高的因素包括年龄小于 20 岁、明显的听小骨侵蚀、息肉样黏膜炎性病变及广泛病变。胆脂瘤不会向鳞癌转化。

（七）中耳胆固醇性肉芽肿

【概念】

中耳胆固醇性肉芽肿（cholesterol granuloma of middle ear）是中耳对出血、伴有红细胞崩解及其他坏死组织的胆固醇结晶发生的异物性肉芽肿反应。

【临床特点】

多见于中耳乳突及颞骨岩部，常为单侧，可见于任何年龄，无性别差异。病人常有慢性中耳炎病史，原发性中耳胆固醇性肉芽肿极少。绝大多数病人与家族性高胆固醇血症（一种常染色体显性遗传疾病）无关。病人表现为患耳传导性听力丧失、耳鸣、平衡失调或反复血性溢液。颞骨的胆固醇肉芽肿最常发生于岩骨尖，此时更具侵袭性。

影像学　仅凭 CT 及临床体征不能区别胆固醇肉芽肿与胆脂瘤，MRI 对本病诊断有极大的价值。MRI 检查 T_1WI 与 T_2WI 皆为高信号。

【病因及发病机制】

发病机制尚未明确，可能是中耳的其他疾病如胆脂瘤、硬化性中耳炎或创伤、手术等导致的通气受阻所致。

【病理变化】

1. **肉眼观**　送检标本常为黄褐色、红色碎片组织，质脆，有时表面被覆黏膜。所有组织均应取材，以除外伴发疾病，如胆脂瘤。

2. **镜下观**　为炎性肉芽组织或纤维组织，内有柳叶状裂隙（胆固醇结晶在制片过程中溶解后的轮廓）。胆固醇结晶诱发异物巨细胞反应。可见吞噬了胆固醇结晶、含铁血黄素的吞噬细胞及细胞外的含铁血黄素沉积（图 4-22）。

【鉴别诊断】

胆固醇性肉芽肿可继发于胆脂瘤、中耳的内分泌腺瘤及内淋巴囊肿瘤，应注意鉴别。

【治疗】

治疗包括引流及中耳乳突成形。

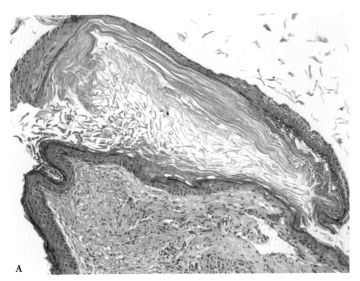
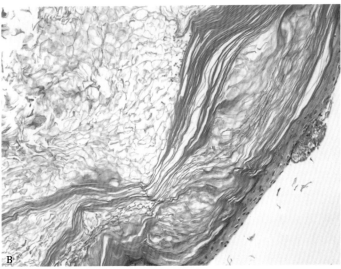

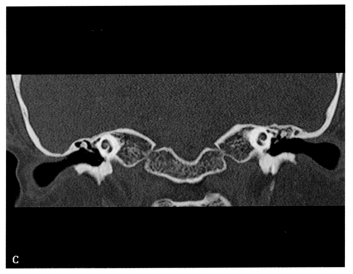

图 4-21　胆脂瘤

A、B. 表皮样囊肿及囊内大量角化物；C. 获得性胆脂瘤冠状位骨 CT 示肿物填充左耳蒲氏间隙（Prussak's space），锤骨向内移位

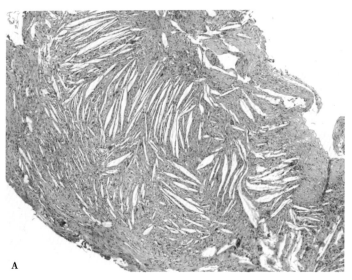
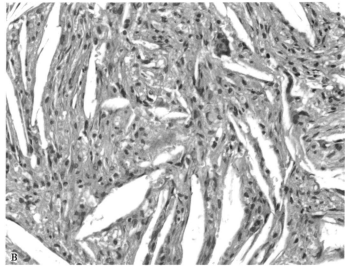

图 4-22　胆固醇性肉芽肿

A、B. 可见胆固醇裂隙、出血及异物性肉芽肿

三、内耳

可见内淋巴囊肿瘤、前庭 Schwann 瘤及神经纤维瘤病 2 型。

（一）内淋巴囊肿瘤

【概念】

内淋巴囊肿瘤（endolymphatic sac tumor, ELST）是源于内淋巴囊的肿瘤，其生物学行为低级别的恶性上皮性肿瘤，肿瘤生长缓慢，呈侵袭性生长，可广泛侵犯岩骨，但不发生转移。因肿瘤镜下呈乳头状生长，也称侵袭性内淋巴囊乳头状瘤或称内淋巴囊低级别乳头状腺癌。

【临床特点】

发病年龄分布广泛，多发于成人，无性别差异。肿瘤早期位于内淋巴囊内。后期可破坏大部分岩骨，浸润中耳，并延伸至颅后窝进入小脑脑桥脚。患侧听力丧失（神经性听力丧失多于传导性者，二者混合也可发生）。其他症状包括耳鸣、眩晕、共济失调、面神经麻痹等。

影像学 病变最常见于岩骨中后部或其附近，呈溶解性破坏，血管丰富。

【组织学来源及病因】

认为起源于内淋巴囊上皮。可孤立发生，也可与 von Hippel Lindau 综合征（von-Hippel-Lindau disease, VHLD）相关。有报告显示，9 例 ELST 中有 6 例为独立发生，3 例与 VHLD 相关。VHLD 是一种罕见的常染色体显性病，又称家族性视网膜及中枢神经系统血管瘤病，临床特征为全身多脏器的肿瘤或囊肿。*VHL* 基因位于 3 号染色体断臂（3p26-p25），该基因可能为肿瘤抑制基因。由于 ELST 罕见，仅极少数病例进行过分子遗传学分析。VHLD 相关性内淋巴囊肿瘤和散发病例（不伴有 VHLD）中均可有 *VHL* 基因突变。也有散发病例未发现 *VHL* 基因突变的报道。临床应注意检测内淋巴囊肿瘤病人 3 号染色体短臂（3p25-26）的突变情况。

【病理变化】

1. **肉眼观** 肿瘤呈分叶状，无包膜，灰白或红褐色，质脆。肿瘤体通常较大，最大可大于 10cm。

2. **镜下观** 肿瘤细胞呈乳头状、腺样排列，位于扩张的腔内。乳头被覆单层矮立方至柱状上皮细胞，类似于内淋巴囊的内衬上皮。胞质丰富、嗜酸性、颗粒状或空泡状。核圆形或椭圆形，位于细胞中央或朝向腔面，染色质粗糙。瘤细胞无多形性及核分裂（图 4-23）。

有的病例可见扩张的管腔，内含胶样分泌物，类似甲状腺滤泡结构。少数病例以透明细胞为主，类似前列腺癌或透明细胞癌。

3. **免疫组化染色** 肿瘤细胞弥漫表达 CK，EMA、

S-100、Vimentin、NSE、GFAP 等表达不稳定。TG 阴性。

4. **超微结构** 电镜显示细胞内连接复合体、微绒毛、基底膜物质、粗面内质网、胞质内糖原及分泌颗粒。

【鉴别诊断】

鉴别诊断包括甲状腺乳头状癌（TG⁺、TTF-1⁺），转移性肺癌（TTF-1⁺、CK7⁺、CEA⁺）、结肠癌（CK20⁺、CEA⁺）、肾细胞癌及中耳神经内分泌腺瘤（表达神经内分泌标记）。

【治疗及预后】

根治手术或可治愈。预后与病变范围及手术切除是否完全有关，不完全切除可致复发。

（二）前庭施万细胞瘤

【概念】

前庭施万细胞瘤（vestibular Schwannoma）是施万细胞来源的良性肿瘤。特异地发生于第Ⅷ对颅神经，又称听神经瘤、神经鞘瘤。

【临床特点】

施万细胞瘤是颞骨最常见的肿瘤，占颅内肿瘤的 10%，占小脑脑桥脚肿瘤的 90%。多数累及第Ⅷ对脑神经的前庭神经，罕见起源于耳蜗神经者。肿瘤由原发部位沿耳道生长入小脑脑桥脚及周边。

女性多见，可发生于任何年龄，多数病人 40～50 岁。临床表现为进行性单侧神经性（而非传导性）听力丧失（90%）及耳鸣（70%）。肿瘤增大可压迫邻近颅神经（Ⅴ，Ⅶ，Ⅸ，Ⅹ，Ⅺ）、小脑、脑干，导致面神经麻痹、头痛、恶心、呕吐、复视、共济失调。

大多数病人为单侧及散发，8% 的病人可为双侧性，双侧性者合并神经纤维瘤病 2 型（NF2）的可能性大。

影像学 MRI 显示肿块在 T_1 加权像上为等密度或低密度，在 T_2 加权像上为高密度。内耳道增宽（图 4-24A）。

【组织学来源及病因】

病因不明，似乎与基因突变无关，合并 NF2 者存在 *NF2*（22q12）基因突变。

【病理变化】

1. **肉眼观** 肿瘤大小不一、从几毫米到 5cm 不等。形态各异，较大的肿瘤通常为蕈伞样：蒂部在内耳道内，膨大处位于小脑脑桥脚。肿瘤表面光滑、分叶状。切面灰褐色、黄色，实性、橡胶样至质韧，可发生囊性变。

2. **镜下观** 肿瘤无包膜，由紧密排列的梭形细胞、伴栅栏状细胞核的细胞区（Antoni A 区）和细胞较少、排列紊乱的细胞区（Antoni B 区）交互形成（图 4-24B、C）。梭形肿瘤细胞伴有伸长的原纤维性胞质，边界不清。细胞核泡状或深染，伸长或扭曲。核分裂象少，可见细胞多形性，但并非恶性的表现。在某些病例中可见散在巨大的多形或奇异形细胞。肿瘤可发生退行性变，包括囊性变、

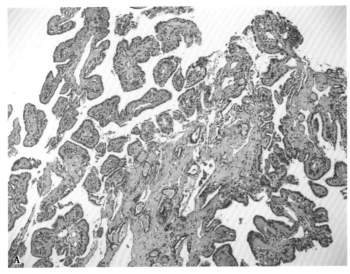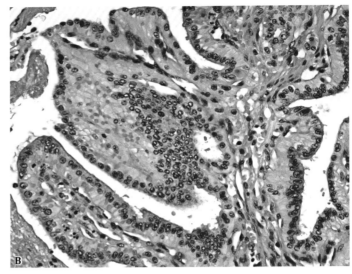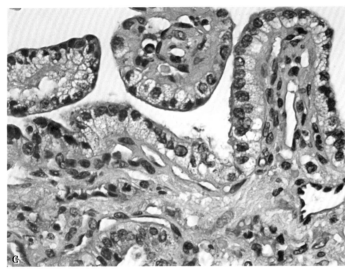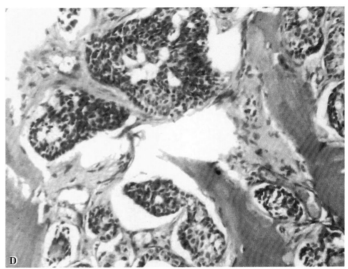

图 4-23　内耳内淋巴囊肿瘤
A、B. 囊状乳头状增生；C. 乳头被覆上皮胞质呈空泡状，其与间质细胞界限不清；D. 肿瘤浸润骨组织

坏死、透明样变、钙化、出血等。肿瘤发生广泛退行性变时，可仅残留少许可辨认肿瘤组织（图 4-24D、E）。

两种细胞区的比例不定。A 区可见 Verocay 小体（由两排对称、密集排列的细胞核环绕形成的嗜酸性小体），Antoni B 区可见伴疏松网状结构及囊性变，伴慢性炎细胞浸润，有时含有大量的黄色瘤型组织细胞。

3. 免疫组化染色　瘤细胞弥漫、强烈表达 S-100 蛋白。Vimentin 通常阳性但并不特异。近半数表达 P63 和 P73，也可表达 GFAP 及 NSE。不表达 CK、ChgA 和 Syn。

电镜下依靠被覆连续基底膜的指突状胞质突起识别 Schwann 细胞。

【鉴别诊断】
包括脑膜瘤等。

【治疗及预后】
Schwann 细胞瘤为良性肿瘤，很少复发。肿瘤大小

是预后相关的重要因素。直径小于等于 18mm 的肿瘤增殖指数及生长率比直径大于 18mm 者低。合并 NF2 的前庭 Schwann 细胞瘤生长指数高于孤立性前庭 Schwann 细胞瘤。治疗方法为完整的手术切除。NF2 者肿瘤更大程度地侵犯神经且生长迅速，因此保留听力及面神经能较为困难。

（三）神经纤维瘤病 2 型

【概念】
神经纤维瘤病 2 型（neurofibromatosis 2，NF2）是一种常染色体显性遗传病，以双侧前庭 Schwann 细胞瘤、其他颅内及外周神经的 Schwann 细胞瘤及其他颅内及脊柱内良性肿瘤的高发生率为特征。

【临床特点】
发病年龄通常 10 岁或 20 岁以内，30 岁以内有听神经瘤或脑膜瘤的病人应注意排除 NF2 的诊断。双侧 Schwann

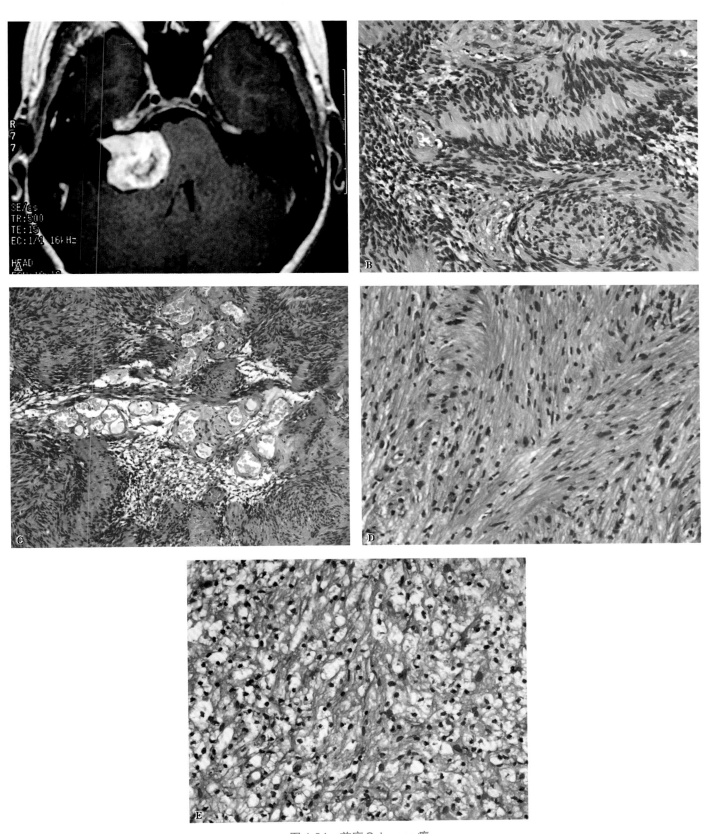

图 4-24　前庭 Schwann 瘤

A. 增强后 MRI 示右侧小脑脑桥角及内耳道内一增强病变；B.（A 型区）梭形瘤细胞呈栅栏状或旋涡状排列；C.（B 型区）细胞核圆，结构较松散，伴薄壁血管增生；D. 伴纤维化样改变；E. 瘤细胞胞质空泡变明显

细胞瘤是 NF2 的特点。多数病人表现为听力丧失,就诊时常为单侧,也可伴耳鸣。前庭 Schwann 细胞瘤可以以头晕或平衡失调为首发症状。恶心、呕吐及真性眩晕很少出现,除非在疾病后期。伴发的其他肿瘤包括其他颅内、脊柱及周围神经的 Schwann 细胞瘤,颅内及椎管内脑膜瘤,及一些低级别中枢神经系统肿瘤如室管膜瘤。眼科症状包括视力下降和白内障。70% 的 NF2 病人伴发皮肤的肿瘤。

【病理变化】

肉眼及镜下类似于散发的同种肿瘤,如 NF2 的前庭 Schwann 细胞瘤类似于散发的 Schwann 细胞瘤。

1. 免疫组化染色　Ki-67 阳性率高于散发的 Schwann 细胞瘤。其他免疫表型与后者相同。

2. 遗传学　神经纤维瘤病 2 型由 *NF2* 基因突变导致蛋白功能丧失引起。*NF2* 基因是位于 22 号染色体长臂(22q12)的抑制基因。超过 50% 的病人是新突变的结果,近 50% 是遗传自父母。

【鉴别诊断】

鉴别诊断包括脑膜瘤及神经纤维瘤。

【治疗及预后】

目前手术依然是主要治疗方式。病人年龄越小、脑膜瘤数量越多及发生截短突变,预后越差。

第四节　耳部其他病变

一、皮肤表皮病变

包括多种良性及恶性病变。良性者有老年疣、皮角、乳头状瘤、皮脂腺腺瘤、角化棘皮瘤、毛发上皮瘤、钙化上皮瘤,恶性者有鳞状细胞癌、基底细胞上皮瘤等。

二、良性软组织肿瘤及瘤样病变

(一)纤维瘤

纤维瘤(fibroma)多发生在外耳。为结节状肿物,中等度硬、韧,切面灰白色,境界清楚。组织学上,细胞呈梭形,嗜酸性胞质,胞界欠清楚,梭形深染的胞核,部分胞核扭曲。细胞呈束状排列,互相交织,细胞间胶原纤维较丰富,血管少(图 4-25)。

(二)巨细胞纤维瘤

巨细胞纤维瘤(giant cell fibroma)是较少见的良性肿瘤。主要发生在外耳皮肤。局部出现小肿物,无明显的其他症状。

组织学上,基本形态与纤维瘤近似,在纤维瘤背景中,有形态怪异的小型巨细胞散在,巨细胞胞核浓染,单核或多核,形态不规则(图 4-26)。

(三)良性纤维组织细胞瘤

耳区少,发生在外耳皮肤。灰白色软组织,切面境界欠清楚。组织学上与其他部位者一样,有纤维母细胞、肌纤维母细胞、组织细胞、灶状泡沫细胞、多核巨细胞和灶状炎性细胞浸润(图 4-27)。与未分化肉瘤之区别,后者有异型性。

(四)黏液瘤

【概念】

1948 年,Stout 将黏液瘤(mixoma)定义为独立的、不发生转移的真性间叶组织肿瘤。

【临床特点】

黏液瘤可发生在身体各部位,头颈部如面部、颌骨、腮腺区、喉和舌等处较多。耳部很少,主要发生在外耳道,病期较长。外耳道出现带蒂肿物。年龄 10～68 岁。无性别差异。

【病理变化】

1. 肉眼观　肿物呈息肉状,表面光滑,可以带蒂,质甚软,无被膜,境界不清。数毫米至 2cm。切面灰白色,透明黏液水肿状,有的有囊。

2. 镜下观　结构疏松,黏液样基质丰富,细胞稀少,呈成纤维细胞样或星芒状,核小,较浓,无核分裂或极少核分裂,无异型性。可有小型多核巨细胞。黏液样基质中有粗细不一散在的胶原纤维(图 4-28),可出现黏液池。有淋巴细胞和肥大细胞浸润。有少量薄壁血管。基质 PAS 染色和 Alcian 蓝染色阳性。要与具有黏液样间质的其他肿瘤鉴别。

(五)瘢痕疙瘩

外耳瘢痕疙瘩(keloid)主要发生在耳垂,多数病人有局部外伤史,如穿带耳坠等。与人的瘢痕体质也有关系。女性多。肉眼上,肿物表面有皮肤,质硬,韧,切面灰色。组织学上:纤维组织呈纤维瘤样增生(图 4-29A),胶原纤维发生宽阔的腰带状均质性玻璃样变,玻璃样带基本上彼此平行,与被覆表皮平行。玻璃样变有发生在增生结节边缘的倾向(图 4-29B)。瘤样病变,可复发。

(六)毛细血管瘤

毛细血管瘤(capillary hemangioma)是耳区最常见的血管瘤。任何年龄的男、女性病人均可发生。分布在耳郭、外耳道、中耳和乳突等处,外耳最多,偶见于内听道、内耳、鼓膜内等。与其他部位的毛细血管瘤有相同的组织病理形态(图 4-30)。

(七)幼年性毛细血管瘤

幼年性毛细血管瘤(juvenile capillary hemangioma)主要发生在婴幼儿,是幼稚的毛细血管瘤,也有良性血

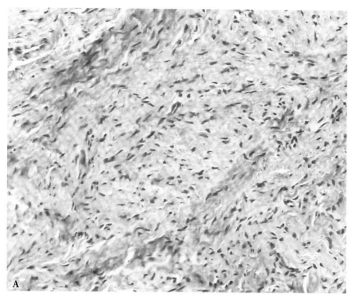

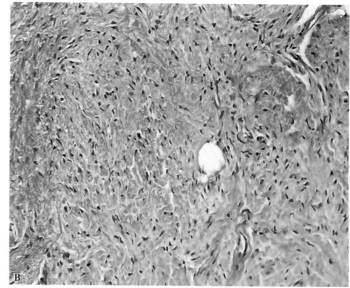

图 4-25　纤维瘤

A. 外耳道纤维瘤，示胞核浓染的梭形细胞呈束状结构，胶原纤维丰富；B. 耳郭纤维瘤，形态与 A 相似

管内皮瘤等名称。发生在头颈部皮肤者较多。组织学上呈毛细血管瘤的形态，但毛细血管内皮细胞增生、肿胀，导致部分或多数血管腔狭窄乃至闭塞，形成实性病变（图 4-31）。

（八）化脓性肉芽肿

【概念】

化脓性肉芽肿（pyogenic granuloma），也称分叶状毛细血管瘤。发生在皮肤和黏膜。病变生长迅速，形成无痛性局部肿物，或呈息肉状，表面紫红色，易出血和继发

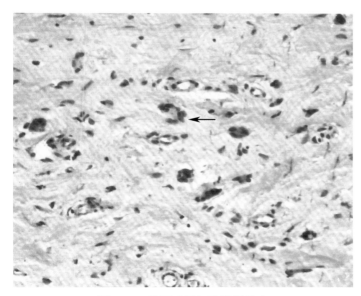

图 4-26　外耳道巨细胞性纤维瘤

纤维瘤背景内有怪异的小型多核巨细胞散在

感染，形成溃疡。面部和口腔牙龈较好发，耳部皮肤不多见。

【病理变化】

1. **肉眼观**　肿瘤呈圆形，或息肉状，表面可有溃疡，直径可达 1cm，质脆，软，切面黏液水肿状。

2. **镜下观**　毛细血管分叶状增生，小叶中央往往有较大血管。间质黏液水肿，肿瘤与被覆上皮之间有带状透明区，有淋巴细胞等炎性细胞性浸润（图 4-32）。被覆表皮或黏膜上皮萎缩，上皮向两侧内、下呈内收状生长。继发溃疡，则形成炎性肉芽组织，但深部仍有典型的毛细血管瘤病变。肿瘤间质可增生、纤维化。血管内皮也可增生肿胀形成实性病变。

（九）血管淋巴增生伴嗜酸性粒细胞浸润

【概念】

血管淋巴增生伴嗜酸细胞浸润（angiolymphoid hyperplasia with eosinophilia），又名上皮样血管瘤或组织细胞样血管瘤。较少，可发生在身体各部位，头颈部较多，主要分布在外耳及耳周皮肤，形成皮肤或皮下结节，发红，易出血。可多发。东方人男多于女，20 岁左右多见。

【病理变化】

1. **肉眼观**　在真皮或皮下有结节状肿物，几毫米到 10cm，质软到硬韧。切面灰白色。

2. **镜下观**　血管呈树枝状增生，有分叶倾向，横断面上，血管内皮细胞增生肥大，充满血管腔，或状似腺体。内皮细胞呈立方形，胞质丰富，嗜酸性，胞质内有几个空胞（代表新生血管之萌芽），纤维组织性间质内有不等量

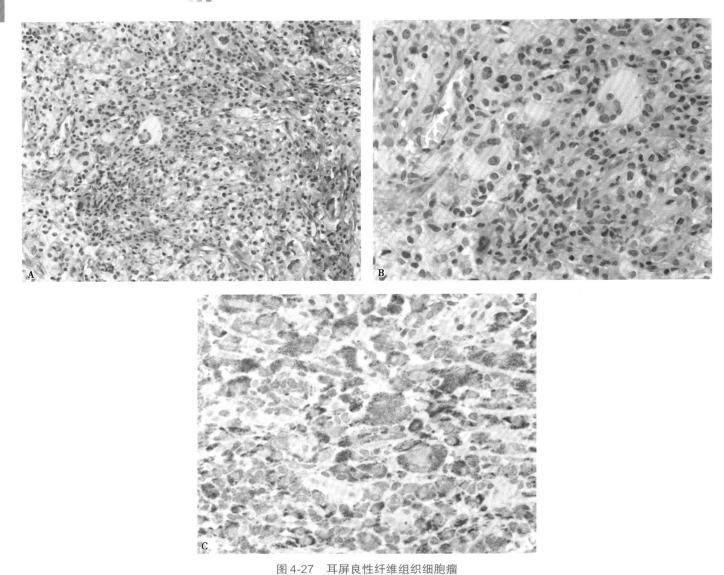

图 4-27　耳屏良性纤维组织细胞瘤

A. 可见单核及多核组织细胞增生,伴有少量炎细胞浸润;B. A 图的高倍,多核巨细胞较明显;C. CD68 阳性的单核组织细胞和多核巨细胞

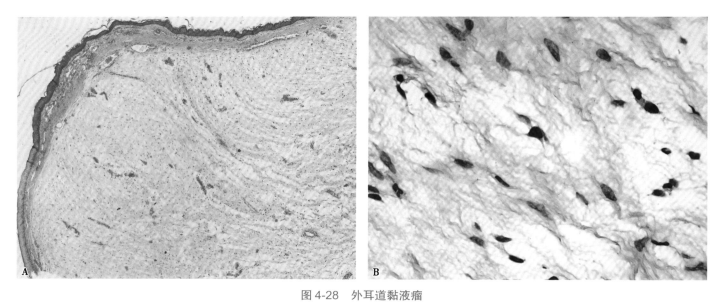

图 4-28　外耳道黏液瘤

A. 真皮内肿瘤有大量黏液样基质、少量细胞和血管,境界清楚;B. 黏液样基质内梭形细胞呈成纤维细胞样或星芒状

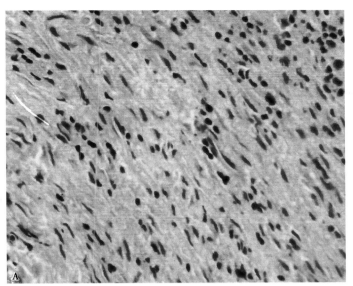
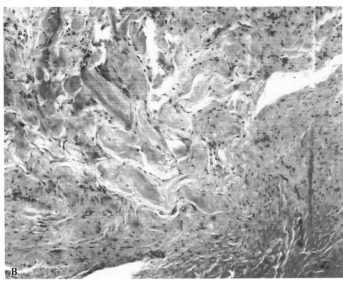

图 4-29　耳垂瘢痕疙瘩
A. 纤维组织瘤样增生；B. 示胶原纤维发生玻璃样变

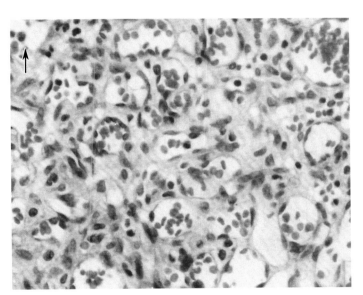

图 4-30　外耳道毛细血管瘤
血管丰富，被覆扁平内皮细胞

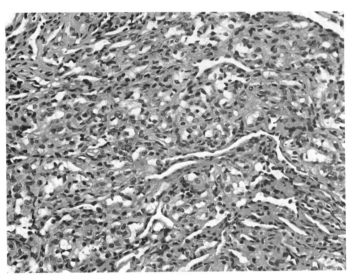

图 4-31　耳郭幼年性毛细血管瘤
少数血管扩张，大部分内皮细胞增生肿大，致血管腔呈实性

淋巴细胞（可有滤泡）、浆细胞、组织细胞和嗜酸性粒细胞浸润（图 4-33）。新病变区血管增生明显，陈旧病变区淋巴组织和纤维组织增生明显，血管壁增生，内皮细胞变薄。要与 Kimura（木村氏）病区别。

（十）蔓状血管瘤

蔓状血管瘤（racemose hemangioma）是血管的畸形性病变，少见，耳部发生在外耳，尤以耳郭为多。组织学上，血管增生、扭曲，有不规则的厚壁血管和薄壁血管，或者同一血管，一部分管壁平滑肌层厚，另一部分管壁平滑肌层很薄。有丰富的纤维组织性间质（图 4-34）。

（十一）血管平滑肌瘤

【概念】

头颈部血管平滑肌瘤（angioleiomyoma）以中耳部较多，占头颈部血管平滑肌瘤的 29.17%，占耳部良性肿瘤的 4.6%（同仁医院）。肿瘤位于皮内或皮下，为生长慢、境界清楚的硬孤立结节，一般无明显的疼痛症状。年龄 25～60 岁。男多于女。主要在耳郭，以耳垂较多。

【病理变化】

1. 肉眼观　肿物为圆球形，表面光滑，实性，软到硬韧，切面有编织样结构和血管腔，大小为 0.5～2cm。

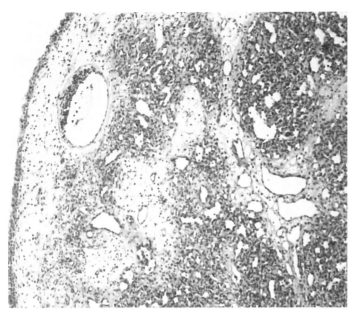

图 4-32　中耳化脓性肉芽肿
毛细血管分叶状增生,间质水肿,带状透明区明显

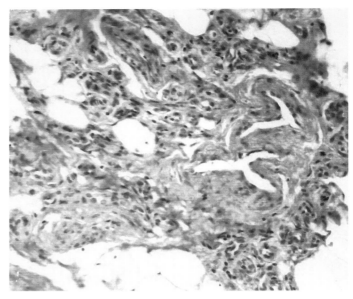

图 4-34　蔓状血管瘤
多种形态的血管增生,部分血管壁厚

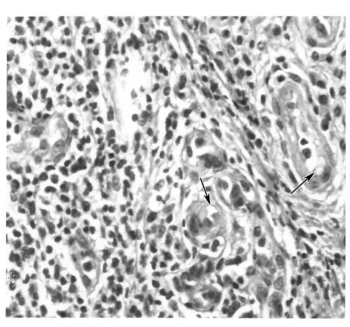

图 4-33　血管淋巴增生伴嗜酸性粒细胞浸润
血管增生,内皮细胞肿胀,内有空泡(箭头),间质内有炎性细胞浸润

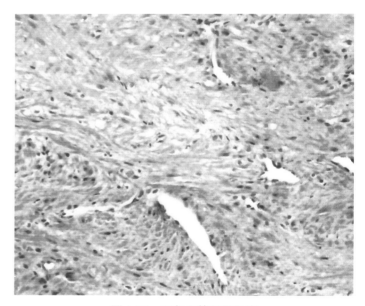

图 4-35　耳郭血管平滑肌瘤
弥漫性增生的平滑肌与血管壁无境界

2. 镜下观　由血管和平滑肌组成。增生的平滑肌围绕血管或呈束状分布在血管之间,与血管壁的平滑肌无境界。间质胶原纤维极少(图 4-35),可发生黏液变性和淋巴细胞浸润。有实性型、海绵状型和静脉型。实性型最多。

(十二)淋巴管瘤

【概念】

耳淋巴管瘤很少。出生时就可存在,逐渐增大。可发生在外耳道、耳郭和耳后。耳后淋巴管瘤可长得很大,称作囊状水瘤。

【病理变化】

1. 肉眼观　肿瘤软,切面有海绵状腔隙,可见水样液体流出,灰白色。

2. **镜下观** 扩张的薄壁淋巴管增生，腔壁扭曲，内充以蛋白性液体（图4-36），可有淋巴细胞，极少量或无红细胞。

（十三）神经纤维瘤

【概念】

耳区神经纤维瘤（neurofibroma）可发生在外耳、中耳和内听道等处，中耳、内听道神经纤维瘤可能与面神经和听神经有关，是神经束衣细胞发生的。生长慢。较少。中年人多。无性别差。

【病理变化】

1. **肉眼观** 一般不大，实性质软，灰白色，可出血、囊性变，皮肤者无被膜，中耳者可有被膜。

2. **镜下观** 瘤细胞小，梭性或卵圆形，胞核浓染，梭形、波浪扭曲形，束状排列，细胞间有少量疏松、波浪扭曲形的胶原纤维，间质可黏液变性（图4-37），也可出现怪异大细胞。

（十四）黑色素痣

黑色素痣（melanin nevi）发生在外耳包括外耳道皮肤，黑色，扁平或隆起。组织学上有皮内痣、交界痣和混合痣（图4-38）。黑色素痣的痣细胞有上皮样细胞、小细胞和梭形细胞等形态。上皮样细胞有分布在真皮浅层和梭形细胞有分布在真皮深层的倾向。大部分胞质内有黑色素颗粒，呈巢状、片状或团状，可有异型性增生。

（十五）迷芽瘤

【概念】

其他部位的正组织异位到耳部，可呈岛状或结节状。迷芽瘤（choristoma）是良性的非肿瘤性病变，但可成为肿瘤的发生母地。

【临床特点】

临床上可以无症状，或从小就有症状，如自泌性中耳炎、听力障碍（传导性）、鼓膜凸出，在鼓膜后可见肿物，可伴有听小骨等其他畸形。X线显示中耳有软组织影，无骨破坏。术中可见肿物境界清楚，位于黏膜内或以蒂连于鼓室壁。

中耳迷芽瘤很少见。年龄1～52岁。男女之比为1∶1.3。单侧性多见，也可为双侧性。

【病理变化】

1. **肉眼观** 肿物表面光滑，可为息肉状，质软，切面灰白色。

2. **镜下观** 耳迷芽瘤的组织成分可为唾液腺组织，有腺泡和导管，有的缺乏典型的器官样结构，或为腺体、纤维结缔组织、肌纤维、脂肪组织（图4-39）和神经组织。偶有脑组织、骨骼肌和脉络丛组织成分。

（十六）其他

还有脂肪瘤、黄色瘤等。

三、恶性软组织肿瘤

耳肉瘤比癌瘤少，约为1∶10，甚至更少。年龄与肉瘤的类型有关。耳肉瘤发生在中耳、乳突和颞骨岩部为多，外耳道和耳郭很少。

可发生各种肉瘤：横纹肌肉瘤、纤维肉瘤、平滑肌肉瘤、骨肉瘤、软骨肉瘤、黏液肉瘤、黏液脂肪肉瘤、滑膜肉瘤、Ewing肉瘤、黏液软骨肉瘤、恶性神经鞘瘤、脑膜肉瘤、恶性淋巴瘤和未分化肉瘤、血管肉瘤、脊索瘤和未能分类的肉瘤等。

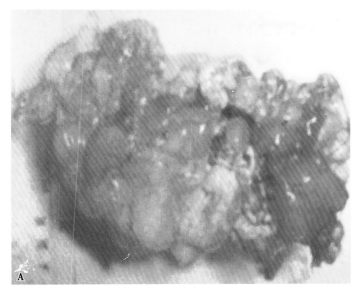
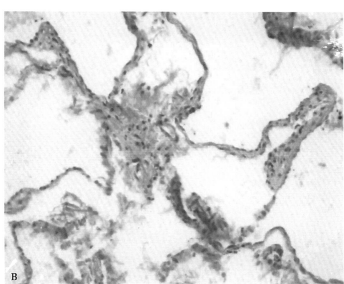

图4-36　耳后淋巴管瘤
A. 肉眼观肿瘤呈囊性水泡状；B. 示囊状扩张、扭曲的淋巴管，腔内有少量蛋白性液体

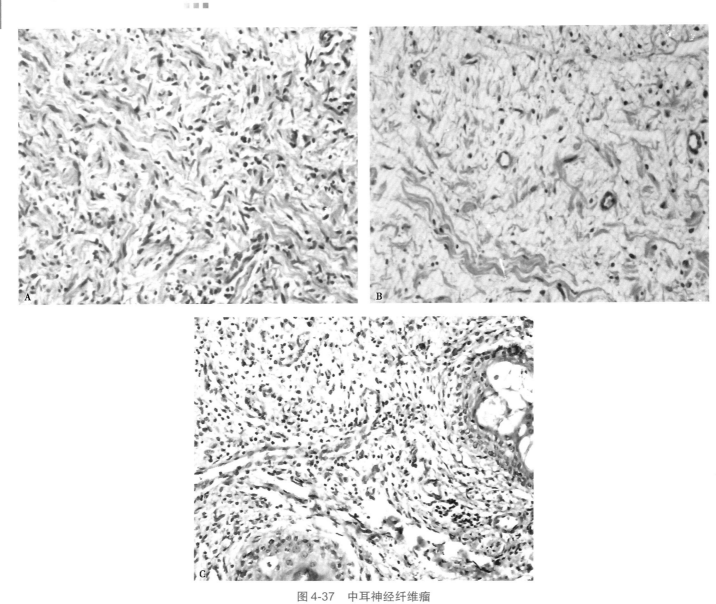

图 4-37　中耳神经纤维瘤

A. 示梭形核瘤细胞呈波浪扭曲形排列；B. 示间质水肿疏松，波浪状胶原纤维；C. 外耳道神经纤维瘤，肿瘤边缘呈浸润性生长，无包膜

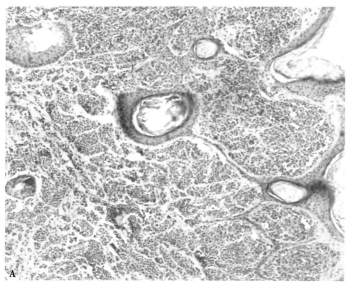

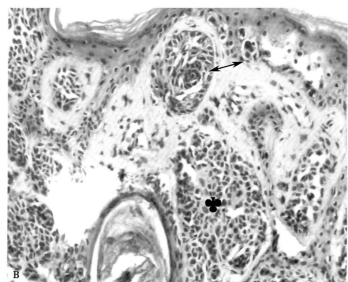

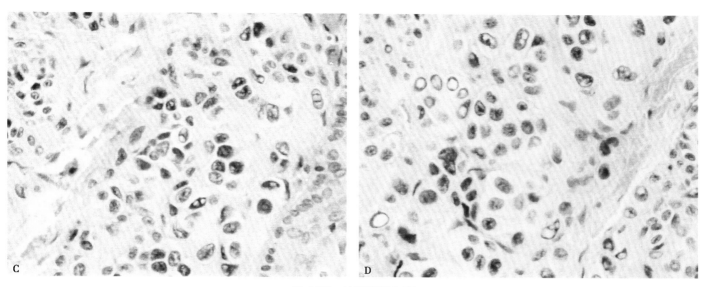

图 4-38　外耳道混合痣

A. 示真皮内弥漫性痣细胞团；B."↔"交界痣，仅部分痣细胞含黑色素，"♣"为皮内痣；C. 真皮内痣细胞团异型性增生；D. 真皮痣细胞异型性增生

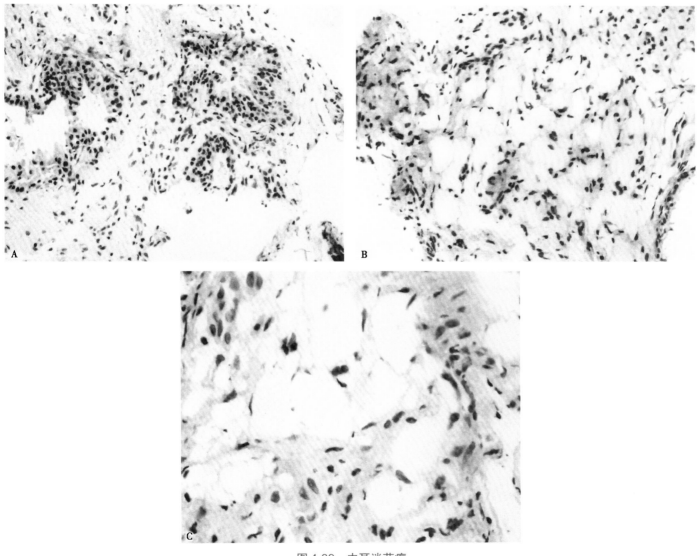

图 4-39　中耳迷芽瘤

A. 显示较多腺体组织；B. 显示另一区的腺体组织；C. 显示脂肪组织和梭形（平滑肌）细胞成分

耳区肉瘤一般生长迅速，具有严重的局部侵袭破坏能力，可能发生较早转移。

（一）横纹肌肉瘤

【临床特点】

耳部横纹肌肉瘤（rhabdomyosarcoma）早期症状主要为耳鸣、听力障碍和面神经麻痹等，常有耳漏和慢性乳突炎的表现。中耳乳突腔内和外耳道充满肉芽组织样肿物。X线显示软组织阴影，局部骨破坏。

耳肉瘤中，胚胎性横纹肌肉瘤最多。15岁以下的小孩较多，成人少。男比女多。中耳、乳突和颞骨的其他部位如内听道均可发生肉瘤。外耳道原发性横纹肌肉瘤少，由中耳乳突侵入者多。易复发，发生远处转移，常见的转移部位是肺、骨和脑等处。

【病理变化】

1. 肉眼观　常呈黏液水肿的息肉状或肉芽组织样肿物，灰白色，鱼肉状，质脆。

2. 镜下观　有多形性、胚胎型、葡萄簇状（图4-40）和腺泡状诸型，以胚胎型（包括葡萄簇状型）最多。形态特点与其他处相应者类似。

要与淋巴瘤、Langerhans细胞组织细胞增生症等区别。在不分化的瘤细胞中，识别肿瘤性成肌细胞对诊断和鉴别诊断很重要，免疫组化和电镜有助于鉴别。

（二）恶性黑色素瘤

耳部恶性黑色素瘤（malignant melanoma）占全身恶黑的1%左右，占头颈部恶黑的7%～14%，约占耳部恶性肿瘤的2%，北京同仁医院144例耳恶性肿瘤中，有3例，占2.08%。年龄8～83岁，中位年龄56岁。男稍多于女。主要发生在外耳，其中，以耳轮和对耳轮最多，其次为耳垂和耳周，外耳道、中耳乳突原发性恶黑较少。

组织学上与其他部位者基本相同，细胞和结构形态谱很宽，从上皮样细胞（图4-41）到梭形细胞肉瘤样形态，耳部恶性黑色素瘤以结节型最多，厚度一般超过3mm

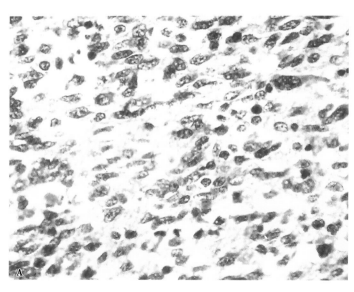

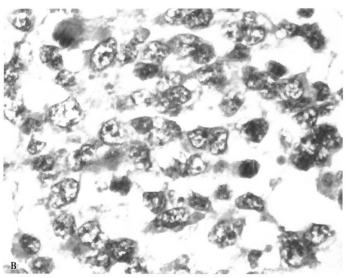

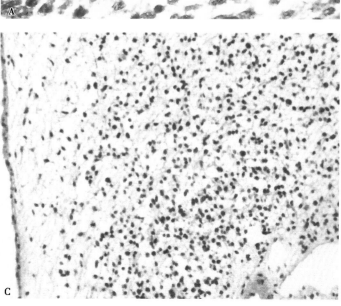

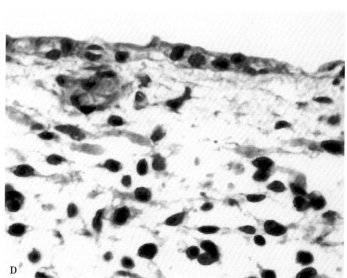

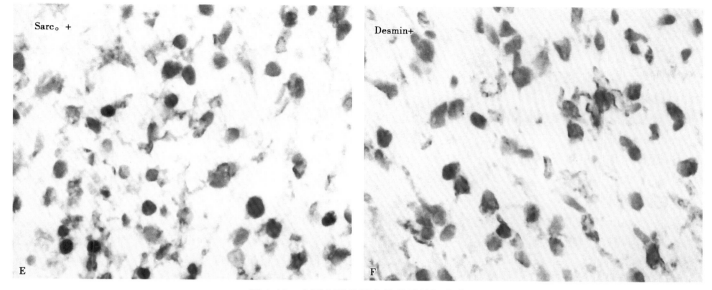

图 4-40　中耳多形性葡萄簇状横纹肌肉瘤

A. 示瘤细胞高度异型性，有带状胞质的瘤巨细胞；B. 示酸性蝌蚪状胞质的肌母细胞；C. 黏膜内有小圆细胞弥漫性增生，间质水肿，上皮下有一水肿带；D. 瘤细胞有带状或蝌蚪状嗜酸性胞质；E. IHC 示瘤细胞 sarcomeric actin 阳性；F. IHC 示瘤细胞 Desmin 阳性

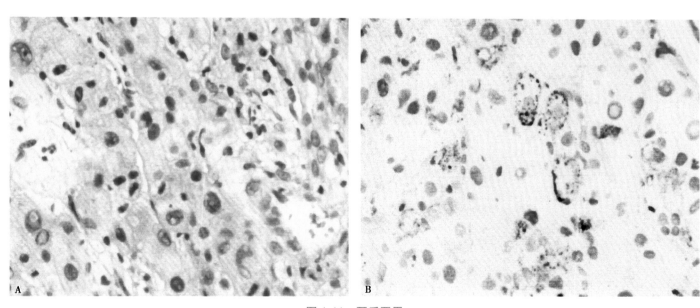

图 4-41　耳后恶黑

A. 示上皮样瘤细胞，不见黑色素；B. IHC 示瘤细胞 HMB45 阳性

（平均 4.9mm），浸润水平达到Ⅳ和Ⅴ，是全身恶性黑色素瘤中预后最差的，中耳和乳突的恶性黑色素瘤预后比外耳者更差。

（三）其他

还有恶性纤维组织细胞瘤、血管肉瘤等。

四、造血组织肿瘤

（一）Langerhans 细胞组织细胞增生症

【概念】

Langerhans 细胞组织细胞增生症（Langerhans' cell histio-

cytosis，LCH），又称组织细胞增症 X，包括韩 - 雪 - 柯氏病、莱特勒 - 西韦病和骨孤立性嗜酸性肉芽肿三个实体，可发生在许多器官。儿童多见，成人也能发生。无性别差异。耳区不多，常见于中耳和乳突，外耳道少，有双侧性者。近年研究发现 LCH 有克隆性增生，因而认为是真性肿瘤。

【病理变化】

1. 肉眼观　质脆、灰白色软组织，或呈息肉状。

2. 镜下观　细胞呈圆形、多边形或梭形，胞质丰富，嗜酸性，核圆形、椭圆形、肾形或分叶状，核内有长的多种形态的核沟。除较少数病例外，一般无明显的异型性，核分裂也很少。细胞呈紧密或疏松大片状、灶状排列，有小型多核细胞和破骨细胞样多核巨细胞。嗜酸性粒细胞多少不一，分布不均，可形成嗜酸性小脓肿。有不等量淋巴细胞和一般组织细胞浸润。凝固性坏死和纤维化可以侵犯淋巴结，但少见。

3. 免疫组化染色　S-100、CD1a（图 4-42）、Langerin 和 Vimentin 等阳性。

4. 超微结构　电镜下 Langerhans 细胞内有 Birbeck 颗粒。

【鉴别诊断】

要与 Kimura 病、血管淋巴增生伴嗜酸性粒细胞浸润、横纹肌肉瘤和炎性肉芽组织等区别。免疫组化和电镜检查有决定性意义。

【预后】

预后与年龄及侵犯的器官数有关。

（二）浆细胞瘤

【概念】

浆细胞瘤（plasmacytoma）主要发生在上呼吸道，耳区见于中耳乳突，但很少。

【病理变化】

镜下观　形态谱较广，但大部分是分化较成熟的浆细胞样瘤细胞。较成熟的瘤细胞近似浆细胞，不成熟的浆细胞，核染色质呈细网状，大部分有嗜酸性或嗜碱性核仁，核浆比增大，核相当于切片内红细胞的 1～4 倍。有程度不一的细胞异型性和核分裂。常见双核甚至多核细胞。胞质内有 Russell 小体，或有结晶，或核内胞质包涵体，使核呈指环状。瘤细胞呈片状、弥漫性生长，细胞成分单一，间质内和细血管周围可有淀粉样物沉积（图 4-43），偶有淀粉样瘤和异物巨细胞反应。间质很少，血管较丰富。

髓外浆细胞瘤可分为低度、中度和高度恶性，绝大部分是低度恶性，能局部复发和转移。经过几年或十几年后，有的可以转化为多发性骨髓瘤。

诊断要先除外多发性骨髓瘤的存在。

【鉴别诊断】

浆细胞性肉芽肿、浆细胞样 B 淋巴瘤。免疫组化有助于鉴别诊断。

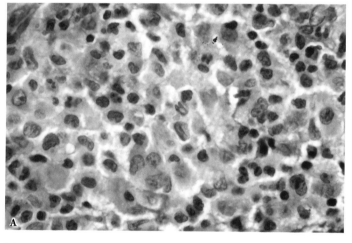

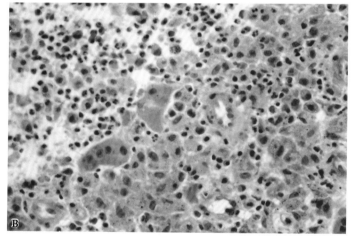

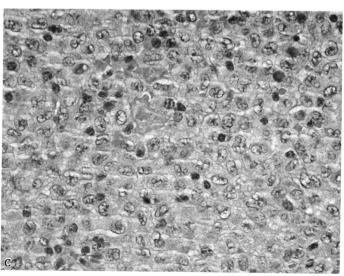

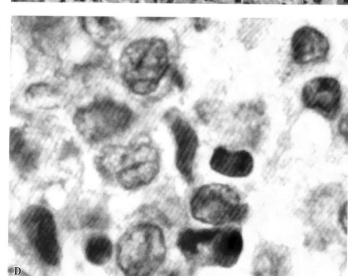

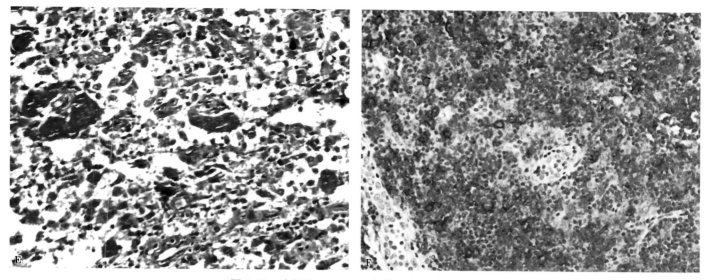

图 4-42　中耳 Langerhans 细胞组织细胞增生症

A. 示 Langerhans 细胞弥漫性增生，间有少数淋巴细胞浸润；B. 示小型多核巨细胞及较多嗜酸性粒细胞等炎性细胞浸润；C. 示 Langerhans 细胞弥漫性增生，细胞核可见较多皱褶，其间间杂有嗜酸性粒细胞浸润；D. 示 Langerhans 细胞胞核核沟（油镜）；E. 示多数破骨细胞样巨细胞及嗜酸性粒细胞等；F. IHC 示 Langerhans 细胞胞质表达 CD1a

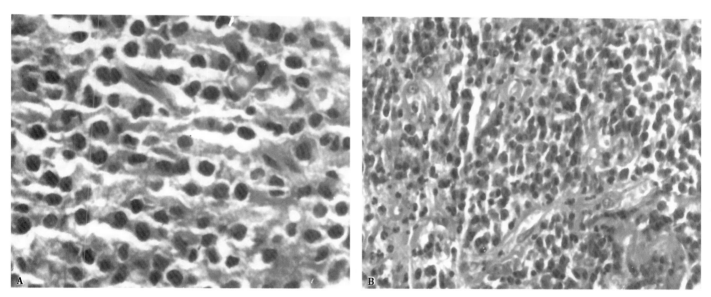

图 4-43　中耳浆细胞瘤

A. 示浆细胞样瘤细胞弥漫性增生，瘤细胞有异型性；B. 示浆细胞样瘤细胞弥漫性增生，细胞和血管周围有少量淀粉样物质沉积

（三）髓外髓细胞肉瘤

【概念】

髓外髓细胞肉瘤（extramedullary myeloid cell sarcoma）是髓外髓性白血病细胞浸润，又名颗粒细胞肉瘤或绿色瘤。除发生在急性或慢性髓性白血病或 MDS 病程中以外，也可先发生髓外髓细胞肉瘤，然后发生白血病（非白血病性髓外髓细胞肉瘤）。髓外髓细胞肉瘤可以发生在人体的许多部位，耳区见于外耳道、中耳乳突。

【病理变化】

1. **镜下观**　髓源性瘤细胞弥漫性浸润，细胞为单形性或多种幼稚髓细胞。细胞不成熟，因形态上缺乏高度特征性，故可能导致诊断困难。

2. **免疫组化染色**　抗髓细胞过氧化物酶抗体（MPO）、CD43、CD99（图 4-44）、抗溶酶体抗体、CD34、CD68、CD45RO 阳性。

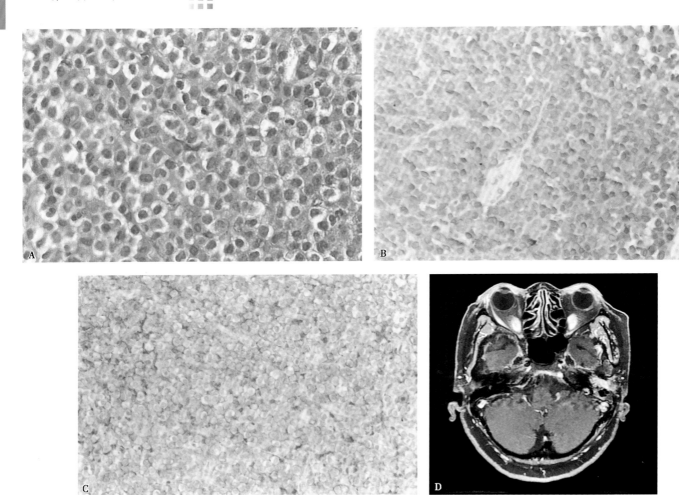

图 4-44　耳道髓外髓细胞肉瘤

病例，男，7 岁，病变位于右耳乳突，4 个月后诊断为白血病：A. 瘤细胞弥漫性浸润，胞核圆形至肾形，核分裂易见；B. IHC 示瘤细胞 MPO 阳性；C. IHC 示瘤细胞表达 CD99 阳性；D. 对比增强 MRI 示左耳道内一不规则软组织肿块，无骨侵蚀，该肿块显著增强

五、转移性肿瘤

较少见。最常见的原发性肿瘤是乳腺癌，其次是肺癌、肾癌、胃癌、前列腺癌、甲状腺癌、喉癌、肾上腺癌、睾丸癌、恶性黑色素瘤、结肠癌、子宫癌、恶性淋巴瘤及白血病。应用相关的免疫组化标记可识别其来源。

参 考 文 献

1. Chadha S，Pannu K K，Gill K S. Pleomorphic adenoma of external auditory canal[J]. Indian Journal of Otolaryngology and Head & Neck Surgery，2011，63（1 Supplement）：61-63.

2. Bruschini L，Ciabotti A，Vito A D，et al. Syringocystadenoma papilliferum of the external auditory canal[J]. Am J Case Rep，2017，18：520-524.

3. Guerra-Jiménez G，González A R，Arenas R A，et al. Syringocystadenoma papilliferum of the external auditory canal. Case report and literature review[J]. Acta Otorrinolaringologica Espanola，2016，68（4）：235-237.

4. Crain N，Nelson B L，Barnes E L，et al. Ceruminous gland carcinomas: a clinicopathologic and immunophenotypic study of 17 cases[J]. Head & Neck Pathology，2009，3（1）：1-17.

5. Garbyal R S，Kumar M，Bohra A. Adenoid cystic carcinoma of ceruminous gland: a case report[J]. Indian Journal of Pathology & Microbiology，2006，49（4）：587.

6. Prasad V，Shenoy V S，Rao R A，et al. Adenoid cystic carcinoma-a rare differential diagnosis for a mass in the external auditory canal[J]. Journal of Clinical & Diagnostic Research Jcdr，2015，9（1）：1-2.

7. Aquino B F，Chandra R K，Haines G K，et al. Neuroendocrine adenoma of the middle ear[J]. Otolaryngology - Head and Neck Surgery，2016，127（5）：477-479.

8. Hu H，Lim W Y，Tan T Y，et al. Neuroendocrine adenoma of middle ear with new bone formation and review of literature[J]. American Journal of Otolaryngology，2016，37（2）：108-111.

9. 白玉萍，岳常丽，杨冬梅，等. 中耳腺瘤临床病理分析 [J]. 中华

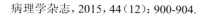

病理学杂志，2015，44（12）：900-904.

10. Tysome J R，Harcourt J，Patel M C，et al. Aggressive papillary tumor of the middle ear：a true entity or an endolymphatic sac neoplasm[J]. Ear Nose Throat J，2008，87（7）：378-393.

11. Kawabata S，Hollander M C，Munasinghe J P，et al. Epidermal growth factor receptor as a novel molecular target for aggressive papillary tumors in the middle ear and temporal bone[J]. Oncotarget，2015，6（13）：11357-11368.

12. Inoue R，Kanazawa T，Morita M，et al. Inverted papilloma of the middle ear[J]. European Annals of Otorhinolaryngology Head & Neck Diseases，2012，129（4）：207-210.

13. Cenacchi G，Ferri G G，Salfi N，et al. Secretory meningioma of the middle ear：a light microscopic，immunohistochemical and ultrastructural study of one case[J]. Neuropathology Official Journal of the Japanese Society of Neuropathology，2010，28（1）：69-73.

14. Evans G R，Lloyd S K W，Ramsden R T. Neurofibromatosis type 2（NF2）[J]. Advances in oto-rhino-laryngology，2011，70：91-98.

15. Bausch B，Wellner U，Peyre M，et al. Characterization of endolymphatic sac tumors and von Hippel–Lindau disease in the international endolymphatic sac tumor registry[J]. Head & Neck，2016，38（S1）：E673-E679.

第五章

耳鼻咽喉淋巴组织增生性疾病

第一节 良性淋巴组织增生

一、淋巴组织反应性增生

【概念】

淋巴组织反应性增生(reactive lymphoid proliferation)是在炎症因子的作用下淋巴组织的多克隆性非肿瘤性增生。耳鼻咽喉头颈部淋巴组织反应性增生主要发生于 Waldeyer 咽环的黏膜淋巴组织,包括腭扁桃体、鼻咽部和舌根。儿童鼻咽部淋巴组织反应性增生临床称为腺样体增生或肥大(adenoid hypertrophy),常伴有腭扁桃体的增生。成人则表现为睡眠呼吸暂停综合征(鼾症)和残余腺样体的增生。该病病因不明,绝大多数与 Epstein-Barr 病毒(EBV)感染无关,不属于 EBV 相关淋巴组织增殖性疾病;有人报告人免疫缺陷病毒 -1(human immunodeficient virus-1)感染病人鼻咽部亦可见反应性淋巴组织增生。

【临床特点】

Waldeyer 咽环淋巴组织反应性增生常见,远多于恶性淋巴瘤,儿童和成人均可以见到。在笔者统计的病例中,41% 的鼻咽部淋巴组织反应性增生病例小于 20 岁。男性发病集中在此年龄段(45.8%),50 岁后明显减少(10.2%);而女性病人在各年龄段的发病率较为平均,无明显峰值年龄。50 岁之前男性多于女性(1.8∶1),50 岁之后女性多于男性(1.7∶1)。

(一)腭扁桃体淋巴组织增生

主要见于小儿和年轻人,常有咽痛及咽部异物感。

【病理变化】

1. 肉眼观　表现为扁桃体增大。

2. 镜下观　多为慢性扁桃体炎,表现为淋巴组织增生,常形成具有生发中心的大型淋巴滤泡,滤泡间淋巴组织同时增生,在扩张的隐窝中常见角化物、细菌菌落及少数炎症细胞,偶尔可见放线菌菌团,无致病性。可分为三型:①隐窝性扁桃体炎,即隐窝内出现淋巴细胞、中性粒细胞及脱落的鳞状上皮,固有层内结缔组织增生,血管充血,淋巴细胞浸润。②慢性肥大性扁桃体炎,主要特点为淋巴组织增生,生发中心增多,滤泡扩大,可见各种转化的淋巴细胞,有活跃的组织细胞吞噬现象,还可有中性粒细胞、浆细胞浸润。③慢性纤维化性扁桃体炎,淋巴组织萎缩,纤维组织增生,此型多见于成人(参见第二章第一节慢性扁桃体炎)。

(二)鼻咽部淋巴组织增生

【临床特点】

临床常伴有鼻塞、鼻涕倒流、耳鸣、听力下降、耳痛、睡眠打鼾及头痛等症状。

【病理变化】

1. 肉眼观　多表现为黏膜平滑的鼻咽部肿物,需要排除淋巴瘤和其他肿瘤性病变而活检。

2. 镜下观　根据有无淋巴滤泡形成可将其分为滤泡型和弥漫型。滤泡型占绝大多数(90%)。滤泡型中 86.2% 为有生发中心的次级淋巴小结(图 5-1),13.8% 是无明显生发中心的初级淋巴小结。弥漫型为淋巴组织弥散增生,无明显境界,无淋巴小结(图 5-2)。病例中有 56% 的病例在黏膜固有层浅层可见浆细胞灶状或带状浸润,99% 的病例可见淋巴细胞侵入被覆的上皮层和 / 或黏膜腺体内,似淋巴上皮样病变,34.9% 可见淋巴细胞浸润血管壁现象。

滤泡型较易诊断,滤泡形成是诊断的重要依据。黏膜固有层浅层可见浆细胞灶状或带状浸润是一个重要的参考指标。应注意的是,由于组织切面不同,有时经淋巴小结边缘的边缘区或套区切面,可见由密集小 B 细胞构成的圆形小结,易被误认为是初级淋巴小结。此时组织蜡块如果深切,有可能出现生发中心。

【鉴别诊断】

1. NK/T 细胞淋巴瘤　有时可累及到鼻咽部,此时肿瘤细胞仍具有 NK/T 细胞淋巴瘤的特点,如常有明显的坏死,肿瘤细胞 CD56、CD3、CD45RO、GramB、TIA-1、穿孔素、EBER 阳性,CD20 阴性等。

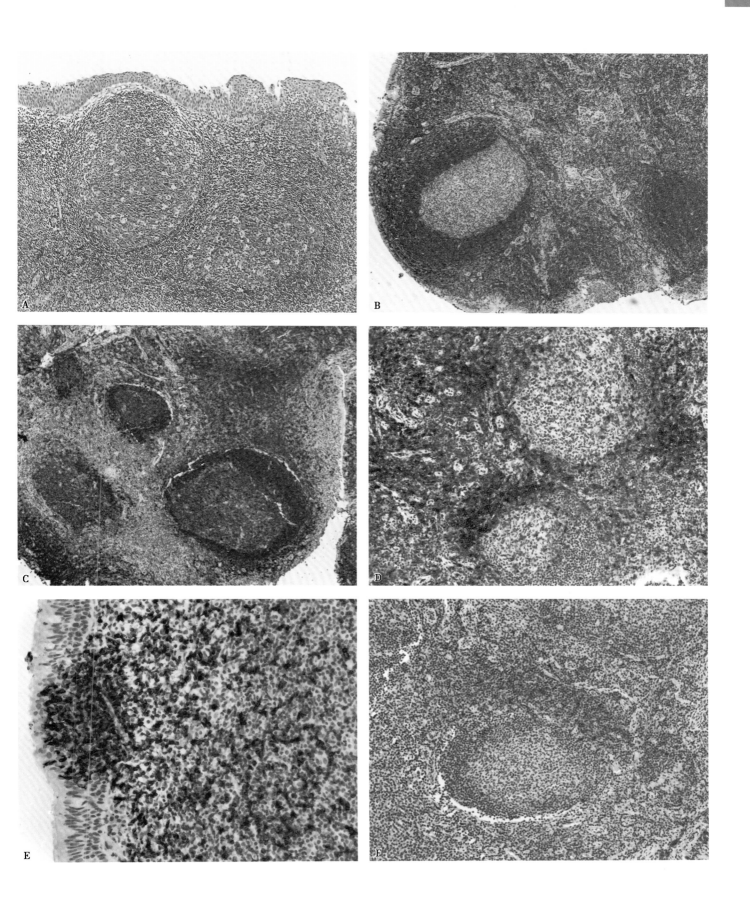

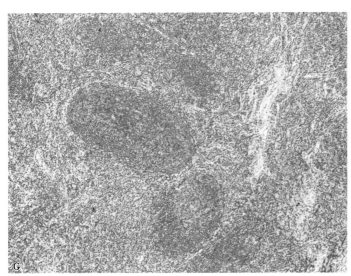

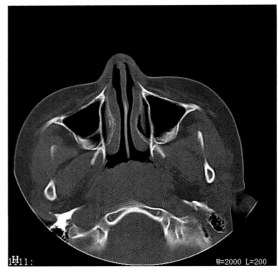

图 5-1　黏膜内淋巴组织增生，滤泡型，免疫组化染色显示淋巴组织为多克隆性增生

A. 上皮下淋巴组织增生，次级淋巴滤泡形成；B. IHC 示淋巴滤泡生发中心周围 B 细胞 CD79a 阳性；C. IHC 示淋巴滤泡 B 细胞 CD20 阳性；D. IHC 示淋巴滤泡间副皮质区 T 细胞 CD45RO 阳性；E. IHC 示 CD20 阳性 B 细胞浸润至黏膜上皮层内；F. IHC 示 CD5 阳性 T 细胞位于副皮质区；G. IHC 示滤泡中心细胞 CD10 阳性；H. 水平位 CT 示咽后对称增厚（腺样体肥大），无骨破坏

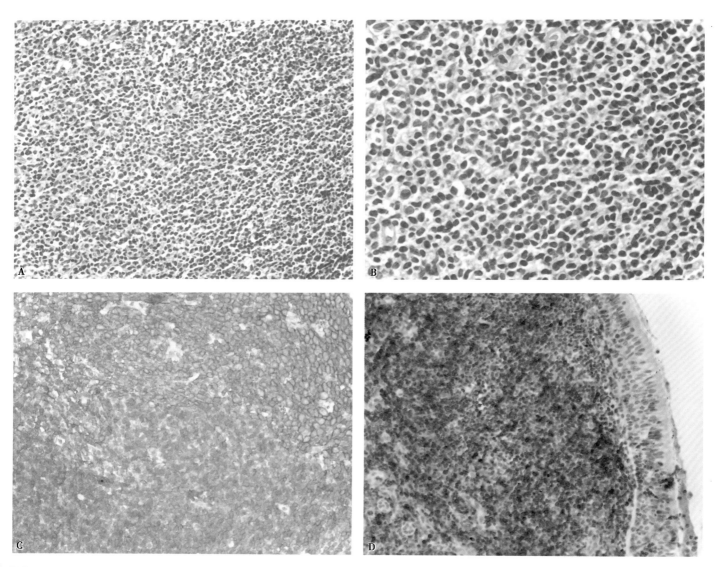

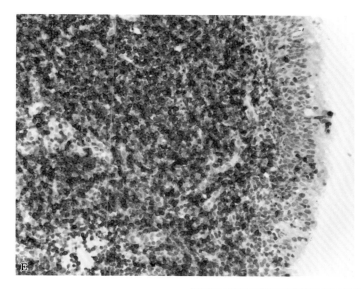
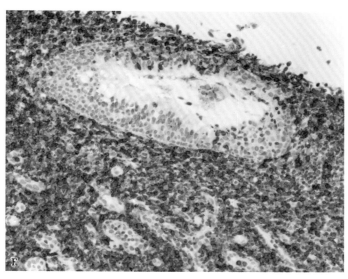
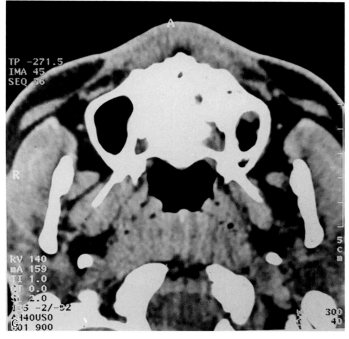

图 5-2 成人鼻咽淋巴组织增生，非滤泡型

A、B. 淋巴滤泡不明显，副免疫母细胞较多，易误为淋巴瘤，免疫组化染色示增生的淋巴组织为多克隆性增生；C. IHC 示 CD20 阳性淋巴细胞弥漫分布；D. IHC 示 CD5 阳性淋巴细胞散在性分布；E、F. IHC 示较多 CD45RO 阳性淋巴细胞分布；G. 水平位 CT 扫描示一均质、对称的咽部肿块，无骨破坏

2. Waldeyer 环 B 细胞淋巴瘤 鼻咽部淋巴组织增生中的弥漫型，其增生的淋巴细胞常伴有一定程度的异型性，无明显的淋巴小结形成，尤其是当 B 细胞呈现较大范围的弥漫性增生时，由于取材组织范围有限，应主要注意与一些 B 细胞淋巴瘤相鉴别，主要包括弥漫性大 B 细胞淋巴瘤、MALT 淋巴瘤、B 小淋巴细胞淋巴瘤及髓外粒细胞肉瘤。

3. 弥漫性大 B 细胞淋巴瘤 瘤细胞较大，黏膜固有层浅层浆细胞灶状或带状浸润少见，如为术中印片，则印片中大型有异形的淋巴细胞数目明显增多，免疫组化染色为 B 细胞的单克隆性增生，而弥漫型鼻咽部淋巴组织增生中的淋巴细胞可见多克隆性增生区，黏膜固有层浅层浆细胞灶状或带状浸润多见，印片中以小淋巴细胞为主，夹杂少许大型的免疫母细胞；临床上多有较长年的病史和病程经过也是其重要依据；对确难以鉴别的个别病例可以随访。

4. MALT 淋巴瘤 由于存在浆样分化等，也需与弥漫型鼻咽部淋巴组织增生鉴别。MALT 淋巴瘤是滤泡边缘区淋巴组织增生,瘤细胞形态为中心细胞样细胞,浆样分化不一定在黏膜固有层浅层,此外可见单核样 B 细胞、残留的生发中心及在滤泡生发中心内殖入等其他特征性改变。

5. **小淋巴细胞淋巴瘤**　多见于老年人,镜下特点瘤细胞较小,形态大小一致,核圆,染色质粗,核分裂少。低倍镜下可见由比小淋巴细胞稍大的细胞构成,形成与周围小淋巴细胞背景境界不明显的"假滤泡",是其很重要的特征,免疫组化染色除 CD19 及 CD20 外,90% 的病例 CD5 和 CD23 阳性,不会出现浆细胞带。

6. **髓外粒细胞肉瘤**　瘤细胞有较丰富的胞质,可见杆状核,免疫组化染色可见髓过氧化物酶(MPO)、CD43、CD34、CD68 及溶菌酶阳性等。

二、嗜伊红淋巴肉芽肿

【概念】

嗜伊红淋巴肉芽肿(Kimura disease)是一种原因不明的炎症性疾病,在历史上最早是 1937 年被中国的金显宅描述,当时称之为嗜酸性淋巴肉芽肿。1948 年日本的 Kimura 等公开发表,后来人们开始习惯称之为 Kimura 病,并沿用至今。在最初认识该疾病时,强调其为软组织包块,现已证实淋巴结内也可发生。

【临床特点】

好发于 10～30 岁的男性头颈部,特别是颜面部(包括鼻)、腮腺及颌下腺,可单侧或多侧,上臂下部、皮肤、肌肉及淋巴结亦可受累,病变表现为肿块,一般大于 3cm,皮肤瘙痒、色素沉着,末梢血及骨髓中嗜酸性粒细胞明显升高,血清 IgE 升高,肿物摘除后多数病例下降,本病有合并肾脏损伤的报道。该病最常见于中年亚裔男性(中国和日本),散发于其他的非亚裔人群,欧洲人和美洲人少见。

【病理变化】

镜下观　病变区淋巴细胞致密浸润,伴有生发中心的淋巴滤泡形成及成熟的嗜酸性粒细胞广泛浸润,有时形成嗜酸性脓肿。发生于淋巴结内其生发中心增生可见较多血管及麻疹型多核细胞,可见程度不同的纤维化及玻璃样变(图 5-3)。现认为本病与上皮样血管瘤(又称血管淋巴组织增生伴嗜酸性粒细胞浸润)是两种不同的疾病,嗜伊红淋巴肉芽肿缺乏上皮样血管瘤的一个重要病变特征即上皮样内皮细胞增生。

【鉴别诊断】

包括头颈部可见嗜酸性粒细胞增生的肿瘤性病变,如上皮样血管瘤、霍奇金淋巴瘤、血管免疫母细胞性 T 细胞淋巴瘤、Langerhans 细胞组织细胞增生症、进行性转化性淋巴滤泡增生、Castleman 病、皮病性淋巴结病、药物反应、过敏性反应淋巴结炎和寄生虫性淋巴结肿大。

Kimura 病和上皮样血管瘤在很长一段时间内常被认为是一种疾病,但是现在认为上皮样血管瘤是一种血管增生性真性肿瘤,而 Kimura 病只是一种慢性反应性炎性疾患。两者的鉴别要点见下表(表 5-1)。

【治疗及预后】

首要的治疗方式是外科肿物切除,进一步的治疗包括区域性和系统性的类固醇治疗、细胞毒疗法和放疗也可以被应用。肿物摘除后约 1/3 的病例复发,有的复发部位不同,病程一般较长,有时反复发作达 10 年之久。虽然它可以局部复发,并且随着时间的推移,肿物可能长大或缩小;但其本质是炎症性疾病,所以预后较好。

三、结外 Rosai-Dorfman 病

【概念】

结外 Rosai-Dorfman 病(extranodular Rosai-Dorfman disease)是以组织细胞胞质内吞噬有淋巴细胞为特征(lymphocytophagocytosis, emperipolesis)的疾病。原因不明,认为与 EBV 及人疱疹病毒 -6(human herpes virus-6, HHV-6)感染等有关。该病在 1969 年由 Rosai 和 Dorfman 首先在文献中报道 4 例,当时命名为窦组织细胞增生症伴巨大淋巴结病(SHML)。1972 年,他们分析总结了 34 例 SHML,从而确立这一独特的疾病单元,命名其为 Rosai-Dorfman 病。Rosai-Dorfman 病常以结节状增生为特征,1990 年,Rosai 和 Dorfman 又搜集当时世界范围内文献中报道的 423 个病例,对其进行了详细的统计学分析,发现 87% 的病人都有双侧颈部淋巴结的无痛性肿大,43% 的病例会出现结外部位的侵犯。其中最易侵犯的结外部位为头颈部,约占 75%,其中又以上呼吸道最常见,约占 73%,其他还有唾液腺、中枢神经系统、口腔、肾、肺等。上呼吸道中鼻腔鼻窦和喉是比较常见的部位。

【临床特点】

任何年龄都可以发病,但多为年轻人,高峰年龄 25 岁左右。无明显性别差别。好发于非洲人。淋巴结是最常见的发病部位,其中最常见的是颈部淋巴结。头颈部的发病率依次为:鼻腔鼻窦＞眼眶＞唾液腺＞口腔＞下呼吸道＞鼻咽和扁桃体＞中耳。病变起初只是一个小的隆起于黏膜表面的结节,与周围组织没有粘连;后期多个结节可融合,直径可达 10cm,并可以与周围组织粘连,病人还常伴有发热、白细胞升高、贫血、血沉加快和多克隆性高 γ 球蛋白血症。少数病例伴有免疫异常(抗红细胞抗体及关节炎等)。淋巴结病变之前可有咽炎、发热等症状,有时伴倦怠感及盗汗等,还可以伴发 HIV 感染、干

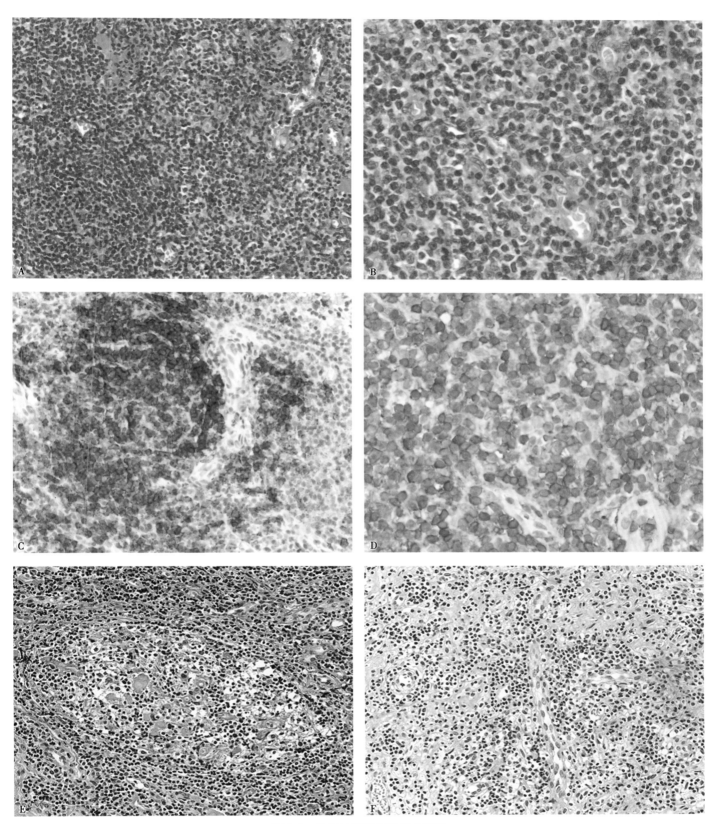

图 5-3　鼻腔的嗜伊红淋巴肉芽肿

A. 淋巴组织增生；B. 增生的淋巴组织内可见嗜酸性粒细胞浸润；C. IHC 示生发中心淋巴细胞 CD20 阳性；D. IHC 示部分区 CD45RO 阳性 T 细胞；E. 滤泡生发中心可见粉染沉积物，免疫组化证实 IgE 阳性；F. 纤维化间质的背景上可以看到显著的嗜酸性粒细胞浸润

表 5-1　Kimura 病和上皮样血管瘤的鉴别要点

	Kimura 病	上皮样血管瘤
疾病本质	慢性反应性炎性疾患	真性血管肿瘤
发病高发年龄	30～40 岁	20～30 岁
发病性别	男性多见	女性多见
发病人群	亚裔人群、黄种人	欧洲美洲、白种人
发病部位	头颈部最常见	头颈部
外周淋巴结肿大	常有	常无
外周血嗜酸性粒细胞	>50%	<25%
外周血 IgE 增高	常见	不常见
肿瘤大体特征	肿瘤常单发，也可多发，直径多大于 3cm，多表现为隆起皮肤的结节样肿物，肿瘤部位较深，多位于真皮深层、皮下甚至肌肉内	肿瘤单发，直径常小于 1cm，常表现为小的结节，有时仅为皮疹，肿瘤位置较表浅
组织学特征		
嗜酸性粒细胞	中等量到大量，经常形成嗜酸性粒细胞脓肿	较少、但有时会很多
纤维化	随着疾病的发展变化，但明显多于后者，疾病的晚期往往会很多	少见
淋巴滤泡	滤泡明显增生，尤其在淋巴结的病变，生发中心扩大，套区完整，滤泡间区之间可以看到嗜酸性粒细胞、组织细胞、浆细胞和淋巴细胞浸润，有时 IgE 标记样的纤维素样沉积物沉积在生发中心内	滤泡增生少见
血管	增生的血管多为小血管或毛细血管，毛细血管内皮细胞扁平、立方形或轻度肿大，无异型	增生的血管可以为中等大的血管，血管内皮细胞明显增生，呈上皮样、组织细胞样或鞋钉样，可以有轻度异型
预后	良性病变	良性病变

燥综合征和 Langerhans 组织细胞增生症。病因不明，可能和某种感染有关，但是具体的病原体还不清楚。

影像学　肿块常表现为一境界清楚或模糊的 X 线可透性和可透性 - 不可透性混合的肿瘤结节，局部扩散到周边软组织和骨组织不常见。

【病理变化】

1. 肉眼观　累及到鼻腔鼻窦、鼻咽和喉部等头颈部时，常表现为突出于黏膜表面的肿块，息肉样、结节状或蘑菇样，肿块表面光滑，多无坏死和溃疡，结节常有一个境界。切面灰白色到灰棕色，质地中等或硬。

2. 镜下观　与淋巴结内的病变有不同的特点。低倍镜下，正常的上呼吸道黏膜上皮下常可看到弥漫的病变区域，病变区表现为特征性的淡染区和暗区常相互交错相间，并且伴不同程度的纤维化，有时纤维化非常明显形成结节样纤维化的条带，使结节性的病灶类似于纤维化的腺体小叶。

高倍镜下，淡染区显示为组织细胞簇状或巢状增生，但有时被浆细胞分割而不明显。细胞很大（多为 10μm，有时可以到 50μm），胞质丰富，淡嗜酸性或透明，核分裂象少见，颗粒状或泡沫状，细胞边界常难辨别；细胞核圆或卵圆形，核染色质淡染，分散于核内，有时核仁明显。特征性的组织学改变为有些组织细胞有"伸入现象"（emperipolesis）。"伸入现象"是 Humble 等提出的概念，是一种在培养细胞中观察到的淋巴细胞出入于吞噬细胞质内的现象，胞质内的多数淋巴细胞存在于空泡内，其周围有亮晕，被包入的细胞既可以是 T 细胞也可以是 B 细胞。有时浆细胞、红细胞和嗜酸性粒细胞等也可被吞入。虽然这些特征性的"伸入现象"在结内和结外病变均可见，但累及结外时（如头颈部黏膜下）则相对少见，有时细胞边界不清时，HE 染色很难确认这种"伸入现象"。

深染区主要为浆细胞、淋巴细胞和中性粒细胞的等炎症细胞浸润，很少见到嗜酸性粒细胞浸润。结外发生的病变纤维化程度要比结内的严重，有时会很明显（图 5-4）。

3. **免疫组化染色**　S-100 染色能够清楚地显示组织

细胞的轮廓，在确定细胞边界和"伸入现象"中具有重要的意义。此外，CD68、溶菌酶及CD30等阳性，但是CD1a、CD21、CD35、CD23、CD20、CD45RO和CD30阴性。

【鉴别诊断】

1. 慢性炎症性和感染性疾病　如鼻硬结病、真菌感染、Wegener's肉芽肿和结节病等。这些疾病早期病理组织学特征可能不够明显，或在某种程度上有重叠。应综合考虑到各种疾病的可能，完善各项辅助检查。如鼻硬结病是一种慢性感染性肉芽肿性疾病，鼻硬结杆菌是其病原体，病变往往从鼻前庭开始，可累及上下呼吸道。该病慢性肉芽肿期（Ⅱ期）具有特征性组织学改变，有Mikulicz细胞（泡沫样细胞）肉芽肿形成。Mikulicz细胞胞质内充满大小不等的空泡，与Rosai-Dorfman病的组织细胞很相似，但这些Mikulicz细胞S-100染色阴性，Warthin-Starry（W-S）银染色在Mikulicz细胞胞质内可见鼻硬结杆菌（图1-12），在两者的鉴别诊断中有非常重要的意义。另外，鼻腔鼻窦的Rosai-Dorfman病常先出现颈部淋巴结肿大。

2. Langerhans细胞组织细胞增生症　本病具有特征性的嗜酸性粒细胞背景、咖啡豆样肿瘤细胞核、CD1a染色阳性和电镜下的Birbeck颗粒等。

3. 滤泡树突状细胞肉瘤　瘤细胞S-100蛋白阴性，CD21、CD23、CD35、KiM4P、CAN.42及Clusterin等阳性。

4. 淋巴瘤　如霍奇金淋巴瘤和非霍奇金淋巴瘤等。通过形态学、免疫组化染色和电镜检查可以鉴别。需要指出的是，尽管大多数Rosai-Dorfman病和淋巴瘤可以很好鉴别，但是需注意某些B细胞淋巴瘤也可以出现吞入现象，部分Rosai-Dorfman病人也可以伴有淋巴结非霍奇金淋巴瘤、霍奇金淋巴瘤和浆细胞瘤等。Rosai-Dorfman病演变为高度恶性淋巴瘤的病例也有报道。

【治疗及预后】

疾病演变过程变化很大。因为疾病总是表现为非侵袭性的，有时为自限性的过程，过度治疗并无必要。个别病人会出现特殊表现，如类似淋巴瘤的疾病进程、自身免疫系统障碍和威胁生命的一些症状（如气管肿物引起的

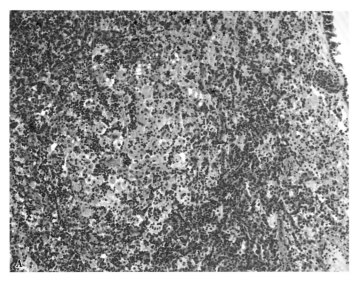

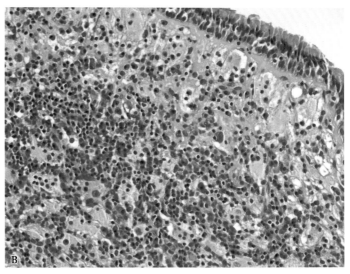

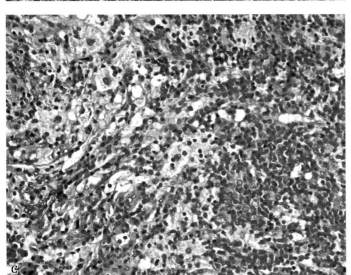

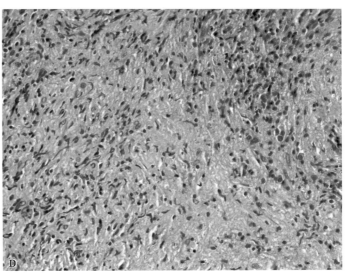

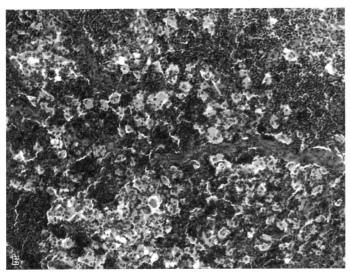
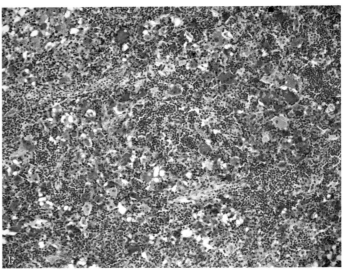

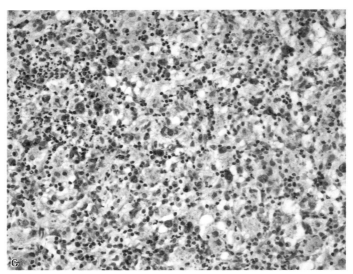

图 5-4　结外 Rosai-Dorfman 病

A、B. 鼻咽部黏膜内胞质淡染的组织细胞和浆细胞及淋巴细胞相间分布,形成淡染区和深染区;C. 视野中央一组织细胞内可见淋巴细胞"伸入现象";D. 纤维化病变区;E. 该病例颈部淋巴结改变,同鼻咽部黏膜组织,"伸入现象"明显;F. IHC 示组织细胞 S-100 强阳性;G. IHC 示组织细胞 CD68 弱阳性

气道堵塞),可以采取进一步的治疗。治疗方式包括手术切除、化疗和放疗、干扰素治疗和激素治疗等。尽管以上治疗方式都用于过该疾病的治疗,但是效果皆不很理想。少数病例伴有免疫异常(抗红细胞抗体及关节炎),多个淋巴结肿大和多器官受累时则预后不良。联合应用长春花生物碱、烷化剂和皮脂类固醇类药物可能是一种有效的方式。

四、传染性单核细胞增多症

【概念】

传染性单核细胞增多症(infectious mononucleosis)由 Epstein-Barr 病毒(EBV)急性感染而引起,经过一般良好。主要发生在小儿和青年人,以发热、咽喉痛、颈部

和全身淋巴结肿大为特点。感染初期,末梢血中出现异型 T 淋巴细胞,并有皮疹、肝脾肿大,多数病例出现中度肝功能异常。骨髓可见嗜血细胞综合征的改变。活动期的病人有凝固山羊红细胞的异嗜性抗体(heterophil antibody),EBV 抗体效价增高,临床诊断一般容易,不必行淋巴结活检。但是如果年龄较大,伴扁桃体及鼻咽部肿大时,可成为活检的对象。

【病理变化】

组织形态表现多样,淋巴组织可见异型增生、坏死及结构紊乱。

免疫组化染色　增生的淋巴细胞可见 CD3、CD45RO 和 CD20 不同程度阳性,少数细胞 CD56、GrB、TIA-1 阳性,原位杂交 EBER 阳性(图 5-5、图 5-6)。

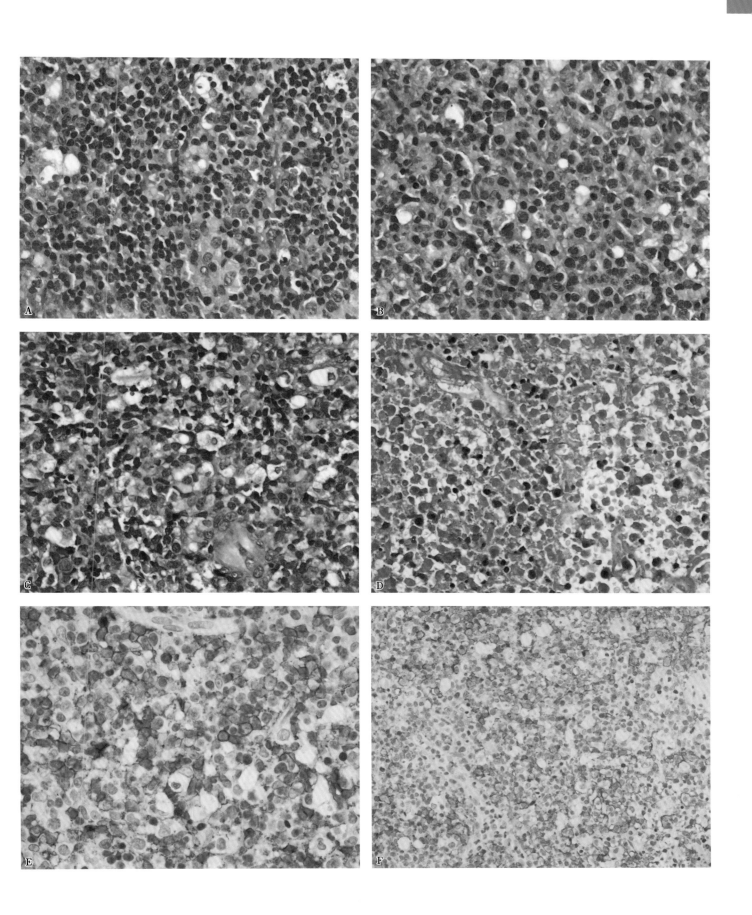

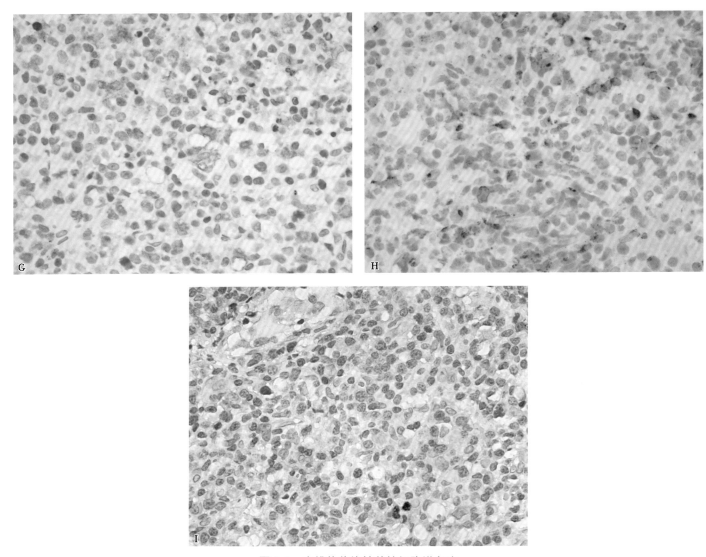

图 5-5 扁桃体传染性单核细胞增多症

病例，女，20 岁，发热伴扁桃体肿大 3 周，取扁桃体活检：A. 大小不一的增生淋巴细胞；B、C. 增生的炎症细胞，包括淋巴细胞、浆细胞、组织细胞和免疫母细胞，具有异型性；D. 可见明显的坏死；E. IHC 示部分淋巴细胞 CD45RO 阳性；F. IHC 示部分淋巴细胞 CD20 阳性；G. IHC 示部分细胞 CD68 阳性；H. IHC 示部分细胞 GrB 阳性；I. 原位杂交少数细胞 EBER 阳性

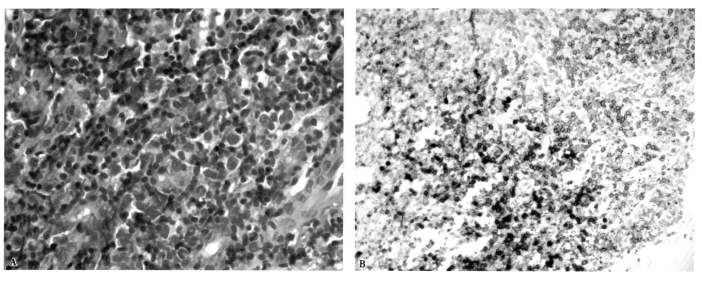

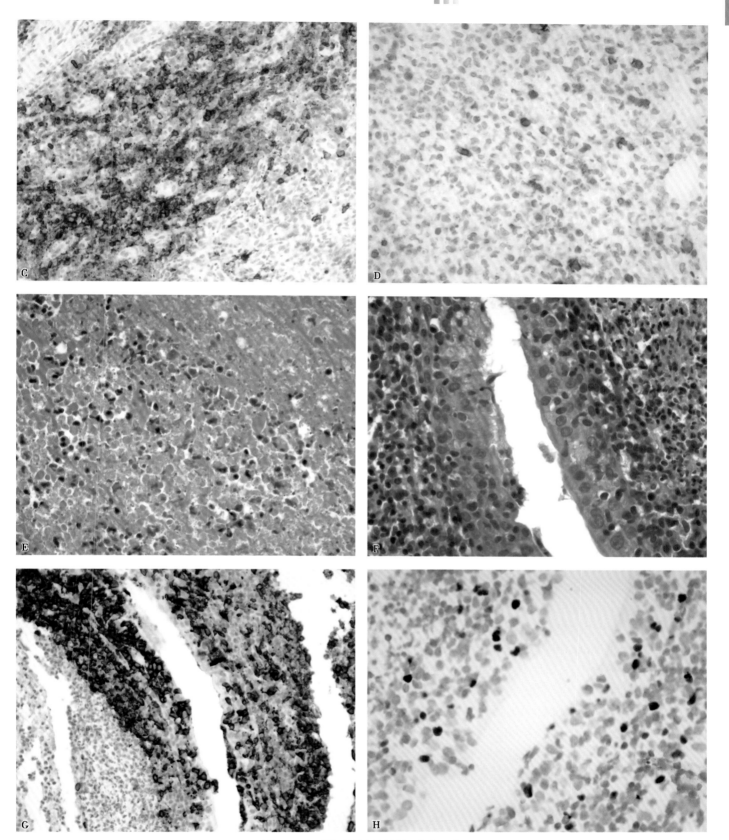

图 5-6 鼻咽部传染性单核细胞增多症

病例，男，16 岁，发热伴鼻堵 1 周，取鼻咽部活检：A. 部分区淋巴细胞增生，细胞体积增大，核仁明显，有异型性；B. IHC 示部分淋巴细胞 CD3 阳性；C. IHC 示部分淋巴细胞 CD20 阳性；D. 上图连续切片，IHC 示仅少数淋巴细胞 CD56 阳性，；E. 黏膜淋巴组织大部坏死；F. 被覆上皮及未坏死淋巴组织；G. 上图连续切片，IHC 示此处上皮下未坏死淋巴细胞以 CD20 阳性细胞为主；H. 上图连续切片，原位杂交示此处上皮下可见部分未坏死淋巴细胞 EBER 阳性

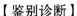

【鉴别诊断】

NK/T 细胞淋巴瘤　两者有近似的组织学及免疫组化等表现，但其淋巴细胞的增生为多克隆性，CD56 阳性细胞数较 NK/T 细胞淋巴瘤明显为少。临床表现、实验室检查及临床经过也是鉴别的重要线索。

第二节　恶性淋巴瘤

一、头颈部淋巴瘤的发病特点

在耳鼻咽喉头颈部恶性肿瘤中，淋巴瘤的发病率仅次于鳞状细胞癌位居第二位。在结外原发的淋巴瘤中，耳鼻咽喉头颈部的发病率仅次于胃肠道居第二位。耳鼻咽喉头颈部淋巴瘤的发病率占整个淋巴瘤的 10%。常见部位有鼻腔和 Waldeyer's 环（扁桃体、鼻咽和舌根），各组鼻窦、喉和耳的淋巴瘤并不常见。在实际工作中，由于对该类疾病的认识程度不够和疾病病理变化的复杂性等，往往造成诊断困难。

耳鼻咽喉头颈部淋巴组织的恶性肿瘤包括多种结外恶性淋巴瘤、髓外浆细胞瘤及髓外髓细胞肉瘤。在世界的不同地区，不同部位淋巴瘤的主要类别有所不同，其中亚洲地区位于鼻腔者多为 NK/T 细胞淋巴瘤，位于鼻窦、Waldeyer 咽环者多为 B 细胞淋巴瘤，且以弥漫性大 B 细胞淋巴瘤（diffuse large B-cell lymphoma，DLBCL）居多。颌面部还可见到淋巴母细胞性淋巴瘤。在鼻咽、舌根等部位原发性髓外浆细胞瘤相对多见，内耳乳突及鼻咽部等可见髓外髓细胞肉瘤，颌骨可见 Burkitt 淋巴瘤，耳和喉的淋巴瘤均少见，但也可出现 B 及 T 系细胞淋巴瘤。AIDS 相关 B 和 T 细胞淋巴瘤的报告也日渐增多。淋巴结的霍奇金及非霍奇金淋巴瘤可累及这些部位，以扁桃体及鼻咽部相对多见；头颈部结外霍奇金淋巴瘤极少见到报告。

国内有作者总结了耳鼻咽喉头颈部 224 例非霍奇金淋巴瘤的发病特点如下：①最常见的原发部位为鼻腔（42.9%），其次为扁桃体（21.0%）；②最常见的组织学类型为 NK/T 细胞淋巴瘤（47.8%），其次为弥漫性大 B 细胞淋巴瘤（25.9%）；③按部位统计，发病率最高的组织学类型分别为鼻腔为 NK/T 细胞淋巴瘤（77.0%）、鼻窦为弥漫性大 B 细胞淋巴瘤（42.9%）、扁桃体为弥漫性大 B 细胞淋巴瘤（57.4%）、鼻咽口咽为 NK/T 细胞淋巴瘤（40.5%）、舌根为弥漫大 B 细胞淋巴瘤（45.4%）。

在西方国家的报道中，Waldeyer's 环是头颈部淋巴瘤最常见的发病部位，其次是鼻腔；组织学类型主要是 B 细胞肿瘤，总体上呈现出老年人多发、肿瘤恶性度较低和生存时间长的特点。

二、霍奇金淋巴瘤

累及到耳鼻咽喉部位的霍奇金淋巴瘤（Hodgkin lymphoma）罕见。主要是淋巴结原发的霍奇金淋巴瘤累及到扁桃体（图 5-7、图 5-8）和鼻咽部。其形态学改变似淋巴结病变，但欠典型，应结合病史和淋巴结活检情况进行诊断。

霍奇金淋巴瘤具有以下共同特征：①通常发生于淋巴结，特别是颈部淋巴结，很少发生于结外；②多见于年轻人；③组织学上有肿瘤性的 R-S 细胞和周围反应性的细胞。其分类及分型见表 5-2。结节性淋巴细胞为主型的细胞特点如下：结节性病变以 B 细胞为主，多见爆米花样细胞，其 CD15 和 CD30 标记阴性，EBV 阴性，而经典型霍奇金淋巴瘤可见 R-S 细胞及陷窝细胞，背景以 T 细胞及组织细胞为主，肿瘤细胞通常 CD30 标记阳性，CD15 和 EBV 可见不同程度的阳性。临床分期多采用 Cotswold 修改的 Ann Arbor 分期。预后和组织学分型、临床分期和国际预后指数等相关。

表 5-2　霍奇金淋巴瘤的分类

结节性淋巴细胞为主型霍奇金淋巴瘤（NLPHL）
经典型霍奇金淋巴瘤（CHL）
结节硬化型（NS）
混合细胞型（MC）
淋巴细胞丰富型（LP）
淋巴细胞消减型（LD）

【鉴别诊断】

霍奇金淋巴瘤除了肿瘤性细胞外，其他反应性的组织细胞、淋巴细胞、嗜酸性粒细胞和免疫母细胞等细胞的数量往往随着组织学亚型的不同而变化较大，应注意鉴别。组织化学染色、免疫组化染色和 EBV 原位杂交检测等在鉴别诊断中可以提供较大帮助。

1. 当组织细胞明显增生形成肉芽肿样改变时，需与结节病、结核、Wegener 肉芽肿、鼻硬结病及 Rosai-Dorfman 病等鉴别。

2. 当病变中有不同程度的嗜酸性粒细胞浸润时，需要和嗜伊红淋巴肉芽肿、过敏反应、真菌和寄生虫感染等鉴别。

3. 有时背景的淋巴细胞明显增生，具有异型性，需要和 NK/T 细胞淋巴瘤、弥漫性大 B 细胞淋巴瘤、粒细胞肉瘤、外周 T 和血管免疫母细胞性 T 细胞淋巴瘤及传染性单核细胞增多症等鉴别。

4. 有些病例还伴有坏死、纤维化和肉瘤样变等背景，需要和转移癌和黑色素瘤等鉴别。

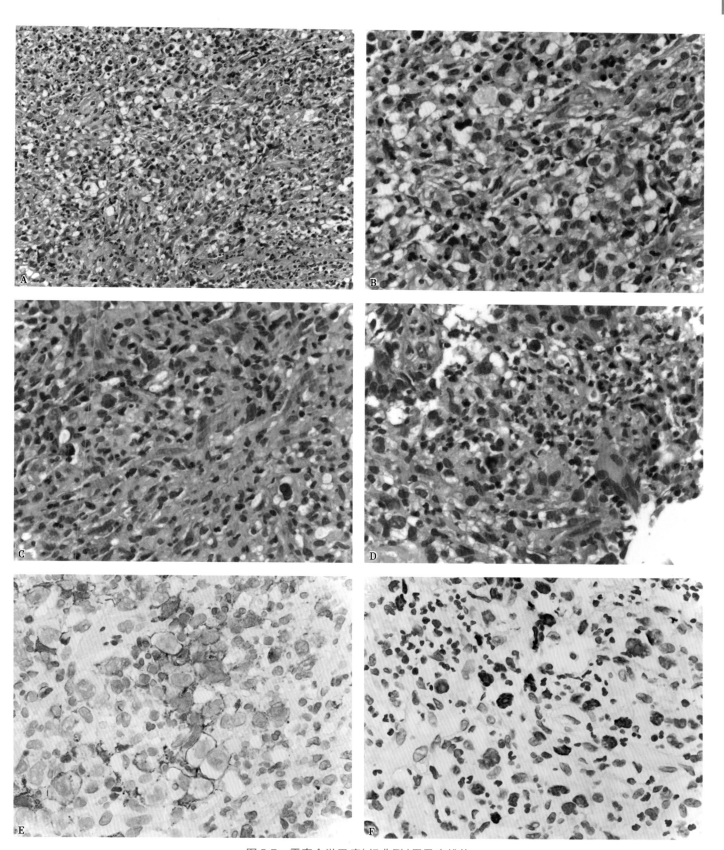

图 5-7　霍奇金淋巴瘤（经典型）累及扁桃体

病例，女，70 岁，颈部淋巴结及扁桃体肿大：A～D. 在炎症细胞背景中可见大型异型淋巴样细胞，核仁大；E. IHC 示大型异型淋巴样细胞 CD30 阳性；F. IHC 示大型异型淋巴样细胞 EBER 阳性

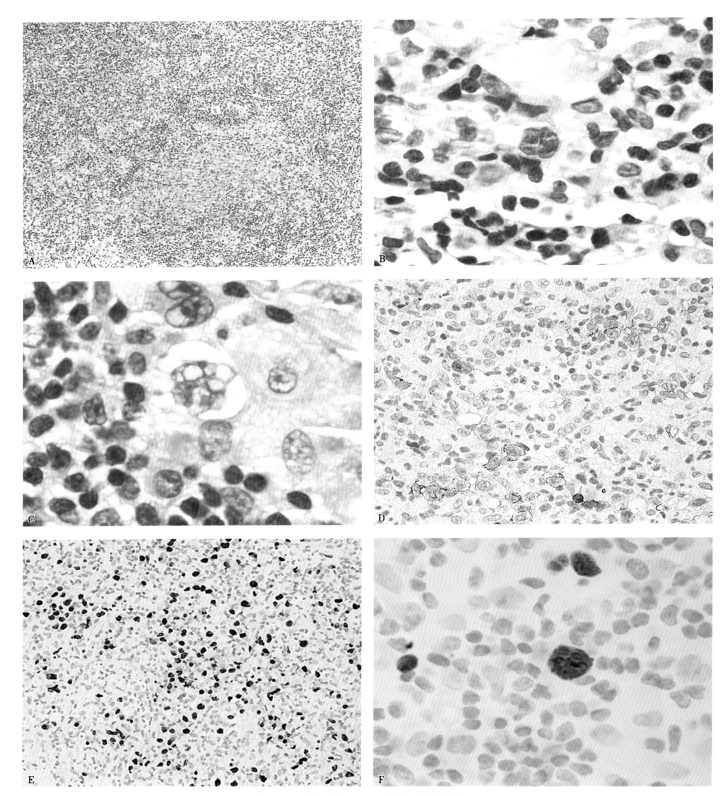

图 5-8　霍奇金淋巴瘤(经典型)累及扁桃体

A. 低倍镜下，淋巴细胞背景上可见组织细胞巢状或结节状浸润，形态上类似结节病；B. 高倍镜下，多种反应性细胞组成的背景上可见 R-S 细胞，细胞体积较大，双核呈镜影排列，核膜厚，核中央可见一显著的、明显增大的嗜酸性核仁；C. 高倍镜下，可见肿瘤性爆米花样的 R-S 细胞；D. IHC 示瘤细胞 CD30 阳性；E. 原位杂交：低倍镜下，较多肿瘤细胞 EBER 阳性；F. 原位杂交：高倍镜下，EBER 阳性细胞主要是大细胞

三、非霍奇金淋巴瘤

（一）结外 NK/T 细胞淋巴瘤，鼻型

【概念】

结外 NK/T 细胞淋巴瘤，鼻型（extranodal NK/T-cell lymphoma, nasal type）是发生于鼻道的恶性 NK/T 细胞淋巴瘤，过去被称之为"中线恶性网织细胞增生症""鼻致死性肉芽肿"等。此型淋巴瘤中有 25%~65% 的病例其瘤细胞具有侵蚀小血管的现象，在新的 REAL 淋巴瘤分类中，曾将其命名为鼻血管中心性淋巴瘤，而鉴于肺、皮肤、肠等处也有同样的淋巴瘤，故 1997 年 WHO 淋巴瘤分类时将其定义为鼻及鼻型（鼻外发生的）NK/T 细胞淋巴瘤（nasal, nasal type NK/T cell lymphoma），使用至今，二者统称为"结外 NK/T 细胞淋巴瘤"。

【临床特点】

此型淋巴瘤好发于亚洲及南美地区，尤以中国、日本多见。发病年龄范围 4~85 岁，以青、中年居多，男∶女=3∶1 左右，中位年龄 45 岁。原发部位最多见于鼻腔，其次为鼻腔周围相邻区域，小于 30 岁者相对多见于鼻腔周围相邻区域，如扁桃体、咽部、喉及上腭。

有高热、无痛性鼻腔阻塞、流涕、鼻血。鼻面部皮肤可有肿胀，病变局部表现为进行性破坏，如黏膜溃疡、鼻中隔和硬腭穿孔、息肉样或肉芽样新生物，质脆伴坏死、出血，常覆有干痂或脓痂，伴恶臭，重者常有骨质破坏。在 CT 及 MRI 上有相应发现（软组织肿胀和骨质破坏），晚期可向他处扩散，皮肤和皮下是最常见的继发扩散部位，其他可扩散至消化道、睾丸和中枢神经系统等，但较少累及淋巴结和骨髓。罕见病例可继发 NK 与 NK 样 T 细胞白血病，多数病人产生噬血细胞综合征，高度贫血，预后差，常在几周后迅速死亡。

【病理变化】

1. 镜下观　可见以下几种表现形式。

（1）弥漫性异型性明显的淋巴样细胞增生浸润，肿瘤细胞可分为小、中、大型三型；以中等大细胞为主型最多，其次为混合细胞为主型。细胞多型、扭曲状，胞质透亮，有的有核沟，常聚集在血管周围或浸润血管壁（>60% 的病例，图 5-9），这可能与鼻窦黏膜内血管丰富有关；可见核分裂象。

（2）肿瘤细胞团的凝固性坏死。程度不一，可为多灶状或大片状，甚至掩盖了可以提供诊断淋巴瘤的组织学证据。

（3）炎症性的背景。有时在肿瘤组织中可见混杂有较明显的嗜酸性粒细胞、浆细胞或胞质透亮的组织细胞浸润（图 5-10），被覆黏膜的鳞状上皮内可见中性粒细胞

浸润及上皮表层微脓肿形成，也可形成明显的假上皮瘤样增生。有时肿瘤细胞所在黏膜组织以炎性肉芽组织为背景，各种炎症细胞混杂明显。

当活检组织较小，坏死明显时，常引起诊断困难（图 5-11）。故应提醒临床取材时应尽可能避开坏死处，当有上述病变背景、坏死彻底且明显时，应高度考虑到此瘤的可能性，证据不足时应建议临床酌情再取。

2. 免疫组化染色　阳性抗体有胞质型 cCD3（CD3ε）、CD56、CD45RO 及 CD2 等，细胞毒性颗粒粒酶 B（granzyme B）、T 细胞限制性中间细胞抗原（T-cell-restricted intracellular antigen-1，TIA-1）及穿孔素（perforin）可阳性，TIA-1 较粒酶 B 敏感，表达强度强。CD20 及胞膜型（sCD3）阴性。Ki-67 增殖指数达 85% 以上。

3. EBER 原位杂交检测　EBV 的小 mRNA EBER1/2 原位杂交检测阳性率可达 100%（图 5-12）。

实际工作中常使用的标志物配伍是 cCD3、CD56、CD45RO、granzyme B、EBER、CD20 及 Ki-67 增殖指数。少数病例 CD56 可以阴性表达，此时，cCD3、CD45RO、粒酶 B 及 TIA-1 等细胞毒性颗粒应该有所表达。当活检组织病变不典型，EBER 原位杂交或粒酶 B 等细胞毒性颗粒也呈阴性表达时诊断应格外慎重。

4. 分子遗传学　瘤细胞 αβ 与 γδTCR（T 细胞受体）及 *TCR* 基因克隆性重排阴性。目前在 NK/T 细胞淋巴瘤的细胞遗传学研究中，发现共存在 1、6、7、8 等染色体及 X 染色体异常。其中 6 号染色体异常最常见，包括 del（6）（q21q25）、del（6）（q25q27）和 del（6）（q13q25）等。6q 的缺失是最常见的复发性畸变，发生率为 36%~100%，缺失区域精确定位 6q21-q23.33，这是淋巴瘤和白血病的标准缺失区，但 del（6q）在急性淋巴母细胞白血病、非霍奇金淋巴瘤、黑色素瘤、乳腺癌和卵巢癌中也经常见到，特别是 6q25-q27 的缺失在乳腺癌和其他实体瘤非常常见，它也是非霍奇金淋巴瘤中最常见的染色体异常之一。除此之外，11 号和 13 号染色体异常也比较常见。11 号染色体异常最常见畸变区域是 11q23，发生率为 28% 左右，13q 的缺失在 NK/T 细胞淋巴瘤也比较常见，发生率为 66.7%，但这都不是 NK/T 的特征性改变，在其他非霍奇金淋巴瘤和其他类型实体肿瘤中也可以见到。

【诊断注意事项】

1. 对于中年男性临床表现怀疑为 NK/T 细胞淋巴瘤，尤其有肿物、表面溃疡和明显坏死，并且伴鼻中隔穿孔，用常见的原因无法解释时，不要轻易放弃诊断。

2. 对于坏死较重的病例行活检取材时，要尽量避开坏死区域，应取坏死和正常组织的交界处。取材过程中尽量避免组织受到挤压，否则会影响病理诊断。

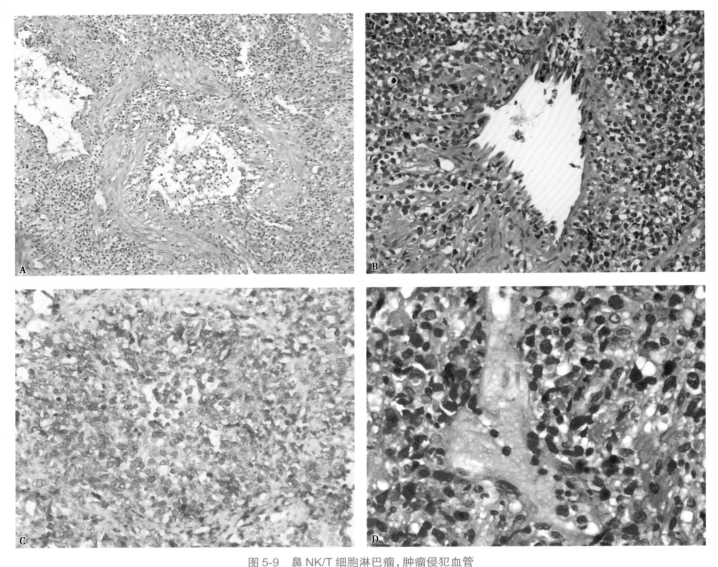

图 5-9 鼻 NK/T 细胞淋巴瘤，肿瘤侵犯血管

A、B. 肿瘤细胞从外向内侵入厚壁血管；C. IHC 示浸润血管壁内的瘤细胞 CD45RO 阳性；D. 瘤细胞侵及薄壁血管

3. 应进行 EBV 病毒原位杂交检测，这可以为鉴别淋巴组织反应性增生提供非常重要的依据。对于 EBV 阳性的病例，应完善各种检查，要定期随访。

4. 对于 CD56 阴性的少数病例，如果 CD45RO/CD3、细胞毒颗粒相关抗原和 EBV 阳性，也可以诊断为 NK/T 细胞淋巴瘤，并认为其来源于细胞毒性外周 T 细胞（cytotoxic T cell，CTC）。

5. 可疑细胞 CD3ε、CD56 阴性，细胞毒性分子、EBV 阳性，此种情况在 NK/T 细胞淋巴瘤极少见到。

6. 接近 100% 的病例其 EBV 阳性，当 EBV 阴性时诊断难以确立。

【鉴别诊断】

NK/T 细胞淋巴瘤有时需要与以下头颈部炎症、特殊感染及小圆细胞型恶性肿瘤等疾病鉴别。

1. **黏膜重度急慢性炎症及溃疡** 这种情况多见于口腔、咽喉部黏膜的复发性溃疡，当形成肿块时，镜下淋巴组织增生明显，可伴有一定的异型性（图 5-13）。免疫组化染色显示多以 T 细胞为主，CD56 阳性细胞数量少，EBER 通常为阴性，即使病灶内可见淋巴细胞表达细胞毒性颗粒及 EBER 原位杂交阳性，其阳性细胞数量也很少，分布散在，与 NK/T 细胞淋巴瘤较弥漫性的表达明显不同。此外，复发性黏膜溃疡常有反复复发及自愈的病史。中性粒细胞可表达细胞毒性颗粒，观察时应引起注意。

2. **与黏膜重度慢性炎症并存** NK/T 细胞淋巴瘤可以与黏膜重度慢性炎症并存，现为在病变背景中或某一区域有浆细胞（见喉的淋巴瘤）和 / 或淋巴细胞的混合性密集浸润，几乎难以和浆细胞瘤和 / 或其他细胞淋巴瘤鉴别，免疫组化染色总体表现为多克隆性表达，但仔细观

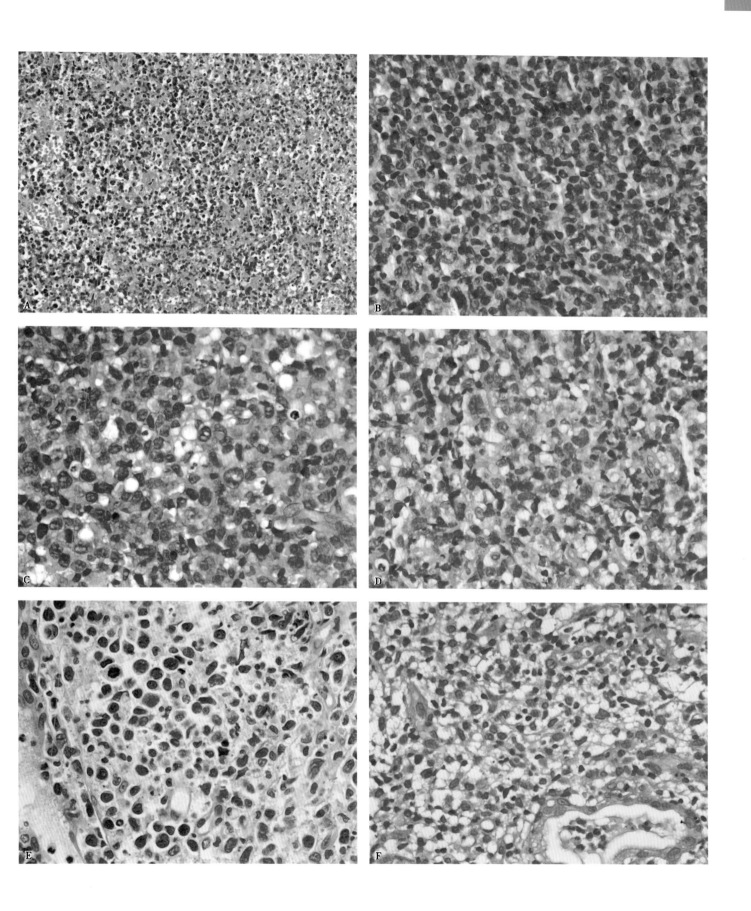

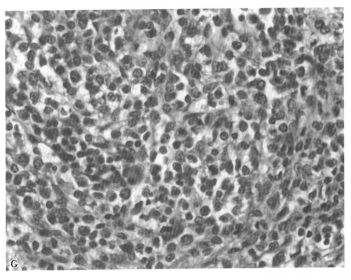

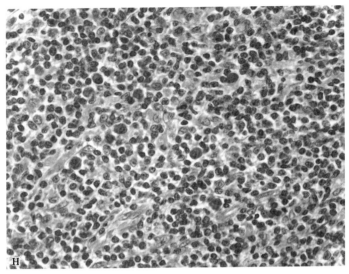

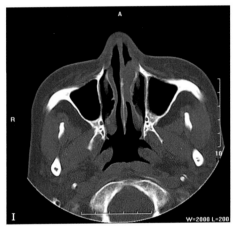

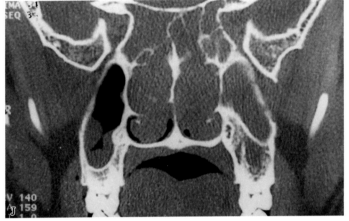

图 5-10 鼻 NK/T 细胞淋巴瘤

A. 瘤细胞坏死较明显；B～F. 肿瘤细胞体积较大，核大，大小不一，异型性明显，细胞成片，易于诊断；G. 背景中可见较多嗜酸性粒细胞浸润；H. 背景中可见浆细胞浸润，肿瘤细胞为小型，此型易误诊为慢性炎症；I. 水平位 CT 示一沿鼻中隔表面生长的肿块，累及鼻前庭；J. CT 示肿物浸至蝶窦、筛窦及上颌窦

察其中有成片异型的淋巴样细胞，补齐 NK/T 细胞淋巴瘤的免疫组化染色及 EBER 原位杂交检测项目可协助其鉴别诊断。慢性炎症时，EBER 通常为阴性。此种情况重在识别出炎症背景中的不成熟淋巴细胞。

3. 传染性单核细胞增多症累及 Waldeyer 咽环 临床上病人多为年轻人，短期发热、血清嗜异性反应阳性及预后好为其特征和鉴别要点。有时病人除发热外，全身症状不明显，表现为鼻塞、咽痛等，检查可见扁桃体肿大、鼻咽部淋巴组织增生，而成为活检的对象。此时，其镜下组织形态表现多样，可见坏死、血管及淋巴组织增生、结构紊乱，增生的淋巴细胞伴一定异型性（见传染性单核细胞增多症）。免疫组化染色时，增生的淋巴细胞可见多种标志物阳性，如 CD56、GrB、TIA-1 阳性，CD45RO 和 CD20 不同比例阳性，原位杂交示少数细胞 EBER 阳性，与 NK/T 细胞淋巴瘤有近似的组织学及免疫组化表现，但其 CD56、CD45RO 阳性及 EBER 阳性细胞不像 NK/T 细胞时弥漫成片（见传染性单核细胞增多症，图 5-6）。进一步结合临床表现、实验室检查及短暂的临床经过特点可以协助鉴别诊断。

4. 鼻硬结病 是一种慢性进展性上呼吸道肉芽肿性感染性病变，由克雷伯鼻硬结杆菌（Klebsiella rhinoscleromatis，KR）引起。早期时黏膜内可见大量的浆细胞、淋巴细胞及中性粒细胞浸润，可见少数胞质空亮的"米库利兹细胞（Mikulicz cell）"。与 NK/T 细胞淋巴瘤坏死不明显及伴有明显的炎症时需要鉴别。鼻硬结病时可见米库利兹细胞，Warthin-Starry 银染色在其内可找到鼻硬结杆菌（见鼻硬结病），无 NK/T 细胞淋巴瘤免疫组化染色特点及 EBER 阴性。

5. 口咽部梅毒 NK/T 细胞淋巴瘤时，有时在黏膜被覆鳞状上皮的浅层可见中性粒细胞渗出、浸润及水肿空

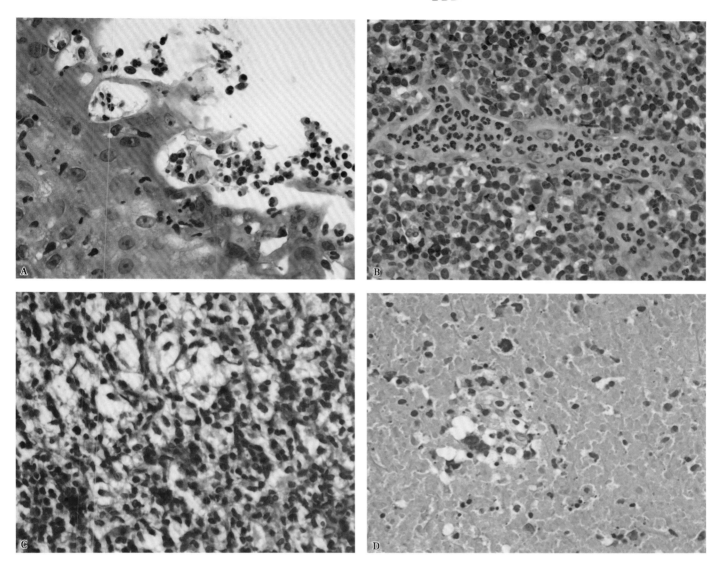

图 5-11 鼻 NK/T 细胞淋巴瘤

A. 黏膜表层可见微脓肿,注意与黏膜梅毒鉴别;B. 血管内大量中性粒细胞,易误诊为急性炎症;C. 有胞质空亮的组织细胞,注意与鼻硬结症鉴别;D. 颈部淋巴结转移,肿瘤细胞大片坏死

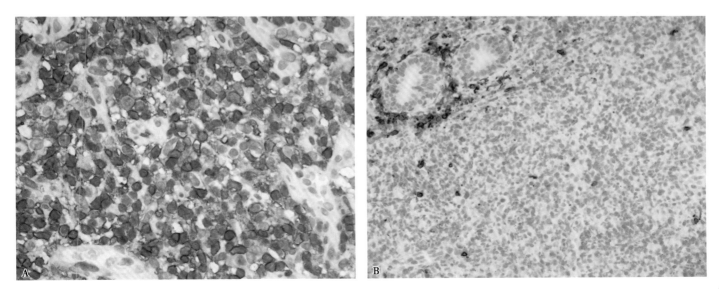

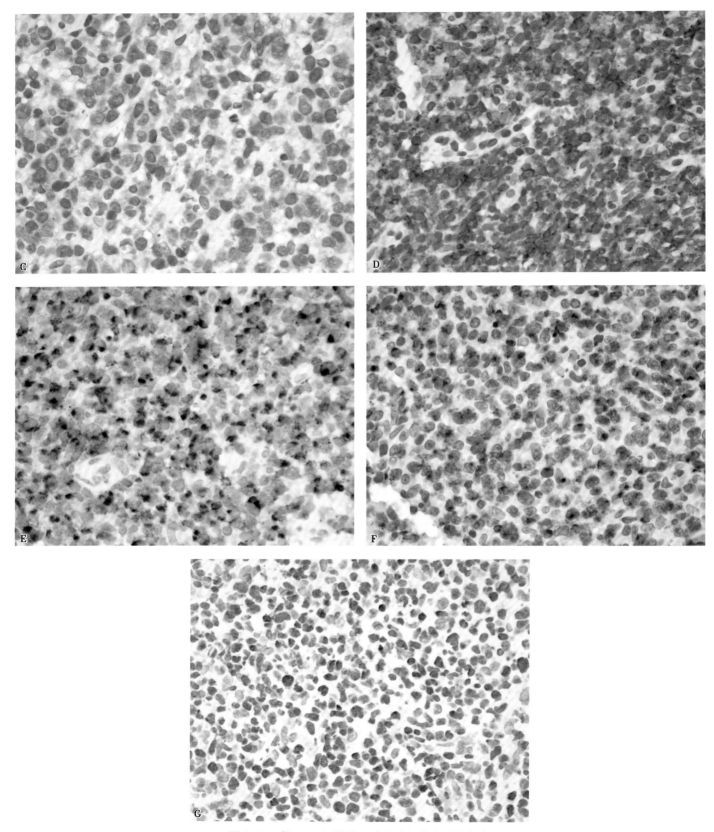

图 5-12　鼻 NK/T 细胞淋巴瘤免疫组化和原位杂交

A. IHC 示瘤细胞 CD45RO 弥漫强阳性；B. IHC 示瘤细胞 CD20 阴性；C. IHC 示瘤细胞 CD3ε 阳性；D. IHC 示瘤细胞 CD56 阳性；E. IHC 示瘤细胞 GrB 阳性；F. IHC 示瘤细胞 TIA-1 阳性；G. 原位杂交示瘤细胞 EBER 阳性

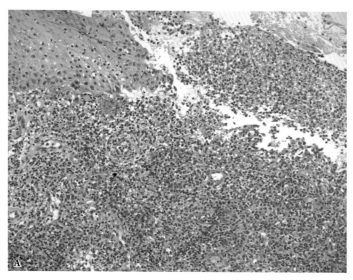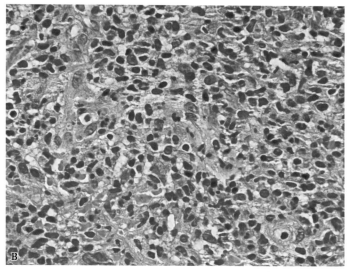

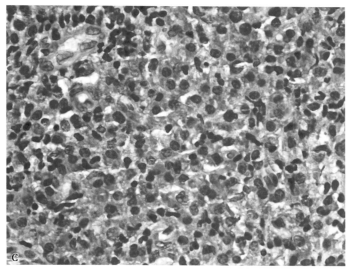

图 5-13　黏膜重度急慢性炎症及溃疡

A.咽侧壁溃疡,周边炎性肉芽组织中淋巴细胞丰富、浸润明显;B.同上例,咽侧壁溃疡底部可见异型淋巴样细胞增生浸润;C.会厌黏膜重度慢性炎症,淋巴细胞及浆细胞增生浸润明显,伴异型性

泡形成,空泡内可见水肿液及少许中性粒细胞(见梅毒)。此时应注意与口咽部黏膜梅毒的类似改变鉴别。口咽部黏膜梅毒时,被覆鳞状上皮层内浸润的中性粒细胞明显而弥漫,微脓肿可见于上皮的深层,其内以含大量中性粒细胞为著,固有膜内可见大量浆细胞、组织细胞浸润及小血管炎,Warthin-Starry 银染色在上皮细胞间及微脓肿内油镜下可见梅毒螺旋体,梅毒血清学检查阳性。

6. 与假上皮瘤样增生并存　鼻腔 NK/T 细胞淋巴瘤时可以伴有被覆鳞状上皮的假上皮瘤样增生,上皮巢增生下陷,可伴有不同程度的细胞巢内角化,易误诊为高分化鳞状细胞癌(图 5-14A、B)。有时还会引起黏膜内小唾液腺的坏死性鳞状上皮化生,其与残留的黏液性腺体混杂易误诊为黏液表皮样癌(图 5-14C～G)。此时如使用

高倍镜观察,可发现间质中异型的淋巴样细胞,进一步行相应的免疫组化染色及 EBER 原位杂交检测即可明确诊断。假上皮瘤样增生还可见于其他肿瘤旁及特殊感染。

7. 与鼻咽部黏膜淋巴组织增生并存　临床见于年轻人,伴有鼻堵症状。鼻咽部活检可以见到黏膜淋巴组织增生伴有淋巴滤泡及生发中心形成,但在滤泡之间可见一些小型伴有异型性的淋巴样细胞成片增生及浸润,易被忽略(图 5-15)。结合病人有长时发热不退等不能解释的临床症状,可实施 NK/T 细胞淋巴瘤的免疫组化染色及 EBER 原位杂交检测,如发现阳性标志物符合,尤其是较弥漫地表达 CD56 及 EBER 阳性时,可以明确诊断。

8. 侵袭性真菌性鼻窦炎伴坏死　侵袭性真菌性鼻窦炎可出现发热和头痛等症状,当活检出现成片的组织坏

死时（见侵袭性真菌性鼻窦炎），应注意是否是 NK/T 细胞淋巴瘤的坏死。真菌感染所致的坏死组织内通过真菌特殊染色（PAS、Grocott 染色及六胺银染色等）多可以发现真菌成分。真菌坏死组织周围的化脓性肉芽肿反应及吞噬细胞吞噬真菌现象可协助诊断。另外，NK/T 细胞淋巴瘤坏死灶可同时合并真菌感染。

9. 鼻息肉伴坏死　鼻息肉有时可伴有陈旧性出血梗死（见鼻息肉），可有不同程度的炎症细胞浸润，需要与 NK/T 细胞淋巴瘤的坏死相鉴别。息肉梗死灶周围有息肉的背景组织，无 NK/T 细胞淋巴瘤的异型细胞及辅助检查的阳性所见。

10. Wegener 肉芽肿病　92% 的病例可累及耳鼻咽喉部位，其中以鼻腔作为首发部位最为多见。局部临床表现有鼻堵、流涕、鼻衄，鼻软骨破坏后则形成鞍鼻。多数 Wegener 肉芽肿病人血清胞质型抗中性粒细胞胞质抗体呈阳性反应。镜下 Wegener 肉芽肿并无单一特异性的

形态学指征。主要病理改变为黏膜内坏死性肉芽肿性小动脉、小静脉及毛细血管炎，血管壁可出现纤维素样坏死，有时坏死不十分明显，血管壁内外可见中性粒细胞呈簇状浸润。有时黏膜内可见小灶状坏死，坏死周围可见上皮样细胞及其他慢性炎症细胞栅栏状排列（见 Wegener 肉芽肿）。组织内中性粒细胞的渗出常形成微小脓肿，嗜酸性粒细胞及浆细胞浸润也很明显，可见少数多核巨细胞，可呈朗格汉斯巨细胞样或异物巨细胞样，体积较小。

NK/T 细胞淋巴瘤无多核巨细胞，Wegener 肉芽肿无 NK/T 细胞淋巴瘤免疫组化染色特点及 EBER 阴性。

11. 小圆细胞恶性肿瘤　如胚胎性横纹肌肉瘤、Ewing 肉瘤 /PNET、小细胞未分化癌等。

12. 外周 T 细胞淋巴瘤　胞膜型 CD3（sCD3）阳性、CD56 阴性 / 阳性、EBV 通常阴性、细胞毒性颗粒通常阴性、TCR 基因克隆性重排阳性。外周 T 细胞淋巴瘤累及鼻腔鼻窦者罕见。

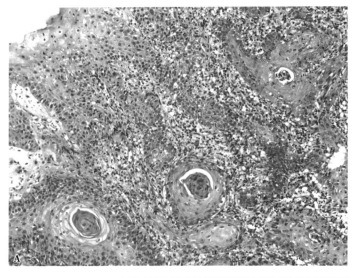

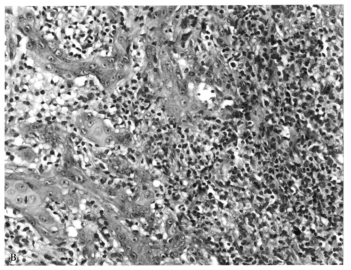

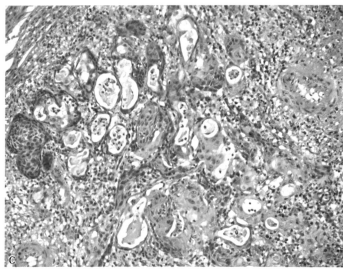

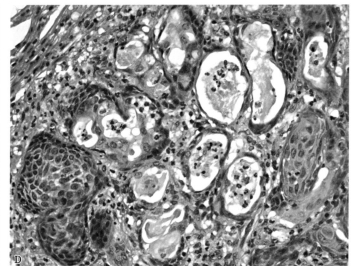

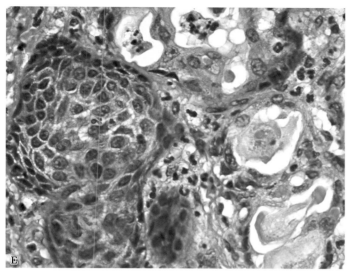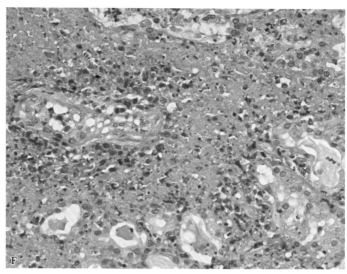

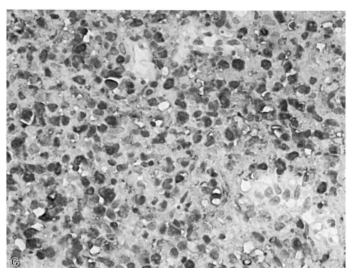

图 5-14 鼻 NK/T 细胞淋巴瘤,伴黏膜上皮假上皮瘤样增生及坏死性唾液腺上皮化生

病例 1,男性,34 岁,鼻腔肿物,病理诊断为 NK/T 细胞淋巴瘤:A. 镜下被覆鳞状上皮假上皮瘤样增生,上皮下陷,形态似癌巢及角化珠;B. 鳞状上皮假上皮瘤样增生,呈条索样下陷,似癌性浸润,间质内可见核深染异型的淋巴样细胞浸润。病例 2,女性,53 岁,鼻中隔肿物,病理诊断为 NK/T 细胞淋巴瘤:C. 鼻中隔黏膜小唾液腺部分腺泡上皮鳞状化生,与残留的黏液腺混杂,背景为炎性改变,似黏液表皮样癌;D. 同上,中倍镜;E. 鳞状化生的腺泡上皮,与残留的黏液腺混杂,易误诊为黏液表皮样癌,同上,高倍镜;F. 再次手术扩大切除后,部分区可见明显的组织坏死及核大异型的淋巴样细胞浸润;G. 原位杂交示异型的淋巴样细胞 EBER 阳性

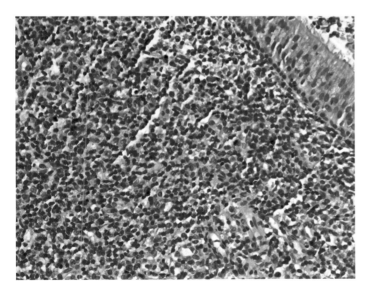

图 5-15 鼻 NK/T 细胞淋巴瘤与鼻咽部黏膜淋巴组织增生并存

NK/T 细胞淋巴瘤累及 20 岁年轻人鼻咽部,瘤细胞为小细胞型,与鼻咽部反应性增生的淋巴组织混杂,易漏诊

【治疗及预后】

尚无固定的治疗方法,早期时行放疗、化疗及骨髓移植有效。预后情况变化较大,大部分病例对治疗反应差,存活时间短。5 年生存率只有 30% 左右。局部复发和全身转移常见。全身转移包括扩散到胃肠道、皮肤、睾丸等。对于伴有嗜血综合征的病人,预后不佳。预示预后不佳的因素包括病人年龄大于 60 岁、进展性的临床分期、全身状况差、B 症状和肿瘤体积较大。

(二)鼻窦弥漫性大 B 细胞淋巴瘤

【概念】

鼻窦弥漫性大 B 细胞淋巴瘤(diffuse large B cell lymphoma,DLBCL)较少见。年龄范围 6～78 岁,中位年龄 39.1 岁,女性居多。与 NK/T 细胞淋巴瘤不同,临床上症状多较轻或不明显。

镜下表现及免疫表型等特点同其他部位的 DLBCL(图 5-16)。

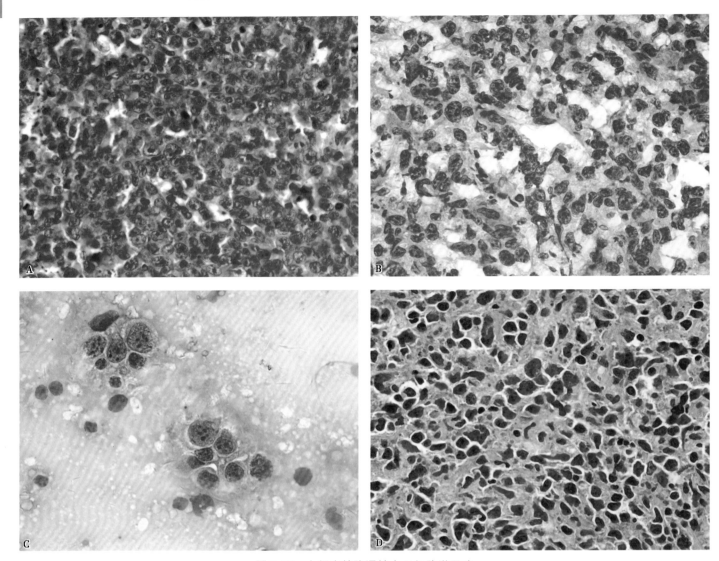

图 5-16　上颌窦的弥漫性大 B 细胞淋巴瘤

A. 高倍镜下可见成片核大异型的淋巴细胞，伴有大的中心性核仁（此例相当于免疫母细胞型）；B. 术中冰冻切片示肿瘤性中心母细胞体积较大，核浆比较大，胞核染色质浅淡，可见数个小核仁；C. 印片示肿瘤性中心母细胞体积较大，核浆比较大，胞核染色质颗粒清晰；D. 冰冻后石蜡包埋切片，细胞微细结构显示欠佳

（三）Waldeyer 环淋巴瘤

可见多种类型淋巴瘤，其中以弥漫性大 B 细胞淋巴瘤居多，此外可见黏膜相关淋巴组织（mucosa associated lymphoid tissue，MALT）结外边缘区 B 细胞淋巴瘤（简称MALT 淋巴瘤）、滤泡性淋巴瘤、套细胞淋巴瘤等。T 细胞性淋巴瘤及其他部位的多种淋巴瘤也可累及此处。

1. 弥漫性大 B 细胞淋巴瘤

【概念】

弥漫性大 B 细胞淋巴瘤（diffuse large B cell lymphoma，DLBCL）可见弥漫性增生的大 B 细胞细胞核的大小相当于正常吞噬细胞核或淋巴细胞的 2 倍，在 2008 年 WHO 淋巴造血组织肿瘤分类中将其视为独立病种，病理医师可以使用此术语作为最后的诊断名称。但进一步区分其形态学变型的重复性差，且不能证实与预后的关系，随着对 DLBCL 研究的深入，越来越多的证据显示，DLBCL 不是一个真正独立的病种，其可为原发，亦可为其他小 B 细胞性淋巴瘤晚期转化的类型（如慢性淋巴细胞白血病、滤泡性淋巴瘤和黏膜相关淋巴瘤）。在临床表现、组织学特点、免疫学和遗传学特征等方面，DLBCL 都存在着明显的差异，这种差异使 DLBCL 个体之间的治疗效果和预后明显不同。

【病理变化】

耳鼻咽喉头颈部发生的 DLBCL 多位于黏膜下，呈弥漫性增生，黏膜表面可见溃疡和坏死，但是程度和发生率都明显少于 NK/T 细胞淋巴瘤，血管中心性破坏病变和淋巴上皮病变偶尔可见。细胞异型性较明显，瘤细胞互相不粘合，以中等到大细胞为主，细胞核常中空透明，可见几个小核仁靠近核膜或者中央有一嗜酸性的大核仁。核分裂象和细胞凋亡常可以看到。肿瘤细胞如果胞质丰富呈指状突起，偶可以形成菊形团样结构。

WHO 按其组织学分为多个亚型，其中的 3 种普通型如下。

中心母细胞型：最常见，约占 70%，主要由来源于生发中心的中心母细胞组成。中心母细胞体积较大，细胞直径约 12μm，细胞质较少，细胞核多呈空泡状，核染色质较浅淡，有时可见多个嗜酸性的小核仁围绕核膜呈"贴饼样"排列，核分裂象常见。其间还可以混有少数肿瘤性的免疫母细胞、反应性的淋巴细胞和中心细胞（图 5-17）。

免疫母细胞型：不常见，肿瘤细胞中免疫母细胞弥漫分布，约占整个肿瘤成分的 70% 以上。免疫母细胞体积大，细胞直径一般大于 12～15μm，核较空淡，中央总有一个显著增大的嗜酸性核仁（图 5-18）。

间变型：肿瘤细胞具有明显的异型性，突出表现为胞质增多，核异型性明显，免疫组化 CD30 和 EMA 阳性，但不表达 ALK。

此外还包括其他多个亚型，如 T 细胞 / 组织细胞丰富的大 B 细胞淋巴瘤、ALK 阳性的大 B 细胞淋巴瘤及浆母细胞型等。

浆母细胞型淋巴瘤最多见于口腔，也可见于鼻腔鼻窦，大部分病例存在免疫功能缺陷，如 HIV 感染。形态学上细胞分化差，呈免疫母细胞样或类似于浆细胞瘤母细胞型，瘤细胞异型性明显，胞质较多、丰富，通常不表

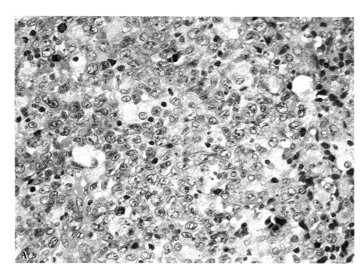
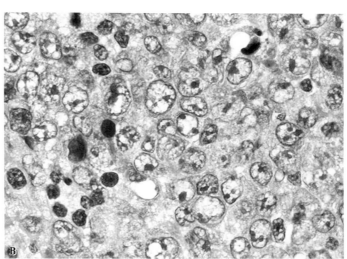
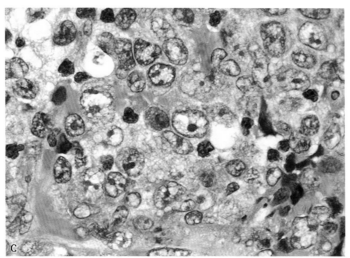

图 5-17 弥漫性大 B 细胞淋巴瘤，中心母细胞性

A. 弥漫一致的中心母细胞浸润，其间可见少量肿瘤性免疫母细胞和反应性的淋巴细胞；B. 中心母细胞弥漫浸润，细胞体积较大，核透明，核染色质浅淡，部分细胞内可见数枚小核仁围绕核膜排列；C. 在中心母细胞间可以见到个别免疫母细胞，细胞中央有一显著的大嗜酸性核仁

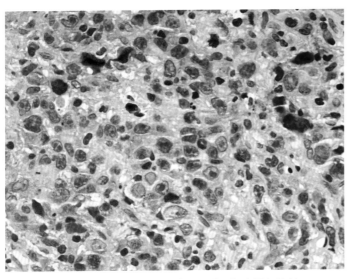

图 5-18　弥漫性大 B 细胞淋巴瘤，免疫母细胞性

细胞异型性明显，体积较大，多数细胞中央有一个显著增大的嗜酸性核仁

达 LCA 和全 B 细胞抗原，但是 CD38、CD138 和 CD79a 阳性表达，单一性表达 κ 链或 λ 链（图 5-19）。60%～75% 的病例 EBER 原位杂交阳性。病情进展迅速，预后差。

1）免疫组化染色：DLBCL 瘤细胞通常表达 LCA 和全 B 细胞抗原（CD19、CD20、CD22、CD79a 等），有时可能某些标志物缺失。70% 的病例表达免疫球蛋白重链，多为 IgM 和 IgG。各种分型之间，在免疫标记上有一些差别，如 ALK 阳性的 DLBCL，通常不表达全 B 细胞抗原，但是强阳性表达 ALK。

近年采用免疫组化和 DNA 微阵列研究发现，依据免疫表型和基因表达谱可将 DLBCL 分为生发中心样（germinal center B cell like，GCB）和非生发中心样（non-GCB）来源两大类型。前者的预后要明显好于后者。CD10 阳性细胞数大于 30% 的病例，以及 CD10 阴性、Bcl-6 阳性、IRF4/MUM-1 阴性的病例都属于生发中心样来源亚型，其他情况都被判断为非生发中心样来源亚型。实际工作中有一些病例分类困难，分类方案有待进一步的探索。

2）分子遗传学：DLBCL 发病率较高，关于其分子遗传学的研究较多。因 DLBCL 的异质性较高，各型之间的一致性较差，至今尚未发现特异的分子遗传学特征。目前认为与 DLBCL 关系较大的异常有 Bcl-6、Bcl-2、Bcl-1、Bcl-10 和 c-myc 等。Bcl-6 与 3q27 基因位点异常相关，在 DLBCL 的表达为 30%～40%，在部分滤泡性淋巴瘤中也有表达，但在其他类型的淋巴瘤中表达较低。另外研究较多的还有与 t（14；18）相关的 Bcl-2，认为其表达在滤泡性淋巴瘤的发病中起着很重要的作用，DLBCL 中 Bcl-2 的阳性表达率只有 20%～30%，推测主要是因为该部分

病例由滤泡性淋巴瘤转化而来。Bcl-1（套细胞淋巴瘤）、Bcl-10、c-myc 和其他的分子遗传学异常也偶有报道。

【鉴别诊断】

由于解剖关系的特殊性，发生在头颈部的 DLBCL 取材标本多较小，且常常有挤压，有时给疾病的诊断带来很大的困难，常需要和发生在该部位的其他疾病相鉴别。包括：①其他类型的非霍奇金淋巴瘤，主要包括 NK/T 细胞淋巴瘤、浆细胞瘤、外周 T 细胞淋巴瘤及双打击型淋巴瘤和三打击型淋巴瘤，②转移癌，③鼻咽癌，④恶性黑色素瘤，⑤慢性炎症性疾病伴随有淋巴组织增生。

高级别 B 细胞淋巴瘤是一组侵袭性成熟 B 细胞淋巴瘤，其临床生物学特点不能被归为弥漫性大 B 细胞淋巴瘤及 Burkitt 淋巴瘤，可分为两组病变，第一组为伴 myc 和 Bcl-2 和 / 或 Bcl-6 重排的高侵袭性 B 细胞淋巴瘤。myc 重排常常与 Bcl-2 重排同时发生或少部分与 Bcl-6 易位同时发生，即所谓的"双打击"或"三打击"淋巴瘤。第二组为高级别 B 细胞淋巴瘤，非特指型，没有 myc 和 Bcl-2 和 / 或 Bcl-6 重排，但形态学介于弥漫性大 B 细胞淋巴瘤及 Burkitt 淋巴瘤之间的淋巴瘤。

在最新 NCCN 指南（2016 年第 1 版）中，定义双打击或三打击型淋巴瘤为由染色体或 FISH 技术检测淋巴瘤细胞有 c-myc 基因易位，同时伴 Bcl-2 基因易位和 / 或 Bcl-6 基因易位。基因易位是指基因从原来的染色体位置转移到染色体其他位置，所以需要用染色体分析技术或 FISH 检测技术。此定义中明确了诊断双打击或三打击淋巴瘤的技术是染色体和 FISH 技术。建议在诊断时进行以上检测，避免贻误治疗。

【治疗及预后】

DLBCL 为中高度恶性淋巴瘤，预后较差，但对化疗敏感，有完全治愈的可能。DLBCL 采用美罗华联合环磷酰胺、长春新碱、阿霉素、强的松（R-CHOP）方案治疗治愈率可达 50%～70%。生发中心来源型预后较好，绝大部分报道 5 年生存率为 70%～80%，而非生发中心样型的预后较差，5 年生存率只有 30%～40%。国际预后指数（international prognostic index，IPI）对 DLBCL 的预后有很好的预测作用，IPI 参数包括年龄、临床分期、生活状况、血清 LDH 水平、结外累及部位数。近来的研究显示，以下免疫组化标记和预后有关：CD5、Bcl-2、存活蛋白、P53 和 Ki-67。头颈部的 DLBCL 预后也和临床分期有关，发生于该部位的 DLBCL 一般临床分期都比较早（IE/IIE）。治疗主要包括化疗和放疗，对于引起某些局部肿瘤症状的病人，可以考虑手术治疗。总的生存率为 35%～60%，肿瘤晚期可以全身性结内或结外播散，尤其发生在横膈下，预后欠佳。

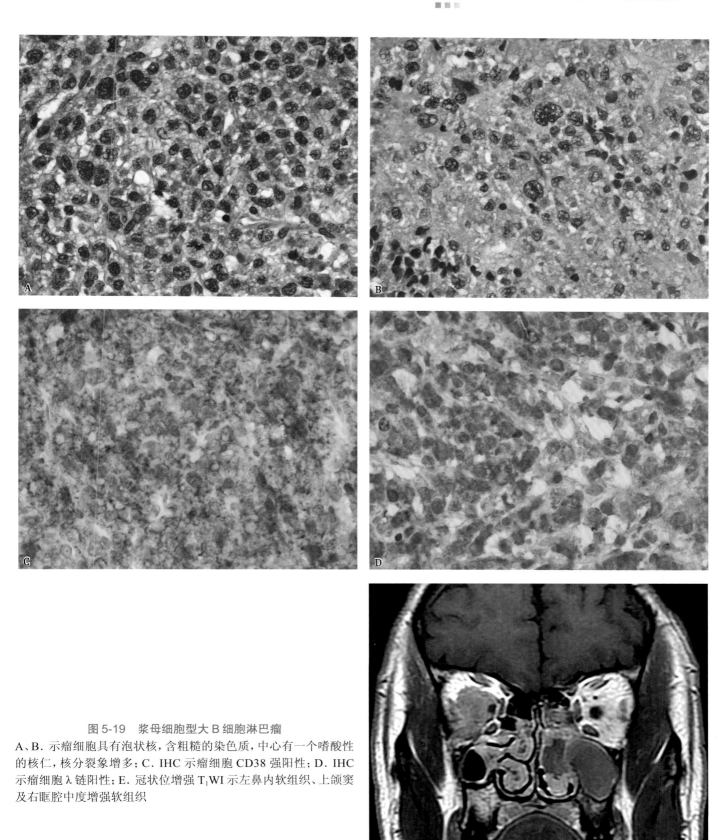

图 5-19　浆母细胞型大 B 细胞淋巴瘤

A、B. 示瘤细胞具有泡状核，含粗糙的染色质，中心有一个嗜酸性的核仁，核分裂象增多；C. IHC 示瘤细胞 CD38 强阳性；D. IHC 示瘤细胞 λ 链阳性；E. 冠状位增强 T₁WI 示左鼻内软组织、上颌窦及右眶腔中度增强软组织

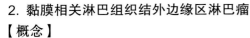

2. 黏膜相关淋巴组织结外边缘区淋巴瘤

【概念】

黏膜相关淋巴组织结外边缘区淋巴瘤（MALT 淋巴瘤）（extranodal marginal zone lymphoma of mucosa-associated lymphoid tissue，MALT lymphoma）于 1997 年在 WHO 分类中被确定，与结外大 B 细胞淋巴瘤一道占结外淋巴瘤的 60%～85%。边缘区淋巴瘤可分为三个不同的亚型，即结外黏膜相关淋巴组织边缘区 B 细胞淋巴瘤（或 MALT 淋巴瘤）、淋巴结边缘区 B 细胞淋巴瘤和脾脏边缘区 B 细胞淋巴瘤，并认为它们的瘤细胞都来自于淋巴结生发中心边缘区的记忆性 B 细胞。

【临床特点】

MALT 淋巴瘤属常见淋巴瘤，约占整个非霍奇金淋巴瘤的 5%～10%，多见于中老年，男女比例无明显差别，原发部位多发生在结外与黏膜或腺体上皮有关的器官，最常见的是胃肠道（50%），其次常见的还有肺、唾液腺、Waldeyer 环和甲状腺等部位。MALT 淋巴瘤临床多起病较缓且呈惰性演变，多数病人在就诊时为临床 Ⅰ～Ⅱ 期，并具有长期局限的特点（尤其在胃）。

【病理变化】

瘤细胞可见多种形态。典型瘤细胞小或中等大小，有轻到中度不规则的核，染色质中等致密，核仁不清楚，类似中心细胞，又称"中心细胞样细胞"。此外可见如下细胞或排列：①滤泡边缘区呈单核样（或裂核样）B 细胞克隆性增生，胞质相对丰富且苍白，类似于单核细胞。②瘤细胞既向滤泡外浸润也向滤泡内侵入（称滤泡的殖入，colonization）。③侵蚀上皮呈淋巴上皮病变。④瘤细胞浆样分化（图 5-20）。⑤可向大 B 细胞转化，有时会出现中心母细胞和免疫母细胞等大细胞，新分类认为，如果这样的细胞大量出现，应诊断为弥漫性大 B 细胞淋巴瘤，高度恶性的 MALT 型淋巴瘤已不再提倡使用。这种组织学上向弥漫性大 B 细胞淋巴瘤的转化在晚期的 MALT 型淋巴瘤病人中很常见。有人认为瘤细胞可以以边缘区病变模式、滤泡间区病变模式、滤泡型病变模式及弥漫性病变模式增生。典型的边缘区病变模式并不多见，而以弥漫性病变模式为主。

1）免疫组化染色：MALT 淋巴瘤缺乏非常特异的免疫标记。瘤细胞通常表达单一 sIg（IgM，有时为 IgG 或 IgD），表达全 B 细胞抗原（CD20、CD79a、CD19），但 CD5、CD10、CD23 阴性。Bcl-2 多数呈阳性。免疫组化在和其他小 B 细胞性淋巴瘤的鉴别中可以提供很大的帮助。

2）遗传学异常：MALT 淋巴瘤中有 60% 左右可以发现有 3 号染色体三倍体，和 3q27 有关的 *Bcl-6* 癌基因可能在 MALT 型淋巴瘤的形成中起着非常重要的作用；25%～

50% 的 MALT 病例中有 t（11;18）（q21;q21），并认为这个转位是低度恶性而非高度恶性 MALT 淋巴瘤的特征；低度和高度恶性的 MALT 淋巴瘤不是相同的亚型。1999 年，Dierlamn 首先证实 t（11;18）（q21;q21）导致 11 号染色体上的凋亡抑制基因 *AP12* 融合到 18 号染色体上一个新的 *MALT* 基因附近。t（11;18）（q21;q21）形成的 *AP12-MALT* 融合体，导致生理状态下与 *MALT* 较弱结合的 *Bcl-10* 过度表达，推测由此导致了 *Bcl-10* 丧失凋亡功能，保留活化 *NF-JB* 的功能，并在其他癌基因的协同作用下，促进 B 淋巴细胞的生长和细胞恶性转化。

【鉴别诊断】

发生在鼻咽部的 MALT 淋巴瘤常需与鼻咽部黏膜淋巴组织增生（腺样体肥大）相鉴别，后者在儿童和青少年多见，镜下增生的淋巴组织中一般可见成熟的淋巴滤泡和生发中心结构，免疫组化等辅助检查可协助诊断。

【治疗及预后】

MALT 淋巴瘤尽管有诸多相似点，但在治疗和预后上有显著差异，证明它们是不同的实体。MALT 淋巴瘤临床上常呈现出惰性淋巴瘤的表现。许多研究都表明 MALT 淋巴瘤有长期局限、惰性的病变过程和长期存活等特点，一般初次就诊时周围淋巴结没有累及，只有晚期才出现外周淋巴结侵犯。MALT 淋巴瘤虽然就诊早期表现惰性病变的过程，但疾病后期却演变为侵袭性过程。MALT 淋巴瘤早期，一般不主张化疗，只有晚期出现结内或结外多部位的转移后才进行适当的化疗或放疗。MALT 淋巴瘤属于小细胞性淋巴瘤，临床预后要明显好于大细胞性的淋巴瘤，和常见的小 B 细胞性淋巴瘤相似，但是要明显差于淋巴母细胞淋巴瘤和套细胞淋巴瘤，由于它们在临床治疗方式上的明显差异，因此鉴别诊断十分重要。

3. 滤泡性淋巴瘤

【概念】

滤泡性淋巴瘤（follicular lymphoma，FL）是一种来源于生发中心 B 细胞的低度恶性肿瘤。

【临床特点】

占欧美人群非霍奇金淋巴瘤发病率的 30%～40%，仅次于弥漫性大 B 细胞淋巴瘤，排第二位。在我国其发病率相对较低，只占整个非霍奇金淋巴瘤的 10%～20%。肿瘤多发生于老年人，平均年龄大于 60 岁，80% 以上原发于淋巴结，但也可见于结外，主要为脾脏、骨髓、Waldeyer 环和胃肠道。滤泡性淋巴瘤是一种高度异质性的淋巴瘤，在临床病理特征、疾病的演变和治疗预后上均存在较大的差异。在 WHO 分类中，滤泡性淋巴瘤部分 Ⅰ 和 Ⅱ 级被作为惰性淋巴瘤，Ⅲ 级被作为侵袭性淋巴瘤。

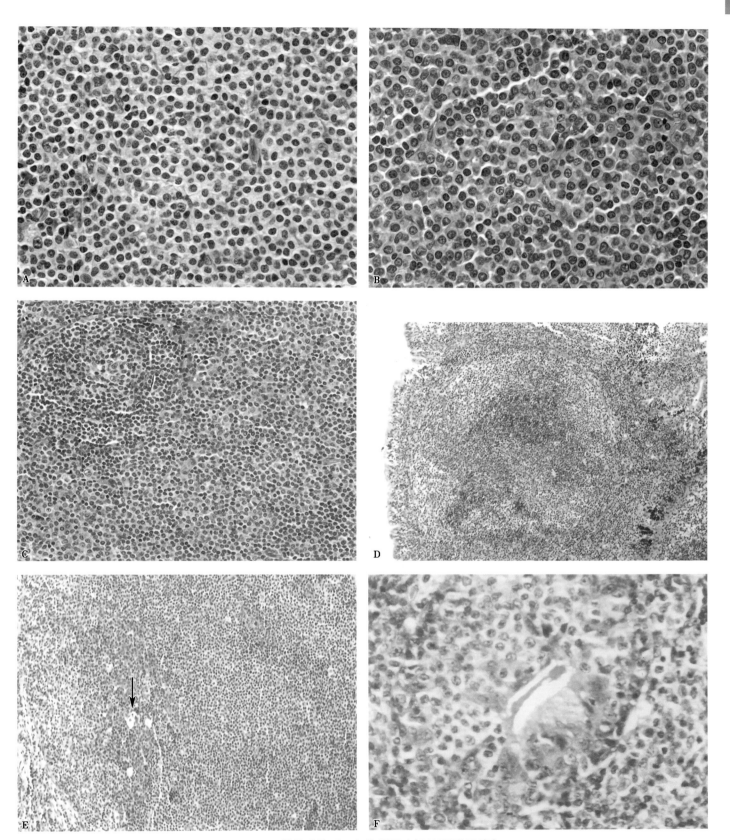

图 5-20　结外边缘区 B 细胞淋巴瘤（MALT 淋巴瘤）

病例 1，舌根病例：A. 单核样 B 淋巴细胞弥漫浸润（舌根）；B. 一些肿瘤细胞显示浆细胞分化；C. 部分区可见残余的淋巴滤泡（左上）。病例 2，鼻咽部病例：D. 滤泡边缘区可见单核细胞样 B 淋巴细胞增生；E. 部分区可见残留的灶状生发中心（左侧）；F. 瘤细胞侵袭腺体上皮，呈淋巴上皮病变

【病理变化】

可以有滤泡性、结节性和弥漫性三种生长模式，典型的滤泡性生长主要由弥漫一致的、大小均匀的肿瘤性滤泡构成，生发中心明显增大，无套区和边缘区，肿瘤细胞主要由中心细胞构成，细胞呈小无裂细胞样，核染色质较粗，核分裂象不常见。肿瘤细胞间还可见中心母细胞（图5-21）。WHO分类中，依据肿瘤细胞的大小和中心母细胞的数量将滤泡性淋巴瘤分为三级：①Ⅰ级，肿瘤细胞主要由小中心细胞组成，平均每个高倍视野下中心母细胞的数量少于5个；②Ⅱ级，肿瘤细胞由多数小细胞和少数中等细胞组成，平均每个高倍视野下中心母细胞的数量介于5～15个之间；③Ⅲ级，肿瘤细胞多数由中等大小的中心细胞组成，平均每个高倍视野下中心母细胞的数量大于15个。这种组织学分级对肿瘤的预后有指导意义。

1）免疫组化染色：肿瘤细胞通常表达全B细胞抗原，如CD19等，免疫球蛋白轻链限制性表达，还不同程度地表达生发中心细胞的标记物Bcl-2、Bcl-6和CD10。

2）分子遗传学：80%的病例中可以查到t（14;18），该转位与免疫组化的Bcl-2的过度表达有关。

【鉴别诊断】

滤泡性淋巴瘤属于小B细胞性淋巴瘤，恶性度较低和细胞异型性不明显，主要需和反应性淋巴滤泡增生（表5-3）及发生在该部位的其他小B细胞性淋巴瘤鉴别。

【治疗及预后】

肿瘤的治疗多提倡手术治疗及综合性的放化疗方式。70%的病人可以得到有效缓解，五年生存率约在50%以上，但肿瘤不可治愈，30%以上的病人晚期会演变为弥漫性大B细胞型淋巴瘤。肿瘤的预后与疾病的组织学分级、分子遗传学异常、国际预后指数和临床分期有关。

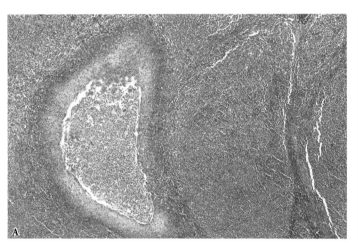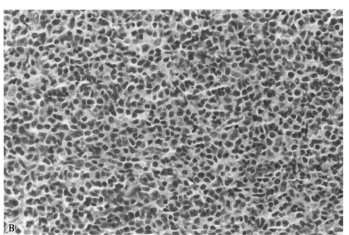

图5-21　扁桃体滤泡性淋巴瘤

A. 瘤细胞排列呈滤泡样结构；B. 高倍镜下，低度恶性滤泡性淋巴瘤中心母细胞数较少

表5-3　滤泡性淋巴瘤和反应性生发中心的鉴别

	滤泡性淋巴瘤	反应性滤泡增生
发病年龄	多见于老年人，20岁以下罕见	多见青中年
组织学改变		
滤泡	肿瘤性的淋巴滤泡，滤泡弥漫分布，大小一致，排列拥挤、背靠背排列	反应性的淋巴滤泡，滤泡大小不一，滤泡之间距离较宽
肿瘤细胞	肿瘤细胞成分单一、不见异染体巨噬细胞和星空现象，核分裂象少见	肿瘤细胞成分多样，其间可见异染体巨噬细胞、星空现象明显、核分裂象多见
滤泡间区	浆细胞少见，可见肿瘤细胞	常见免疫母细胞、组织细胞和浆细胞
滤泡间网状纤维	多被肿瘤压迫变形	网状纤维完整，多无压迫迹象
Bcl-2	肿瘤性的生发中心细胞阳性	反应性的生发中心细胞阴性
免疫球蛋白轻链	限制性表达	无限制性表达
免疫球蛋白重链基因重排	阳性	阴性

4. 套细胞淋巴瘤

【概念】

套细胞淋巴瘤（mantle cell lymphoma，MCL）是一种来源于滤泡生发中心外套区的 B 细胞淋巴瘤。

【临床特点】

占整个非霍奇金淋巴瘤的 3%～10%，主要发生在中老年人，平均发病年龄 60 岁，以男性居多，淋巴结是最常受累的部位，其次为脾脏和骨髓。常涉及的结外部位还有消化道及 Waldeyer 环。在 WHO 分类中被归为"侵袭性淋巴瘤"，起病隐匿，首次就诊多为临床 Ⅲ～Ⅳ 期。

【病理变化】

瘤细胞形态从经典型 MCL 到母细胞样变型，呈现谱系变化。多由弥漫一致的小裂细胞（中心细胞）组成，细胞小到中等大小，有核裂，染色质中等密度，一般无核仁。在 WHO 分类中，认为 MCL 有多种变型，但是有两种比较重要，其一为经典型 MCL，组织学表现除了 MCL 共同的细胞形态特点外，以特殊的套区增生型为特征，即瘤细胞围绕残存的（多克隆性的）反应性生发中心，形成宽广的外套（图 5-22）；其二为母细胞样变型，表现为低倍镜下往往以弥漫性模式增生，瘤细胞变大，核的外形更加不规则，细胞的多形性明显，染色质稀疏，可见核仁，形态上类似淋巴母细胞，核分裂象明显增多，至少 2～3 个 /HPF。

1）免疫组化染色：肿瘤细胞常表达全 B 细胞抗原（CD19、CD20、CD22、CD24）和 CD5，其他的 T 细胞抗原阴性。几乎所有病例都表达 Bcl-2 与特征性抗体 cyclin D1，另外 CD10、Bcl-6、CD23 阴性或弱阳性。

2）分子遗传学：大多数 MCL 有 t（11;14）（q13;q32），易位使 IgH 基因重排时，V-D-J 连接发生错误，致 11q13 上的 Bcl-1 癌基因与 14q32 上的 IgH 基因重排，Bcl-1 基因易位于 IgH 基因调节片段附近，从而引起 cyclin D1 的 PRAD1（parathyroid adenomatosis，甲状旁腺腺瘤或 CCND1）基因过度表达，使 cyclin D1 的表达增强。cyclin D1 是一种重要的细胞周期调节因子，在控制细胞从 G1 期进入 S 期中起着重要的作用。这种易位在其他的非霍奇金淋巴瘤中很少见，所以通过多种方法检测 cyclin D1 的表达是鉴别 MCL 与其他淋巴瘤的重要手段。

【治疗及预后】

对传统化疗（CHOP 方案）不敏感，中位生存期大约 3～4 年。完全缓解的病例占 6%～35%。很少有病例能获得长时间的缓解，易复发。

（四）鼻腔鼻窦及 Waldeyer 环其他淋巴瘤及瘤样病变

鼻腔鼻窦及 Waldeyer 咽环部位其他淋巴造血组织的恶性肿瘤较少见，有髓外浆细胞瘤、粒细胞肉瘤及淋巴母细胞淋巴瘤等。

1. 髓外浆细胞瘤

【概念】

浆细胞瘤是一种 B 细胞单克隆性增生的肿瘤性疾病，可分为多发性骨髓瘤、骨孤立性浆细胞瘤、髓外浆细胞瘤（extramedullary plasmacytoma，EMP）。1873 年，Rustizky 报道了一例 47 岁农民的颞部皮肤肿物，随后的尸检证明还有其他八处骨病变，第一次提出了多发性骨髓瘤的概念。1905 年，Schridde 首次报道了一例髓外浆细胞瘤病人；1983 年，Batasakis 系统报道了头颈部各种浆细胞性肿瘤疾患之间的相互联系，指出来自于骨髓的造血祖细胞发育为骨髓浆细胞，它是多发性骨髓瘤和骨孤立性浆细胞瘤的前体细胞；髓外的祖细胞发育为黏膜下浆细胞，是髓外浆细胞瘤的前体细胞。可见髓外浆细胞瘤是一种不同于多发性骨髓瘤的疾患，临床上它总局限在一处，即使扩散也具有完全不同于多发性骨髓瘤的扩散方式，预后较好。但髓外浆细胞瘤晚期也会演变为多发性骨髓瘤。

髓外浆细胞瘤的病因学还不清楚，常提出的危险因素包括慢性抗原刺激，如骨髓炎、胆囊炎、类风湿性关节炎和细菌团块等。遗传因素、放射线暴露、吸烟和职业暴露等因素和骨髓瘤的致病因素之间存在相关性。

【临床特点】

髓外浆细胞瘤最常发生于成年男性，高峰发病年龄为 60 岁左右，但是有很多 40 岁以下的病人。虽然髓外浆细胞瘤可以发生全身很多部位如呼吸道、消化道和软组织，但是几乎 80% 的髓外浆细胞瘤发生在头颈部，尤其是鼻腔鼻窦。Wax 在 1993 年总结了 AFIP 登记的耳鼻咽喉肿瘤，发现髓外浆细胞瘤 75% 发生于鼻腔鼻窦，12% 发生于鼻咽，8% 发生于喉，其他耳鼻咽喉发病区域有舌根、小唾液腺、甲状腺、腮腺、眼眶和颞骨。发病年龄 19～72 岁，平均年龄 46.4 岁，女性多见。头颈部以外的区域有纵隔、精索、卵巢、肠、肾、胰腺、乳腺和皮肤等。累及鼻窦、鼻腔和鼻咽的髓外浆细胞瘤总是表现为体积较大的肿物，而且倾向于扩散引起骨质破坏。因为髓外浆细胞瘤总是发生在黏膜下，肿瘤常表现为单独的肿块，但是有时也可以多发。肿块为暗红色，有蒂或基底宽广，表面黏膜光滑多无溃疡，肿瘤多质中较脆，但有时尤其肿瘤早期质软与息肉相似。常常引起一些临床症状，例如肿胀、头疼、鼻涕、鼻出血、鼻腔堵塞、咽喉炎、声音嘶哑、发音困难、吞咽困难、呼吸困难、胸口痛和咯血。

【病理变化】

该肿瘤通常位于黏膜下的固有层内，黏膜上皮在炎症的刺激下可能变得很厚，所以取材应该足够深。组织学上，肿瘤表现为正常黏膜下弥漫性肿瘤性浆细胞浸润，黏膜表面上皮通常无明显异常改变，表面坏死和溃疡少

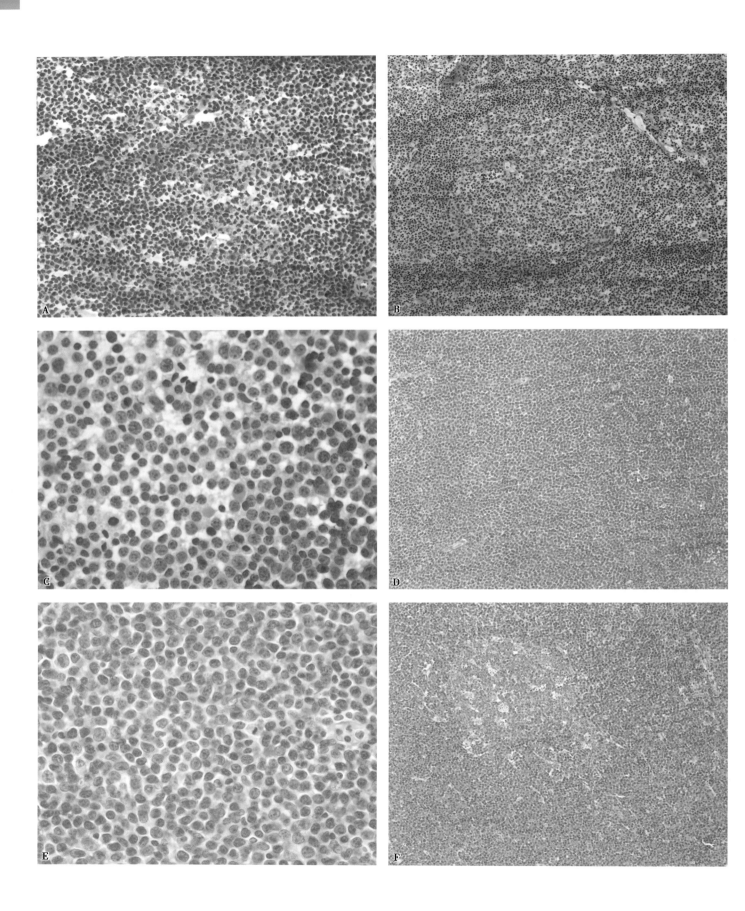

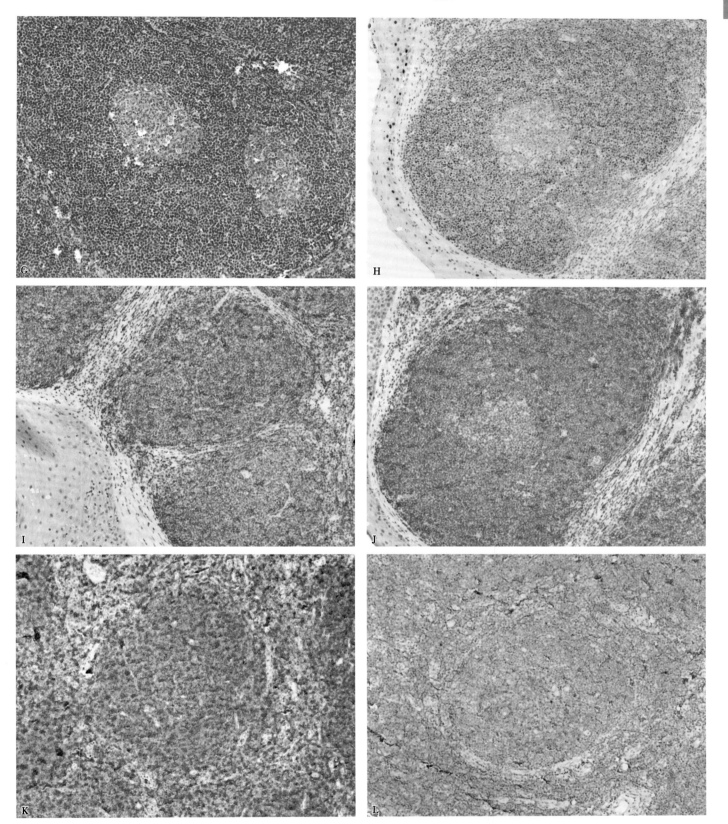

图 5-22　扁桃体套细胞淋巴瘤

A. 冰冻切片，套细胞增生，中心区似残留生发中心轮廓；B. 冰冻切片，在此增生的瘤细胞区域可见残存的淋巴滤泡；C. 印片，细胞形态及大小较一致；D、E. 石蜡包埋组织切片，瘤细胞形态一致，似平静的"海面"；D：低倍；E：中倍；F、G. 石蜡包埋组织切片，示此区域中残留的生发中心，周围肿瘤性套细胞增生；H. IHC 示瘤细胞 cyclin D1 阳性，中央区可见残留淡染的生发中心细胞阴性；I、J. IHC 示瘤细胞 Bcl-2 阳性，中央区可见残留淡染的生发中心细胞阴性；K. IHC 示瘤细胞 CD20 阳性；L. IHC 示瘤细胞 CD10 阴性，中央区阳性细胞为残留的生发中心细胞

见,这区别于 NK/T 细胞淋巴瘤表面常见溃疡和坏死。髓外浆细胞瘤的肿瘤细胞可见高分化、中分化和低分化三种类型,从高分化向低分化呈谱系性的变化。高分化的浆细胞瘤总是很难与反应性的浆细胞增生鉴别,肿瘤细胞由一致的分化较为成熟的浆细胞组成,肿瘤细胞异型性不明显,胞质丰富,可见核偏位、核周空晕和染色质

呈车轮状的核,通常没有核仁,核分裂象少见(图 5-23)。低分化的肿瘤总是较难辨别它的浆细胞来源特征,细胞异型性较明显,核浆比增大,核膜增厚,核染色质更加致密且分散不形成车轮状排列,核仁有时很清楚,浆细胞典型的核周空晕也很少见到。中分化肿瘤的改变介于以上两种类型之间。肿瘤细胞质内和核内有时可以看到

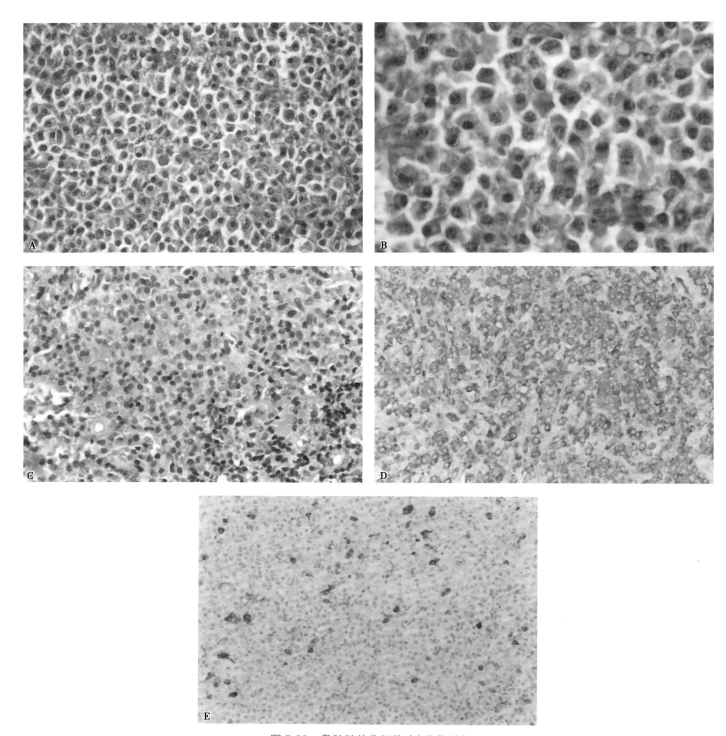

图 5-23 鼻腔髓外浆细胞瘤(分化型)

A、B. 组织学显示多形性肿瘤细胞有丰富的胞质和车轮状的核(较成熟的浆细胞);C. 分化不成熟的浆细胞;D. IHC 示瘤细胞 κ 阳性;E. IHC 示瘤细胞 λ 阴性

Russell 小体和 Dutch 小体，红细胞所形成的血湖、大范围的肿瘤性凝固性坏死及血管中心性浸润和淋巴上皮病变并不常见。不同病例往往还会出现其他病理特点，包括不同程度反应性的淋巴细胞和组织细胞增生及间质纤维化和血管增生。

免疫组化染色：尽管髓外浆细胞瘤是 B 细胞来源的肿瘤，但是它总是丢失 B 细胞标记，如 CD19、CD20 和 CD22 阴性表达，但肿瘤细胞总表达 CD79a，因为 CD79a 的表达谱较宽，覆盖了从前 B 细胞到浆细胞之间更宽的区域。肿瘤细胞不表达 T 细胞标记 CD45RO 和 CD3 等。表达浆细胞特异性抗体 CD38 和 CD138，不表达 EBV。免疫球蛋白轻链通常限制性表达，或者为（κ+ 和 λ−）或者为（κ− 和 λ+），以 λ 链为常见，占 2/3。肿瘤细胞免疫球蛋白重链检测阳性，最常见的是 IgM 和 IgG。

【诊断及鉴别诊断】

髓外浆细胞瘤确立诊断需要满足以下三个条件：①骨髓外一个部位发生浆细胞瘤，伴有或不伴有淋巴结累及，伴有或不伴有骨的累及；②骨髓中浆细胞数量小于 5%；③骨髓中无肿瘤。需要提出的是，有 25% 的髓外浆细胞瘤病例血清单克隆蛋白电泳条带或尿本周蛋白阳性，所以以上实验室检查结果阴性并不能排除髓外浆细胞瘤的诊断。

头颈部尤其鼻腔鼻窦是髓外浆细胞瘤的好发部位，在日常病理诊断工作中，首先需要和发生在此部位的其他相关疾病相鉴别。和髓外浆细胞瘤分化型相混淆的常见疾病有：

1）慢性反应性浆细胞性炎症：炎症时浆细胞无异型性，免疫球蛋白轻链无限制性表达。

2）上呼吸道包括鼻腔鼻窦在内的特殊感染：最常见的是鼻硬结病和近年来发病率回升的梅毒。这两种疾病在疾病的某个阶段，黏膜下可以有大量的浆细胞弥漫浸润，和髓外浆细胞瘤的弥漫浸润很容易混淆。但是组织学上，这两种疾病还常伴有一些其他的特征性改变，鼻硬结病在疾病的很长一段时期内都可以看到胞质泡沫样或空泡状的 Mikulicz 细胞，梅毒总可以看到血管闭塞性炎的表现。结合组织化学和免疫组化，髓外浆细胞瘤表现为浆细胞的单克隆性增生，Warthin-Starry 银染色可以标记出 Mikulicz 细胞中的鼻硬结杆菌（图 1-12）和梅毒螺旋体（图 2-2）。

3）其他类型的非霍奇金淋巴瘤：尤其是 MALT 淋巴瘤，其 CD20 常阳性表达，常有淋巴上皮病变。

髓外浆细胞瘤未分化型则需要和该部位的低分化癌、恶性黑色素瘤及高度恶性的淋巴瘤相鉴别，免疫组化染色在鉴别诊断中可以提供巨大的帮助。

【治疗及预后】

髓外浆细胞瘤对放疗高度敏感，放疗成为首选的治疗方法，可有效控制局部复发。有局部淋巴结受累时，同时对受累淋巴结进行放疗。尽管放疗对控制病情发展有较高的有效性，但是依旧提倡在疾病的早期，综合应用放疗和化疗，甚至手术治疗病人。髓外浆细胞瘤的预后要明显好于多发性骨髓瘤，五年生存率约 66%，而多发性骨髓瘤只有 16%。这其中头颈部髓外浆细胞瘤生长缓慢，比发生于其他部位（如胃肠道、皮肤）的预后好，约 15% 的病例可以发生颈部淋巴结转移，但很少发生远处转移。肿瘤的局部侵犯不能做为肿瘤的预后指标，预后的判断主要依据病人的年龄、组织学分级、临床分期和肿瘤是否进展为多发性骨髓瘤。头颈部发生的髓外浆细胞瘤很少发展为骨髓瘤，发生率仅为 18%。

2. 髓外髓细胞肉瘤

【概念】

髓外髓细胞肉瘤（extramedullary myeloid cell sarcoma）最早由 Burns 于 1811 年首先描述，并于 1853 年由 King 将其命名为绿色瘤（chloroma），1904 年 Dock 与 Warthin 确定了其与白血病的关系。1966 年 Rappaport 将其命名为粒细胞肉瘤，并认为绿色并不能成为该肿瘤的诊断标准之一。由于构成该瘤的瘤细胞除粒细胞系外，还包括单核细胞系，二者的前体细胞均为髓细胞系，故 2001 年版的 WHO 肿瘤病理分类中又提出了髓系肉瘤（myeloid sarcoma，MS）的概念。将其分为 3 种组织学亚型，即粒细胞肉瘤（GS）、单核母细胞肉瘤（mono-blastic sarcoma）和由三系细胞组成的肿瘤。髓细胞肉瘤可先于或与急、慢性髓系白血病或其他类型骨髓增殖性疾病（MPD）或骨髓增生异常综合征（MDS）同时发生，也可以是急性髓细胞白血病治疗缓解复发的最初表现。

【临床特点】

可发生于各年龄人群，文献报道从初生婴儿到 90 岁老人均可发病，但多见于 10 岁以下及 20～44 岁，男女之比无明显差别。常见的发病部位为颅骨、鼻窦、胸骨、肋骨、椎骨和盆骨之骨膜下；淋巴结、皮肤和肌肉也较常见；其他较少见的部位有心、脑、睾丸、附睾、阴道、肺和膀胱等。发生在头颈部的典型病例临床多有突眼、鼻根和眼眶等出现肿物。

【病理变化】

1）肉眼观：肿瘤形成黏膜下境界清楚的实体结节，很多肿瘤暴露于空气中最初外观呈绿色，这主要是因为肿瘤中含有髓过氧化物酶的缘故。

2）镜下观：低倍镜下表现为弥漫一致的肿瘤细胞浸润，肿瘤细胞小或中等大小。可以有三种组织学亚型：母细胞型、不成熟型和分化型。从母细胞型到不成熟型再到分化型的演变，再现了粒细胞在骨髓内的分化过程，表现为胞质嗜酸性的粒细胞的比例由少到多，细胞质的变化（细胞由大到小，胞质嗜酸性逐渐增强，颗粒逐渐增多）、细胞核的变化（细胞核由圆或卵圆形向肾形核、分叶核转化，细胞核由大到小，核仁由有到无，核染色质由淡染毛玻璃样到致密粗块状）（图 5-24）。临床病理诊断过程中，在弥漫一致的异型肿瘤细胞中混有嗜酸性的中幼粒细胞和晚幼粒细胞是重要的线索。Giemsa 染色能很好地辨认细胞质内的嗜苯胺蓝颗粒和 Auer 小体。

3）免疫组化染色：诊断最常用的抗体是髓过氧化物酶（MPO），*MPO* 基因位于 17 号染色体，与人甲状腺过氧化物酶具有同源性。在外周血涂片中，粒细胞呈强阳性反应，单核细胞呈弱阳性反应，而其他细胞不反应。在骨髓涂片中，粒系细胞被标记。此抗体可用于急性粒细胞白血病的辅助诊断。该抗体在诊断粒细胞肉瘤中的敏感性和特异性都较高，阳性率可达 77%～97%，可在粒细胞分化的各个阶段表达，但在部分母细胞型中不表达。

溶菌酶可表达于粒系和单核系细胞，由于人体内很多组织都含有溶菌酶，其特异性低于 MPO，但其敏感性大于 MPO。但有文献报道证明其是髓细胞最敏感的标志物，尤其在分化不成熟髓细胞表达，而不交叉表达于淋巴系细胞，可用于粒细胞肉瘤与淋巴瘤的鉴别诊断。

另一个常用的诊断抗体是 CD68，CD68 是一种分子量为 110kD 的糖蛋白，可以检测人体组织中的巨噬细胞，同时也可标记骨髓前体细胞和外周血粒细胞、单核细胞，也可作为组织细胞及骨髓白血病的标志物，CD68 的阳性率可达 60%～93%。其他常用于诊断的抗体还有 CD117、CD99、CD34、CD13、CD33、CD15、CD43、CD45RO 等。

【鉴别诊断】

发生在头颈部的粒细胞肉瘤需要和该部位的其他淋巴造血组织肿瘤和小细胞性恶性肿瘤鉴别。由于部分粒细胞肉瘤细胞的分化差，外观无绿色和无相应的全身血液和骨髓的改变，又加上此瘤相对少见，可误诊为淋巴瘤。

1）淋巴造血组织肿瘤：往往也表现为弥漫一致的异型性细胞浸润于上呼吸道黏膜下固有层内，包括 NK/T 细胞淋巴瘤、弥漫性大 B 细胞淋巴瘤和浆细胞瘤等。免疫组化染色可以为鉴别诊断提供很大的帮助，当考虑为恶性淋巴瘤，而 T 细胞和 B 细胞标记不支持淋巴瘤的诊断时，要想到该疾病的可能，加做粒细胞肉瘤的相关抗原，可防止漏诊。

2）其他小细胞恶性肿瘤：粒细胞肉瘤具有发病年龄较小的特点，需要和发生在该部位的其他常见于小儿和年轻人的小细胞性恶性肿瘤鉴别，主要有 Ewing 肉瘤／

PNET、淋巴母细胞淋巴瘤和胚胎性横纹肌肉瘤等。了解相关病史有助于做出正确诊断。免疫组化对诊断和鉴别诊断起着关键性作用，因肿瘤细胞至少可表达一种以上的髓系相关抗原，故多种抗原标记的免疫表型检测是诊断该肿瘤的重要手段。

【治疗及预后】

早期诊断对病人至关重要，提倡尽早手术切除肿物联合放疗及化疗的系统性治疗原则。治疗方式的选择对疾病的发展和恢复有重要作用，早期进行了系统化治疗的病人，其术后复发率和演变为急性白血病的概率明显降低，而对于只进行了手术治疗未采取化疗的病人，其术后复发和演变为急性白血病的概率明显提高。总的来说粒细胞肉瘤的预后较差，大部分病人（86%）短期内死亡（27 天～34 个月）。但也有部分病人通过化疗可以得到完全缓解、长期存活。

3. 淋巴母细胞淋巴瘤

【概念】

淋巴母细胞淋巴瘤（lymphoblastic lymphoma）分为 T 细胞型和 B 细胞型，多为 B 细胞型，多见于儿童。诊断时可无结外病变。

【病理变化】

1）镜下观：肿瘤细胞弥漫性增生，可伴有不同程度的纤维组织增生；瘤细胞中等大小，核膜不厚，核仁不明显，核分裂象多见（图 5-25）。T 细胞型的吞噬细胞多见，可见"满天星"样改变，有时伴有较多的嗜酸性粒细胞浸润。

2）免疫组化染色：可见末端脱氧核糖核苷酸转移酶（terminal deoxyribonucleotidyl transferase，TdT）阳性，B 细胞型早期可表达 CD19 和 CD79a，CD10 的表达随后，接着 CD20 和 CD22 变为阳性。

T 细胞型可表达 CD1a、CD2、CD3、CD4、CD5、CD7 和 CD8，以 CD7 和胞质型（cCD3）常见。有时其他未成熟淋巴细胞系抗原 CD34、CD33、CD13 及 CD10 阳性。免疫学表型按胸腺 T 淋巴细胞的分化可分为 3 个阶段，即早期皮质阶段（未成熟胸腺细胞）、后期皮质阶段（普通胸腺细胞）及髓质阶段（成熟胸腺细胞），可分别通过 CD4 和 CD8 阴性、CD4 和 CD8 阳性及 CD4 阳性 CD8 阴性／CD4 阴性 CD8 阳性鉴别其特征。CD7 和 CD2 从早期皮质阶段开始出现表达，CD1a、CD5、CD3 及 TCRβ 则表达于后期皮质阶段，后两者在此阶段表达于细胞质，在髓质阶段则形成复合体表达于膜表面。

【治疗及预后】

大剂量化疗和造血干细胞移植可能是延长生存期的关键。目前采用类似治疗急性淋巴细胞白血病的方案治疗，并可以用大剂量阿糖胞苷和氨甲蝶呤等短程大剂量

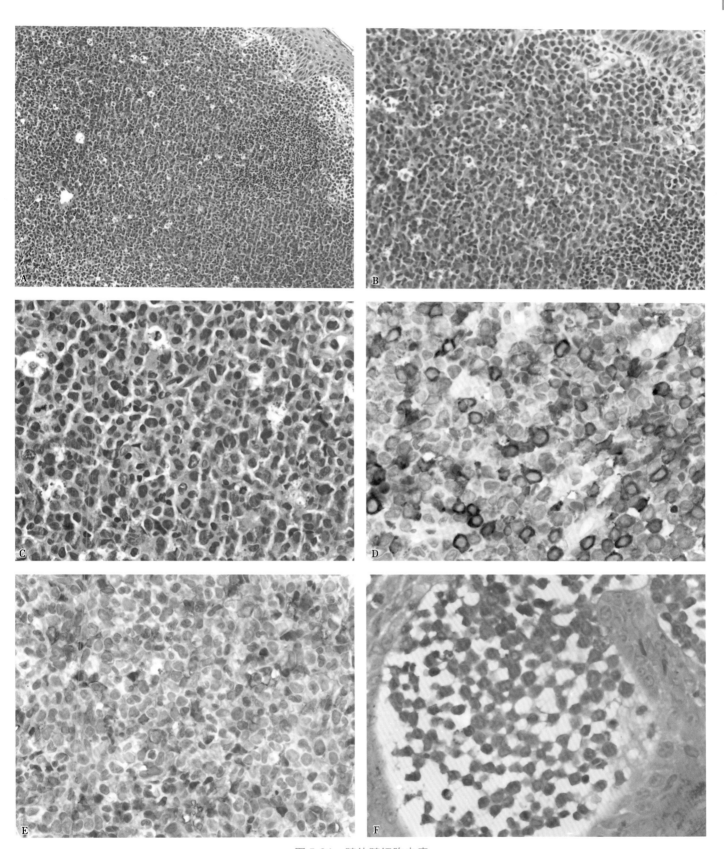

图 5-24　髓外髓细胞肉瘤

病例，男，32 岁，鼻腔、乳腺及睾丸处可见肿物：A、B. 鼻腔黏膜内可见瘤细胞弥漫浸润，并可见淋巴细胞灶；C. 瘤细胞胞质丰富，可见杆状核；D. IHC 示瘤细胞 MPO 阳性；E. IHC 示瘤细胞 CD99 阳性；F. PAS 染色示瘤细胞阳性

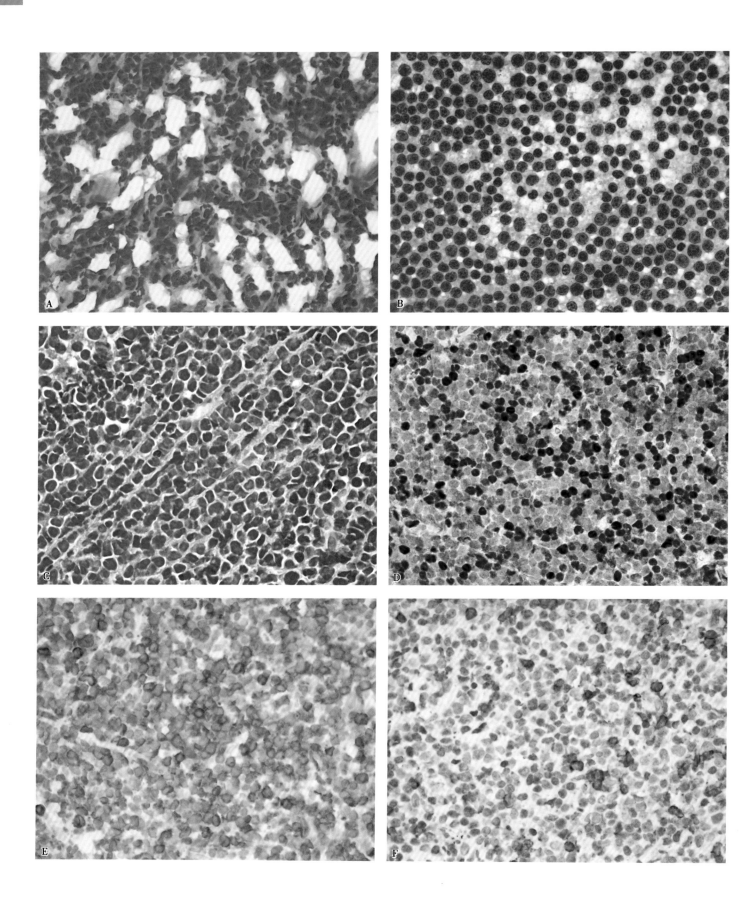

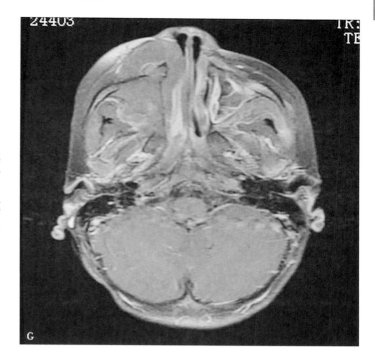

图 5-25　B 淋巴母细胞淋巴瘤

病例，女，4 岁：A. 术中冰冻切片；B. 印片，显示清楚的瘤细胞及其染色质；C. 石蜡切片中瘤细胞呈单列状排列；D. IHC 示部分瘤细胞细胞核 TdT 阳性；E. IHC 示大部瘤细胞质 CD79a 阳性；F. IHC 示少数瘤细胞可见 CD20 阳性；G. 对比增强水平位 MRI 示右眶下区正常软组织，注意眶下孔脂肪消失，翼腭窝脂肪也消失

冲击化疗。临床分期与预后未见明显相关。淋巴母细胞淋巴瘤是少见的高度恶性淋巴瘤，预后较差，造血干细胞移植是淋巴母细胞淋巴瘤重要的治疗手段，尤其是对于有不良预后因素的高危病人。

4. 伯基特淋巴瘤

【概念】

伯基特淋巴瘤（Burkitt lymphoma，BL）是一种倍增时间特别短的 B 细胞淋巴瘤，好发于结外或以急性白血病形式出现，肿瘤由形态单一的中等大小转化 B 细胞组成。*myc* 基因转位是其显著性特征，但并不具有特异性。

【临床特点】

主要发生于儿童，分为非洲型、散发型和 HIV 相关型三种形式。非洲型好发于颌骨和卵巢，散发型常原发于回肠末端、肠系膜、肾脏、卵巢及乳腺，发病高峰为大龄儿童。此病占儿童淋巴瘤的 1/3，男：女 ＝ 2～3：1。临床为高度恶性，偶见白血病化。非洲型瘤细胞内被证明有 EB 病毒整合基因，且在脏器移植后和 AIDS 病人合并 Burkitt 淋巴瘤者阳性率更高。

【病理变化】

Burkitt 淋巴瘤的瘤细胞大小和形态一致，相互粘连，主要由小无裂细胞组成，可伴有少量免疫母细胞。瘤细胞胞界不清，胞质少，嗜双色性，甲基绿派若宁染色呈强阳性，核圆或卵圆形，核膜厚，染色质较粗，核仁明显，可贴近核膜，核有丝分裂象多见。特殊的是瘤细胞迅速死亡，被成熟的巨细胞吞噬，这些含有吞噬碎片和包涵体样颗粒的巨细胞淡染，均匀地散布于瘤细胞之间呈现所谓

的"满天星"图像，是本病的组织学特点（图 5-26）。部分病例可出现肉芽肿反应。

1）免疫组化染色：瘤细胞 IgM 阳性，B 细胞相关抗原（CD19、CD20、CD23、CD79a）阳性，CD10、Bcl-6、CD38、CD77、CD43 阳性，通常弱表达或不表达 Bcl-2，增殖指数 Ki-67 多在 90% 以上。

2）分子遗传学：t(8,14)(q-24,q-32)，第 8 染色体 *myc* 基因重排、活化，少数 t(2,8) 或 t(8,22) 易位，EBER 原位杂交检测地方型阳性。

【鉴别诊断】

Burkitt 淋巴瘤（尤其是成人病人），主要需要和其他高度恶性 B 细胞淋巴瘤鉴别，如弥漫性大 B 细胞淋巴瘤、前 B 细胞淋巴瘤和套细胞淋巴瘤。鉴别的要点包括临床特征、组织学形态、免疫表型和基因型等。一般鉴别诊断不困难，但是需要特别提出的是部分弥漫性大 B 细胞淋巴瘤病人也有 *c-myc* 基因易位，目前还没有很理想的方法来鉴别 Burkitt 淋巴瘤与这部分弥漫性大 B 细胞淋巴瘤。基因表达分析可用于帮助二者的鉴别，并且在判断预后方面可能比传统方法准确，但对其价值尚未达到共识。染色体检查提示弥漫性大 B 细胞淋巴瘤中 *c-myc* 基因是与非 IgH 位点易位的，并且此易位可能是继发于 Bcl-2 和 Bcl-6 表达失调后。但染色体检查相对耗时较久，因此对于二者的鉴别仍需综合考虑专家意见、形态学和分子生物学特点。

【治疗及预后】

Burkitt 淋巴瘤采用高强度、短疗程的化疗，结合鞘内

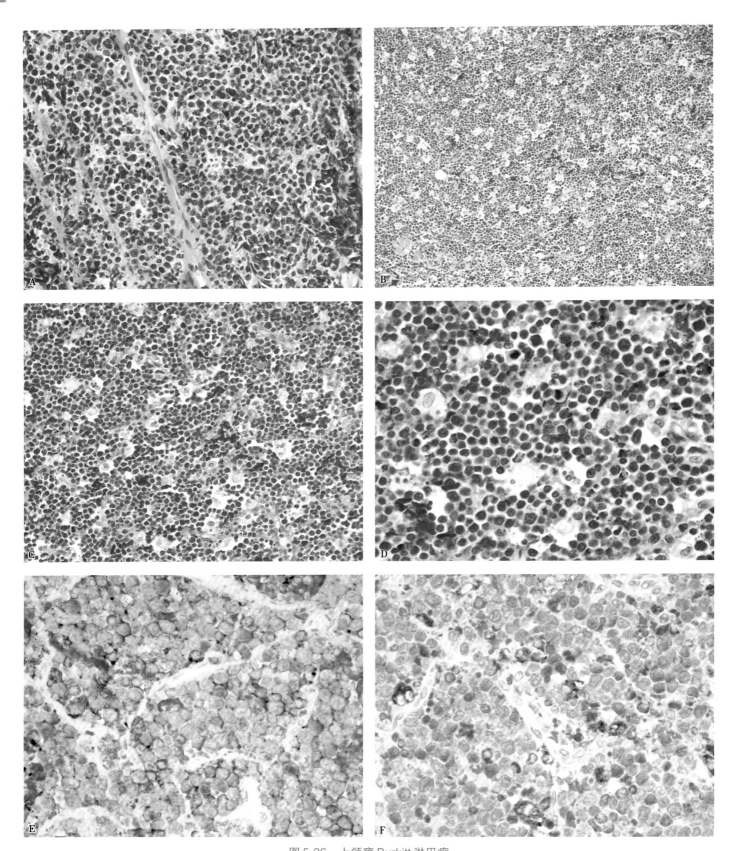

图 5-26　上颌窦 Burkitt 淋巴瘤

A. 术中冰冻切片；B～D. "满天星"现象和一致性增生的瘤细胞；E. IHC 示瘤细胞 CD20 阳性；F. IHC 瘤间吞噬细胞 CD68 阳性

注射预防和治疗中枢神经系统的侵犯。此淋巴瘤属于高度恶性的淋巴瘤，预后较差。

5. 外周T细胞淋巴瘤

【临床特点】

外周T细胞淋巴瘤（peripheral T-cell lymphoma, not otherwise specified）多见于周围淋巴结，但任何部位均可受累，皮肤和胃肠道是最常见累及部位，也可累及上呼吸道。此时，需排除其他特殊类型的淋巴瘤。头颈部外周T细胞淋巴瘤多为结性淋巴瘤累及到扁桃体或鼻咽部，也可为原发，包括非特殊型外周T细胞淋巴瘤及其淋巴上皮样变异型（Lennert淋巴瘤）和T区变异型。

【病理变化】

肿瘤细胞的形态学谱系比较广，从明显的多形性到单形性。大多数病例由许多中等大小和/或大细胞组成，核呈不规则性、多形性、染色质深或泡状，核仁明显，核分裂象多见。淋巴上皮样变异型的特点是在大小不一的异型增生的淋巴样细胞背景上可见上皮样组织细胞并融合成簇状；T区变异型特征是肿瘤细胞呈滤泡周围生长。肿瘤细胞主要是细胞学异型轻微的小细胞，因此这些病例可能被误认为是良性副皮质区增生（图5-27、图5-28）。

【治疗及预后】

属于高度侵袭性的淋巴瘤，治疗反应差，复发常见，5年总体生存率低。

6. 间变性大细胞淋巴瘤

【概念】

间变性大细胞淋巴瘤（anaplastic large cell lymphoma, ALCL）分为间变性大细胞淋巴瘤激酶（ALK）阳性（ALK⁺ALCL）和ALK阴性（ALK⁻ALCL）两个独立的类型。ALK阳性间变性大细胞淋巴瘤主要由淋巴样细胞组成，细胞大，胞质丰富，核有多形性，伴有 *ALK* 基因易位和ALK蛋白表达，并表达CD30。ALK阴性间变性大细胞淋巴瘤定义为CD30阳性的T细胞淋巴瘤，在形态学方面与ALK阳性的间变性大细胞淋巴瘤没有区别，但缺乏 *ALK* 重排和ALK蛋白的表达。其必须与原发性皮肤ALCL、其他具有间变特征的CD30阳性的T或B细胞淋巴瘤亚型及经典型霍奇金淋巴瘤鉴别。

两个类型的预后不同，发病年龄不一，且细胞起源也不完全相同。ALK⁺ALCL起自活化的细胞毒性T细胞，好发于30岁以前的儿童和青少年；而ALK⁻ALCL好发于40～65岁中老年，男性多见，主要累及淋巴结，很少累及结外。耳鼻咽喉头颈部发生的ALCL很少见。

【病理变化】

肿瘤多位于黏膜下弥漫性增生。镜下见标志性间变性大细胞胞质丰富，核呈马蹄铁或肾形，或多核，核仁突

出，与R-S细胞相似（图5-29），细胞易浸润血管。尽管典型的标志性细胞是大细胞，但也可见到具有类似形态学特征的较小细胞，这些较小细胞也有助于诊断。ALCL有3种形态学类型（常为ALK⁺）。

普通型：占60%。见标志性间变性大细胞，背景为不等量中性粒细胞、淋巴细胞、组织细胞。

淋巴组织细胞型：占10%。其特点是肿瘤细胞夹杂大量反应性组织细胞。组织细胞可以掩盖瘤细胞（此型的瘤细胞通常比普通型的瘤细胞小）。肿瘤细胞经常围绕血管周围簇状排列，组织细胞可见噬红细胞现象。

小细胞型：占5%～10%。背景由小至中等大的肿瘤细胞组成。标志性间变性大细胞经常聚集在血管周围。其他变异包括富于多核瘤巨细胞、肉瘤样、印戒样特征。

1）免疫组化染色：瘤细胞CD30阳性，阳性部位在胞膜和高尔基体区。大细胞染色应该强阳性且阳性强度相同，较小的肿瘤细胞可能CD30弱阳性或者甚至阴性。在淋巴组织和小细胞型中，CD30染色表达最强者也是较大细胞。EMA、白介素2受体也常呈阳性反应。ALK⁺ALCL见ALK蛋白阳性，阳性部位可见于胞质或胞核，免疫组织化需要注意的是，建议ALK染色应用单克隆抗体（鼠或兔），而不用多克隆抗体，因后者可产生假阳性染色。绝大多数ALK⁺ALCL病例表达一个或更多的T细胞抗原，但因其表达不定，应多个T细胞标志物联合使用。CD3是应用最广泛的全T细胞标记物，但超过75%的ALK⁺ALCL病例是阴性的。CD2、CD5和CD4常常更有用，绝大多数病例（70%）是阳性的。许多病例表达细胞毒性相关蛋白（TIA1、粒酶B和/或穿孔素）。瘤细胞明确缺乏B细胞标记物，也不表达B细胞转录因子PAX-5、Bcl-2和EBER。

2）分子遗传学：可见多种不同类型染色体 *ALK* 融合基因及NPM-ALK和X-ALK嵌合性蛋白8。最常见的遗传学改变发生在2号染色体的 *ALK* 基因和5号染色体的 *NPM* 基因之间的t（2;5）（p23;q35）异位。在1、2、3、17、19、22号染色体和X染色体的 *ALK* 和其他基因也可发生不同形式的异位。无论是否表达T细胞抗原，大多数显示 *TCR* 基因克隆性重排。

【鉴别诊断】

发生在头颈部的ALCL，由于该部位解剖关系的特殊性，取材标本多较小，且常常有挤压，给疾病的诊断带来很大的困难，常需要和发生在该部位的其他疾病相鉴别。

1）ALK阴性ALCL：主要包括外周T细胞淋巴瘤和霍奇金淋巴瘤。

2）ALK阳性ACLC：包括表达ALK蛋白的弥漫大B细胞淋巴瘤、横纹肌肉瘤、炎性肌纤维母细胞瘤。

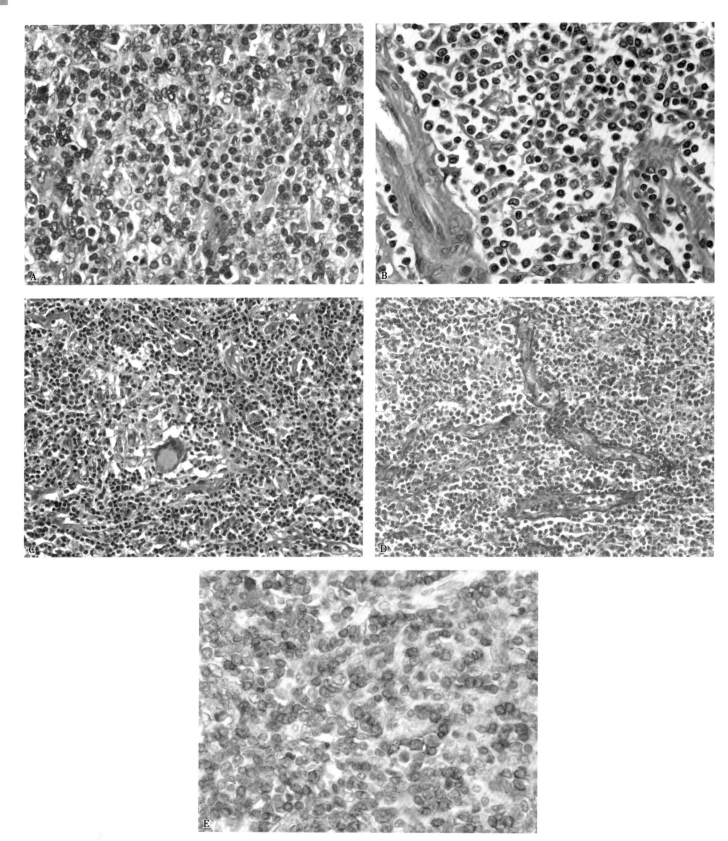

图 5-27　外周 T 细胞淋巴瘤

病例，女，73 岁，颈部淋巴结病变累及扁桃体及鼻咽部，非特殊型：A. 异型淋巴细胞伴嗜酸性粒细胞浸润；B. 胞质透亮的肿瘤细胞；C. 肿瘤组织内偶见多核组织细胞；D. PAS 染色示增生的血管；E. IHC 示瘤细胞 CD45RO 阳性

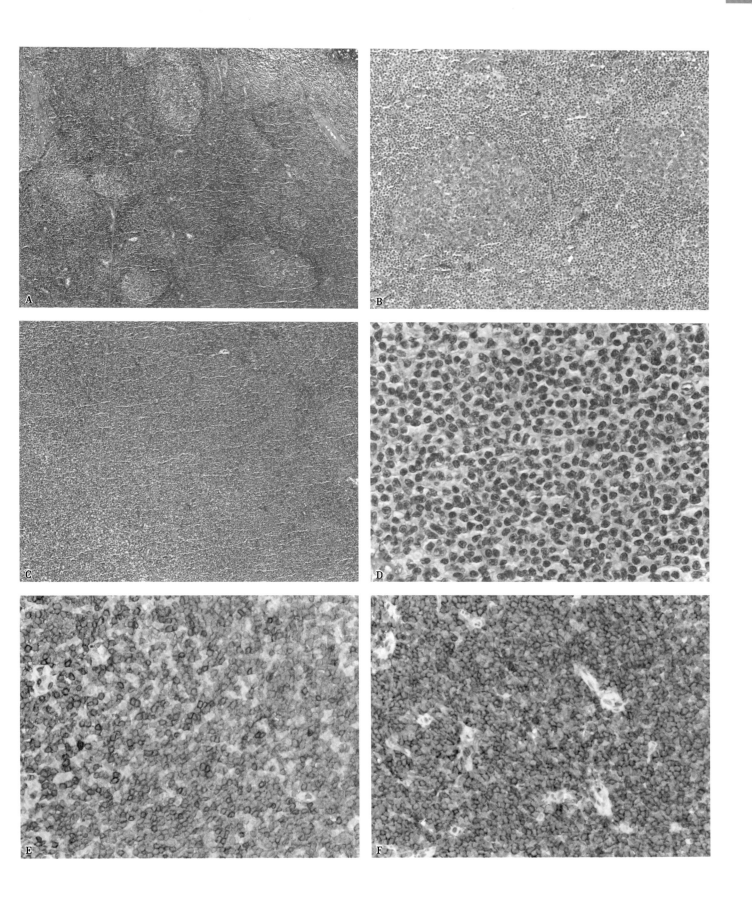

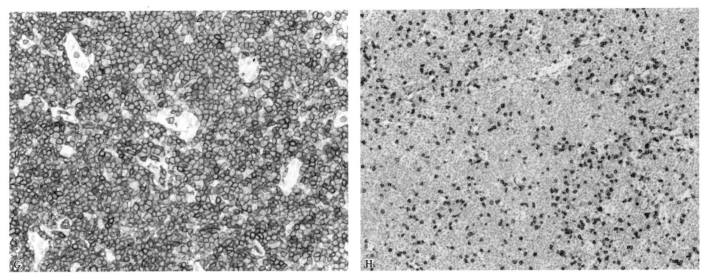

图 5-28 外周 T 细胞淋巴瘤

病例，男，46 岁，舌根，T 区变异型：A、B. 小型淋巴细胞在滤泡周围增生；C. 此区淋巴滤泡大部萎缩消失；D. 高倍示一致性增生的 T 细胞；E. IHC 示瘤细胞 CD3 阳性；F. IHC 示瘤细胞 CD4 阳性；G. IHC 示瘤细胞 CD5 阳性；H. IHC 示瘤细胞 CD8 阴性，少数反应性 T 细胞阳性

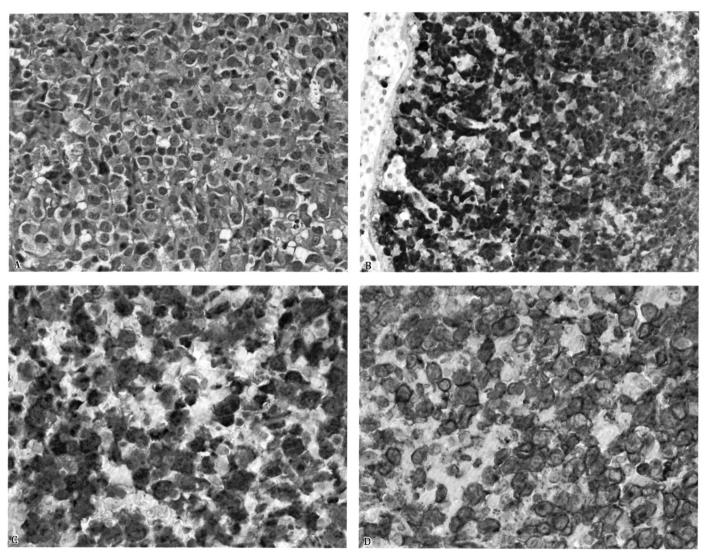

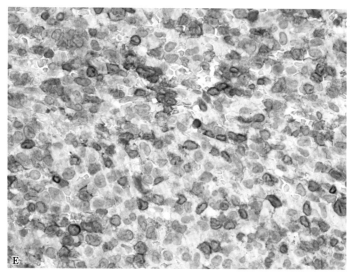
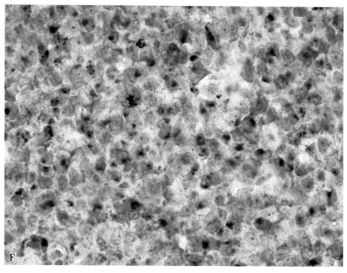
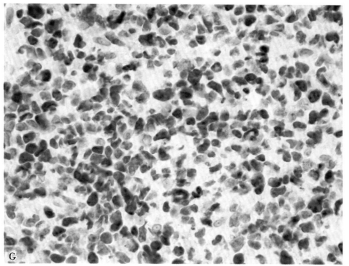

图 5-29　间变性大细胞淋巴瘤

病例，女，27 岁，鼻腔占位：A. 间变性大细胞其胞质丰富，可见核偏位呈肾形，核仁突出；B、C. IHC 示瘤细胞胞质及胞核 ALK 阳性；D. IHC 示瘤细胞胞膜 CD30 阳性；E. IHC 示瘤细胞胞膜 CD3 阳性；F. IHC 示瘤细胞胞质 GrB 阳性；G. IHC 示瘤细胞 Ki-67 增殖指数高

【治疗及预后】

ALCL 治疗目前尚无统一标准，需术后辅以化、放疗等综合治疗，但 5 年生存率仍小于 45%。国际预后指数（international prognostic index，IPI）在预测 ALK⁺ ALCL 结果上有一定价值。由于小细胞亚型病人在诊断时常常有肿瘤播散，预后可能不如其他 ALK 阳性的病例。与 ALK⁻ ALCL 病人相比，ALK⁺ ALCL 预后较好。

7. ALK 阳性大细胞淋巴瘤

【概念】

ALK 阳性的大 B 细胞淋巴瘤是一类 ALK 阳性的单形性大免疫母细胞样的 B 细胞肿瘤。

【发病情况】

这类淋巴瘤相对较为罕见，在大 B 细胞淋巴瘤中所占比例不足 1%。ALK 阳性的大 B 细胞淋巴瘤可发生于各个年龄段，中位年龄 36 岁，男女之比 3：1。约 50% 以上的病人以无痛性淋巴结肿大为主要症状，疾病常累及颈部及纵隔淋巴结，亦可见于结外其他部位（舌、鼻咽、骨及软组织等）的累及，而累及头颈部者罕见。

【病理变化】

形态学上该肿瘤呈明显的异质性，主要表现为正常的淋巴组织结构破坏，肿瘤细胞弥漫增生，肿瘤的形态学范围变化较大，从弥漫和镶嵌样排列的免疫母细胞样细胞到具有显著浆细胞性分化的肿瘤细胞谱状变化，但以浆母细胞为主。肿瘤细胞体积大，细胞质丰富淡染。有圆形或椭圆形的细胞核，核大居中或偏位，可见明显的核仁，核分裂易见。

免疫组化染色：特征性的表达 ALK、EMA、浆细胞标记（如 CD38 和 CD138），ALK 的表达模式为细胞质内部分或弥漫性阳性，而几乎不表达 B 细胞标记（CD20、CD79a、PAX-5），不表达或弱表达 CD10、CD43、CD45、CK。CD30 通常为阴性，这是与 T 细胞来源的 ALK 阳性间变性大细胞淋巴瘤的重要鉴别点（图 5-30）。

【鉴别诊断】

1）间变性大细胞淋巴瘤：可呈现与 ALK 阳性的大 B 细胞淋巴瘤相似的组织学形态，肿瘤细胞大，细胞质丰富、核仁明显，呈浆母细胞样。免疫组化检查是两者重要的鉴别方法，在新的 WHO 分类中，间变性大细胞淋巴瘤均为 T 细胞来源，且 CD30 常呈强阳性，并表达细胞毒性颗粒蛋白，但是浆细胞标记阴性。这些可与 ALK 阳性的大 B 细胞淋巴瘤鉴别。

2）浆母细胞性淋巴瘤：其在组织学形态和免疫表型上与 ALK 阳性的大 B 细胞淋巴瘤很相似，但是浆母细胞性淋巴瘤不表达 ALK 且 Ki-67 高表达（大于 90%），60%～75% 的病例 EBER 原位杂交检测阳性。

3）其他：该肿瘤还需要和间变性浆细胞瘤、大细胞癌和精原细胞瘤等鉴别，可根据临床表现、组织学及免疫组化标记特点综合判断。

【治疗及预后】

这类肿瘤临床过程具有高度侵袭性，生存期短且预后不良。对传统的治疗方案反应差，尚无有效治疗手段。这类肿瘤 CD20 抗原常阴性，因此对美罗华药物不敏感。

8. 良性淋巴管内 T 细胞聚集

【概念】

淋巴管内出现良性 T 细胞的聚集。多见于扁桃体、咽弓及阑尾等处，发病年龄范围较广（5～64 岁）。

【病理变化】

镜下特征性的表现为薄壁淋巴管（被覆内皮标记 D2-40阳性）扩张，其内可见单一的小或中等大小的淋巴细胞聚集。其与血管内淋巴瘤的不同点如下：①管腔内淋巴细胞多为 T 细胞标记阳性；②病灶常为单发病灶，肉眼上多呈息肉状突起，无其他部位或器官的累及，随访无复发；③淋巴管明显扩张；④细胞排列拥挤，细胞中等偏小，异型性不明显，核分裂象罕见，Ki-67 增殖指数 <10%；⑤扩张的淋巴管周围可见较多淋巴细胞和 / 或炎性细胞以及明显纤维化（图 5-31）。这些特征与血管内淋巴瘤差异明

显，提示是一种良性病变而非肿瘤性病变。其形成可能与慢性炎症导致淋巴回流受阻有关。应注意避免误诊为淋巴瘤。

【鉴别诊断】

脉管内淋巴细胞大量聚集不常见，还包括血管内淋巴瘤。其与良性淋巴管内 T 细胞聚集虽然在 HE 染色切片上有类似之处，但其病变性质、临床病理特征等均不相同。

血管内淋巴瘤　是一种较为罕见的淋巴瘤，通常表现为全身多个部位的累及，最常见于中枢神经系统和皮肤。好发于中老年人，临床过程极具有侵袭性，肿瘤细胞多位于血管内，多为 B 细胞来源的淋巴瘤，细胞体积较大，异型性较明显。

（五）耳及喉的淋巴瘤

【临床特点】

少见（耳部淋巴瘤参见耳部造血组织肿瘤），多表现为外周 T 细胞淋巴瘤或 NK/T 细胞淋巴瘤，也可发生浆细胞瘤。北京同仁医院 1999—2008 年间原发于喉的非霍奇金淋巴瘤病例仅有 11 例。其中外周 T 细胞淋巴瘤，非特殊型 3 例，NK/T 细胞淋巴瘤 5 例，MALT 淋巴瘤 1 例，弥漫性大 B 细胞淋巴瘤 1 例，浆细胞淋巴瘤（未分化型）1 例。

【病理变化】

1. 肉眼观　肿瘤多见于声门上区，肉眼上多形成隆起于黏膜表面的肿物；部分 NK/T 细胞淋巴瘤坏死明显，往往形成表面的溃疡并伴有坏死。

2. 镜下观　肿瘤多为弥漫性的生长模式，表现为瘤细胞弥漫浸润于黏膜下固有层内；瘤细胞可侵犯黏膜和腺体上皮，也可侵犯血管，坏死常见。肿瘤细胞具有明显的异型性，多以中等大和大细胞为主，核分裂象常见。其免疫表型同其他部位的同型淋巴瘤。

【鉴别诊断】

值得注意的是，黏膜发生淋巴瘤时常同时伴有明显的黏膜炎症，出现大量的浆细胞、B 细胞浸润，它们可以混杂或分区存在，免疫组化染色在 T 细胞标志物阳性的同时也出现大量浆细胞及 CD20 阳性的 B 细胞，易误认为是多克隆性增生，而诊为炎症或浆细胞瘤，但此时若找到小灶状坏死、聚集的 CD56、CD3、粒酶 B 阳性及 EBER 原位杂交检测到明显阳性的细胞团，则强烈提示为 NK/T 细胞淋巴瘤（图 5-32）。

【治疗及预后】

治疗方式多选择手术、放疗和化疗多重结合的治疗方式，肿瘤一般对放疗较敏感，预后较好。

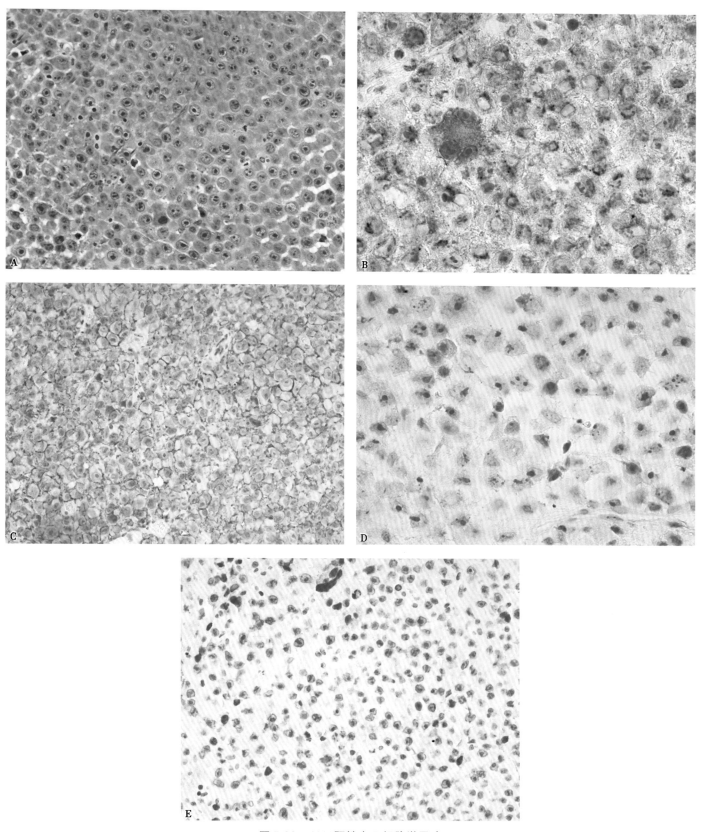

图 5-30　ALK 阳性大 B 细胞淋巴瘤

病例，女，42 岁，累及蝶窦及颈部淋巴结：A. 异型增生的免疫母细胞样细胞，瘤细胞体积大，核大，核仁明显；B. IHC 示瘤细胞 ALK 阳性，呈细胞质内部分或弥漫性阳性；C. IHC 示瘤细胞 CD138 阳性；D. IHC 示瘤细胞 CD30 阴性；E. IHC 示瘤细胞 CD20 阴性

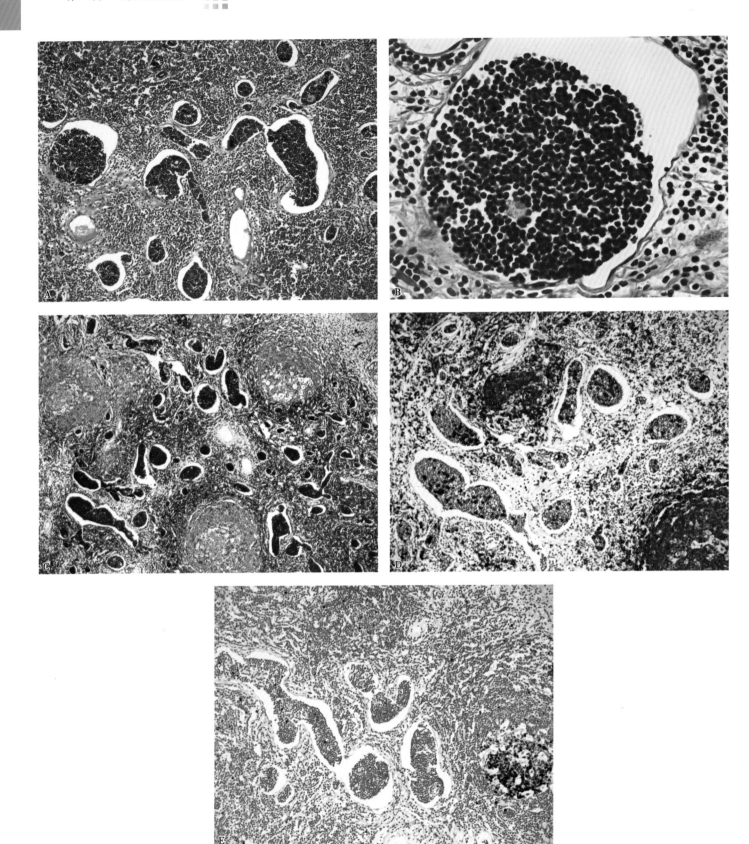

图 5-31　良性淋巴管内 T 淋巴细胞聚集

病例，女，5 岁，扁桃体：A. 扁桃体可见扩张的淋巴管，其内可见淋巴细胞聚集；B. 淋巴管内聚集的淋巴细胞异型性不明显；C. IHC 示淋巴管内聚集的淋巴细胞 CD3 弥漫阳性；D. IHC 示淋巴管内聚集的淋巴细胞少数 CD20 阳性，周围淋巴滤泡内淋巴细胞大部分阳性；E. IHC 示 Ki-67 示淋巴管内聚集的淋巴细胞少数阳性，生发中心内淋巴细胞大部分阳性

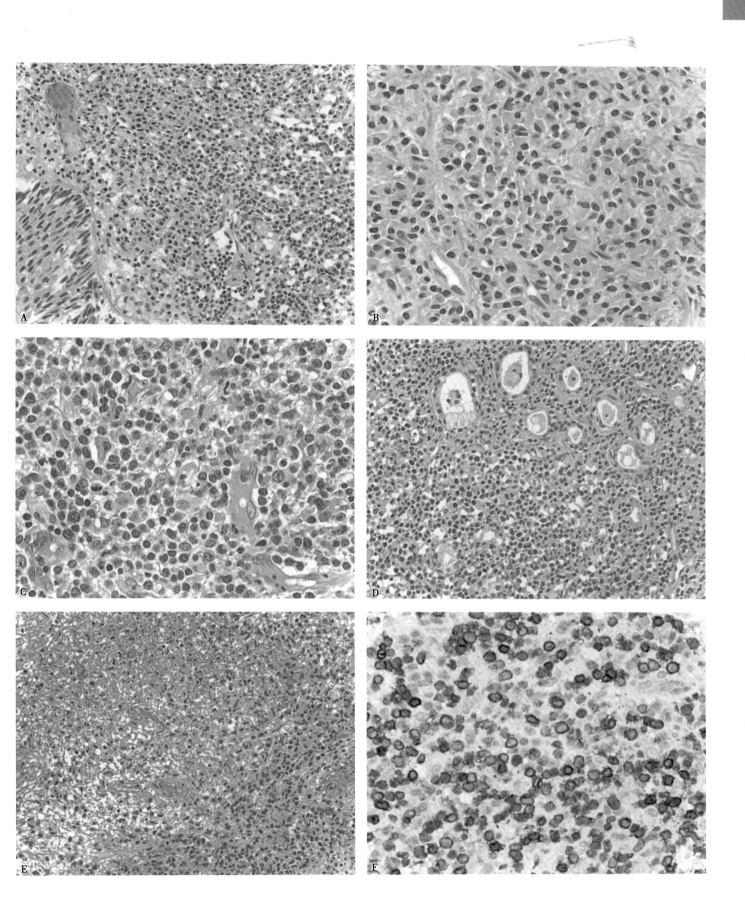

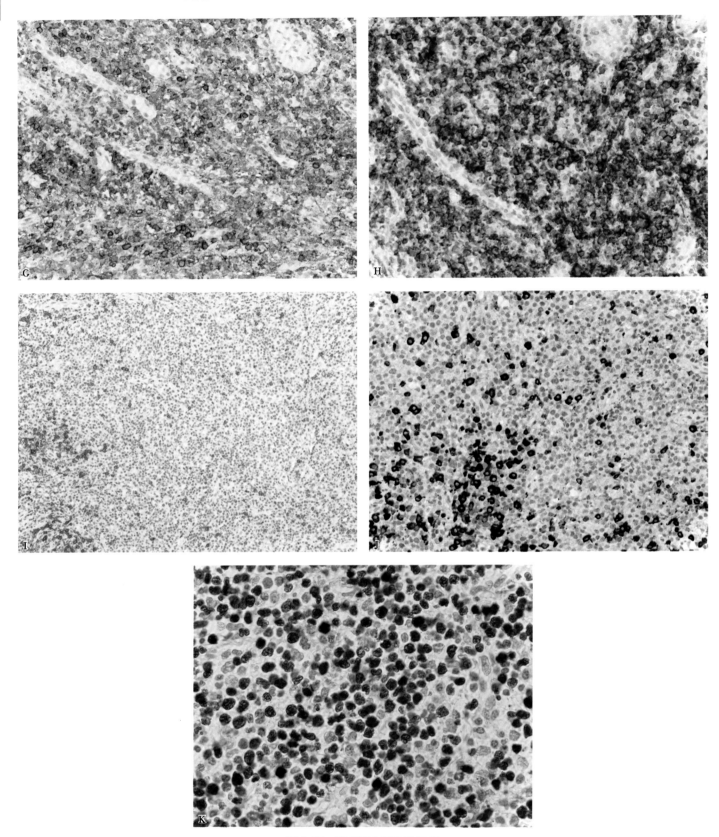

图 5-32　喉 NK/T 细胞淋巴瘤

病例，男，80 岁：A. 上皮下黏膜内可见一致性浆细胞浸润区；B. 形态成熟的浆细胞，上图高倍；C. 显示异型淋巴样细胞区；D. 异型细胞间杂浆细胞在黏膜腺体间浸润；E. 可见小灶状坏死；F. IHC 示异型淋巴样细胞 CD3 阳性；G. IHC 示异型淋巴样细胞 CD45RO 阳性；H. IHC 示异型淋巴样细胞 CD56 阳性；I. IHC 示异型淋巴样细胞 CD20 阴性；J. IHC 示异型淋巴样细胞 CD79a 阴性；K. 原位杂交示异型淋巴样细胞 EEBER 强阳性

第三节　组织细胞和树突细胞肿瘤

从免疫学的角度看，"组织细胞"是能捕捉、加工、处理抗原，并将抗原提呈给抗原特异性淋巴细胞的一类免疫辅佐细胞，称抗原提呈细胞。它包括单核巨噬细胞系统和树突状细胞系统。目前认为抗原提呈细胞的两大系统均起源自骨髓 CD34 阳性干细胞，它先发育为粒细胞、红细胞、单核/巨噬细胞及血小板克隆形成单位，进而发育为粒细胞-巨噬细胞克隆形成单位。后者可分化为粒细胞和单核巨噬细胞，或发育为树突状-朗格汉斯细胞（Langerhans cell, LC）克隆形成单位。树突状-朗格汉斯细胞克隆形成单位再分化为树突状细胞、朗格汉斯细胞（CD1a 阳性）及单核/巨噬细胞（CD1a 阴性）。

在 WHO 淋巴造血组织分类中，将来源于组织细胞和树突状细胞肿瘤分为组织细胞肉瘤、朗格汉斯细胞组织细胞增生症/肉瘤、指状突树突细胞肉瘤、滤泡树突细胞肉瘤和树突细胞肉瘤（非特殊型）等。本章节仅就耳鼻咽喉头颈部相对常见的朗格汉斯细胞组织细胞增生症和滤泡树突细胞肉瘤进行描述。

一、朗格汉斯细胞组织细胞增生症

【概念】

朗格汉斯细胞组织细胞增生症（langerhans cell histiocytosis, LCH）是由树突状细胞家族中的朗格汉斯细胞单克隆性增生所致，可发生在任何年龄段，多见于儿童。1865 年报道首例，既往曾被称为组织细胞增生症 X（histiocytosis X），包括嗜伊红肉芽肿（eosinophilic granaloma）、韩-薛-柯氏病（Hand-Schuller-Christian disease）及莱特勒-西韦病（Letterer-Siwe disease，acute infantile reticuloendotheliosis，non-lipid reticuloendotheliosis）三征。1973 年 Nezelof 首次通过电镜观察到病变细胞中的 Birbeck 颗粒，由于其与皮肤 Langerhans 细胞具有相同的性质及特征性的网球拍样 Birbeck 颗粒，1987 年国际组织细胞学会将其统称为朗格汉斯细胞组织细胞增生症。近年来通过 X-链锁人雄激素受体基因非活化克隆性解析，发现部分病例呈单克隆性增生，提示可能是肿瘤性病变。

朗格汉斯细胞组织细胞增生症三征在发病年龄、累及部位的多寡及预后等方面均有不同。

【临床特点】

1. 嗜伊红肉芽肿　在中耳、乳突及鼻腔鼻窦部相对多见。好发于 5～6 岁儿童，常为骨的单发性或多发性病变，病灶内可见多种细胞成分，典型的朗格汉斯病变细胞呈"咖啡豆"，细胞核上可见裂沟或皱褶，胞质透亮，同时伴有不等量的嗜酸性粒细胞浸润，可形成"嗜酸性脓肿"；可出现单核吞噬细胞来源的多核巨细胞，免疫组化染色见后述。预后好。

2. 韩-薛-柯氏病　为骨的多发性病变，或皮肤及软组织有两处以上病变，各器官均可累及，最常累及颅骨，有时累及淋巴结。临床以骨破坏、尿崩症和眼球突出为三大症状。组织学上除组织细胞、泡沫细胞外可见嗜酸性粒细胞与多核巨细胞。本病经过缓慢，预后不佳。

3. 莱特勒-西韦病　见于 2 岁以下婴幼儿，以出血性皮疹为特征，真皮内浸润组织细胞可见分裂象，肝、脾、淋巴结肿大，贫血、出血倾向及牙龈病变，可见浸润性结节性间质性肺炎及肺水肿所致蜂窝状肺，初期无骨病变，病情发展迅速，病人多死亡。镜下为组织细胞增生，可见特征性核沟。

头颈部发生的 LCH 通常发生于中年之前，倾向发生于男性，骨源性病变最常见，最常见的侵犯部位是颅骨（包括中耳和颞骨），其中嗜伊红肉芽肿在中耳、乳突及鼻腔鼻窦部相对多见。中耳和颞骨受累及的症状包括耳分泌物增多、颞骨区的肿胀、中耳炎、骨痛、听力丧失、耳痛和眩晕。单一的或多发的境界清楚的骨源性肿块在影像学片上可以辨别。

【病理变化】

由混合细胞类型组成，除肿瘤性的朗格汉斯组织细胞以外，具有特征性的往往是有数量不等的嗜酸性粒细胞（嗜酸性粒细胞的数量是变化的，量多的时候可以形成嗜酸性脓肿，量少的时候则几乎没有），此外还可以有淋巴细胞、浆细胞和组织细胞等混合存在。Langerhans 组织细胞通常呈片状、簇状或巢状排列，中等大小，约 10～15μm，胞质中等量，嗜酸性或者双嗜色性。细胞核核膜折叠，外观如咖啡豆样，俗称"咖啡豆样核"，核染色质浅淡，无核仁。核可以有异型，但核分裂象少见。泡沫样组织细胞和多核巨细胞可见，组织细胞可能出现单核细胞吞噬现象。组织学的变化根据疾病的演变而变化，早期往往主要是以嗜酸性粒细胞为主的背景细胞，夹杂少量肿瘤细胞；中期肿瘤性朗格汉斯组织细胞增生开始增多；晚期纤维化明显，肿瘤细胞和背景细胞都明显减少（图 5-33）。

1. 免疫组化染色　肿瘤细胞特征性的弥漫表达 CD1a、Langerin 和 S-100 蛋白，CD45RO 也可非特异性表达，泡沫样组织细胞和多核巨细胞是 S-100 和 CD68 阳性，而 CD1a 阴性，借此可以与很多肿瘤相鉴别（图 5-34）。

2. 超微结构　Birbeck 颗粒为 LCH 特征性结构，也是最后诊断 LCH 的金标准，长 200～400nm，为杆状，纵切呈 5 层膜结构，中等电子密度，两边各包绕 2 层电子密

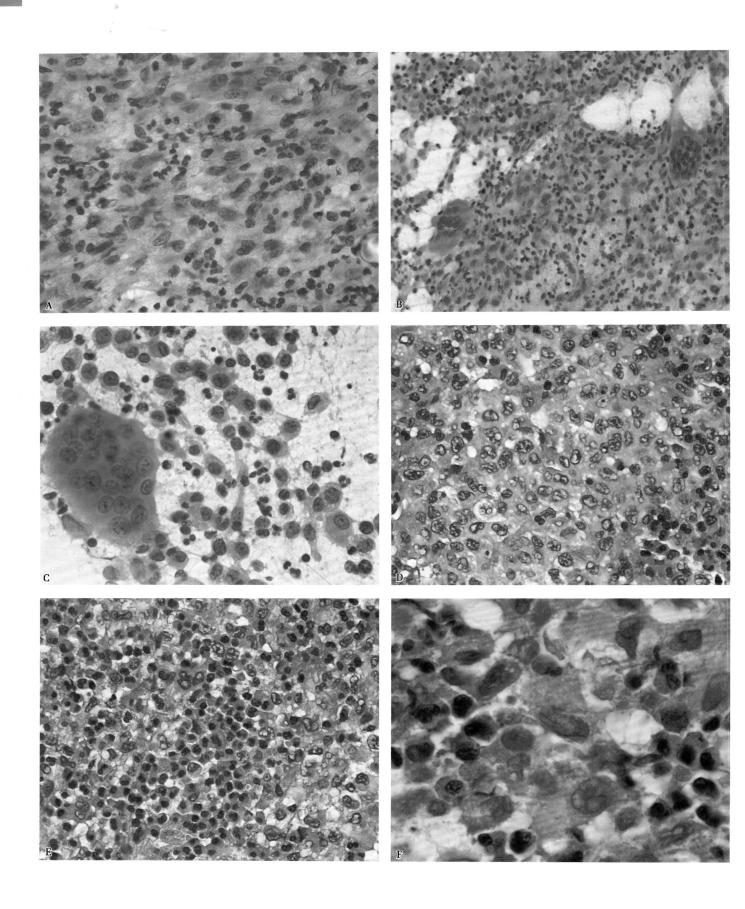

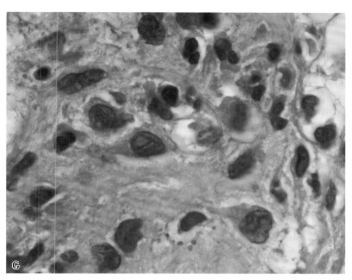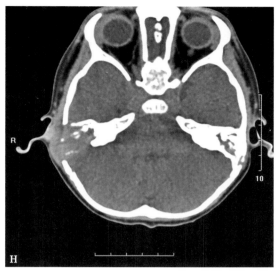

图 5-33　朗格汉斯细胞组织细胞增生症

A. 术中冰冻切片，示增生的朗格汉斯细胞；B. 术中冰冻切片，可见多核巨细胞及嗜酸性粒细胞；C. 印片示增生的朗格汉斯细胞和多核巨细胞；D. 高倍镜示增生的朗格汉斯细胞可见核皱裂及核沟；E. 病灶内可见嗜酸性粒细胞聚集；F、G. 油镜下朗格汉斯细胞的核皱裂及核沟；H. 水平位 CT 扫描示右侧颞骨溶骨性病变及一软组织肿块

度较高的单位膜，中央 1 层纵行隔膜，部分颗粒有低电子密度 6~7nm 横纹均匀间隔，呈拉链状，部分颗粒一端膨大呈网球拍样。Birbeck 颗粒在病变早期数量较多，其形成与一种胞质内受体朗格汉斯细胞特异性凝集素 Langerin 有关。胞质中有数量不等的线粒体、粗面内质网及核糖体，溶酶体突出，细胞核高度不规则，凹陷、扭曲、锯齿状的表现更加明显。Birbeck 颗粒的功能目前尚不明确。

【鉴别诊断】

发生在耳鼻咽喉头颈部的 LCH 常需要与好发于此部位的其他肿瘤相鉴别。

1. **霍奇金淋巴瘤部分亚型**　两者病变背景有时相似，均可以有大量的嗜酸性粒细胞、淋巴细胞和组织细胞组成的背景。但霍奇金淋巴瘤可见典型 R-S 细胞和其他类型的 R-S 细胞，CD15、CD30 和 EBV 通常阳性。

2. **木村病/Kimura 病**　可出现嗜酸性粒细胞和淋巴细胞浸润，甚至出现嗜酸性脓肿，晚期病例也可以广泛纤维化，肿瘤成分明显减少，可以和 LCH 相混淆。但 Kimura 病无 CD1a 和 S-100 阳性的朗格汉斯细胞。此外，Kimura 病还具有滤泡增生和血管增生（毛细血管后静脉呈鹿角状增生）的形态特点，可与之鉴别。

3. **上皮样血管瘤（又称血管淋巴细胞增生伴嗜酸性粒细胞浸润）**　病变中也可以由不同程度的嗜酸性粒细胞浸润和纤维化，鉴别要点同 Kimura 病。

4. **Rosai-Dorfman 病**　胞质淡染或嗜酸，S-100 较强阳性，CD68 可弱阳性。但其细胞比朗格汉斯细胞要大得多，核圆，核仁清楚，胞质内有特征性的淋巴细胞、浆细胞等细胞伸入现象，背景为浆细胞而不是嗜酸性粒细胞，不表达 CD1a。

5. **恶性黑色素瘤**　发生在皮肤和淋巴结的 LCH 要与原发皮肤和淋巴结转移的黑色素瘤鉴别，两者 S-100 都阳性，但 LCH 不表达 HMB45，而恶性黑色素瘤不表达 CD1a。

6. **其他**　还包括发生在此部位的其他肿瘤，如非霍奇金淋巴瘤、胚胎性横纹肌肉瘤、粒细胞肉瘤、尤因肉瘤和嗅神经母细胞瘤，这些肿瘤也可以见于儿童，当 LCH 病变不典型的时候，需要与它们鉴别，根据组织学变化和免疫组化特点多可以鉴别（相关鉴别诊断要点见相应章节）。电镜找到 Birbeck 颗粒则可以确诊为 LCH。

莱特勒-西韦病应与注意与小儿科常见的组织细胞增生性疾患如恶性组织细胞增生症（MH）、家族性噬血细胞性淋巴组织细胞综合征（FEL）、病毒相关性噬血细胞综合征（VAHS）及幼年性黄色瘤（JX）等鉴别。

【治疗及预后】

本病治疗方案的选择根据疾病的严重程度决定。对于只有单系统单病灶累及的（尤其只有骨一处病变的）主张单纯的手术切除（刮除术），单系统多病灶和多系统受累的病例，主张采用手术治疗加放疗（50~150Gy）和化疗，临床上常用化疗方案有 DAL-HX83/90 方案和改良 LCH-Ⅰ/Ⅱ方案。单纯的骨病变在一年内没有复发被认为是治愈。对于化疗不敏感、复发、多部位转移、顽固的严重病例，目前有一些补救方案的提出，但尚需要大量病例研究证明其有效性。对于器官衰竭严重的病人，可采用

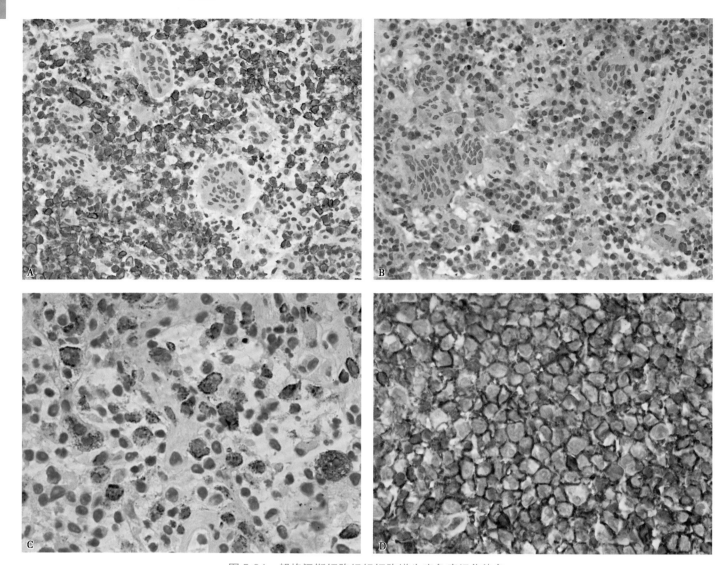

图 5-34　朗格汉斯细胞组织细胞增生症免疫组化染色

A. IHC 示瘤细胞 CD1a 阳性，反应性多核巨细胞阴性；B. IHC 示瘤细胞 S-100 阳性，反应性多核巨细胞阴性；C. IHC 示少数瘤细胞 CD68 阳性；D. IHC 示瘤细胞 CD45RO 非特异性阳性表达

骨髓移植和干细胞移植。本病的预后与发病年龄、受累部位、pLCs 的数量及有无器官功能损害有关。一般认为发病年龄越小的病人，疾病发展越快，预后越差。尽管如此，本病大多数预后较好，发生于骨组织内经刮除病灶或切除病灶或加以局部放疗后大多可治愈，尤其对于单一病灶累及的病例。复发可能是因为疾病系统性和多灶性发展导致的（复发多发生在诊断后 6 个月以内），多系统病变且伴有功能障碍者预后最差，即使进行系统性化疗其死亡率仍居高不下。

二、朗格汉斯细胞肉瘤

【概念】

朗格汉斯细胞肉瘤（Langerhans cell sarcoma，LCS）是具有明确恶性细胞学特征的朗格汉斯组织细胞的肿瘤性增生。被认为是朗格汉斯组织细胞增生症高度恶性的变异型，它可以是原发的，也可以是朗格汉斯组织细胞增生症进展而来。

【临床特点】

发病年龄广泛，从 10 到 72 岁不等，中位年龄为 41 岁。皮肤及淋巴结为最常见受累部位，多器官受累，包括淋巴结、肺、肝、脾及骨。头颈部是 LCS 的常见部位，发生在头颈部的 LCS 主要累及皮肤、淋巴结及扁桃体，头颈部的 LCS 发病年龄较其他部位晚，并更容易出现肿瘤播散。其临床表现及影像学检查均不具有特异性，易漏诊和误诊。

【病理变化】

1. 镜下观　肿瘤与周围界限不清楚，呈浸润性生长，分布不均匀，呈结节状、片状或灶状分布；在小淋巴细胞、浆细胞及少许嗜酸性粒细胞的背景中可见呈弥漫分布的异型细胞，细胞体积大，胞质丰富，淡红染，核形不规则（圆形、卵圆形或短梭形），核染色质淡，核仁明显，部分可见核沟（是诊断关键特征）；核分裂象易见，通常 >50 个 /10HPF（图 5-35）。

2. **免疫组化染色**　免疫组化是诊断朗格汉斯肉瘤的重要手段，病变细胞表达 CD1a、S-100、Langerin 和 CD68，其中 Langerin 和 CD1a 具有较高的敏感性和特异性，是最有诊断价值的标记物。

3. **超微结构**　电镜观察可见朗格汉斯细胞胞质内存在其特有的超微结构，即 Birbeck 颗粒，但并不是所有病例均可见。

4. **分子病理学**　部分病例可检测到 *BRAF V600E* 突变，对诊断不具有特殊意义，但可作为临床靶向治疗的靶点。

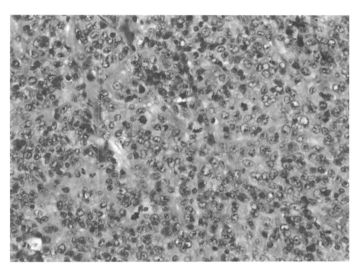

图 5-35　朗格汉斯肉瘤
肿瘤细胞核染色质淡，核型不规则，核仁明显，核分裂象多见

【鉴别诊断】

1. **朗格汉斯细胞组织细胞增生症**　两者均为朗格汉斯细胞的肿瘤性增生，均来源于髓系前体细胞。镜下朗格汉斯细胞组织细胞增生症常有特征性的较多嗜酸性粒细胞浸润，并杂有部分淋巴细胞和中性粒细胞，其胞核有明显核沟或折叠、凹陷、分叶状，核染色质细腻，核膜较薄，核分裂象罕见，细胞形态温和，异型性小，而朗格汉斯肉瘤细胞异型性大，核仁明显，核分裂象多见，一般 >50 个 /10HPF，嗜酸性粒细胞可较少。免疫组化意义不大，鉴别主要依靠细胞异型性及核分裂象的多少。

2. **滤泡性树突细胞肉瘤**　瘤细胞呈梭形或卵圆形，排列呈巢状、旋涡状或席纹状，细胞境界不清，呈合胞体

状，胞质淡染，细胞核卵圆形或圆形，核膜清晰，核仁居中；核染色质点彩状、空泡状，部分可见假包涵体。免疫组化瘤细胞特征性表达 CD21、CD35 及 CD23 阳性，但 CD1a 阴性、S-100 蛋白部分阴性。电镜下瘤细胞不呈复杂的长指状突，可见桥粒连接。

3. **指状树突细胞肉瘤**　瘤细胞呈梭形、圆形或卵圆形弥漫排列分布，胞质丰富，细胞核深染，核膜薄，核仁小或不明显。免疫组化瘤细胞 S-100 阳性，但 CD1a 阴性。电镜下，瘤细胞表面有大量特征性的长指状突起，无桥粒结构和 Birbeck 颗粒。

4. **霍奇金淋巴瘤**　可见 R-S 细胞，免疫组化 CD15、CD30 阳性，CD20 及 PAX5 呈现不均质阳性，经典型的部分病例 EBER 阳性，CD1a 及 S-100 蛋白阴性。

5. **间变大细胞淋巴瘤**　免疫组化 CD30 阳性，通常表达 T 细胞抗原及细胞毒标记，S-100 及 CD1a 均阴性。

6. **恶性黑色素瘤**　免疫组化除 S-100 阳性外，还表达 HMB-45 和 Melan-A，不表达 CD1a。电镜下见不同阶段的黑色素小体。

【治疗及预后】

尚无公认的最优治疗方案，治疗主要根据受累部位及范围而定。主要治疗手段有：手术切除、化疗、放疗、免疫治疗、激素、骨髓移植等。孤立性或局限性病变治疗效果较好，多种治疗方法联合治疗有效，尤其是术后的放疗及化疗。*BRAF V600E* 有突变者可选择靶向治疗。

当前还缺乏朗格汉斯肉瘤相关的预后信息，单发和病灶局限的预后较好，多发或系统性表现者预后差。绝大多数病例确诊后 2 年内死亡，病情呈进行性发展，总体生存率不足 50%。Ben-Ezra 等将朗格汉斯细胞肿瘤进行了总结并将其分为 4 类：①肿瘤细胞具有良性的形态学特征和惰性行为；②肿瘤具有良性组织形态和侵袭性行为；③肿瘤具有非典型性或恶性形态学特征，但具有良性临床经过；④肿瘤具有非典型性或恶性形态学特征，且具有恶性临床行为。

三、滤泡树突状细胞肉瘤

【概念】

滤泡树突状细胞肉瘤（follicular dendritic cell sarcoma，FDCS）是一种罕见的起源于生发中心滤泡树突状细胞的低度恶性肿瘤。滤泡树突状细胞位于淋巴滤泡内，其极其复杂的细胞突起相互缠绕形成细胞网络，在支撑滤泡的同时，将抗原以免疫复合物的形式捕捉固定在它的表面，表达与淋巴细胞增殖、分化有关的各种分子，对诱导及调节淋巴滤泡尤其是在生发中心发生的免疫反应中发挥重要作用。

【临床特点】

中位发病年龄 41 岁（14～80 岁），无明显性别差异。一般多见于成年人，儿童少见。通常表现为无痛性的淋巴结肿大，颈部淋巴结肿大最常见，其次是腋窝淋巴结。最常见的结外部位是头颈部上呼吸道黏膜区域，扁桃体和喉多见，其次是软腭、口腔软组织和甲状腺等。另外，皮肤、肠道、软组织、纵隔、肺和乳腺也可以发生。临床病程长短不一，进展缓慢，呈惰性表现。全身症状一般少见。临床表现包括无痛性肿大的肿块，可以引起吞咽困难和其他阻塞性症状。有 10%～20% 的病例常伴随有 Castleman 病，多为透明血管型，浆细胞型罕见。

【病理变化】

1. 肉眼观　肿瘤实性、境界清楚，在上呼吸道黏膜下的肿瘤总是表现为息肉样，表面黏膜上皮完整、肿瘤平均约 5cm。

2. 镜下观　低倍镜下肿瘤呈黏膜下固有层内弥漫浸润或结节状增生。高倍镜下，肿瘤细胞排列呈席纹状、编织状或旋涡状结构，瘤细胞由卵圆形、梭形细胞组成，细胞界限不清，有的形成"合体细胞"样，胞质中等量到丰富，淡嗜酸性或中性。细胞核圆形或稍长，核膜薄，染色质点彩状、空淡，可见泡状核。核仁小或不明显，偶可见两个或多个核仁。有时，散在的多核巨细胞很明显，核内可见假包含体。有时可见散在的核分裂象（0～10 个 /HPF），但病理性核分裂象、明显异型的肿瘤细胞和坏死并不常见。少数病例中瘤细胞异型性明显，核分裂象多（> 30 个 /HPF），可见异常核分裂象，且可伴有坏死，这些病例在临床上具有较强的侵袭行为。瘤细胞间可见呈簇或是散在的淋巴细胞和嗜酸性粒细胞浸润，小淋巴细胞可围绕血管形成血管周围套，偶尔可以见到残余的生发中心（图 5-36）。

3. 免疫组化染色　免疫组化染色证实瘤细胞具有正常滤泡树突状细胞的免疫表型，表达 Vimentin、CD21、

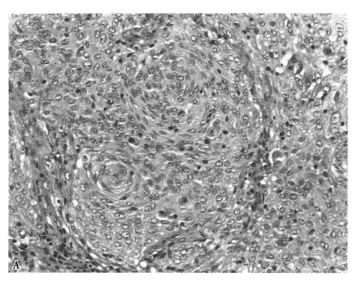

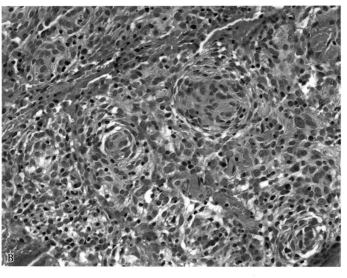

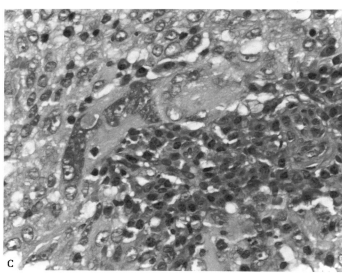

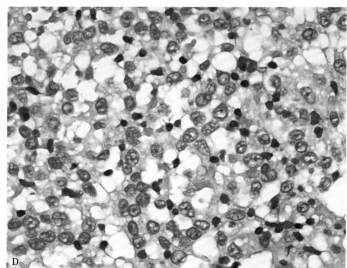

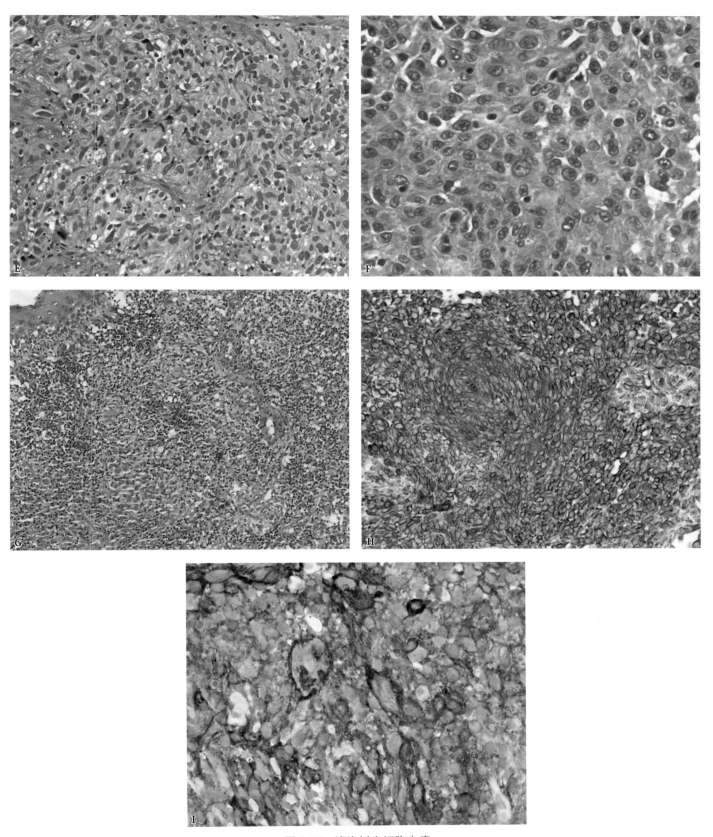

图 5-36　滤泡树突细胞肉瘤

A、B. 梭形及上皮样细胞呈旋涡状排列，似上皮型脑膜瘤；C. 瘤细胞核仁明显，可见瘤巨细胞；D. 瘤细胞胞质透明；E. 瘤细胞呈上皮样，胞质丰富，核呈短棒状，可见明显的核仁；F. 瘤细胞呈类圆形，部分核呈分叶状，胞质边界不清，细胞间可见淋巴细胞浸润；G. 瘤细胞灶状排列，呈肉芽肿样；H. IHC 示瘤细胞 Vimentin 阳性；I. IHC 示瘤细胞 CD21 阳性

CD35 和 CD23（图 5-36）。此外还可不同程度的表达 CD68、CD45、CD20 和 S-100。CD1a、CD3、CD79a、CD30、恶性黑色素瘤相关标记和血管标记都为阴性。EBV（除炎性假瘤型外）和 HHV-8 阴性。表皮生长因子受体（EGFR）常阳性表达。Clusterin 在几乎 100% 的病例中弥漫性强阳性表达，尤其对于那些 CD21、CD23 和 CD35 阴性表达的病例，Clusterin 具有比 CD21 和 CD35 更高的特异性和敏感性。EGFR 和 Clusterin 是目前新的较特异的用于该肿瘤诊断的抗体，可以为肿瘤的诊断提供帮助。

4. 超微结构　表现为类似于网织细胞的形态，瘤细胞呈梭形，胞质有长的突起与邻近的树突状细胞相互交错嵌合在一起，常见特征性的桥粒结构。

【鉴别诊断】

发生在耳鼻咽喉头颈部的 FDCS（常见于扁桃体和鼻咽部）需要重点和这些部位的异位脑膜瘤、炎性肌纤维母细胞瘤、恶性纤维组织细胞瘤和恶性外周神经鞘瘤相鉴别，另外还需要和癌、肉瘤、黑色素瘤、淋巴瘤和发生在此部位的其他组织细胞来源的肿瘤相鉴别，如朗格汉斯细胞肿瘤和指状树突细胞肉瘤等鉴别。2002 年国际淋巴瘤研究协作组（ILSG）根据 61 例组织细胞和树突细胞肿瘤的免疫组化分析结果，推荐应用 CD21、CD35、CD1a、S-100、CD68、溶菌酶（LYS）一组抗体作为常规组织细胞和树突细胞肿瘤的初筛抗体（表 5-4）。

【治疗及预后】

治疗方面首选外科完全切除，但约有 50% 的病例会复发；单独的化疗和放疗，有约 56% 的病例会复发。目前临床主张对肿瘤先行切除，然后再辅助全身化疗和放疗的治疗方案。因为该疾病的发病率较低，还缺乏系统全面的预后和治疗的研究报告，但目前普遍认为 FDCS 的生物学行为类似低度恶性软组织肉瘤。40%～50% 的病人在疾病呈惰性表现一段时间之后，会出现局部的复发，远处转移也可能发生，但是并不常见，最常见的转移部位是淋巴结、肺和肝脏。也有因为局部复发和远处转移而死亡的病例。预后差的相关因素包括腹腔内侵犯、显著的细胞学异常、广泛的坏死、高增殖活性和肿瘤体积大等。至少 10%～20% 的病例在疾病持续较长时间后死于此疾病。

参 考 文 献

1. Adrian JP, Alpha T, Thomas GH. Kimura disease: rare cause of a slowly progressive orbital mass[J]. Clinical Experimental Ophthalmology, 2014, 42（4）: 385-387.

2. Hwan JC. Kimura disease presenting as forehead soft mass[J]. Journal of Craniofacial Surgery, 2016, 27（3）: 823-824.

3. Kapoor A, Salunke P, Ahuja CK, et al. Spastic quadriparesis and communicating hydrocephalus as late sequel of rosai-dorfman disease: a case report and review of literature[J]. Asian J Neurosurg, 2018, 13（2）: 425-427.

4. Lami V, Ruggera L, Nguyen AAL, et al. Rosai-Dorfman disease: case report of an unusual testicular involvement and review of literature[J]. ClinGenitourin Cancer, 2018, 16（3）: e529-e531.

5. Bhaskaran PN, Puliyel M, Myers M, et al. Multiple Pulmonary Nodules in an Immunocompetent Adolescent with Infectious Mononucleosis[J]. Indian Pediatr, 2018, 55（2）: 161-162.

6. Cunha BA, Gian J. Diagnostic dilemma: Epstein-Barr virus（EBV）infectious mononucleosis with lung involvement or co-infection with Legionnaire's disease?[J]. Heart Lung, 2016, 45（6）: 563-566

7. Barzilai M, Polliack A, Avivi I, et al. Hodgkin lymphoma of the gastrointestinal tract in patients with inflammatory bowel disease: portrait of a rare clinical entity[J]. Leuk Res, 2018, 71: 1-5.

8. Cerwenka A, Lanier LL. Natural killer cell memory in infection, inflammation and cancer[J]. Nat Rev Immunol, 2016, 16（2）: 112-123.

9. Jo JC, Kim M, Choi Y, et al. Expression of programmed cell death 1 and programmed cell death ligand 1 in extranodal NK/T-cell lymphoma, nasal type[J]. Ann Hematol, 2017, 96: 25-31.

10. Kim WY, Nam SJ, Kim S, et al. Prognostic implications of CD30 expression in extranodal natural killer/T-cell lymphoma according to treatment modalities[J]. Leuk Lymphoma, 2015, 56: 1778-1786.

11. Nicolae A, Ganapathi KA, Pham TH, et al. EBV-negative aggressive NK-cell leukemia/lymphoma: clinical, pathologic, and genetic features[J]. Am J Surg Pathol, 2017, 41（1）: 67-74.

12. Gao LM, Zhao S, Liu WP, et al. Clinicopathologic characterization of aggressive natural killer cell leukemia involving different tissue sites[J]. Am J Surg Pathol, 2016, 40（6）: 836-846.

表 5-4　组织细胞来源肿瘤的免疫组化特征

	CD21	CD35	Clusterin	EGFR	CD23	CD68	溶菌酶	CD1a	S-100
滤泡树突状细胞肉瘤	+	+	+	+	+	−/+	−/+	−	−/+
指状树突细胞肉瘤	−	−	−	−	−	−	−	−	+
组织细胞肉瘤	−	−	−	−	−	+	+	−	−/+
Langerhans 细胞组织细胞增生症	−	−	−	−	−	−	−	+	+

13. Chen L, Al-Kzayer LF, Liu T, et al. IFR4/MUM1-positive lymphoma in Waldeyer ring with co-expression of CD5 and CD10[J]. Pediatr Blood Cancer, 2017, 64: 311-314.

14. Swerdlow SH, Campo E, Pileri SA, et al. The 2016 revision of the world health organization classification of lymphoid neoplasms[J]. Blood, 2016, 127: 2375-2390.

15. Wu Y, Zhao L, Chai Y, et al. Pulmonary extranodal marginal zone B-cell lymphoma of mucosa-associated lymph tissue: a case report and literature review[J]. Niger J Clin Pract, 2018, 21(3): 392-394.

16. Matsuo T, Tanaka T, Fujii N. Orbital MALT lymphoma after autologous stem cell transplantation for follicular lymphoma as relapse of diffuse large B-cell lymphoma[J]. J Clin Exp Hematop, 2017, 56(3): 170-175.

17. Abbas H, Niazi M, Makker J. Mucosa-associated lymphoid tissue (MALT) lymphoma of the colon: a case report and a literature review[J] Am J Case Rep, 2017, 18: 491-497.

18. Freedman A. Follicular lymphoma: 2018 update on diagnosis and management[J]. Am J Hematol, 2018, 93(2): 296-305.

19. Freedman A. Follicular lymphoma: 2015 update on diagnosis and management[J]. Am J Hematol, 2015, 90(12): 1171-1178.

20. Masamha CP, Albrecht TR, Wagner EJ. Discovery and characterization of a novel CCND1/MRCK gene fusion in mantle cell lymphoma[J]. J Hematol Oncol, 2016, 9(1): 1-5

21. Allinne J, Pichugin A, Iarovaia O, et al. Perinucleolar relocalization and nucleolin as crucial events in the transcriptional activation of key genes in mantle cell lymphoma[J]. Blood, 2014, 123(13): 2044-2053

22. Patel TD, Vázquez A, Choudhary MM, et al. Sinonasal extramedullary plasmacytoma: a population-based incidence and survival analysis[J]. Int Forum Allergy Rhinol, 2015, 5(9): 862-869.

23. Shaigany K, Fang CH, Patel TD, et al. A population-based analysis of head and neck hemangiopericytoma[J]. Laryngoscope, 2016, 126(3): 643-650.

24. Cortelazzo S, Ferreri A, Hoelzer D, et al. Lymphoblastic lymphoma[J]. Crit Rev Oncol Hematol, 2017, 113: 304-317.

25. Bassan R, Maino E, Cortelazzo S. Lymphoblastic lymphoma: an updated review on biology, diagnosis, and treatment[J]. Eur J Haematol, 2016, 96(5): 447-460.

26. Molyneux EM, Rochford R, Griffin B, et al. Burkitt's lymphoma[J]. Lancet, 2012, 379(9822): 1234-1244.

27. Radzikowska E. Pulmonary Langerhans' cell histiocytosis in adults[J]. Adv Respir Med, 2017, 85(5): 277-289.

28. Zinn DJ, Chakraborty R, Allen CE. Langerhans cell histiocytosis: emerging insights and clinical implications[J]. Oncology, 2016, 30(2): 122-132.

29. Monsereenusorn C, Rodriguez-Galindo C. Clinical characteristics and treatment of Langerhans cell histiocytosis[J]. Hematol Oncol Clin North Am, 2015, 29(5): 853-873.

30. Wu A, Pullarkat S. Follicular dendritic cell sarcoma[J]. Arch Pathol Lab Med, 2016, 140(2): 186-190.

31. Viola P, Vroobel KM, Devaraj A, et al. Follicular dendritic cell tumour/sarcoma: a commonly misdiagnosed tumour in the thorax[J]. Histopathology, 2016, 69(5): 752-761.

32. Carbone A, Gloghini A. Follicular dendritic cell pattern in early lymphomas involving follicles[J]. Adv Anat Pathol, 2014, 21(4): 260-269.

耳鼻咽喉骨及软骨组织肿瘤

在不同部位或不同形态的骨可以发生不同的骨肿瘤及瘤样病变。鼻咽喉周围骨多为扁骨，除了在发病年龄方面稍大外，其病理学形态与身体其他部位扁骨发生的肿瘤无明显差别，如巨细胞瘤、软骨母细胞瘤及骨肉瘤。病理诊断方面仍需密切结合临床和影像学改变。

第一节　骨组织良性肿瘤及瘤样病变

一、骨瘤

【概念】

骨瘤（osteoma）是良性骨组织增生性病变，由分化良好的成熟骨组织组成，以板层骨为主。

【临床特点】

在颅面部最为常见，通常发生于额窦和筛窦（约75%）。上颌窦和蝶窦较少累及。也可发生在颌骨、颞骨及外耳道。发生在颌骨时，下颌角较易受累。肿瘤通常发生于40～50岁（范围10～82岁）。不同的作者报告了不同的男女好发倾向。小的病变常无症状，大的鼻窦的病变可引起鼻道阻塞、黏液囊肿、鼻窦炎、头痛、局部疼痛及嗅觉丧失，偶尔靠近眼眶，可引起眼球突出、复视及视力减退等。需要注意的是，多发的颌骨骨瘤通常伴有Gardner综合征，是常染色体显性遗传疾病，包括多发性结肠腺瘤、皮肤多发性表皮样囊肿、软组织肿瘤和头颈部多发性骨瘤。骨瘤可先于肠道息肉之前出现，肠道息肉可有明显的癌变倾向。

1. 影像学　X线表现为高密度的象牙样硬化肿块，边缘锐利。

2. 病因学　其病因认为与先天异常和后天的因素有关，例如创伤和感染。

【病理变化】

1. 肉眼观　肿瘤为边界清楚的骨性肿瘤，表面可被覆黏膜。

2. 镜下观　骨瘤有两种类型：松质骨型和密致骨型，现普遍认为前者是后者的先期改变。

致密型骨瘤，由致密的成熟板层骨构成（图6-1A），常缺乏哈弗氏系统，可见到狭窄的间隙，常可见到空穴的骨细胞陷窝。其原因可能是骨髓腔狭小，细胞之间距离增加，细胞间营养扩散困难所致。松质骨型显示了松质骨的小梁结构，骨小梁纤细，小梁间为疏松的血管性结缔组织，并可见黄髓和红髓（图6-1B）。其小梁常含较多编织骨，并向板层骨转化。

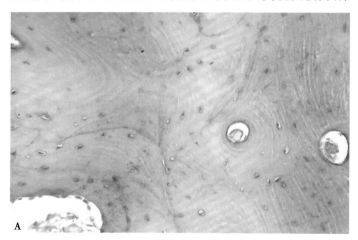
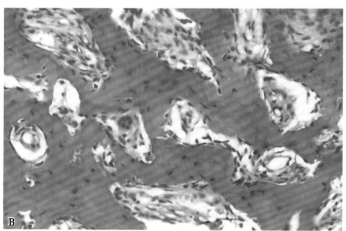

图6-1　骨瘤

A. 骨瘤中的板层骨和哈弗氏管；B. 显示为成熟的骨及骨髓

【鉴别诊断】

1. **骨化性纤维瘤**　肿瘤内可见到活跃的纤维性间质，而骨瘤缺乏活跃的纤维性间质。

2. **骨软骨瘤**　其有透明软骨组成的软骨帽，在软骨内化骨带的底部有血管伸入，钙化的软骨被新生骨所代替，小梁间隙可含有黄髓或红髓。

【治疗及预后】

一般无需治疗，如果影响美观或出现症状，则局部切除即可。

二、外生骨疣

【概念】

外生骨疣（exostosis）为较常见的外耳道深部的良性骨质增大。

【临床特点】

最多见的外耳道骨性病变，为宽基的病变，在正常外耳道的骨性部分，通常为多发性、双侧，对称。一般无症状，但可引起局部炎症，或影响听力（传导性），年轻人好发，男多于女，常发生于外耳道深部，常见于外耳道鼓膜周围的鼓环处。

1. **影像学**　位于外耳道深部的宽基高密度影。

2. **病因学**　与冷刺激有关。

【病理变化】

1. **肉眼观**　为不规则的骨组织。

2. **镜下观**　组织学表现为致密骨增生，骨板层宽阔，内可见哈弗氏管样结构，缺乏骨小梁和血管纤维性髓腔结构（图6-2）。

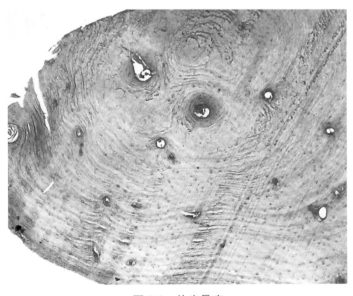

图6-2　外生骨疣
致密骨内有哈弗管，缺乏骨小梁形成及髓腔结构

【鉴别诊断】

主要为骨瘤。骨瘤在外耳道很少见，多为单发，为圆形带蒂的肿物，表面有板层骨，可见髓腔结构，而外生骨疣通常无髓腔结构。

【治疗及预后】

大多数需要手术切除，无恶变潜能。

三、纤维结构不良

【概念】

纤维结构不良（fibrous dysplasia，FD）是良性的骨-纤维病变，可发生在一块骨（单骨型）或多块骨（多骨型）。它以正常的板层松质骨被异常的纤维组织所替代为特点，其纤维性间质化生出小的、异常排列的、不成熟的编织骨小梁。

【临床特点】

纤维结构不良分为单骨型和多骨型，后者与McCune-Albright综合征密切相关。此综合征伴有内分泌的异常和皮肤的"牛奶咖啡斑"。纤维结构不良在儿童和成人均可发病，11～30岁为最高峰，单骨型无性别差异，多骨型好发于女性（男女比例1：3）。发生于多个邻近颅面骨的病变认为是单骨型的。也有一些学者认为，在头颈部区分单骨型或多骨型病变临床意义不大。纤维结构不良好发于颅底，根据累及部位的不同，可出现不同的临床症状。发生于上颌骨者多于下颌骨，也可累及邻近的骨，如蝶骨、额骨、筛骨。值得注意的是，蝶骨的受累通常导致视神经的压迫及视力的丧失。

1. **影像学**　放射学表现取决于骨与纤维组织的比例，病变成骨程度越高，则密度越高，硬化越明显；纤维组织越多，则透光越明显；在头颈部，经常呈现"毛玻璃"样改变（图6-3A）为其特征。

2. **病因学**　一些学者将其归类为发育性异常。现已证实在单骨型和多骨型的纤维结构不良中有*GNAS*基因突变。

【病理变化】

1. **肉眼观**　正常骨组织结构消失，代之以灰白粗硬的组织，触之有砂粒感，并可见灶状黏液变及囊性变。

2. **镜下观**　组织学上，单骨型与多骨型形态一致。病变包含纤维成分和骨成分。骨成分为不规则的编织骨，骨小梁弯曲，呈曲线状，似鱼钩样，周边无骨母细胞围绕（图6-3B、C）。纤维成分为温和的梭形细胞。有胶原纤维垂直于骨小梁排列。有时，在较陈旧的病变中，也可出现板层骨和一些骨母细胞围绕。因此，当出现板层骨小梁和一些骨母细胞围绕时，不能除外纤维结构不良的诊断。成软骨的表现尽管在长骨的纤维结构不良中有报道,其在头颈部中尚未见到。

3. 超微结构 在相当广泛的区域,胶原原纤维处在前胶原阶段,并且与正常成熟的胶原原纤维相延续,并有钙化。

【鉴别诊断】

1. 骨纤维结构不良 发病部位以胫骨、腓骨干皮质内多见,病理组织学为增生的纤维母细胞间散在着有骨母细胞围绕的成熟板层骨小梁,其骨小梁较平直;而纤维结构不良则是增生的纤维母细胞之间散在无骨母细胞围绕的编织骨小梁,其由纤维直接化生成弯曲的不成熟的编织骨小梁。

2. 骨化性纤维瘤 颌骨最多见,其病理组织学形态与骨纤维结构不良一致。在头颈部,尚有两种组织学变异型(详见骨化性纤维瘤)。

【治疗及预后】

本病有自限性,通常不需要治疗,只在影响美观的情况下或局部症状严重,如引起视力下降时采用手术治疗,单骨型以刮除为主或局部广泛切除,局部广泛切除效果最好。多骨型一般不主张手术治疗。本病不宜予放射治疗,因为已有因放射治疗而引起恶变的报道。

四、骨母细胞瘤

【概念】

骨母细胞瘤(osteoblastoma,OB)是不常见的良性成骨性肿瘤,产生针状的编织骨,周边可见连续的肥大的骨母细胞。

【临床特点】

在头颈部,最好发的部位是颌骨,也有颞骨及鼻腔、

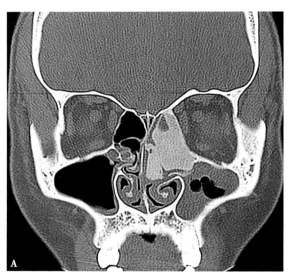

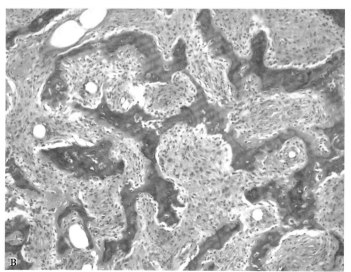
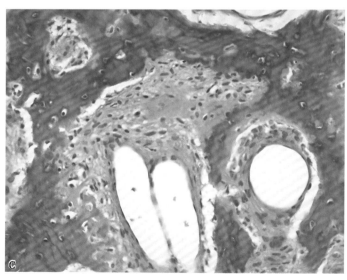

图6-3 纤维结构不良

A. 冠状位骨CT示筛窦内纤维性结构不良,伴经典"毛玻璃"外观;B. 不规则的编织骨周围有梭形细胞间质,编织骨周围无骨母细胞镶边;C. 不规则的编织骨周围有梭形细胞间质,编织骨周围无骨母细胞镶边

鼻窦的报道。通常直径大于2cm，好发于30岁左右的成人。

影像学 圆形或椭圆形的溶骨性缺损，边界清楚，有一薄层的反应性骨壳（图6-4A）。

【病理变化】

1. **肉眼观** 灰红色破碎组织，有砂粒感，通常有囊腔形成。

2. **镜下观** 骨母细胞瘤中，连续的骨母细胞围绕骨小梁周边，骨母细胞增生活跃，骨母细胞一般为多角形，大小一致，胞质丰富，境界清楚，核圆形或卵圆形，核膜光滑，细胞无异型性，罕见核分裂象，一般无坏死灶。可见幼稚的骨小梁及骨样组织，其排列混乱，可见散在的破骨样巨细胞。间质可见疏松结缔组织和扩张的薄壁窦状血管（图6-4B～F）。在肿瘤的周边，无浸润性生长。侵袭性骨母细胞瘤的骨母细胞更丰富，骨母细胞体积明显变大，细胞呈多边形，核仁大而嗜酸，整个细胞呈上皮样变化，即上皮样骨母细胞，该细胞数量较多且有一定的异型性。破骨型巨细胞相对较少。另外，其骨小梁宽大而不规则，未见软骨样分化，有时可见梭形骨母细胞，常伴有动脉瘤样骨囊肿结构出现。值得注意的是，并非出现巨型上皮样骨母细胞就可诊断为侵袭性骨母细胞瘤，因为在良性骨母细胞瘤时也可出现少量的上皮样骨母细胞，往往提示成骨活动活跃。有人提出上皮样骨母细胞的数量要大于75%时，才能做出侵袭性骨母细胞瘤的诊断。

【鉴别诊断】

1. **骨样骨瘤** 其病理形态与骨母细胞瘤难以区分，二者的鉴别诊断见表6-1。

表6-1 骨样骨瘤与骨母细胞瘤的鉴别要点

骨样骨瘤	骨母细胞瘤
<2cm	>2cm
骨皮质内	骨腔内或骨表面
疼痛明显，可以被水杨酸药物缓解	疼痛不明显，且不被水杨酸药物缓解

2. **骨化性纤维瘤** 为骨-纤维病变，其成骨活动远不如骨母细胞瘤活跃。镜下，其骨母细胞往往较小，间质为纤维性，而骨母细胞瘤的间质为疏松结缔组织和扩张的薄壁窦状血管，其间质血管成分远比骨化性纤维瘤多。

3. **骨肉瘤** 普通型骨母细胞瘤一般无巨型上皮样骨母细胞，无侵袭性生长，细胞核分裂象罕见，其不同程度地含有破骨细胞型巨细胞，巨细胞均呈良性表现。

侵袭性骨母细胞瘤的恶性程度远较骨肉瘤低，与骨肉瘤不同的是其发病年龄偏大，一般均在30岁以上，病

程较长，有多次复发病史，肿瘤呈侵袭性生长，体积较大。侵袭性骨母细胞瘤系由定向分化的骨母细胞组成，一般不见肿瘤性软骨组织，很少发生坏死，无明显间变，核分裂不多，无病理性核分裂。

骨肉瘤是由骨祖细胞发生的肿瘤，具有多向分化的特点，常是成骨、成软骨和成纤维三者并存，骨母细胞性骨肉瘤恶性程度极高，常见肿瘤细胞坏死。

【治疗及预后】

应行病灶刮除，较大者需要切除，预后良好，复发少见，且复发多因解剖部位特殊，刮除不彻底。少数复发病例，再次保守治疗可控制疾病。

五、巨细胞瘤

【概念】

巨细胞瘤（giant cell tumour, GCT）是良性的，有局部侵袭性，由成片的肿瘤性卵圆形单核细胞和其间散在均匀分布的大的破骨细胞样巨细胞构成。

【临床特点】

好发于长骨末端，约5%累及扁骨，不足5%的病例累及手足部的短管状骨，2%发生于头颈部。在头颈部，其通常发生在软骨内成骨的颅面骨，如蝶骨、筛骨、颞骨及枕骨。女性略多于男性。发生于头颈部者年龄略高于发生于其他部位者，通常为30～40岁。

喉的巨细胞瘤仅有30例报告，极为罕见，男性常见（男∶女为10∶1），甲状软骨最常受累，其次为环状软骨，再次为会厌，可能与喉部软骨内化骨有关。其年龄23～62岁，平均年龄38.1岁。

影像学 呈地图状溶骨性改变，病灶透光性、膨胀性，边界清楚，无边缘硬化。病灶内有骨性间隔或假性骨间隔存在，呈皂泡样，代表了肿瘤不均匀的生长。常无骨膜反应（图6-5A）。

【病理变化】

1. **肉眼观** 送检多为暗红色碎的软组织，夹有少量骨组织。

2. **镜下观** 有两种细胞类型：破骨样巨细胞、单核间质细胞（图6-5B～E）。单核间质细胞是其肿瘤的真正成分，而大的破骨样巨细胞不是肿瘤性的。其单核间质细胞的核和巨细胞的核相似，故长期以来，认为巨细胞由单核细胞融合而成。现在，研究肯定了间质细胞的单核细胞特性，而巨细胞可能来源于这些细胞。形态上，间质细胞胞质界限不清，核染色质较疏松，有一两个小核仁，核分裂象常见，但无病理性核分裂象。巨细胞均匀地分布于肿瘤中，核与间质细胞的核相似，通常核较大，染色质疏松，核仁不明显。这种巨细胞类似于吸收性巨细胞，但

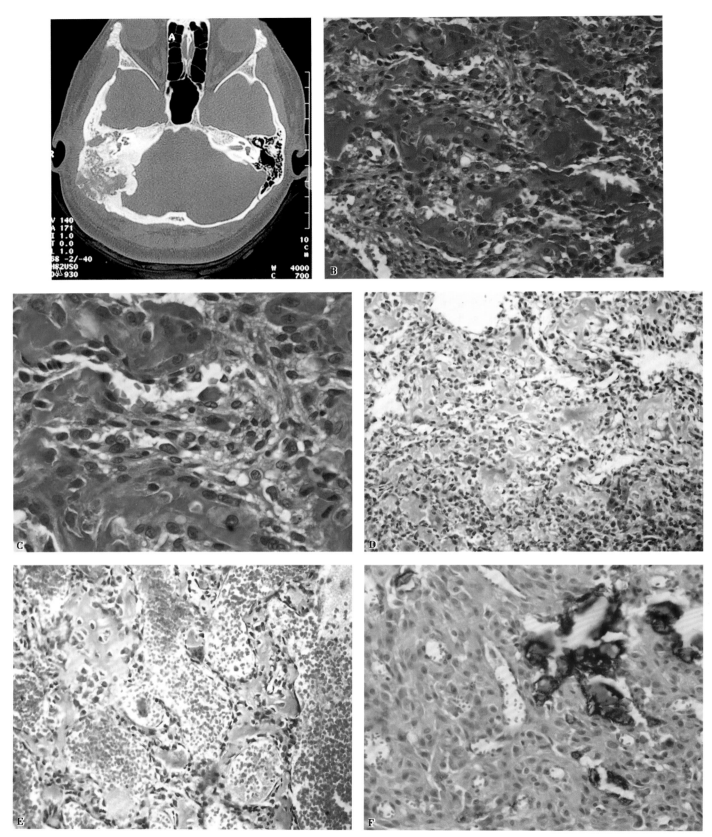

图 6-4　骨母细胞瘤

A. 横向（骨窗）CT 影像示右侧颞骨膨胀性、溶骨性病变，伴微量骨样基质；B. 显示骨样基质及编织骨，周围骨母细胞增生；C. B 图局部放大；D. 肿瘤中可见骨样基质的形成及散在的破骨样巨细胞；E. 肿瘤中丰富的血管；F. 示在编织骨之间呈片状的骨母细胞

其明显地大于真正的破骨细胞，而且无褶边，其核的数量差异很大，但常多于 20 个，但其无核分裂。有一种变异型，单核细胞更趋向于梭形，并可排列呈车辐状结构（图 6-5F），可见少数泡沫细胞。5%～10% 的病例可出现纤维组织细胞瘤样改变，有时占肿瘤的相当一部分。退行性的改变包括纤维化、泡沫细胞聚集、含铁血黄素沉积，甚至可以见到坏死。在头颈部，无恶性巨细胞瘤的报告。过去，曾依据巨细胞的数目、大小、单核细胞的多形性程度将其分为三级，现在大部分学者认为巨细胞瘤的分级没有实用价值，因为依靠 GCT 的分级不能做出预后的评估，其与局部复发率或肺转移发生率也没有相关性。

3. **免疫组化染色** 瘤细胞 Vimentin 阳性，且具有正常破骨细胞典型的免疫表型，对于任何单核 / 巨噬细胞系统的抗体着色，对巨噬细胞联合抗原 EBM11、KB90、LCA、巨核细胞 / 血小板联合抗原 C-17 和巨噬细胞标记酶均阳性。

4. **超微结构** 电镜显示巨细胞瘤为纤维母细胞样和组织细胞样间质细胞构成。

【鉴别诊断】

1. **巨细胞修复性肉芽肿** 多发生于青少年，好发于颌骨。其发病常与该部位的炎症、创伤等有关。该病是一种形态类似 GCT 的反应性病变，镜下表现为巨细胞不均匀分布于纤维母细胞中，多位于出血灶周围，或成簇分布形成肉芽肿，与 GCT 鉴别诊断见表 6-2。

2. **甲状旁腺机能亢进性棕色瘤** 起病缓慢，常伴有内分泌紊乱症状。可引起广泛的骨质疏松，血清中甲状旁腺素水平、血钙及血清碱性磷酸酶升高，血磷降低，部分病人可有多发性病变。X 线表现为在骨质疏松基础上出现多发性溶骨性骨质破坏，以手的 X 线表现最具特征

表 6-2 巨细胞反应性肉芽肿与骨巨细胞瘤的鉴别

巨细胞反应性肉芽肿	骨巨细胞瘤
纤维母细胞的细胞核与巨细胞形态不一致	单核间质细胞胞核与巨细胞核形态一致
巨细胞出现于出血区附近，相对较少，在低倍镜下，呈现肉芽肿样的病变	巨细胞均匀分布
明显的出血，新鲜的或陈旧的，陈旧性出血中有大量的含铁血黄素沉积	多为新鲜的出血，多在血管周围，含铁血黄素较小及较少
巨细胞通常较小，不规则并且变长，核较少	巨细胞通常较大、较圆，核较多
中心有骨样基质及新骨形成	肿瘤通常不形成骨样基质和新骨

性。颈部影像检查常有甲状旁腺肿大。病变常伴有陈旧性出血和较多含铁血黄素沉积。镜下形态似巨细胞修复性肉芽肿。

3. **软骨母细胞瘤** 头颈部的软骨母细胞瘤好发于颞骨，发病年龄偏大。其镜下由软骨母细胞和多核巨细胞构成。软骨母细胞相似于巨细胞瘤中的单核细胞，但细胞胞膜境界清楚，胞质丰富，可为嗜酸性或透明，多核巨细胞分布不均匀，数量较巨细胞瘤少，体积亦小，核数常在 10 个以下，多集中在出血坏死灶周围，另外，软骨母细胞瘤可见窗格样或花边状钙化。免疫组化染色 S-100 阳性（图 6-5G）。

4. **骨母细胞瘤** 也可出现破骨细胞，但其巨细胞为真正的破骨细胞，数量较少，体积较小，核也少，多位于出血灶周围及骨表面，巨细胞分布不均匀，另外，可见骨母细胞及其产生的骨样组织与骨组织。

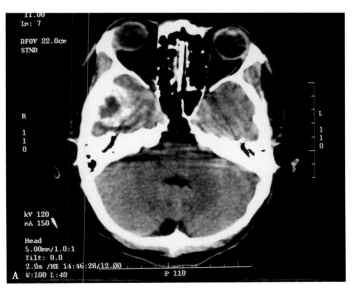

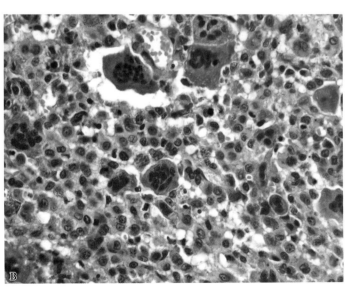

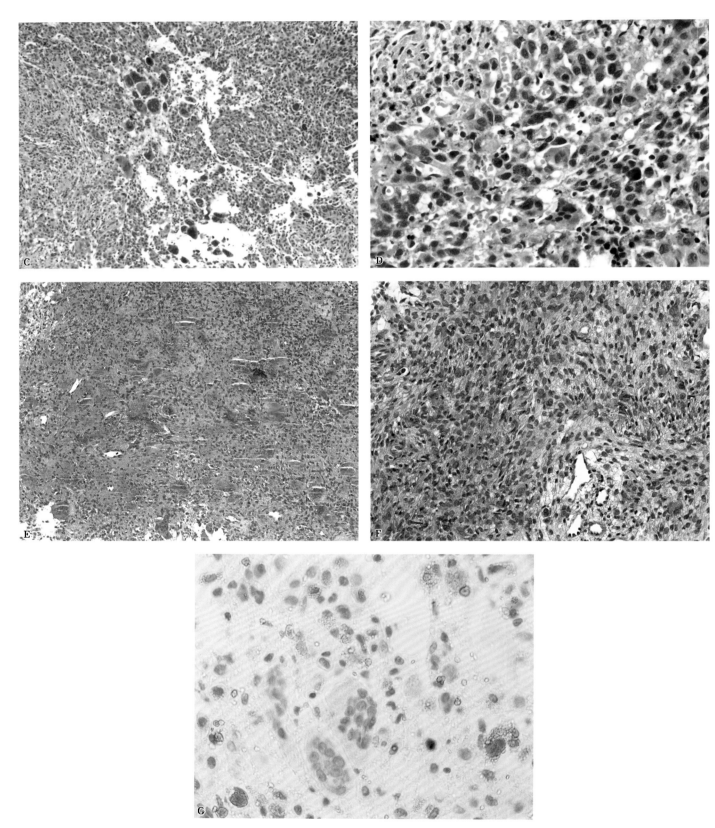

图 6-5 巨细胞瘤

A. 右侧颞骨水平位 CT 扫描示明显的皮质膨胀、假小梁形成及矿化基质缺失；B. 肿瘤中两种细胞成分，破骨样巨细胞、单核间质细胞；C～E. 示病灶内可见出血及含铁血黄素；F. 梭形细胞明显的区域；G. 巨细胞瘤瘤细胞 S-100 蛋白阴性，有少量含铁血黄素

5. 纤维组织细胞瘤 良、恶性的纤维组织细胞瘤均有发生于头颈部的报告，多发生于鼻腔鼻窦部，也有软组织、眼眶、口腔、下颌骨等处的报告，其镜下基本形态表现为梭形纤维母细胞排列呈车辐状结构，内含小的多核破骨细胞样多核巨细胞，为反应性的，核数目较少，可见散在以淋巴细胞为主的炎细胞浸润。恶性者瘤细胞核的不典型性非常明显，可见典型及不典型核分裂。巨细胞瘤的单核细胞可呈梭形并出现车辐状结构，类似于纤维组织细胞瘤，但其车辐状结构呈灶性改变，大多存在于肿瘤外周或出血、坏死区周围，巨细胞分布均匀，较大，核数目较多，核无非典型性，核分裂象少见。

【治疗及预后】

有局部侵袭的生物学行为，偶尔发生远处转移，组织学不能预测局部侵袭的程度，复发常在两年内。治疗以手术切除为主，是否放疗和／或化疗存在争议。文献中喉的巨细胞瘤大部分以手术切除治疗，少数辅以放疗和／或化疗。

六、骨化性纤维瘤

【概念】

骨化性纤维瘤（ossifying fibroma，OF）属于骨纤维病变，有纤维组织及矿化物两种成分。有两种组织变异型，青少年小梁状骨化性纤维瘤（juvenile trabecular ossifying fibroma，JTOF）及青少年沙砾体性骨化性纤维瘤（juvenile psammomatoid ossifying fibroma，JPOF）。

【临床特点】

传统型骨化性纤维瘤女性好发，大多数在 40～50 岁，好发于下颌骨的后方。青少年沙砾体性骨化性纤维瘤主要发生在 20 岁的青年男性，鼻旁窦的骨壁，特别是筛窦常见。已报告的青少年小梁状骨化纤维瘤比青少年沙砾体性骨化性纤维瘤要少很多，青少年小梁状骨化纤维瘤发病年龄更小，为 8.5～12 岁，上颌骨是最常见的部位。

1. 影像学 为边界清楚的密度减低区，呈圆形或卵圆形，根据所含软组织和骨组织成分的不同，可以包含透射区和阻射区，常为毛玻璃样密度，可见蛋壳样骨壳（图 6-6A）。

2. 组织起源 认为是来自于牙周韧带的肿瘤。

【病理变化】

1. 肉眼观 常为灰褐色破碎组织，切面质地较硬韧，有砂粒感。部分较完整者可有骨壳，可有囊性变。

2. 镜下观 由骨和纤维组织组成，传统的骨化性纤维瘤为骨母细胞围绕成熟的板层骨小梁，骨小梁边缘平直，小梁内骨细胞丰富，肿瘤中心部也可见编织骨，可见

少量破骨样巨细胞（图 6-6B、C）。骨小梁间为成熟的纤维结缔组织且密疏不一，纤维细胞少，网织纤维少，胶原纤维多，偶见囊性变及软骨。

青少年沙砾体性骨化性纤维瘤：由大量沙砾体（砂粒样骨组织）和成纤维细胞、少量胶原纤维组成。瘤细胞丰富，呈旋涡状、束状及交错排列，无异型性和核分裂，无典型的骨小梁。沙砾体呈不规则小块状或类圆形，均匀地散布在成纤维细胞基质中，一些沙砾体呈嗜碱性同心圆状排列（图 6-7）。

青少年小梁状骨化纤维瘤为编织骨小梁呈网状排列，周围有肥大的骨母细胞镶边。有时，其可形成骨样基质，周围无骨母细胞镶边，可见纤维组织与骨样基质的过度。在骨化性纤维瘤中，也可见到垂直于骨小梁的胶原纤维，骨小梁周边可见骨母细胞围绕（图 6-8）。

【鉴别诊断】

1. 骨母细胞瘤 骨化性纤维瘤的成骨活动远不如骨母细胞瘤活跃，镜下其骨母细胞往往较小，其间质是纤维性间质，而骨母细胞瘤的间质为疏松结缔组织和扩张的薄壁窦状血管，其间质血管成分远比骨化性纤维瘤多。

2. 纤维结构不良 青少年小梁状骨化性纤维瘤和传统骨化性纤维瘤需要与其他骨纤维病变如纤维结构不良鉴别。骨化性纤维瘤中，其骨小梁较平直，且无论为板层骨小梁或编织骨小梁，周围均有骨母细胞围绕；而纤维结构不良的骨小梁较弯曲，且不成熟的编织骨小梁，周围无骨母细胞围绕。

3. 沙砾体型脑膜瘤 青少年沙砾体性骨化性纤维瘤需要与其进行鉴别。镜下青少年沙砾体性骨化性纤维瘤与沙砾体性脑膜瘤都有大量沙砾体、纤维细胞、网状纤维、胶原纤维。二者瘤细胞排列相似，呈旋涡状、束状及交错状。不同点是脑膜瘤有脑膜皮细胞，青少年沙砾体性骨化性纤维瘤没有脑膜皮细胞。沙砾体形态也有所区别。青少年沙砾体性骨化性纤维瘤的沙砾体呈不规则小块状或类圆形，有时呈嗜碱性同心圆状排列，而脑膜瘤的沙砾体为圆形、类圆形及椭圆形，呈同心圆结构。如果青少年沙砾体性骨化性纤维瘤有明确的三带区，即瘤组织 - 反应性骨增生 - 正常骨和黏膜三个带（三带区），更有助于诊断。免疫组化 EMA、Vimentin 和 PR 被认为是脑膜瘤的特征性免疫组化染色，可用于与沙砾体性骨化性纤维瘤的鉴别。

【治疗及预后】

如果不进行治疗，骨化性纤维瘤会持续长大，因此，应将其完全切除，其手术切除后很少复发。

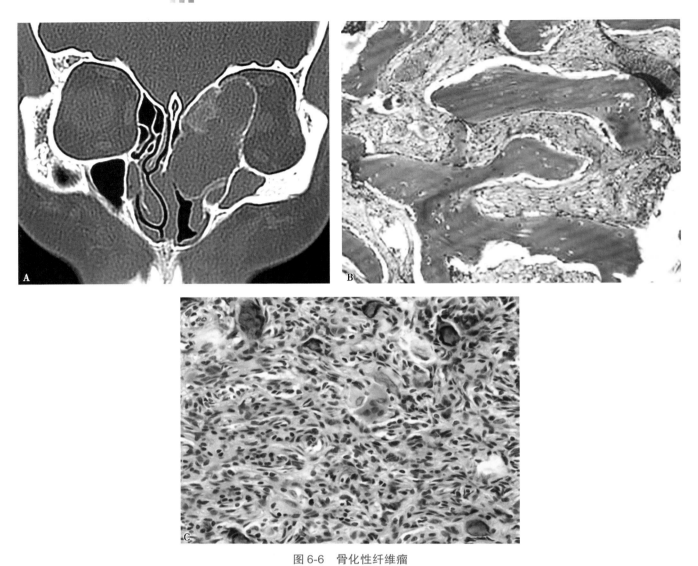

图 6-6　骨化性纤维瘤

A. 冠状位骨 CT 示左筛窦内骨化纤维瘤，可见一围绕纤维中心的高密度骨化外缘，肿瘤呈"毛玻璃"外观；B. 示板层骨小梁周围有骨母细胞镶边；C. 示肿瘤中破骨细胞

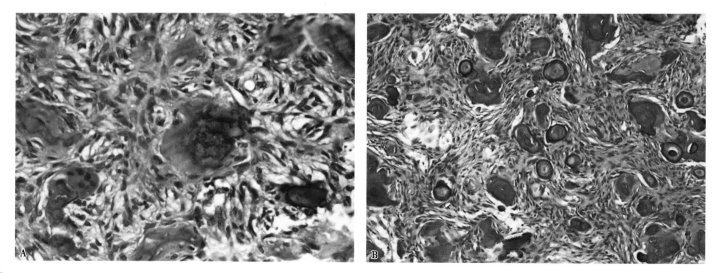

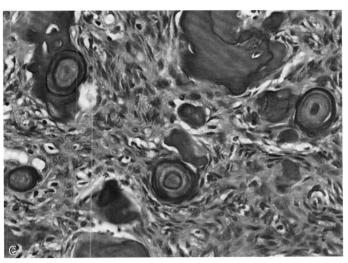
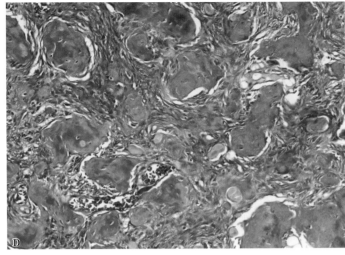

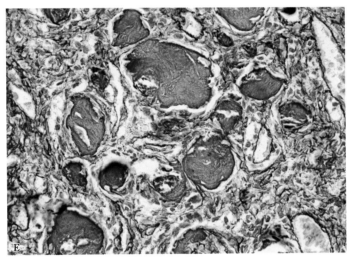

图 6-7　青少年沙砾体性骨化性纤维瘤

A. 肿瘤中的纤维间质和沙砾体样结构；B. 肿瘤中嗜碱性同心圆状的结构；C. 肿瘤中嗜碱性同心圆状的结构；D. Masson 染色显示沙砾体中央钙化区呈橘红色；E. 网状纤维染色显示沙砾体内无嗜银纤维

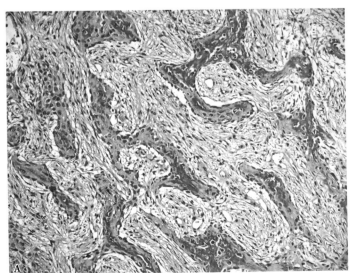
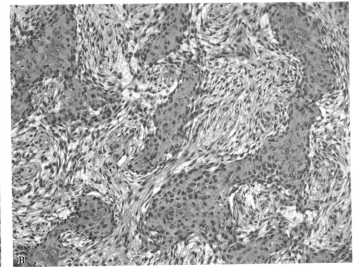

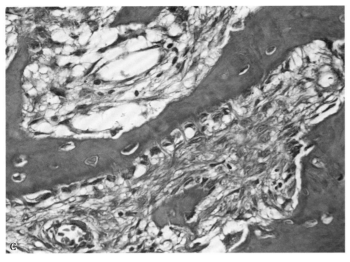
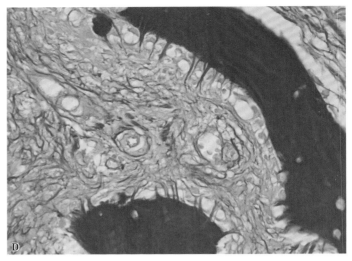
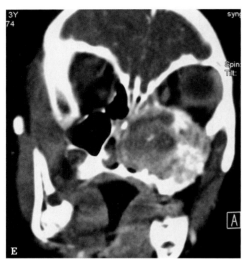
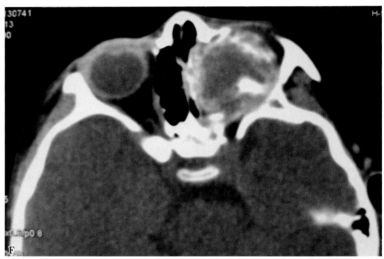

图 6-8　青少年小梁状骨化纤维瘤

病例，男性，3 岁，上颌骨。A. 肿瘤中编织骨小梁呈网状排列，周围有肥大的骨母细胞镶边；B. 同上图，中倍放大；C. Masson 染色显示垂直于骨小梁的胶原纤维，骨小梁周边可见骨母细胞围绕；D. Van Gieson 染色示垂直于骨小梁的胶原纤维；E. CT 冠状位示病变位于左上颌窦内占位病变，边界清楚，周围累及上颌窦骨壁外侧、眶底壁，并挤压鼻中隔；F. CT 眼球部水平位示占位性病变边界清楚累及眶内，向前推挤眼球

第二节　骨肉瘤

【概念】

骨肉瘤（osteosarcoma）是最常见的骨原发性恶性肿瘤，其瘤细胞产生骨样基质。

【临床特点】

骨肉瘤有多种类型，如普通型、皮质旁型、骨外型等，是继多发性骨髓瘤之后最常见的骨的恶性肿瘤。男性略多发，最多见于 10～20 岁。头颈部的骨肉瘤（普通型）很少见，发生于颌骨，尤其多见于下颌骨。男性略多见。平均年龄比长骨的骨肉瘤大 10～20 年（约为 40 岁）。发生于下颌骨者，常表现为疼痛性的面部肿胀、牙齿疼痛及松动、面部麻木。发生于上颌骨者还可见鼻堵及通气障碍，也有发生于颅骨及喉的报告，很少见，发生于颅骨者占头颈部骨肉瘤的不足 2%。

1. **影像学**　破坏性的边界不清楚的成骨性、溶骨性及混合性病变（图 6-9A）。累及牙齿者，可引起显著性的牙齿吸收，伴牙周韧带加宽，骨膜溶解，发生于上颌骨者，常引起鼻窦不透光，一些肿瘤可以侵蚀皮质至软组织中，形成"日光放射改变"，Codman 三角少见。

2. **病因学**　骨肉瘤尽管大多数是原发的，仍有很大一部分来源于放疗后、Paget 骨病或来源于先前存在的骨病变，例如纤维结构不良。发生于颅骨的骨肉瘤多继发于 Paget 骨病或放疗后。发生于喉者多数是骨外型，来源于喉周围的软组织。

【病理变化】

1. **肉眼观** 依赖于钙化的成分和间质成分的多少，可以从质硬到砂粒状到质脆。

2. **镜下观** 骨肉瘤最重要的特征是恶性的间叶组织中生成肿瘤骨或骨样基质（图6-9B、C）。恶性的骨样基质通常为沉积在片状的肿瘤细胞之间的纤细嗜伊红条带（图6-9D）。其数量的多少在每例之间差异很大，其肿瘤细胞可以呈梭形、卵圆形、多角形、圆形、合体样、浆细胞样、上皮样或者胞质透明，核染色质增粗，有或没有核仁。骨肉瘤的异型性表现可以差异很大，但通常表现为明显的异型、有坏死、核分裂象增加（正常的或病理性核分裂）及浸润性生长（图6-9E）。骨肉瘤中肿瘤性成骨的特点在印片及冰冻切片上也可观察到（图6-10）。组织学上骨肉瘤可分为3种类型，成骨型、成纤维型和成软骨型。其中，成骨型以骨和骨样组织为主要部分；成软骨型以软骨和软骨样基质为主（图6-11）；成纤维型是高级别的梭形细胞恶性肿瘤伴有少量的骨样基质，软骨和软骨样基质

可以出现或不出现。在头颈部，成骨型和成软骨型最常见。另外，肿瘤性巨细胞很常见，良性的破骨样巨细胞有时也会出现。血管的出现可以差异很大，从很少到很多。

3. **免疫组化染色** 对于骨肉瘤的诊断免疫组化应用很有限，应注意除外其他可能的诊断。成骨细胞通常CD99及Vimentin阳性，骨样基质通常骨钙素及骨连接素阳性。

4. **超微结构** 没有特别的帮助，主要是为除外其他可能的诊断。

【鉴别诊断】

1. **纤维结构不良** 分化好的骨肉瘤组织学形态类似于纤维结构不良，但其骨小梁更为粗大且不规则（图6-12），部分区细胞更为致密，另外，可以发现灶状的细胞异型性，同时，瘤细胞对骨髓的侵犯、对松质骨骨小梁的破坏有助于骨肉瘤的诊断，另外，在颌骨骨肉瘤中，软骨成分较常见（图6-11），而在纤维结构不良中，成软骨的表现在头颈部中尚未见到。

2. **骨母细胞瘤** 骨母细胞瘤边界清楚，对于周围的

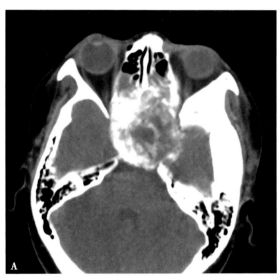

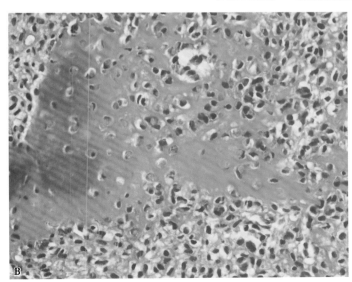

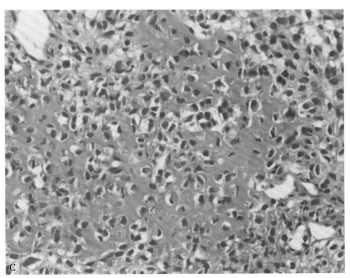

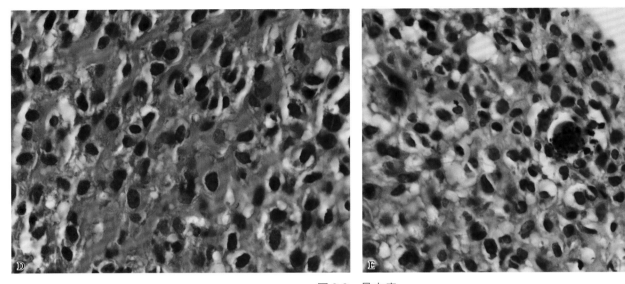

图 6-9　骨肉瘤

A. 水平位 CT 实质窗影像，示一源于蝶窦、蔓延至左中颅窝的病变，伴有骨破坏。病变内也可见软组织成分；B. 瘤细胞和肿瘤性成骨；C. 恶性骨样基质；D. 肉瘤细胞间纤细的嗜酸性条索样骨样基质；E. 病理性核分裂象

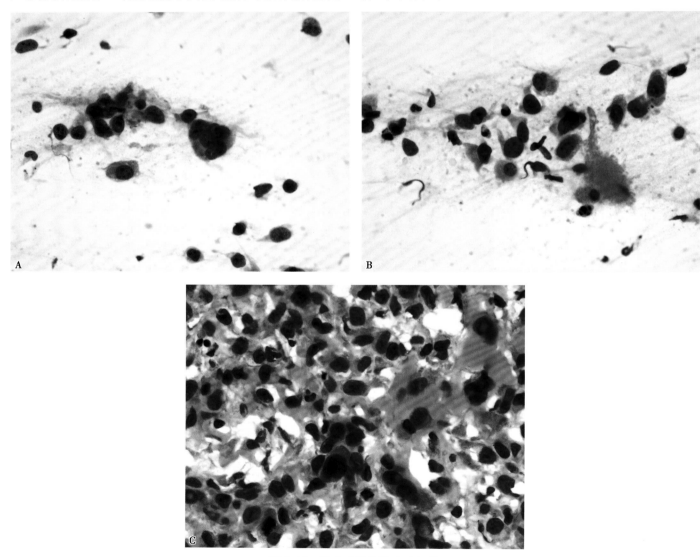

图 6-10　骨肉瘤印片及冰冻切片

A. 印片显示细胞及核的异型性；B. 印片显示恶性的骨样基质；C. 冰冻切片显示肿瘤细胞及骨样基质

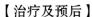

骨组织无浸润，骨小梁周围的结缔组织疏松，骨小梁周围围绕单层连续的骨母细胞。骨肉瘤瘤细胞核的异型性明显，核分裂象增加，有病理性核分裂象，间质细胞成分更致密，出现缺乏骨样基质产生的成片的骨母细胞。可见肿瘤性软骨组织。

3. **软骨肉瘤**　骨肉瘤通常有成软骨的区域，尤其是颌骨的骨肉瘤，成软骨区域很常见，但软骨肉瘤是单纯的成软骨性肿瘤，可有一些反应性骨形成，没有肿瘤性成骨。

4. **Ewing 肉瘤 /PNET**　需要与小细胞型骨肉瘤鉴别，二者小细胞的形态很相似，但小细胞型骨肉瘤可见肿瘤性成骨的区域，可以与 Ewing 肉瘤 /PNET 鉴别。

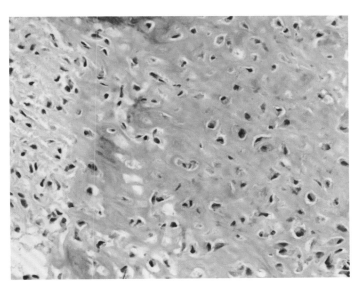

图 6-11　成软骨型骨肉瘤
肿瘤性成软骨区

【治疗及预后】
头颈部骨肉瘤治疗需要完整切除，术后放疗、化疗。头颈部骨肉瘤预后尚可，5 年生存率 43%，但上颌骨的肿瘤较易在短期内局部复发。肺、脑转移通常发生在病变的晚期。颅骨的骨肉瘤预后不好，5 年生存率 <15%，喉部的骨肉瘤预后也很差，通常于 2 年后死亡。

第三节　软骨组织良性肿瘤及瘤样病变

一、软骨瘤

【概念】
软骨瘤（chondroma）是指由成熟的透明软骨组成的良性肿瘤。

【临床特点】
软骨瘤在鼻腔鼻窦及喉部均非常少见，任何发生在头颈部的成软骨性肿瘤直径大于 2cm 的均应考虑为潜在恶性。因为已报道的很多软骨瘤很可能是软骨肉瘤，所以，其发病年龄很难估计。

影像学　境界尚清的透光性或矿化病变。矿化可表现为点状、絮状、环状和弧状等。

【病理变化】
1. **肉眼观**　头颈部大都小于 2cm，肿瘤切面半透明，珍珠白色，部分区可有钙化。

2. **镜下观**　软骨瘤由良性的、产生透明软骨的软骨细胞组成，呈分叶状生长，其细胞成分少，软骨细胞分布均匀，核异型性不明显，无核分裂象，每个软骨陷窝内有一个核（图 6-13）。

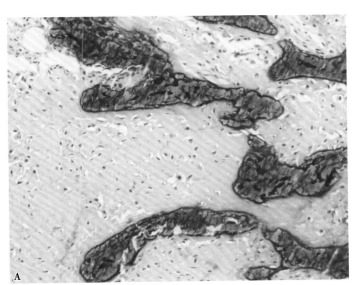

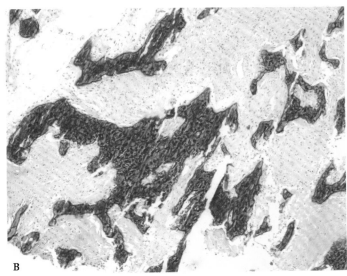

图 6-12　类似纤维结构不良的骨肉瘤
A. 肿瘤性梭形细胞异型性不明显；B. 骨小梁更粗大、不规则

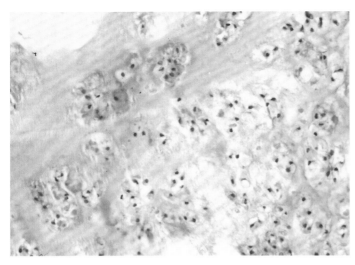

图 6-13　软骨瘤
软骨细胞异型性不明显，均匀分布在嗜碱性的基质中

【鉴别诊断】

主要为高分化的软骨肉瘤。在软骨肉瘤中，软骨细胞成群分布，其分布不均匀，每群细胞的大小、数量不等，核有一定的多形性，可见到双核细胞，有时可见到浸润。如果出现坏死及黏液样基质，则更支持软骨肉瘤的诊断，但在高分化的软骨肉瘤中，往往见不到坏死及黏液样基质的出现。

【治疗及预后】

治疗需要完整切除，在头颈部任何复发的病例，均应考虑到软骨肉瘤。

二、骨软骨瘤

【概念】

骨软骨瘤（osteochondroma）是有软骨帽的骨性突起，发生在骨的外表面，它有骨髓腔，并且与其基底部的骨髓腔相延续。

【临床特点】

在头颈部，骨软骨瘤非常少见，常发生于面部，最常累及下颌骨和耳部。下颌骨冠突最易受累，也可累及髁突，发生于下颌骨的骨软骨瘤约占骨软骨瘤的 0.6%，多为单发，发病年龄比发生于头颈部以外的骨软骨瘤病人年龄要大，平均年龄为 40 岁，常使病人出现张口困难或颞下颌关节功能障碍。

1. **影像学**　可见骨皮质膨胀，与其下的正常骨组织相连，伴有不同程度的钙化和 / 或骨化，软骨帽的厚度不等（图 6-14A）。

2. **病因学**　病因不清，可能与畸变生长有关。

【病理变化】

1. **肉眼观**　可见骨性突起，被覆有软骨帽。

2. **镜下观**　病变分三层：软骨膜、软骨和骨。最外层是纤维性的软骨膜，其下为软骨帽，厚度常 <2cm，邻近骨移行区的软骨细胞排列呈条索状，并有软骨内骨化。组织学上，由透明软骨构成的软骨帽覆盖着骨性突起（图 6-14B）。

【鉴别诊断】

1. **骨瘤**　为骨性增生，无软骨帽，只有发育较差的髓腔，且其与基底骨的髓腔不相通。

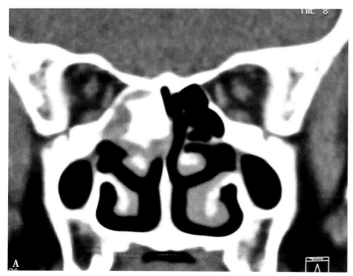

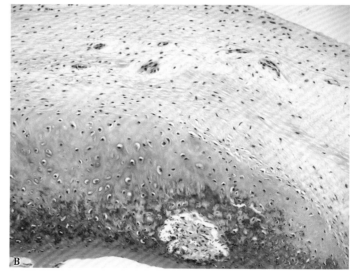

图 6-14　骨软骨瘤
A. 筛窦冠状位 CT 示一外生性、膨胀性病变，被覆透明软骨帽的病变可见小斑片状钙化；B. 软骨帽覆盖着骨性突起

2. **软骨肉瘤**　软骨肉瘤无蒂,有软骨性的分叶状肿块,可以渗透、浸润周围组织。当骨软骨瘤的软骨帽厚度>2cm,且不规则时,常提示恶性变。

【治疗及预后】

手术切除,无复发及恶变的报告。

三、软骨母细胞瘤

【概念】

软骨母细胞瘤(chondroblastoma)是一种良性的、成软骨性的肿瘤,又称为成软骨细胞瘤。

【临床特点】

软骨母细胞瘤是少见的肿瘤,占原发骨肿瘤不足1%,在颅面部更为少见,颞骨是其好发部位,最常见于颞骨鳞部,颅骨软骨母细胞瘤病人的年龄比发生于其他部位者年龄大,平均年龄43.5岁(3～70岁)。主要临床表现为质地较硬的肿块、听力下降、面瘫,部分病人外耳道处可扪及肿块,累及颞下颌关节者易出现张口困难。

1. **影像学**　约60%的病例表现为边界清楚、卵圆形或圆形肿块,溶骨性肿块,边缘有硬化边。有文献报道,位于颞骨的软骨母细胞瘤的MRI可见液 - 液平面改变,这可能与病变继发动脉瘤样骨囊肿有关(图6-15A)。

2. **病因学**　头颈部发生的软骨母细胞瘤可能与软骨内成骨有关。

【病理变化】

1. **肉眼观**　多为暗红色或淡灰色,外观类似肉芽组织,橡皮样质地,部分钙化而有砂粒感,偶有出血、坏死及囊性变。

2. **镜下观**　肿瘤由软骨母细胞及破骨细胞样巨细胞两种基本细胞组成,软骨母细胞中等大小,圆形或卵圆形,胞质丰富淡红色,核大深染,圆形或卵圆形,常有核沟,核仁不明显。可见软骨样基质,呈淡红色,与成熟的软骨基质不同,其成熟的嗜碱性透明软骨少见。肿瘤内可见钙化,特征性钙盐沉着于软骨母细胞周围,形成所谓的"格子样钙化"(图6-15B～F)。

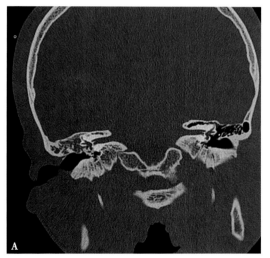

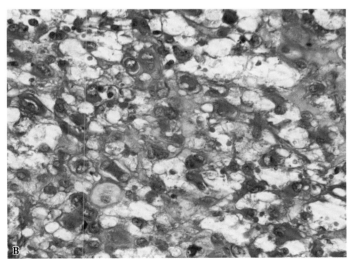

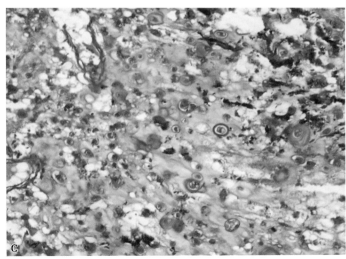

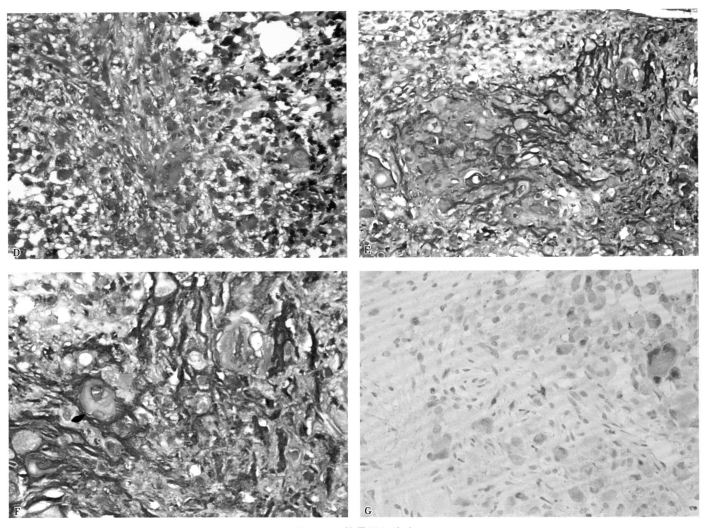

图 6-15　软骨母细胞瘤

A. 软骨母细胞瘤的冠状位 CT 示病变分布及其内小的斑点状钙化；B. 圆形和卵圆形的软骨母细胞，有嗜酸性胞质；C. 肿瘤中淡染、嗜酸性的软骨样间质，其中可见软骨母细胞；D. 软骨母细胞瘤中的多核巨细胞；E、F. 软骨样基质中局灶的细胞间钙化"鸡笼样钙化"；G. IHC 示瘤细胞 S-100 蛋白阳性；

　　3. 免疫组化染色　软骨母细胞瘤中，软骨基质中的细胞和软骨母细胞 S-100 阳性，破骨样巨细胞 S-100 阴性或阳性（图 6-15G）。

　　4. 超微结构　软骨母细胞有圆形或卵圆形的核，核膜下有厚的纤维薄板，分化较好的细胞器，在基质中有散在的多核巨细胞。其细胞表面有微绒毛，大多数细胞高尔基器和粗面内质网不明显。在软骨母细胞瘤中存在两种细胞，它们在核型和细胞器的比例上有所不同，它们代表了不同分化程度的软骨细胞。细胞外基质的特点：在细胞外基质中可见到圆形或多角形的颗粒，在相邻的颗粒中有微细丝，这些成分位于细胞外基质中或在细胞内的粗面内质网中。

　　【鉴别诊断】

　　1. 巨细胞瘤　软骨母细胞瘤有较为特异的"格子样钙化"；其与骨巨细胞瘤还可应用免疫组化染色 S-100 进行鉴别，在软骨母细胞瘤中，软骨基质中的细胞和软骨母细胞 S-100 阳性，破骨样巨细胞 S-100 阴性或阳性，在骨巨细胞瘤中，S-100 阴性。另外，在软骨母细胞瘤中，软骨母细胞对任何单核 / 巨噬细胞系统的抗体不着色，而破骨样巨细胞对巨噬细胞联合抗原 EBM11、KB90、LCA 及巨核细胞 / 血小板联合抗原 C-17 着色。

　　2. 脊索瘤　可应用 AE1/AE3 及 EMA，软骨母细胞瘤为阴性，脊索瘤细胞阳性。

　　3. 透明细胞软骨肉瘤　其组织形态与软骨母细胞瘤相近，它有较大的软骨细胞，多少不等的软骨基质，表现为有细小的钙化，包含有大量的破骨样巨细胞。免疫组化染色肿瘤出现 II 型胶原支持透明细胞软骨肉瘤。软骨母细胞瘤细胞外基质中 II 型胶原免疫组化染色为阴性。

【治疗及预后】

软骨母细胞瘤虽为良性肿瘤，但有一定的局部复发率（10%～35%）。已有原发性软骨母细胞瘤伴有肺及全身多处骨转移并死亡的报道，对于头颈部的软骨母细胞瘤采用根治术或全切术，局部扩大到中耳、乳突腔和颞下颌关节，因解剖部位的特殊性使刮除术变得困难。有资料显示，刮除术的复发率为 43%，而根治术的复发率为 27%，由于暴露困难，手术不彻底是导致复发的关键。化疗及放疗对本病无明显效果，且有恶变为软骨肉瘤的危险，放疗仅在不完全切除肿瘤的情况下使用。

四、软骨黏液样纤维瘤

【概念】

软骨黏液样纤维瘤（chondromyxoid fibroma）是一种以梭形或星芒状细胞构成的以小叶状结构为特征的良性肿瘤，其细胞间含有丰富的黏液样或软骨样物质。

【临床特点】

软骨黏液纤维瘤是少见的良性成软骨性肿瘤。发生于颅面骨少见，通常发生于 30～40 岁。在头颈部，有发生于颞骨、顶骨、下颌骨、上颌骨、颧骨、枕骨、额窦和筛窦的报告。

1. **影像学**　透光性病变，边缘清楚，扇贝状边缘及硬化缘较常见。有时可见局灶性的钙化基质，病变可致骨皮质破坏，并扩展至周围软组织。

2. **病因学**　它的组织发生仍不明确。主要有三种学说：①认为它是一种纤维瘤伴有软骨样分化。②认为它是起源于形成软骨的结缔组织的骨肿瘤。其起源细胞较原始，具有多能分化的潜能，可朝软骨或纤维等各个方向分化。③认为是软骨源性起源，是一个从软骨细胞发生的软骨源性肿瘤，可能与骺软骨有关。但这一观点不能解释一些几乎没有软骨成分的肿瘤和一些发生在扁骨、不规则骨这类没有骺软骨或与骺软骨无明确部位关系的肿瘤。

【病理变化】

1. **肉眼观**　大体质硬，灰白色，切面见软骨黏液样外观，分叶状。外周可见薄层骨壳。

2. **镜下观**　典型的病变可见分叶状结构，大小不一，小叶中心富于黏液样基质，其中散在少量星形或梭形细胞，而小叶边缘细胞丰富，其内杂有纤维母细胞、软骨母细胞，破骨样巨细胞常见。明显的透明软骨分化少见。小叶间为富于血管的纤维性间隔。肿瘤细胞可偶有异型性，但通常是局灶性，且胞质亦很丰富，核分裂象少见，有时出现与陈旧性神经鞘瘤相似的退变特征，往往不提示为恶性（图 6-16）。

3. **免疫组化染色**　肿瘤细胞 Vimentin、S-100 阳性，小叶周边区域 SMA 和 CD34 阳性。

4. **超微结构**　有两种成分，有的细胞显示软骨细胞的特点，有些有肌纤维母细胞的特点。还有介于两者之间的细胞。多数瘤细胞在胞质内有丰富的分化好的细胞器及细丝。其两种细胞特点：①纤维样细胞胞体长梭形，胞核大，梭形或不规则。有较明显丝状结构。②软骨样细胞呈星形、小圆形，有明显胞质突起。胞质中有大小不等的液泡。

【鉴别诊断】

1. **黏液样软骨肉瘤**　黏液样软骨肉瘤小叶周边的细胞可见核分裂象，另外，可见核染色质增粗和核仁。有时，有大面积的软骨样基质存在时，提示可能是软骨肉瘤，而软骨黏液样纤维瘤在黏液样背景中的星形细胞没有核分裂。

2. **软骨母细胞瘤**　有时在软骨黏液样纤维瘤中存在类似于软骨母细胞瘤的区域，尤其是其小叶周边部的细胞形态类似于成软骨细胞瘤的细胞，但其出现黏液样成分，并且肿瘤内缺乏钙化（软骨母细胞瘤有特征性的"格子样钙化"），可确定为软骨黏液样纤维瘤。

3. **软骨瘤**　软骨瘤也呈小叶状结构，但其为明确的成熟的透明软骨分化，软骨细胞位于陷窝内，没有黏液样基质。

4. **巨细胞瘤**　软骨黏液样纤维瘤呈小叶状结构，其巨细胞多在小叶周边部，小叶中心部细胞成分较少，另外，其有大量的黏液样成分，由于以上这些特点，其和巨细胞瘤的鉴别诊断较为容易。

【治疗及预后】

预后很好，需经手术治疗，治疗后，有些病例会复发（10%～25%）。

五、鼻软骨间叶性错构瘤

【概念】

鼻软骨间叶性错构瘤（nasal chondromesenchymal hamartoma，NCMH）是发生在鼻腔和／或鼻窦的膨胀性病变，混有软骨、间质和囊肿，囊肿的组织学形态与胸壁的错构瘤相似。

【临床特点】

一种极少见的、发生于鼻腔或鼻窦的儿童的良性错构瘤，发病年龄范围新生儿到 16 岁，常见于婴儿，多数发生在 1 岁以内。症状由于病变的部位及累及范围不同而异。最常见的症状为鼻堵、呼吸困难、鼻腔溢液、鼻出血、面部肿胀、发现鼻腔肿物，有时出现视力障碍及中耳炎。此病于 1998 年首次命名，在此之前，类似的疾病被描述，并被冠以多种名称，例如软骨样错构瘤、间质瘤和

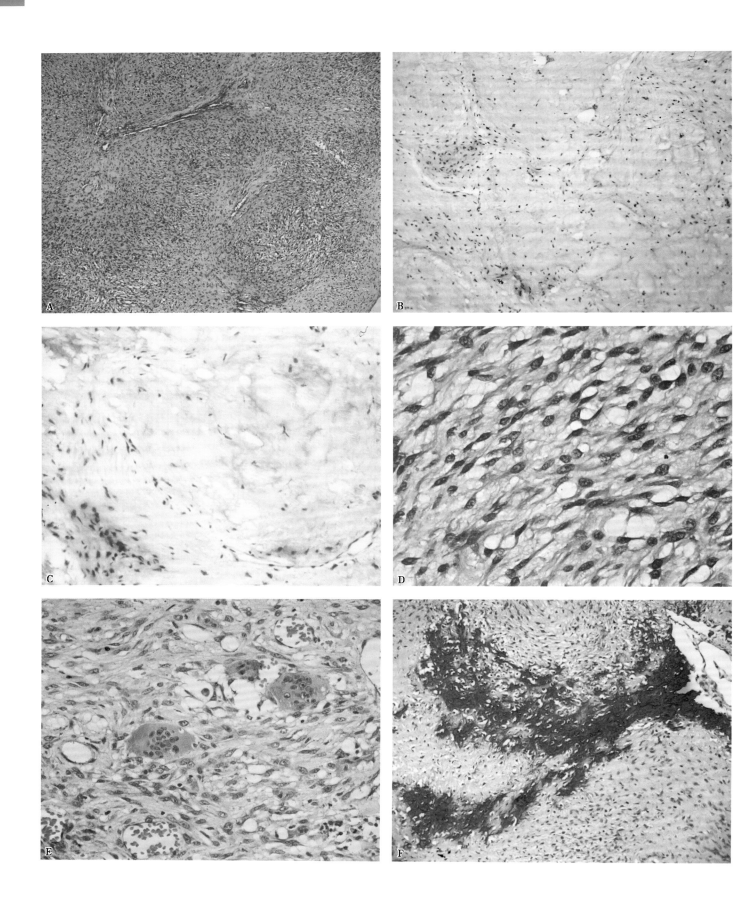

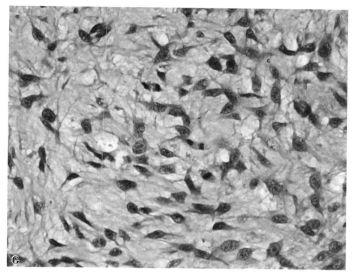
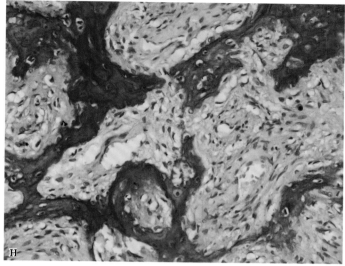
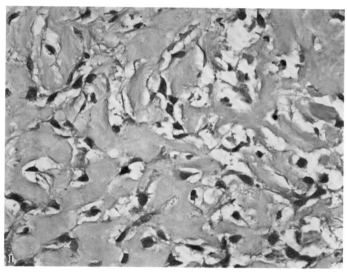

图 6-16　软骨黏液样纤维瘤

A. 示肿瘤的分叶状结构；B. 小叶间的血管纤维性间质；C. 丰富的黏液样间质散在一些星形、梭形的细胞；D. 肿瘤中温和的梭形细胞；E. 肿瘤中的破骨细胞样巨细胞；F. 肿瘤中的钙化；G. 肿瘤中的核分裂象；H. 肿瘤中的骨化；I. 瘤细胞核轻度增大，有嗜酸性胞质，瘤细胞间呈骨样基质

鼻腔错构瘤。综合以前的报告，本病男性好发，男女比例约 3∶1。

1. 影像学　尽管是良性病变，但其通常有骨的侵蚀及替代，甚至有时会怀疑其为恶性肿瘤。通常边界不清，且有囊性成分。CT 示高密度肿块，半数病例在 CT 上有钙化（图 6-17）。

2. 病因学　其病因不明，多数认为其来源于胚胎残迹。早期观点认为本病为先天性疾病，但确实有一些病人为成年发病，而在儿童期无症状。现认为本病为先天性易患性及后天环境刺激共同导致发病，环境刺激包括慢性炎症及激素水平。

【病理变化】

1. 肉眼观　粉褐色破碎质软组织，囊实性，有些可见少量软骨组织。

2. 镜下观　主要由增生的呈不同分化的软骨结节和疏松的梭形细胞间叶成分，组织学形态与胸壁错构瘤相似。其特征为多种间叶成分的小叶状结构，最显著的是成熟或不成熟的不规则透明软骨岛，有时会有双核的软骨细胞。软骨岛边界清楚，周围为间叶组织，其为黏液样的背景，有相对温和的紧密排列的梭形细胞（图 6-18）。没有病理性核分裂象。另外，反应性成骨、厚壁血管、囊的形成、出血均有报告。

3. 免疫组化染色　Vimentin 和 S-100 蛋白阳性。梭形间质成分 SMA 阳性，CK 阴性（图 6-19）。

4. 超微结构　电镜显示纤维母细胞和肌纤维母细胞的特点。

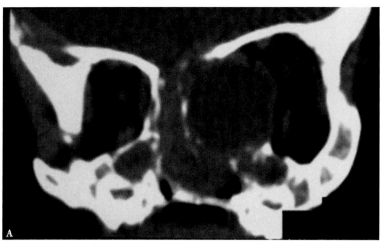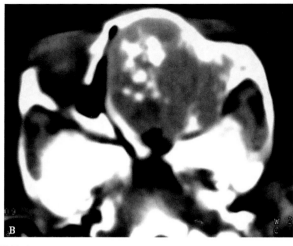

图 6-17　鼻软骨间叶性错构瘤

病例 1，1 岁 7 月大，男婴：A. CT 显示左侧鼻腔和筛窦巨大占位，病变凸向左眼眶内侧壁，并凸向颅内。病例 2，2 个月大，男婴：B. CT 显示左侧鼻腔及筛窦见低密度肿块影，内见粗颗粒钙化，筛板、左眼眶内侧壁及左上颌窦内、外侧壁骨质破坏，鼻中隔右移

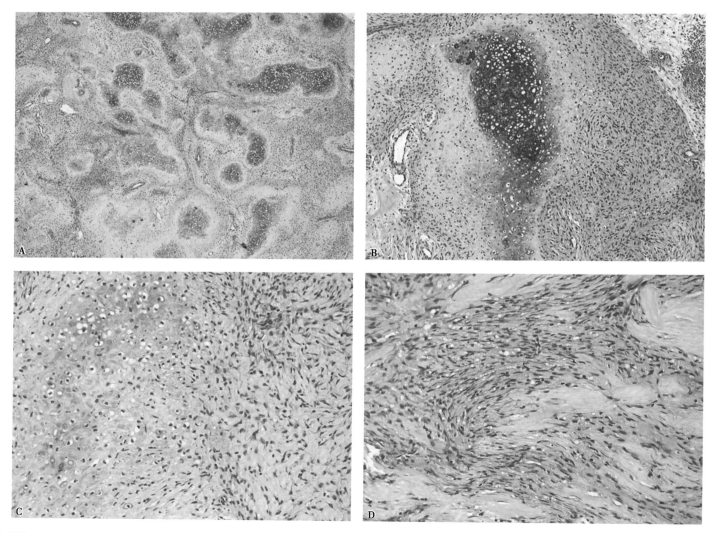

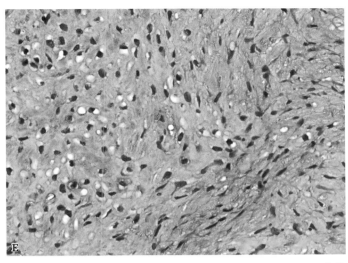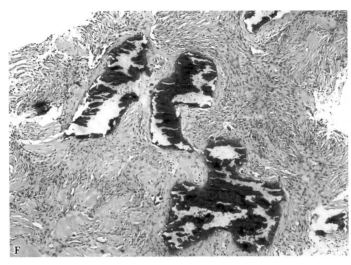

图 6-18 鼻软骨间叶性错构瘤

A、B. 透明软骨结节呈不规则岛屿状或分叶状,与周围的梭形细胞间叶成分之间分界清楚;C. 部分不成熟的透明软骨结节与周围梭形细胞之间分界欠清,两者之间似有移行;D. 梭形间叶性细胞成分疏密不均,间质伴有黏液样变性,并可见相互混杂的胶原纤维,后者可呈宽大的梁状;E. 梭形细胞形态上类似纤维母细胞,核呈卵圆形或长梭形,染色质深染,细胞质丰富、嗜伊红色。部分梭形细胞的胞质内可见空泡样结构,似与不成熟的软骨细胞有移行;F. 肿瘤内可见钙化

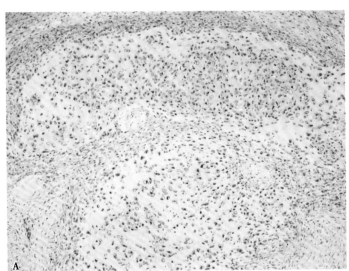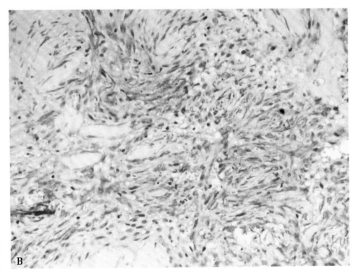

图 6-19 鼻软骨间叶性错构瘤

A. IHC 示软骨细胞 S-100 蛋白强阳性,软骨结节周围的部分梭形细胞 S-100 蛋白阳性;B. IHC 示细胞丰富区域内梭形肿瘤细胞 SMA 阳性

【鉴别诊断】

需要与其他良性或恶性的软骨组织肿瘤鉴别。

【治疗及预后】

通常选用内镜切除,预后好,基本无复发。肿瘤虽为良性,其有渗透性生长的特性,有时完整切除困难,局部复发的病例均发生在未完整切除时。对于不能完整切除的病例也应用了放疗和化疗,但是由于临床资料极其有限,对于其效果,难以做出结论。迄今为止,没有发现远处转移的病例。

第四节 软骨组织恶性肿瘤

一、软骨肉瘤

【概念】

软骨肉瘤(chondrosarcoma)是来源于透明软骨的恶性肿瘤。

【临床特点】

发生在颅面部的软骨肉瘤较少见,约占头颈部恶性肿瘤的 0.2%。其可发生于颌骨、颞骨、鼻腔、鼻窦（筛窦、蝶窦、上颌窦）和鼻咽部、喉、眼眶及颅底，好发于老年（60～70 岁），男性多见。喉的软骨肉瘤是喉部最常见的非上皮性恶性肿瘤，占喉恶性肿瘤的 1%。其症状和体征依据肿瘤的部位及大小而不同。喉软骨肉瘤的好发部位为环状软骨，其次为甲状软骨，杓状软骨和会厌也有报告。

1. 影像学 病变为透射性区域，部分区伴有点状或环状钙化

2. 病因学 软骨肉瘤确切的病因不明，可能为软骨的骨化异常，与多能间质干细胞有关，而发生于软骨瘤的机械性创伤及缺血性改变也可能是恶性转化或侵袭性生物学行为改变的原因，也可继发于畸形性骨炎、颅骨纤维结构不良。另外，可能还与放射治疗有关。

【病理变化】

1. 肉眼观 软骨肉瘤为有光泽的珠白色分叶状肿物，切面蓝灰色或白色透明状，可见囊状的、钙化的及黏液样区域。

2. 镜下观 软骨肉瘤呈分叶状，被纤维间质和反应性骨所分隔，小叶中软骨细胞较密集，且分布不均。陷窝中，有圆形到卵圆形的细胞，周围是蓝色的软骨基质。其软骨细胞的核出现异型性，一般为轻度到中度非典型性，双核细胞常见。分化较差时，基质常有黏液变性，通常在高级别的肿瘤中，还可见坏死和核分裂。头颈部软骨肉瘤的诊断和分级标准与其他部位的软骨肉瘤一致。依据核的大小、核染色质、细胞量和有无双核细胞分为 1～3 级（表 6-3、图 6-20）。大多数头颈部原发性软骨肉瘤为 1 或 2 级。有一部分肿瘤会随着复发次数的增加，分化会逐渐变差。

表 6-3 软骨肉瘤的病理分级

分级	表现
1 级	细胞密度中等，核大小一致，染色质较深，双核细胞少见，类似于内生软骨瘤
2 级	细胞量增多，核异型性更加明显，染色质浓集
3 级	细胞丰富，核的不典型性明显，可见核分裂象

【鉴别诊断】

1. 软骨瘤 其与软骨肉瘤的鉴别是无皮质内浸润及髓腔内浸润，另外，在软骨肉瘤中，软骨细胞成群分布，其分布不均匀，每群细胞的大小、数量不等，核有一定的多形性，可见到双核细胞。在肿瘤分化差时，可见坏死及黏液样基质。另外，在头颈部，任何 >2cm，且复发的肿瘤，均应考虑高分化的软骨肉瘤。

2. 成软骨型骨肉瘤 诊断的关键是软骨肉瘤中无肉瘤细胞直接形成的肿瘤性骨样组织。软骨肉瘤是纯软骨分化恶性肿瘤，其内无肿瘤性成骨。值得注意的是，不要将软骨肉瘤中软骨基质的骨化误认为肿瘤性骨样组织，软骨基质的骨化实质是一种化生性骨，比较成熟，与软骨基质移行，骨小梁周边常有良性骨母细胞被覆。

【治疗及预后】

对于无转移的病人，需要采取根治性的手术切除，但在头颈部，由于解剖部位特殊，根治手术通常要牺牲重要的器官，如眼球等。所以，虽然软骨肉瘤对放化疗不敏感，仍采用术后化疗和放疗控制转移和复发。软骨肉瘤预后较差，其组织学分级可作为预后判断的重要指标。低度、中度和高度恶性病变的 5 年存活率分别是 78%、53% 和 22%，头颈部软骨肉瘤易复发，即使是高分化的软骨肉瘤，复发也很常见。但对于喉软骨肉瘤，如治疗恰当则预后良好，肿瘤的复发率约为 18%～40%，复发取决于肿瘤分级及手术彻底程度。

二、间叶性软骨肉瘤

【概念】

间叶性软骨肉瘤（mesenchymal chondrosarcoma）是双向分化的恶性肿瘤，由高度未分化的小圆细胞和分化良好的透明软骨岛构成。

【临床特点】

是软骨肉瘤中更具侵袭性的一种变型，很少见，大多数发生于 10～30 岁，好发于年轻女性。其可发生在骨组织及骨外软组织，在头颈部发生率较高，颌骨比其他部位的骨更好发，发生于骨外组织者，眼眶为其好发部位。临床表现为疼痛和肿胀。

影像学 破坏性的溶骨性骨病变，边界不清，有的边界较清，肿瘤内有不规则的钙化颗粒。肿瘤浸润周围软组织，很少出现骨膜反应。

【病理变化】

1. 肉眼观 灰白或灰红色，结节或分叶状，可见数量不等的钙化，可见黏液样区，可有坏死、出血及囊性变，3～30cm 不等。

2. 镜下观 由透明软骨岛与未分化的小圆细胞构成，两种成分明显不同，分界清楚或逐渐混合，软骨成分数量多少不等，小圆细胞呈圆形或略呈梭形，浆少，核染色深，类似尤因肉瘤的瘤细胞，小圆细胞的排列可以有三种形式：片状，类似于尤因肉瘤的浸润方式；蜂窝状或鱼骨样结构；血管周细胞瘤形态。软骨样成分通常表现为分化较好的软骨肉瘤（图 6-21）。

3. 免疫组化染色 小圆细胞的 Vimentin、Leu 7、NSE 及 CD99 阳性，S-100 阴性；软骨成分 S-100 阳性。

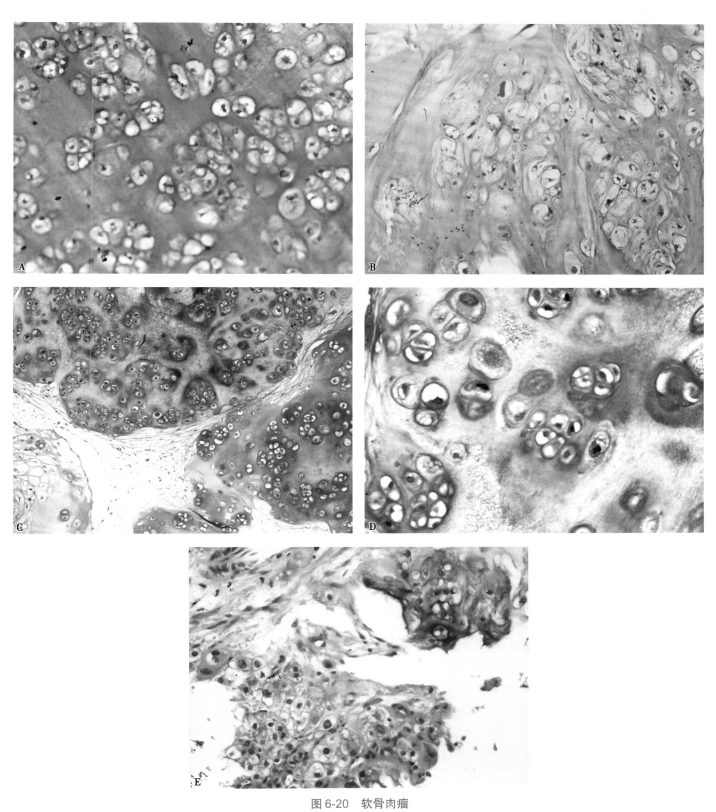

图 6-20　软骨肉瘤

A.Ⅰ级,肿瘤细胞丰富,较大,轻度不规则;B.Ⅱ级,肿瘤细胞丰富,核的异型性较明显;C.Ⅱ级,软骨肉瘤的分叶状结构;D.Ⅱ级软骨肉瘤瘤细胞的异型性;E.Ⅲ级肿瘤细胞和核的多型性明显

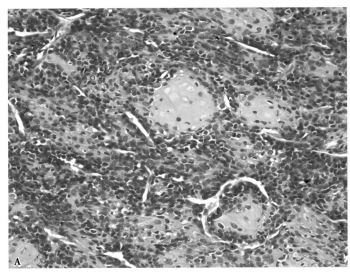
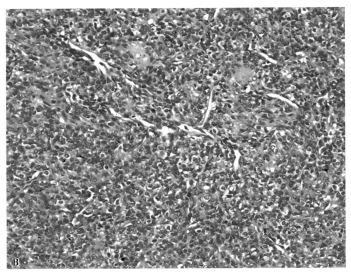
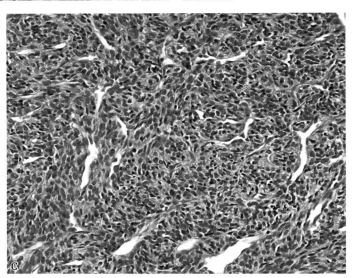

图 6-21　间叶性软骨肉瘤

A. 肿瘤中成熟的软骨岛和周围小圆细胞成分；B. 此区域主要为核深染的小圆细胞和微小灶状淡染的软骨岛；C. 小圆细胞呈血管周细胞瘤形态

4.**超微结构**　可见两种细胞的分化，类似软骨肉瘤中软骨细胞样分化及原始的未分化的小细胞。

【鉴别诊断】

1.**去分化软骨肉瘤**　去分化软骨肉瘤与高分化软骨相邻的是高度间变的梭形细胞肉瘤，而不是幼稚的小圆形或小梭形细胞。

2.**Ewing 肉瘤/PNET**　好发于儿童，X 线缺乏软骨性肿瘤的特点，而且肿瘤内也不会出现高分化软骨岛。其免疫标记 CD99 阳性，并可有神经内分泌标记阳性。

【治疗及预后】

肿瘤恶性程度高，易发生局部复发和远处转移，根治术为首选的手术方法。颌骨的间叶性软骨肉瘤生物学特征更为惰性。

三、去分化软骨肉瘤

【概念】

去分化软骨肉瘤（dedifferentiated chondrosarcoma）为软骨肉瘤的一种类型，包括分化好的软骨肿瘤（内生性软骨瘤或高分化软骨肉瘤）和分化差的非软骨性肉瘤，两种成分界限分明。

【临床特点】

去分化软骨肉瘤最常见的部位是股骨，发生于头颈部非常少见，有发生于喉部的报告。

1.**影像学**　境界不清的溶骨性病变，为去分化部分；另外可见软骨成分为分叶状钙化病灶。CT 示为破坏性骨病变，可见纤维成分中的低密度区域与软骨成分中的絮状钙化、环状致密影混杂。

2. 病因学 研究表明，分化与"去分化"的两种成分都来源于共同的原始间叶细胞，另外，分子遗传学特点证实了其单克隆起源及肿瘤发生了早期分离。

【病理变化】

1. 肉眼观 可见两种成分，肿瘤中央为质硬的、蓝灰色软骨小叶状病灶，周围为灰白灰红色质软的纤维成分。

2. 镜下观 该肿瘤由两种分界清楚的成分构成。一种是高分化软骨肿瘤，可以是内生性软骨瘤或低级别软骨肉瘤，以低级别的软骨肉瘤最常见，另一种为高级别的肉瘤成分，以恶性纤维组织细胞瘤最常见，也可以是其他的肿瘤，如纤维肉瘤、骨肉瘤、横纹肌肉瘤、血管肉瘤等（图 6-22），低度恶性的软骨性肿瘤与相邻的高度恶性的梭形细胞肿瘤常常是突然转变而不是逐渐移行。

【鉴别诊断】

1. 成软骨型的骨肉瘤 镜下，成软骨型骨肉瘤常表现为高度恶性的软骨性肿瘤与梭形细胞恶性肿瘤之间逐渐移行。而去分化软骨肉瘤，常见低度恶性的软骨肉瘤与高度恶性的梭形细胞肉瘤之间的转变是陡然的，没有移行过渡，成软骨型骨肉瘤一般发生在年轻人，去分化软骨肉瘤病人年龄较大。

2. 间叶性软骨肉瘤 镜下为分化好的软骨区域与未分化的小细胞成分，二者之间的界限清楚或逐渐混合，而在去分化软骨肉瘤，低度恶性的软骨性肿瘤与相邻的高度恶性的梭形细胞肿瘤常常是突然转变。

【治疗及预后】

去分化软骨肉瘤生长迅速，骨破坏严重，早期可发生肺转移，生存率低。其预后很差，广泛切除术后，局部复发率仍较高，易转移到肺、皮肤、肾上腺、心、脑、肠等，其转移瘤主要是纤维肉瘤成分，大多数病人 2 年内死亡。放疗可获得短暂的缓解而化疗无效。

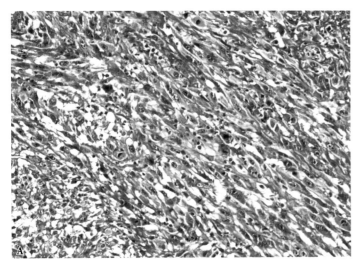
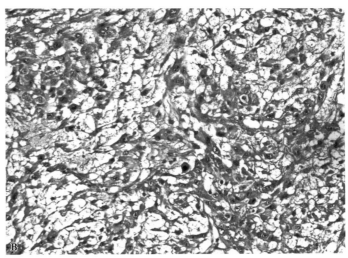
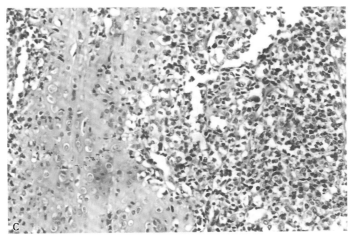

图 6-22 去分化软骨肉瘤

A. 梭形细胞成分；B. 黏液样基质中可见异型的肿瘤细胞；C. 分化好的软骨肉瘤同时出现，两种成分分界明显，无移行

四、透明细胞软骨肉瘤

【概念】

透明细胞软骨肉瘤（clear cell chondrosarcoma，CCCS）是一种罕见的低度恶性软骨肿瘤，好发于长骨骺端，由温和的透明细胞和透明软骨组成。

【临床特点】

为软骨肉瘤的另一种变型，是非常少见的低度恶性的肿瘤，其病程长，生长缓慢，侵袭性低，有发生于颅骨、鼻腔、喉的报告。大多数在40～50岁发病。

影像学 境界清楚的溶骨性病变，偶尔有硬化缘。

【病理变化】

1. **肉眼观** 质软，有砂粒感的组织，可有囊性区域。

2. **镜下观** 肿瘤由核居中的透明细胞或嗜酸性毛玻璃样的细胞组成，瘤细胞间的软骨基质相对稀少，有破骨样巨细胞，典型的软骨肉瘤区域和多少不等的反应性成骨区，被覆良性骨母细胞。

3. **免疫组化染色** 上皮标记阴性，S-100蛋白、Ⅱ型胶原阳性。

【鉴别诊断】

1. **软骨母细胞瘤** 透明细胞软骨肉瘤瘤细胞与软骨细胞瘤中的软骨母细胞很像，但有些病例含有普通低级别软骨肉瘤成分，另外，肿瘤内常可见反应性新骨形成，而软骨母细胞瘤常可见特征性格子样钙化，且不伴普通高分化软骨肉瘤成分，肿瘤细胞间很少有反应性新骨。

2. **透明细胞型骨肉瘤** 透明细胞软骨肉瘤中可出现反应性成骨及软骨化骨，但这些反应性新骨周围常有良性骨母细胞被覆，另外，部分透明细胞软骨肉瘤中含少量高分化软骨肉瘤成分，且其瘤细胞S-100蛋白及Ⅱ型胶原阳性。

3. **转移性透明细胞癌** 透明细胞癌病人常有原发肿瘤的病史，且肿瘤缺乏成软骨及成骨的改变。另外，其癌细胞上皮标记（CK、EMA）阳性，S-100蛋白阴性，可以和透明细胞软骨肉瘤鉴别。

【治疗及预后】

肿瘤的恶性度低，病程长，进展慢，侵袭性低。大块切除常可治愈，但不完整切除，则易复发，可发生肺部及其他骨的转移。

第五节 脊 索 瘤

【概念】

脊索瘤（chordoma）为与脊索结构相似的低到中度恶性的肿瘤。

【临床特点】

脊索瘤是少见的低度恶性肿瘤，其好发于骶尾部及蝶枕部。头颈部的脊索瘤大部分累及颅底、少部分累及鼻咽部和/或鼻窦。脊索瘤通常累及成人，多见于40～50岁，男性好发，儿童也可见到，20%～30%发生在颅底。其临床特点与部位及侵犯程度有关。蝶枕区的肿瘤多伴慢性疼痛和颅神经压迫症状，视神经受累较常见，肿瘤也可压迫垂体，颅内者常有颅内高压，向下扩展可导致鼻塞、出血及鼻腔包块。软骨样型好发于颅底蝶枕部，发病年龄较小。

1. **影像学** 孤立的、中位的、溶骨性和破坏性病变，外周有薄硬壳（图6-23A）。

2. **病因学** 其形成与脊索的胚胎残迹有关。

【病理变化】

1. **肉眼观** 分叶状，有光泽，棕灰到蓝白色，切面胶冻样或鱼肉样，大小2.5～40cm，部分有出血、坏死，大部分病例有软组织侵袭。

2. **镜下观** 有三种组织学类型：传统型、软骨样型和逆分化脊索瘤。组织学上，传统型脊索瘤显示纤维组织将瘤组织分成小叶状，被纤维组织带分隔。小叶内瘤细胞呈片、巢或条索状排列，并由黏液样基质包绕。瘤细胞（皂泡样细胞）有轻度异型性，皂泡样细胞胞质丰富，透明或嗜酸性，空泡状（图6-23B～E）。软骨样型除显示经典脊索瘤图像外，同时显示软骨样区域，即可见到单个瘤细胞位于陷窝内，周围为透明软骨样基质（图6-23F、G）。逆分化脊索瘤很少见，有典型的脊索瘤成分或偶有软骨瘤样脊索瘤形态，同时伴有梭形细胞肉瘤成分，且二者有移行，移行区的梭形细胞表达CK，其肉瘤成分中以未分化肉瘤形态多见，还有报告为纤维肉瘤和梭形细胞肉瘤（图6-24A、B、D）。

3. **免疫组化染色** 所有肿瘤CK及Vimentin、大部分肿瘤EMA阳性，软骨样型脊索瘤软骨成分S-100蛋白阳性。低分子量细胞角蛋白AE1/AE3、CK8、CK18强阳性，高分子量细胞角蛋白CK1、CK5、CK10、CK14部分强阳性（图6-24C、E和图6-25）。此外，α-FP、Leu-7阳性，NSE可以阳性，Desmine部分阳性。

4. **超微结构** 脊索瘤细胞有桥粒，胞质内有张力原丝，较小细胞内有中间丝，且围绕细胞核呈同心圆状排列，细胞表面有微绒毛和不连续的基底膜。

【鉴别诊断】

1. **软骨肉瘤** 皂泡样细胞和免疫组化特点对于鉴别诊断有帮助。软骨肉瘤不表达细胞角蛋白、EMA，且电镜下不具有脊索瘤的微绒毛、桥粒和基底膜。

2. **其他** 逆分化脊索瘤还需与真性癌肉瘤、平滑肌肉瘤等鉴别。

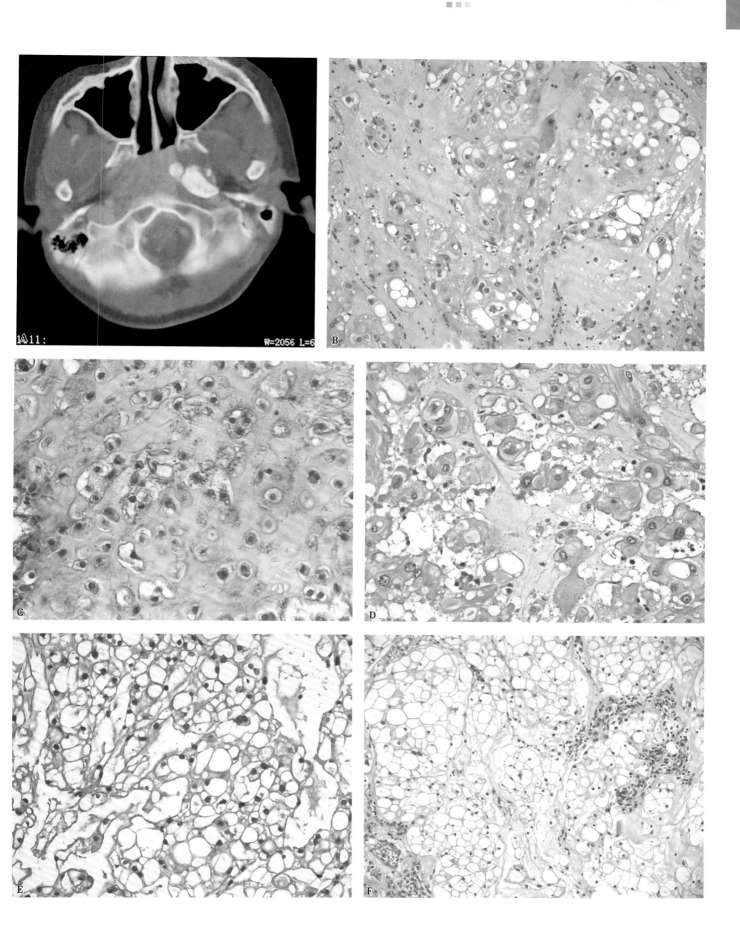

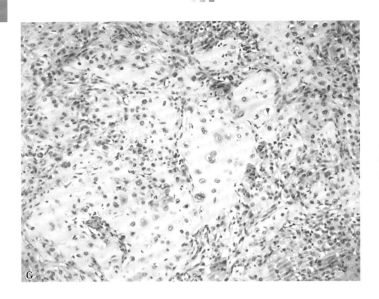

图 6-23 脊索瘤

A. 水平位 CT 示左岩骨肿瘤，斜坡伴斑片状钙化；B～F. 传统型脊索瘤的皂泡样细胞，胞质丰富，嗜酸或透明呈空泡样，胞膜边界清楚；G. 软骨样型脊索瘤显示软骨组织

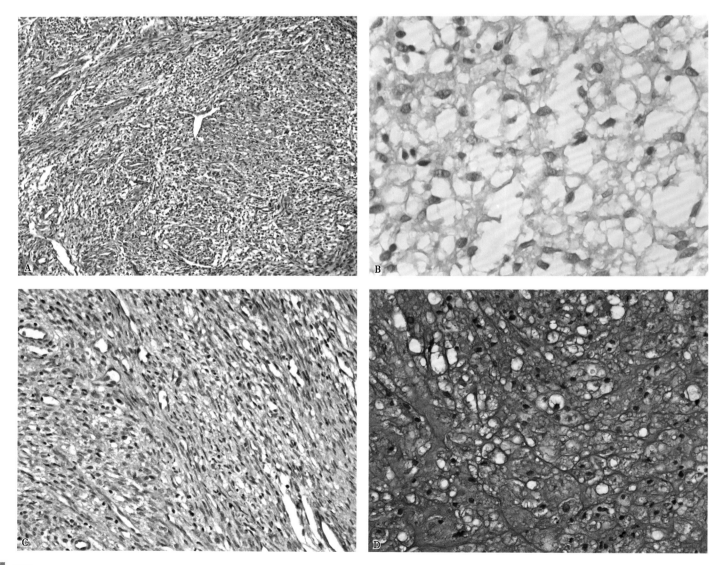

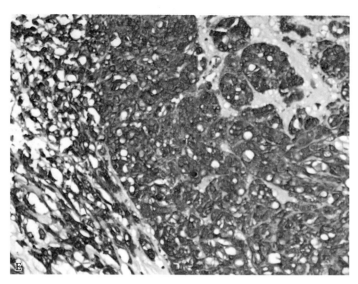

图 6-24　去分化脊索瘤
A. 去分化区域的梭形肉瘤细胞；B. 分化较差的上皮样空泡细胞；
C. IHC 示 A 区域的 Vimentin 染色阳性；D. 去分化脊索瘤中的脊索瘤上皮成分；E. IHC 示 D 区域的 AE1/AE3 染色阳性

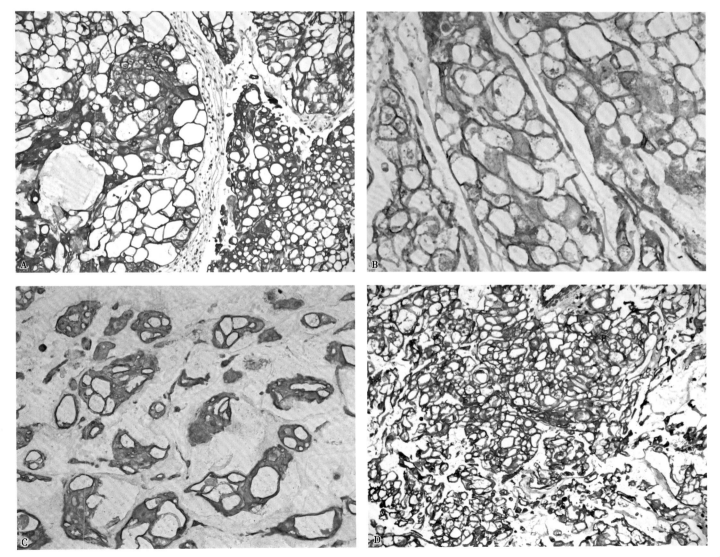

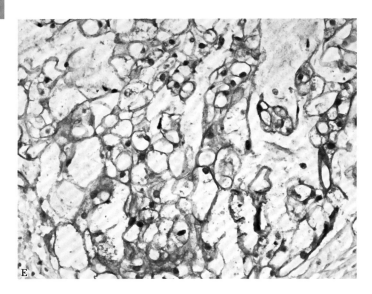

图 6-25　脊索瘤免疫组化染色
A. IHC 示瘤细胞 CK 阳性；B. IHC 示瘤细胞 EMA 阳性；C. IHC 示瘤细胞 Vimentin 阳性；D. IHC 示瘤细胞 Vimentin 阳性；E. IHC 示瘤细胞 S-100 阳性

【治疗及预后】

脊索瘤属于低度恶性肿瘤，缓慢侵袭性生长，病人常因反复复发、转移而最终死亡。软骨样型脊索瘤预后最好，其次为传统性脊索瘤，逆分化脊索瘤预后差。治疗可选择手术切除。

参 考 文 献

1. Vener J，Rice D H，Newman A N. Osteosarcoma and chondrosarcoma of the head and neck[J]. Laryngoscope，2010，94（2）：240-242.

2. Mendenhall W M，Fernandes R，Werning J W，et al. Head and neck osteosarcoma[J]. American Journal of Otolaryngology，2011，32（6）：597-600.

3. Oda D，Bavisotto L M，Schmidt R A，et al. Head and neck osteosarcoma at the University of Washington[J]. Head & Neck，2015，19（6）：513-523.

4. Chen Y，Shen Q，Gokavarapu S，et al. Osteosarcoma of head and neck：a retrospective study on prognostic factors from a single institute database[J]. Oral Oncology，2016，58：1-7.

5. Koch B B，Karnell L H，Hoffman H T，et al. National cancer database report on chondrosarcoma of the head and neck[J]. Head & Neck，2015，22（4）：408-425.

6. Gadwal S R，Fanburgsmith J C，Gannon F H，et al. Primary chondrosarcoma of the head and neck in pediatric patients：a clinicopathologic study of 14 cases with a review of the literature[J]. Cancer，2015，91（3）：598-605.

7. Mokhtari S，Mirafsharieh A. Clear cell chondrosarcoma of the head and neck[J]. Head & Neck Oncology，2012，4（1）：13.

8. Fidai S S，Ginat D T，Langerman A J，et al. Dedifferentiated chondrosarcoma of the larynx[J]. Head & Neck Pathology，2015，10（3）：1-4.

9. Pellitteri P K，Ferlito A，Fagan J J，et al. Mesenchymal chondrosarcoma of the head and neck[J]. Oral Oncology，2007，43（10）：970-975.

10. Li Y，Yang Q X，Tian X T，et al. Malignant transformation of nasal chondromesenchymal hamartoma in adult：a case report and review of the literature[J]. Histology & Histopathology，2013，28（3）：337-344.

11. Stewart D R，Messinger Y，Williams G M，et al. Nasal chondromesenchymal hamartomas arise secondary to germline and somatic mutations of DICER1 in the pleuropulmonary blastoma tumor predisposition disorder[J]. Human Genetics，2014，133（11）：1443-1450.

12. Lee C H，Park Y H，Kim J Y，et al. Nasal chondromesenchymal hamartoma causing sleep-disordered breathing in an infant[J]. International Journal of Clinical & Experimental Pathology，2015，16（8）：S352-S353.

13. Ikeda R，Tateda M，Okoshi A，et al. Extraosseous chondroma of anterior neck in pediatric patient[J]. International Journal of Pediatric Otorhinolaryngology，2015，79（8）：1374-1376.

14. Dicaprio M R，Enneking W F. Fibrous dysplasia[J]. Journal of Bone & Joint Surgery American Volume，2005，87（8）：1848-1864.

15. Karataş A，Cebi I T，Yanık T，et al. Osteoma originating from mastoid cortex[J]. Turkish Archives of Otorhinolaryngology，2017，55（1）：48.

16. Orth P，Kohn D. Diagnostics and treatment of osteoid osteoma[J]. Der Orthopäde，2017，46（6）：1-12.

17. Garin I E，Wang E H M. Chondroblastoma[J]. Journal of Orthopaedic Surgery，2008，16（1）：84.

18. Semenova L A，Bulycheva I V. Chondromyxoid fibroma[J]. Arkhiv Patologii，2007，69（2）：37.

19. Klenke F M，Wenger D E，Inwards C Y，et al. Giant cell tumor

of bone: risk factors for recurrence[J]. Clinical Orthopaedics & Related Research, 2011, 469 (2): 591-599.

20. Jundt G, Baumhoer D. Chondroblastoma[J]. Der Pathologe, 2017, 6 (12): 1670-1673.

21. Qi J, Chao L, Jian Y, et al. Clinical features, treatments and long-term follow-up outcomes of spinal chondroblastoma: report of 13 clinical cases in a single center[J]. Journal of Neuro-Oncology, 2018 (4): 1-8.

22. 蔡雪红, 苏海燕. 透明细胞软骨肉瘤 1 例报道 [J]. 诊断病理学杂志, 2012, 19 (6): 466.

23. 彭燕, 陈柯, 陈晶晶, 等. 透明细胞软骨肉瘤 1 例临床病理分析并文献复习 [J]. 临床与实验病理学杂志, 2011, 27 (12): 1366-1368.

24. 杨婷婷, 张惠箴. 去分化软骨肉瘤的临床病理特征及研究进展 [J]. 临床与实验病理学杂志, 2018, 34 (5): 538-541.

25. 靳松, 沈靖南, 王晋, 等. 骨母细胞瘤的临床与病理分析 [J]. 中国骨肿瘤骨病, 2006, 5 (3): 147-150.

26. 王安群, 谢刚, 杨永红, 等. 喉巨细胞瘤的临床病理分析 [J]. 华西医学, 2009, 24 (2): 425-428.

27. 傅春玲, 刘定荣, 罗敏, 等. 喉巨细胞瘤 1 例报道 [J]. 诊断病理学杂志, 2014, 21 (1): 56-58.

第七章

系统性疾病在头颈部的表现

第一节 肉芽肿性多血管炎

【概念】

肉芽肿性多血管炎,又称韦格纳肉芽肿病(Wegener granulomatosis),病因不十分清楚,多数学者认为是一种自身免疫性系统性疾病。

【临床特点】

发病年龄多在20～50岁,92%的病例可累及耳鼻咽喉部位,其中以鼻腔作为首发部位最为多见。因此当临床表现不明显时,从鼻腔鼻窦处获取的标本最具有诊断价值。局部临床表现有鼻堵、流涕、鼻衄,破坏鼻软骨后则形成鞍鼻(图7-1)。

【病理变化】

镜下观 无单一特异性的形态学指征。主要病理改变为黏膜内坏死性肉芽肿性小动脉、小静脉及毛细血管炎,血管壁可出现纤维素样坏死,有时坏死不十分明显,血管壁内外可见中性粒细胞呈簇状浸润,管腔内有时形成纤维素性微血栓。有时黏膜内可见小灶状坏死,坏死周围可见上皮样细胞及其他慢性炎症细胞栅栏状排列。组织内中性粒细胞的渗出常形成微小脓肿。病灶内可见散在分布的组织细胞以及夹杂其中的数量不等的中性粒细胞、嗜酸性粒细胞、淋巴细胞及浆细胞浸润。可见少数多核巨细胞,其分布无一定规律,可呈朗格汉斯巨细胞样或异物巨细胞样、体积较小(图7-2),也有人称此肉芽肿为不完全性肉芽肿。

上呼吸道和肺的坏死性肉芽肿性血管炎、局限性肾小球肾炎及播散性坏死性小动静脉炎,称为韦格纳肉芽肿的三联症。病人因鼻部活检而诊断时可以无肺及肾的异常改变。

【辅助检查】

多数韦格纳肉芽肿病病人血清胞质型抗中性粒细胞胞质抗体(cytoplasmic pattern of antineutrophil cytoplasmic antibody,C-ANCA)呈阳性反应,对观察韦格纳肉芽肿病是否活动很有意义,而核周型抗中性粒细胞胞质抗体(perinuclear of antineutrophil cytoplasmic antibody,P-ANCA)呈阳性反应者较少(图7-3)。

【鉴别诊断】

包括NK/T细胞淋巴瘤、结核及真菌感染等其他肉芽肿病变、结节性动脉周围炎及过敏性血管炎等。

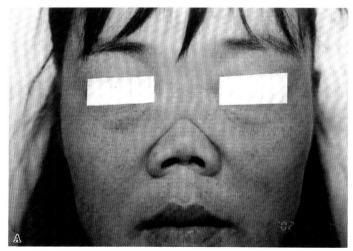

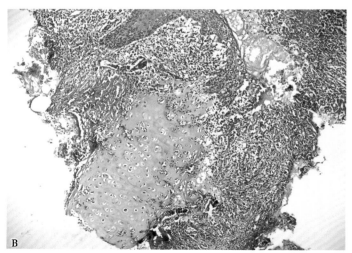

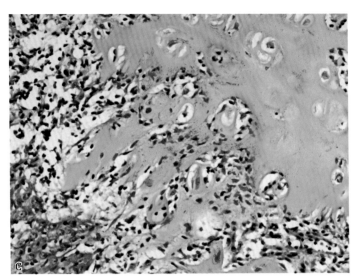

图 7-1 韦格纳肉芽肿
A. 鼻软骨损害、鼻梁塌陷形成鞍鼻；B. 活动期鼻中隔软骨炎，软骨边缘炎症细胞浸润呈虫蚀状溶解破坏，低倍观；C. 炎细胞浸润软骨组织内，软骨组织边缘呈虫蚀状溶解破坏，上图高倍

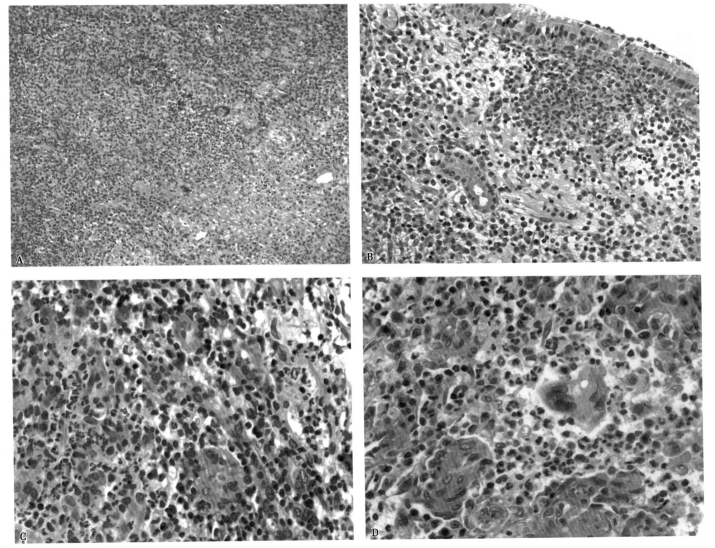

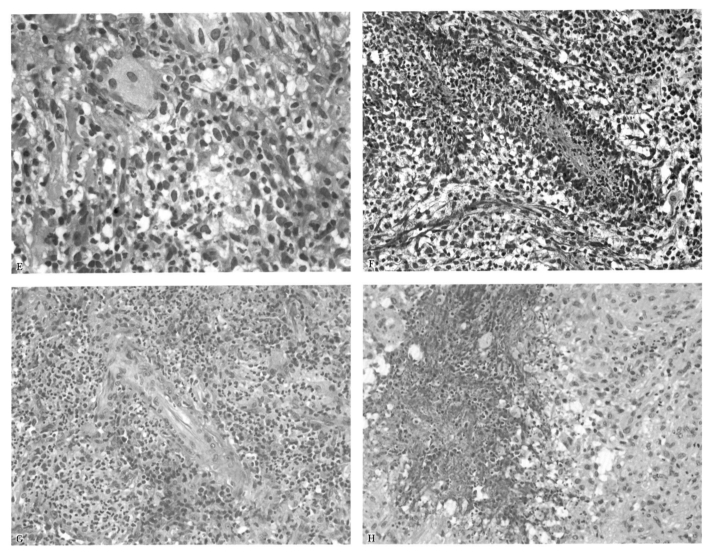

图 7-2　韦格纳肉芽肿病组织学改变

A. 鼻腔鼻窦黏膜组织内可见重度炎症背景,中心区可见灶状坏死及小脓肿形成,右上可见一多核巨细胞;B. 同上例,上皮下可见一小脓肿,背景组织内浆细胞浸润明显;C. 血管壁纤维素样坏死(伊红着色明显),中性粒细胞浸润;D、E. 多核巨细胞形成,有嗜中性粒细胞伴随;F. 肉芽肿结构,中央坏死,类上皮细胞栅栏状排列在周围;G. 病变累及眶内,眶内组织呈重度急慢性炎症,其内可见一血管,内皮细胞增生肿胀,管腔闭塞,管壁外侧发生纤维素样坏死;H. 同上例,左侧可见嗜碱性坏死灶,右侧可见类上皮细胞肉芽肿

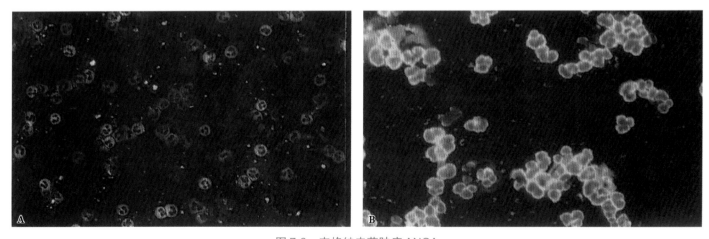

图 7-3　韦格纳肉芽肿病 ANCA

A. 间接荧光法,血涂片中性粒细胞 C-ANCA 阳性;B. 间接荧光法,血涂片中性粒细胞 P-ANCA 阳性

第二节 嗜酸性血管中心性纤维化

【概念】

嗜酸性血管中心性纤维化（eosinophilic angiocentric fibrosis）是一种罕见的疾病，病因及发病机制不明。有报道与长期的过敏性鼻炎有关。

【临床特点】

病人以青年、中年女性为主。主要发生于上呼吸道，鼻腔多见，可波及上颌窦、眼眶、颞下窝及翼腭窝。

【病理变化】

肉眼黏膜增厚，灰白色质硬。镜下病变早期病理特点主要是小血管增生，内皮细胞肿胀，周围有密集的淋巴细胞、浆细胞、各种炎症细胞浸润，其中以嗜酸性粒细胞为多，也可以出现巨噬细胞。如病变进展，其特征性的病变是血管周围的胶原纤维束围绕血管（图7-4），呈旋涡状洋葱皮样增生。血管壁不发生纤维素样坏死。对组织的损伤主要是组织纤维化引起的上呼吸道狭窄。

【鉴别诊断】

主要应与韦格纳肉芽肿病相鉴别，后者主要的镜下特点是坏死性小动脉及小静脉炎，无胶原纤维束围绕血管的洋葱皮样改变。

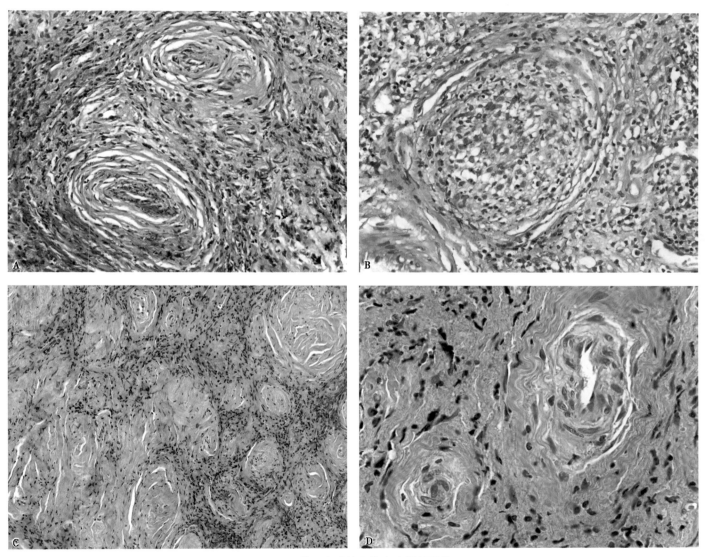

图 7-4 眼眶嗜酸性血管中心性纤维化

A. 纤维组织增生，慢性炎症细胞浸润，两个血管壁层状纤维化呈"洋葱皮样"；B. 管腔闭塞的血管，其内可见较多嗜酸性粒细胞浸润；C. 部分区管壁纤维化的血管相连成片；D. 小动脉管壁变化不明显，纤维化主要见于管壁周围

第三节　淀粉样变性

【概念】

淀粉样变性（amyloidosis）病因与发生机制仍不清楚。由 Burow 和 Numann 于 1875 年首先报告。根据淀粉样蛋白的生化特性不同分为 AL 型和 AA 型。AL 型为免疫球蛋白轻链衍生物，是原发性淀粉样变（包括系统性和局限性）、多发性骨髓瘤的相关蛋白。AA 型是继发性淀粉样变相关的 A 蛋白。

【临床特点】

柳端今统计的 18 例喉淀粉样变性，占同期鼻喉良性肿瘤 986 例的 1.8%（18/986）。北京同仁医院病理科曾统计 20 年耳鼻咽喉部淀粉样变共 67 例，其中喉淀粉样变 54 例（80%），咽部 12 例（17.9%），鼻部 2 例；男性 39 例，女性 28 例，男性：女性 = 1.4：1；发病年龄为 22～68 岁。

喉以原发性局限性淀粉样变最常见。临床表现为声音嘶哑，音质和音调异常，喉部干燥感和干咳，疼痛和吞咽疼痛，严重者可以发生呼吸困难及吸气性喘鸣。

【病理变化】

肉眼黏膜隆起，灰白色，质硬。镜下在黏膜上皮下、小血管周围及腺体周围可见粉染的云絮状、小片状、大片状乃至团块状物质沉积（图 7-5），有挤压周围组织的倾向。常有炎症细胞浸润，团块状淀粉样物质周围可见异物巨细胞反应。

【辅助检查】

淀粉样物质经刚果红染色后呈橘红色，偏振光显微镜下呈绿色双折光（图 7-5）。免疫组化染色，抗淀粉样 P 物质阳性。透射电镜下淀粉样蛋白结构呈特殊的淀粉样纤维，长 30～1 000nm，直径 8～10nm，僵硬无分支，杂乱无序分布（图 7-5）。

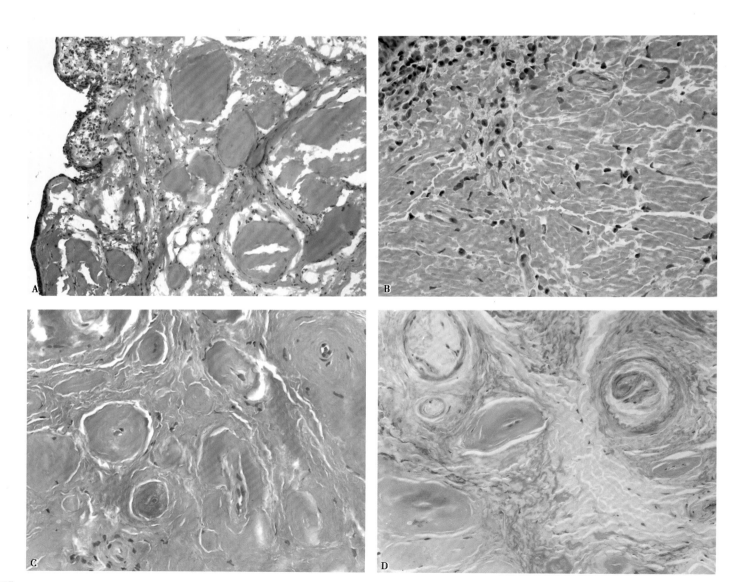

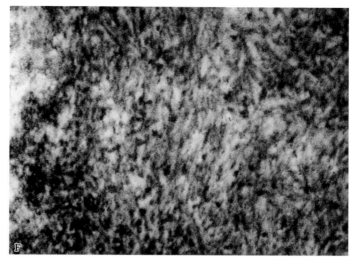

图 7-5　淀粉样变

A. 冰冻切片,喉淀粉样变,淀粉样物呈块状、砖红色沉积于黏膜内;B. 石蜡切片,喉淀粉样变,淀粉样物呈致密云絮状、砖红色沉积于黏膜内;C. 鼻咽部淀粉样变粉染云絮状;D. 刚果红染色,鼻咽部淀粉样变砖红色云絮状;E. 偏振光显微镜观察,淀粉样物呈亮绿色;F. 电镜下淀粉样纤维

第四节　痛　　风

【概念】

痛风(gout)是核酸代谢障碍性疾患。

【临床特点】

男性多见。常见于关节周围出现疼痛性结节,骨可受侵犯。痛风结节也可出现在头颈部,在耳部最常沉积的部位是耳轮和对耳轮。

【病理变化】

1. 肉眼观　局部皮肤有疼痛结节,结节表面可发生溃疡,甚至从溃疡处流出尿酸盐结晶。

2. 镜下观　纤维结缔组织增生,内有尿酸盐结晶沉积,诱发异物性肉芽肿和纤维化(图 7-6)。在肉芽肿内,还可见到痛风石(一种嗜碱性无结构物质)。

【鉴别诊断】

包括类风湿结节、结节性黄色瘤及双水焦磷酸钙(CPPD)结晶沉积症。

第五节　结　节　病

【概念】

结节病(sarcoidosis)为原因不明的系统性肉芽肿性疾病。

【临床特点】

最常累及肺门淋巴结和肺,此外,皮肤、神经系统、头颈部器官也可受累。女性略多见,多为中年人。

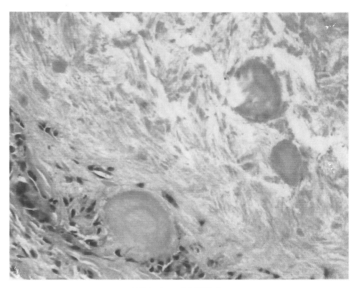

图 7-6　痛风结节

中央有尿酸盐结晶结节状沉积,周围有异物巨细胞反应

【病理变化】

镜下观　以非干酪性类上皮细胞肉芽肿为特点,可见异物性多核巨细胞(图 7-7),有时可见星状小体、Schaumann 小体,淋巴结内者可见 Hamazaki-Wesenberg 包涵体。有时肉芽肿内可见小灶状纤维素样坏死。

【辅助诊断】

抗酸染色及真菌染色结果均为阴性,作者应用 Warthin-Starry 银染色在其肉芽肿细胞内发现有空气细颗粒物(PM2.5),认为与结节病的发病有关。

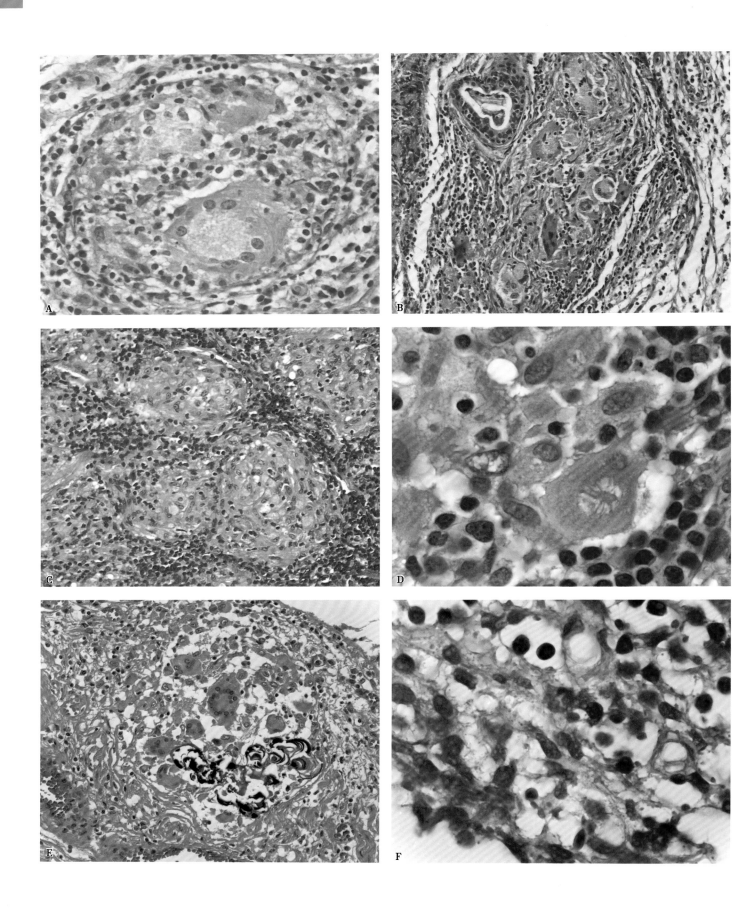

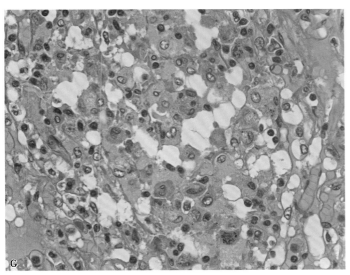
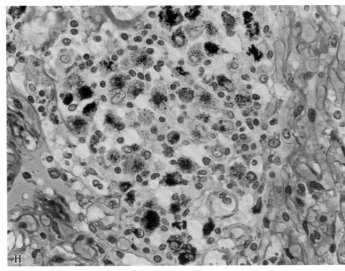

图 7-7　结节病

A. 病例 1，鼻腔，肉芽肿内多核巨细胞中心区淡染；B. 同上例，肉芽肿内可见异物性多核巨细胞；C. 病例 2，扁桃体非干酪性类上皮细胞肉芽肿；D. 星状小体；E. 绍曼小体；F. 淋巴结内棕褐色 H-W 小体；G. 肺内肉芽肿；H. Warthin-Starry 银染色示肉芽肿细胞内可见黑色大气细颗粒物

第六节　IgG4 相关性疾病

【概念】

IgG4 相关性疾病（IgG4-related disease，IgG4-RD）主要累及胰腺，也可与胰腺外多个器官病变并存。头颈部 IgG4-RD 主要表现为颌下腺的 Küttner 瘤、泪腺和腮腺的 Mikulicz 病以及脑下垂体的淋巴浆细胞性垂体炎等。此外，鼻腔鼻窦、头颈部皮肤、甲状腺、神经系统等部位亦可受累。

【发病机制】

目前尚未明确，可能不是自身免疫性的，而是过敏性反应。

自身免疫性疾病多是由 Th1 免疫反应介导的，但在 IgG4 相关性疾病中，Th2 免疫反应占主导作用。Th2 细胞因子（IL-4、IL-5、IL-13）和调节细胞因子［IL-10、转化生长因子 β（TGFβ）］表达上调。调节性 T 细胞阻止 Th2 免疫反应，它产生的 IL-10 可介导 B 细胞产生的抗体从 IgE 向 IgG 转换，导致组织内大量 IgG4⁺ 浆细胞浸润，而 TGFβ 促进组织纤维生成。以 Th2 和调节性 T 细胞为主的免疫反应与过敏性疾病密切相关，提示本病有可能是变态反应性机制参与发病。

【临床特点】

IgG4-SD 以日本、韩国和意大利报道较多。中老年男性为好发人群。由于对此病认识较晚，尚无完全统一的诊断标准。

头颈部 IgG4-RD 常累及泪腺和眼眶软组织，并作为该综合征的首发表现，但不累及结膜；颌下腺经常发生 IgG4-SD，又被称为慢性硬化性唾液腺炎或 Küttner 瘤，在颌下腺 92%～100% 的慢性硬化性唾液腺炎与 IgG4 相关，而在所有非特异性慢性唾液腺炎中只有 33% 的病变是 IgG4 相关性的。泪腺和腮腺的 Mikulicz 病大部分为 IgG4-SD。此外，甲状腺、淋巴结等部位亦可受累。鼻腔鼻窦自 2001 年报道以来，北京同仁医院于 2016 年报道了 12 例 Mikulicz 病与鼻腔鼻窦 IgG4 相关性疾病同时发生的病例，证实其可同时累及泪腺及鼻窦；脑下垂体腺病变累及鼻窦者也有报道。IgG4-RD 常累及皮肤，最常见于头颈部，呈斑块或结节状。中枢神经系统受累非常少见，报道最多的部位是脑垂体，其次还有硬脑膜、室管膜和硬脑脊膜的报道。

临床一般状况良好，无特殊症状，可有发热等全身症状，通常形成肿物。眼附属器 IgG4-RD 的典型症状为单侧或双侧长期无痛性眼眶肿胀，无明显视力损害或干燥性角结膜炎症状，临床不能与淋巴瘤区分。Küttner 瘤表现为单侧或双侧 1.0～5.0cm 的质硬肿块，境界较清楚，与肿瘤不能区分。脑垂体受累通常表现为垂体功能减退、尿崩症或局部肿物效应（如头痛和视物模糊）。一些病人表现为肥厚性硬脑膜炎和鼻旁窦炎，病变可蔓延至蝶鞍和蝶鞍旁结构。IgG4 相关甲状腺炎有不明显的甲状腺机能减退。

影像学　由于受累部位的炎症反应，正电子发射体层成像（PET/CT）显示异常摄取增高灶，全身扫描有助于发现多系统病灶。唾液腺受累 CT 检查显示泪腺、颌下腺或腮腺对称性肿大，超声显示病变不规则，低回声和多结节。脑垂体显示垂体柄增厚或垂体肿物高密度团块影。IgG4 相关甲状腺炎超声检查低回声。鼻腔鼻窦 CT 检查显示软组织影，MRI 检查 T_1 加权相增强，T_2 加权相减弱。

【病理变化】

1. **肉眼观**　呈现斑块或结节性肿物。

2. **镜下观**　组织内可见淋巴浆细胞浸润、淋巴滤泡形成、弥漫而致密的纤维化、闭塞性静脉炎（眼眶软组织少见）以及所累及病变组织固有结构的萎缩或消失，也可伴有中性粒细胞、嗜酸性粒细胞浸润（图 7-8A～D）。

个别病例中淋巴细胞及浆细胞浸润和硬化成分的比例可以有所不同，形成假性淋巴瘤样、混合型和硬化型模式（表 7-1，图 7-8E、F）。

3. **免疫组化染色**　可见大量浆细胞表达 IgG4 及大量 CD4 和 CD8 阳性 T 细胞浸润。

（1）慢性硬化性唾液腺炎或 Küttner 瘤病变见图 7-9。

（2）当病变累及鼻腔鼻窦黏膜组织时，可见黏膜内重度淋巴浆细胞浸润，甚至有淋巴滤泡及生发中心形成，免疫组化染色可发现 $IgG4^+$ 及 IgG^+ 浆细胞及其数量增加（图 7-10）。

【实验室检查】

γ- 球蛋白、IgG、IgE 升高；乳酸脱氢酶正常或仅轻度升高；可以有低浓度的自身抗体（如抗核抗体、类风湿因子）；多部位受累病人血清 IgG4 滴度较高（＞1 350mg/L）。抗乳铁蛋白抗体和抗碳酸酐酶Ⅱ部分阳性。

【诊断】

头颈部 IgG4-RD 的诊断依从 IgG4-RD 的总体诊断原则，多结合临床表现、影像学、实验室检查、组织病理学（表 7-2）等临床病理特征进行综合诊断。特别强调头颈部不同部位 IgG4-RD 闭塞性静脉炎的出现频率不同，不能根据其有无来断定是否诊断 IgG4-RD。另外，只有一部分 IgG4-RD 病人血清学 IgG4 滴度升高（约 40%），诊断价值低于组织学检查，可作为参考性指标而非特异性指标。

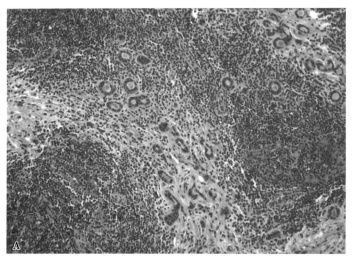

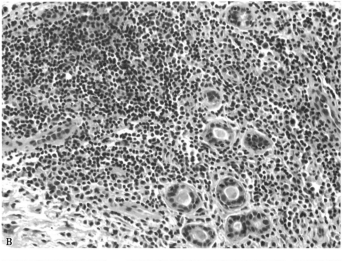

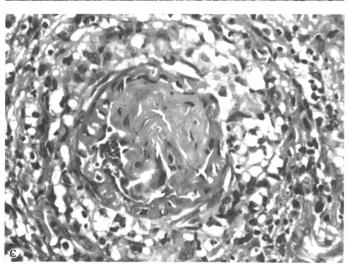

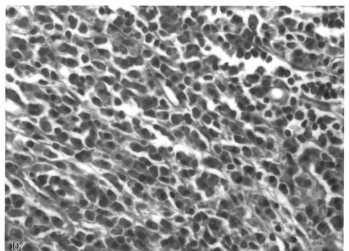

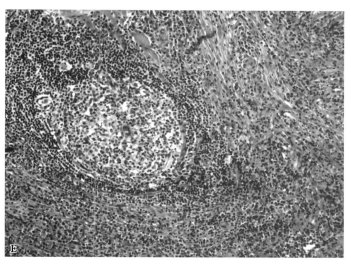
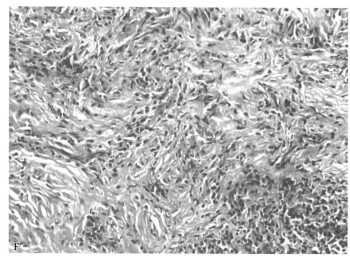

图 7-8 IgG4 相关性疾病

A. 泪腺病变：示小叶间隔硬化、小叶结构明显，其内淋巴细胞及浆细胞浸润、腺泡萎缩减少、导管周围硬化；B. 同上例，残存少量小叶腺泡，间质内淋巴细胞、浆细胞浸润明显；C. 鼻腔病变：示闭塞性静脉炎，管壁纤维组织增生、管腔狭窄，管周慢性炎细胞浸润；D. IgG4相关性炎性假瘤：示大量淋巴浆细胞浸润，浆细胞尤其显著；E. 累及眼眶内软组织：假性淋巴瘤样模式，特征是致密的淋巴细胞浸润伴有淋巴滤泡形成；F. 累及眼眶内软组织：硬化型模式，正常结构消失，由致密的纤维组织所取代

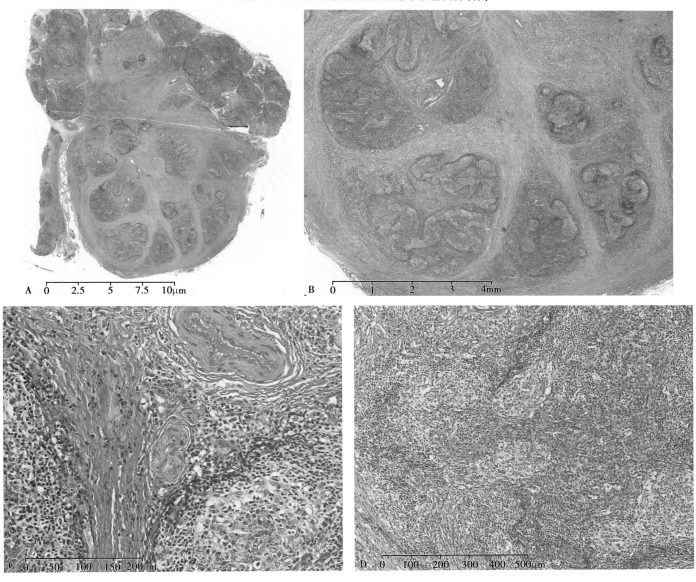

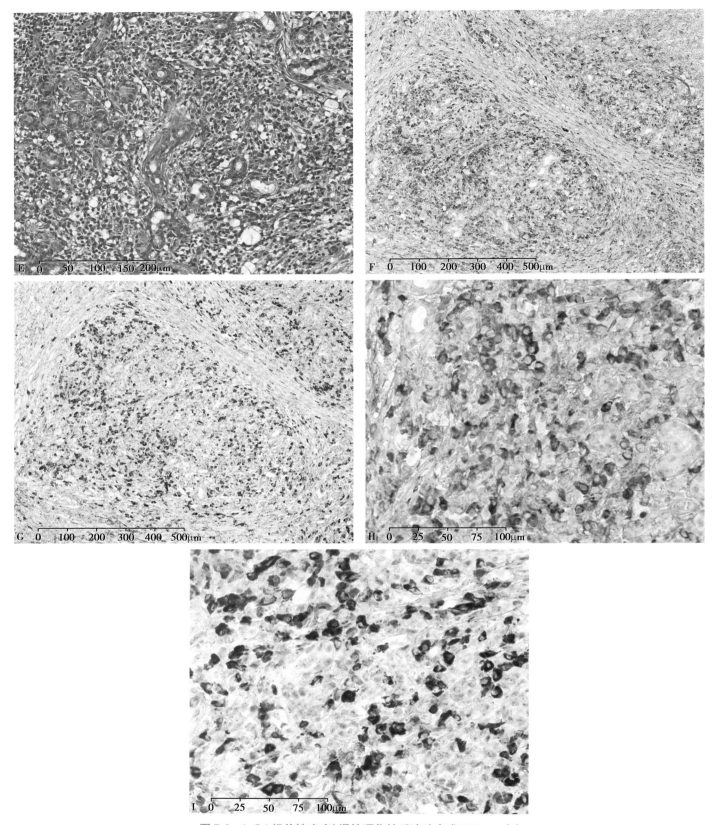

图 7-9　IgG4 相关性疾病(慢性硬化性唾液腺炎或 Küttner 瘤)

病例，男，61 岁，颌下腺，数字扫面切片截图：A. 病变全貌，腺泡萎缩，淋巴组织浸润、纤维组织增生及纤维化在不同区域程度有所不同；B. 病变局部，示腺泡萎缩，小叶内及小叶间纤维组织增生，伴纤维化；C. 视野中央区可见一闭塞性小静脉炎；D. 滤泡上皮成分萎缩减少，淋巴浆细胞浸润明显，伴淋巴滤泡形成；E. 此视野内可见较多浆细胞浸润；F. IHC 示 IgG 阳性浆细胞的分布，低倍；G. IHC 示 IgG4 阳性浆细胞的分布，低倍；H. IHC 示 IgG 阳性浆细胞密集区，高倍；I. IHC 示 IgG4 阳性浆细胞密集区，高倍 >50 个 /HPF，与图 H 中 IgG 阳性浆细胞相比，IgG4$^+$/IgG$^+$ 比值 >40%

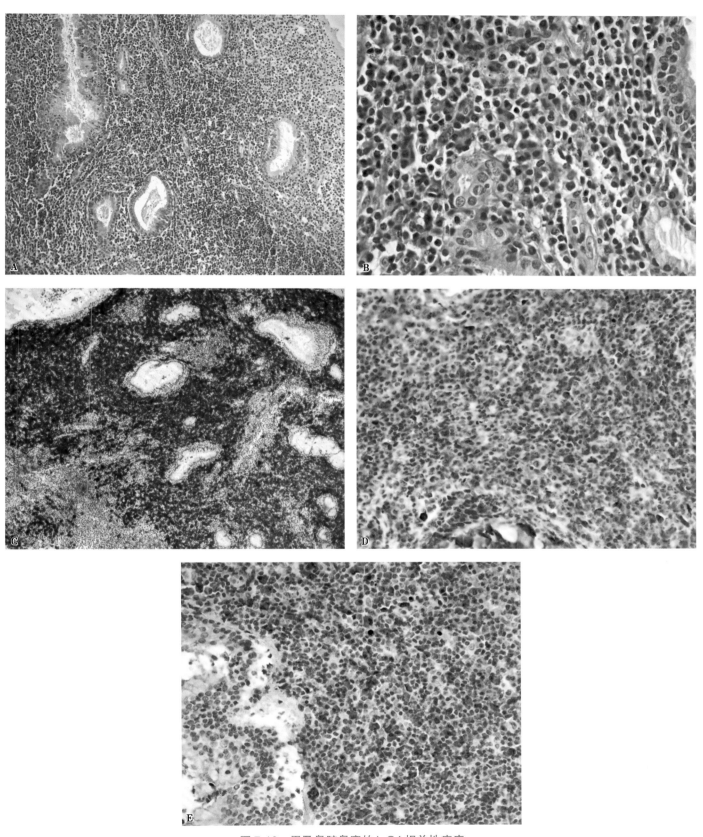

图 7-10　累及鼻腔鼻窦的 IgG4 相关性疾病

病例，男，70 岁，鼻腔：A. 鼻黏膜腺体间淋巴浆细胞密集增生及浸润；B. 此区域显示浆细胞弥漫性浸润；C. IHC 示 CD38 弥漫阳性的浆细胞；D. IHC 示 IgG 阳性的浆细胞；E. IHC 示 IgG4 阳性的浆细胞

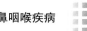

表 7-1　IgG4 相关硬化性疾病的形态学谱系

项目	假性淋巴瘤样模式	混合型模式	硬化型模式
淋巴成分	淋巴细胞和浆细胞致密浸润,常伴散在的反应性淋巴滤泡	淋巴细胞和浆细胞中等程度浸润,常伴散在反应性淋巴滤泡	淋巴细胞和浆细胞斑片状聚集,伴或不伴淋巴滤泡形成
硬化	相对少	明显,形成宽条带和纤细条带	硬化组织构成病变的主要部分
静脉炎	罕见	有或无	常见闭塞性静脉炎
病变边界	局限或边界不清	局限或边界不清	边界不清
常见部位	泪腺,唾液腺,头颈皮肤	多种部位	眼眶(炎性纤维硬化性病变)

表 7-2　IgG4 相关性疾病的组织学诊断标准

项目	内容
适当的形态	
结外部位	淋巴细胞及浆细胞浸润 +/-;淋巴滤泡;纤维化;静脉炎 +/-;除了肺部,动脉总是不受累及;没有明显的肌纤维母细胞增生
淋巴结	浆细胞增多;常见反应性淋巴滤泡,或有透明血管型滤泡,或滤泡间区扩张伴活化的淋巴细胞增多
IgG4+ 细胞绝对值*	>50 个 /HPF
IgG4+/IgG+ 细胞比值	>40%

①小的活检标本中不一定见到所有特征;②对于 IgG4+ 或 IgG+ 细胞的计算,要选择阳性细胞高度密集的区域;③从 3 个高倍视野(HPF)内阳性细胞的总数,计算出每个 HPF 的平均值;④一个 HPF 的面积是 0.196mm²(×400)。* 比较多的报道要求 IgG4+ 浆细胞诊断数值 >30 个 /10HPF 作为判断标准

也有文献归纳 IgG4 相关性疾病的三个特征及对应的诊断方法如下:

三个特征:①单器官或多器官出现弥漫 / 局部肿胀 / 肿块,伴相应部位症状;②血清 IgG4 浓度升高(≥135mg/dl);③组织学"三联征",大量淋巴细胞和浆细胞浸润、闭塞性静脉炎、纤维化;IgG4+ 浆细胞 >10 个 /HPF,同时满足 IgG4+/IgG+ 浆细胞 >40%。

诊断方法:

确诊:①+②+③

疑似:①+③

可能:①+②

【鉴别诊断】

头颈部 IgG4-RD 应与各组织器官相应病变鉴别,最重要的鉴别点是 IgG4-RD 病人血清中 IgG4 浓度增加或免疫染色可见弥漫性 IgG4+ 浆细胞的浸润。

1. 伴纤维化的非特殊类型炎症和硬化性恶性肿瘤 IgG4-RD 眼眶软组织病变最常表现为硬化型模式(所谓的眼眶炎性假瘤),表现为明显的纤维化且边界不清,有

时胶原纤维呈触角样扩展至周围组织。淋巴细胞和浆细胞散在片状聚集,或伴淋巴滤泡,通常周围密度比中心高。硬化组织中的成纤维细胞散在分布于小淋巴细胞和浆细胞之间而不突出。闭塞性静脉炎易见。需与如下疾病鉴别:伴有闭塞性硬化的结节硬化型霍奇金淋巴瘤、硬化性大 B 细胞淋巴瘤、硬化性滤泡性淋巴瘤、具有硬化性间质的原发或转移性癌和寡细胞变异型的间变性甲状腺癌。

2. 结外边缘区淋巴瘤 IgG4-RD 累及泪腺和唾液腺时,常表现为假性淋巴瘤样模式,以小淋巴细胞和浆细胞浸润为特征,反应性的淋巴滤泡散在分布其中,有时可见嗜酸性粒细胞。它可以被误诊为淋巴瘤,尤其是结外边缘区淋巴瘤,但其缺乏淋巴上皮病变、单核样 B 细胞、弥漫成片的 CD20 阳性的 B 细胞、轻链的限制性、异常的免疫表型和克隆性免疫球蛋白基因重排。

3. 淋巴上皮病变和涎石病

(1)Mikulicz 病:其诊断特征包括①泪腺或大多数唾液腺持续对称性肿大。②泪腺和唾液腺明显单核细胞浸润。③排除其他存在腺体肿胀疾病,如结节病或淋巴细胞浸润性疾病,且对激素反应良好。已证实部分 Mikulicz 病本质为 IgG4-RD。

(2)Sjögren 综合征:是一种独特的自身免疫性疾病,以干燥性角结膜炎、口干症、唾液腺或者泪腺的间歇性肿胀为特征,中老年女性多见,临床表现为唾液腺反复增大和缩小,形态学表现为淋巴上皮性唾液腺炎,类固醇治疗效果不佳,有抗 SS-A 抗体和抗 SS-B 抗体,血清 IgG4 不升高,受累器官如唾液腺、胆管组织免疫组化少见 IgG4+ 浆细胞,IgG4+/IgG+ 浆细胞低。

(3)涎石病:是由于导管阻塞、涎液浓缩所致,组织学表现为唾液腺导管周围淋巴浆细胞浸润和纤维化,导管内可见钙化的结晶样物,免疫组化 IgG4 染色可以鉴别。

4. 非 IgG4 相关性炎性假瘤 一般非 IgG4 相关的炎性假瘤临床表现、影像学检查和组织学变化与 IgG4 相关性炎性假瘤基本一致,后者部分病人可伴有胰腺及胰腺

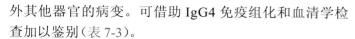

外其他器官的病变。可借助 IgG4 免疫组化和血清学检查加以鉴别（表 7-3）。

5. 皮肤胶原血管病 皮肤大量浆细胞浸润应与胶原血管病如红斑狼疮、硬皮病、梅毒、莱姆病相鉴别。可根据临床特点、血清抗核抗体和抗包柔氏螺旋体抗体阴性排除。血清 IgG4 浓度升高出现在少数其他皮肤病中，如遗传性过敏性皮炎、寄生虫病和天疱疮，可通过临床和组织学特点排除这些疾病。

6. 其他 IgG4⁺ 浆细胞增多的疾病 一些病变中 IgG4⁺浆细胞增多但不属于 IgG4-RD，如类风湿性关节炎、慢性鼻窦炎、鼻息肉、真菌性鼻窦炎、Rosai-Dorfman 病、Wegener 肉芽肿病、皮肤浆细胞增多症、穿孔性胶原病、自身免疫性萎缩性胃炎（恶性贫血）、唾液腺黏液表皮样癌的硬化变异型、过敏性皮炎、寄生虫感染、寻常型天疱疮、落叶型天疱疮、胰腺癌等，它们的形态学特点和临床表现明显不同于 IgG4-RD，可资鉴别。

【治疗及预后】

类固醇激素治疗是 IgG4-SD 较为有效的治疗措施。首选药物为泼尼松龙，建议开始治疗的剂量第 1 周 30～40mg/d，每 1～2 周减量 5mg 或每隔 2 个月减量 10mg，直至减量至泼尼松龙 5mg/d 维持。在治疗期间可以随访血清和影像学。有报道泼尼松龙减量后部分病例可能复发，因此严密的监测随访是必要的。对于复发病人或激素治疗不满意者加用硫唑嘌呤等免疫抑制剂可以得到满意的疗效。类固醇激素疗效良好，但在长期病变和伴明显硬化的病例中效果可能不理想。其总体预后良好，多数病例随时间发展累及多个不同部位。

第七节 类脂质蛋白沉积症

【概念】

类脂质蛋白沉积症（lipoid proteinosis）是一种罕见的常染色体隐性遗传病，是由位于染色体 1q21 的细胞外基质蛋白 1（extracellular matrix protein 1，ECMl）基因突变所致。

【临床特点】

主要临床表现为声音嘶哑、眼睑串珠状半透明丘疹、皮肤黏膜浸润增厚、脱发、牙齿发育不良、复发性腮腺炎等，部分病人因颞叶或海马的钙化灶而产生癫痫等神经系统症状。病人多在出生后不久即出现症状。头颈部病理可见到喉部黏膜及眼睑等活检标本。

【病理变化】

镜下观 在病变黏膜内可见类脂质蛋白的大片沉积，HE 染色下表现为均质粉染物质，与淀粉样变淀粉样物质呈云絮状改变不同。可沉积于血管壁造成管壁增厚、管腔狭窄，炎症反应不明显，黏膜被覆上皮可见萎缩变薄。过碘酸雪夫染色轻度着色，刚果红染色偏振光下无折光（图 7-11）。

【鉴别诊断】

淀粉样变 类脂质蛋白沉积症镜下沉积类脂质蛋白均质，无云絮状厚薄不一改变，刚果红染色偏振光下无折光等。

表 7-3 IgG4 相关性和非 IgG4 相关炎性假瘤的区别

项目	IgG4 相关性炎性假瘤	非 IgG4 相关性炎性假瘤或肿瘤
病变本质	病因不明的与 IgG4 相关的炎性纤维硬化性病变	1. 肿瘤性 炎性肌纤维母细胞瘤和炎性假瘤样的滤泡树突细胞肉瘤 2. 炎症后改变、修复性病变或不明原因 非特殊类型炎性假瘤 3. 感染性 分枝杆菌性梭形细胞假瘤
临床表现	表现为肿物，常伴系统性炎性表现，症状根据病变部位而不同	表现为肿物，偶尔伴系统性炎性表现
大体特征	界限不清的肿物	孤立性，界限清楚或不清楚的肿物
组织学表现	病变边界很难界定；斑驳状淋巴及浆细胞浸润；硬化间质，伴少量梭形纤维母细胞和肌纤维母细胞；静脉炎	病变局限或有浸润的边界；中等量淋巴及浆细胞均匀的分布在整个病变；伴明显肌纤维母细胞、梭形组织细胞的增生；通常无静脉炎
免疫组化	无明显 SMA 阳性的肌纤维母细胞；大部分病例 IgG4⁺ 浆细胞增加	肌纤维母细胞 SMA 明显阳性；IgG4⁺ 浆细胞不增加；炎性肌纤维母细胞瘤 ALK⁺；炎性假瘤样滤泡树突细胞肉瘤：CD21⁺、EBER⁺；感染类型：CD68⁺

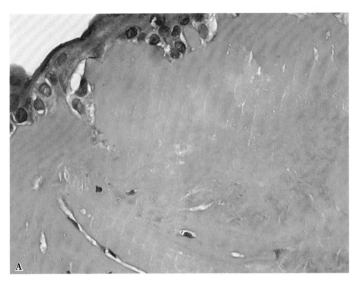
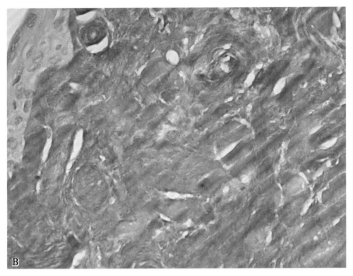
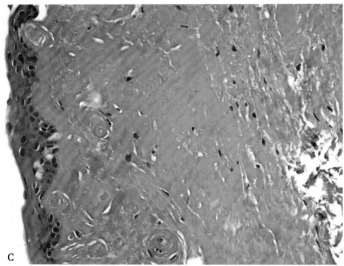

图 7-11　喉类脂质蛋白沉积症

A. 黏膜内可见均质粉染物质沉积；B. 过碘酸雪夫染色可见着色；C. 刚果红染色（偏振光下未见折射）

参 考 文 献

1. Echeagaray H，Tona G，Rivera-Rosales RM，et al. Airway biopsy results from patients with suspected granulomatosis with polyangiitis（2005-2015）：clinicopathological correlation and proposal of an algorithm to improve diagnosis[J]. Ann Otol Rhinol Laryngol，2019，128（8）：708-714.

2. Emamikhah M，Sina F2 Mokhtari M，et al. Wegener's Granulomatosis presenting as Wallenberg Syndrome：a case report[J]. J Stroke Cerebrovasc Dis，2019，28（8）：e107-e109.

3. Russell B，Mohan S，Chahal R，et al. Prognostic significance of cavitary lung nodules in granulomatosis with polyangiitis（Wegener's）：a clinical imaging study of 225 patients[J]. Arthritis Care Res（Hoboken），2018，70（7）：1082-1089.

4. Wojciechowska J，KręCicki T. Clinical characteristics of patients with granulomatosis with polyangiitis and microscopic polyangiitis in ENT practice：a comparative analysis[J]. Acta Otorhinolaryngol Ital，2018，38（6）：517-527.

5. Panupattanapong S，Stwalley DL，White AJ，et al. Epidemiology and outcomes of granulomatosis with polyangiitis in pediatric and Working-Age adult populations In the United States：analysis of a large national claims database[J]. Arthritis Rheumatol，2018，70（12）：2067-2076.

6. Wojciechowska J1，KręCicki T. Clinical characteristics of patients with granulomatosis with polyangiitis and microscopic polyangiitis in ENT practice：a comparative analysis[J]. Acta Otorhinolaryngol Ital，2018，38（6）：517-527.

7. Huebra L，Kim L，Carlos K. Granulomatosis with plyangiitis and continuous positive airway pressure-The challenge of interface between nose and mask[J]. J Clin Rheumatol，2018，24（2）：102-103.

8. Thorkelsen H, Berdal P. Wegener's granulomatosis, immunosuppressive therapy[J]. Acta Otolaryngol, 1976, 82（3-4）: 208-211.

9. Ogawa T, Okiyama N, Koguchi-Yoshioka H, et al. Eosinophilic granulomatosis with polyangiitis followed by venous thromboembolism resulting in severe cutaneous ulcers[J]. J Dermatol, 2017, 44（9）: e216-e217.

10. 周佳鑫, 唐福林. 嗜酸性血管中心性纤维化的研究现状 [J]. 中华医学杂志, 2005, 85（44）: 3166-3168.

11. Fang CH, Mady LJ, Mirani NM, et al. Sinonasal eosinophilic angiocentric fibrosis: a systematic review[J]. Int Forum Allergy Rhinol, 2014, 4（9）: 745-752.

12. Gorostis S, Bacha M, Gravier S, et al. Right ethmoid eosinophilic angiocentric fibrosis with orbital extension[J]. Eur Ann Otorhinolaryngol Head Neck Dis, 2017, 134（5）: 351-354.

13. Heft Neal ME, Rowan NR, Willson TJ, et al. A case report and systematic review of eosinophilic angiocentric fibrosis of the paranasal sinuses[J]. Ann Otol Rhinol Laryngol, 2017, 126（5）: 415-423.

14. Okamoto K, Motoishi M, Kaku R, et al. A surgical case of eosinophilic angiocentric fibrosis of the lung[J]. Surg Case Rep, 2015, 1（1）: 52.

15. Karligkiotis A, Volpi L, Ferreli F, etal. Primary orbital eosinophilic angiocentric fibrosis with intranasal extension[J]. Head Neck, 2014, 36（1）: E8-E11.

16. Kim WJ, Kim YI, Kim JE, et al. Unexplained persistent dyspnea in a young woman with eosinophilic angiocentric fibrosis[J]. Respir Care, 2014, 59（5）: e72-e76.

17. Richardson MS. Familiar and unfamiliar pseudoneoplastic lesions of the head and neck[J]. emin Diagn Pathol, 2016, 33（1）: 24-30.

18. Roberts PF, McCann BG. Eosinophilic angiocentric fibrosis of the upper respiratory tract: a mucosal variant of granuloma faciale? A report of three cases[J]. Histopathology, 1985, 9（11）: 1217-1225.

19. Chen H, Zhu D, Wang M, et al. Amyloid A amyloidosis secondary to avian tuberculosis in naturally infected domestic pekin ducks（Anas platyrhynchos domestica）[J]. Comp Immunol Microbiol Infect Dis, 2019, 63: 136-141.

20. Deng J, Chen Q, Ji P, et al. Oral amyloidosis: A strategy to differentiate systemic amyloidosis involving the oral cavity and localized amyloidosis[J]. Oral Dis, 2019, 25（3）: 670-675.

21. Desai SC, Sethi NC, Mehta RS. Skin in amyloidosis.（A case report on primary systemic amyloidosis with skin involvement and a review of skin manifestations of amyloidosis）[J]. J Assoc Physicians India, 1966, 14（1）: 1-7.

22. Oriakhi M, Ortiz-Diaz E, Olibrice M, et al. Endobronchial obstruction by a solitary extramedullary plasmacytoma with light-chain amyloidosis[J]. J Bronchology Interv Pulmonol, 2019, 26（2）: e24-e26.

23. Moutafi M, Ziogas DC, Michopoulos S, et al. A new genetic variant of hereditary apolipoprotein A-I amyloidosis: a case-report followed by discussion of diagnostic challenges and therapeutic options[J]. BMC Med Genet, 2019, 20（1）: 23.

24. Deng J, Chen Q, Ji P, et al. Oral amyloidosis: A strategy to differentiate systemic amyloidosis involving the oral cavity and localized amyloidosis[J]. Oral Dis, 2019, 25（3）: 670-675.

25. Send T, Spiegel JL, Schade G, et al. Amyloidosis of the upper aerodigestive tract: management of a rare disease and review of the literature[J]. Dysphagia, 2019, 34（2）: 179-191.

26. Manwani R, Wrench D, Wechalekar A, et al. Successful treatment of systemic AA amyloidosis associated with underlying Hodgkin lymphoma[J]. Br J Haematol, 2018, 182（5）: 619.

27. Santosa A, Wong CF, Koh LW. Multisystemic sarcoidosis-important lessons learnt from one of the great imitators[J]. BMJ Case Rep, 2019, 12（3）: e227929.

28. Bergantini L, Bianchi F, Cameli P, et al. Prognostic biomarkers of sarcoidosis: a comparative study of serum chitotriosidase, ACE, Lysozyme, and KL-6[J]. Dis Markers, 2019, 2019: 8565423.

29. Sacchelli L, Tengattini V, Baraldi C, et al. Idiopathic granulomatous vulvitis and subsequent oral granulomatosis: a diagnostic and therapeutic challenge[J]. Clin Exp Dermatol, 2019, 44（2）: 229-231.

30. Gunathilaka PK, Mukherjee A, Jat KR, et al. Clinical profile and outcome of pediatric sarcoidosis[J]. Indian Pediatr, 2019, 56（1）: 37-40.

31. Shariatmaghani S, Salari R, Sahebari M, et al. Musculoskeletal manifestations of sarcoidosis: a review article[J]. Curr Rheumatol Rev, 2019, 15（2）: 83-89.

32. Nathan N, Sileo C, Calender A, et al. Paediatric sarcoidosis[J]. Paediatr Respir Rev, 2019, 29: 53-59.

33. Wang V, Jiang F, Kallepalli A, et al. Sarcoidosis[J]. Ann Allergy Asthma Immunol, 2018, 121（6）: 662-667.

34. Mori T, Yamamoto T. Secondary calcification associated with subcutaneous sarcoidosis[J]. J Dermatol, 2018, 45（10）: e282-e283.

35. Hena KM, Yip J, Jaber N, Goldfarb D, et al. Clinical course of sarcoidosis in World Trade Center-exposed firefighters[J]. Chest, 2018, 153（1）: 114-123.

36. 刘红刚, 岳常丽, 白玉萍. 结节病肉芽肿细胞内空气细颗粒物元素组成及来源分析 [J]. 中华病理学杂志, 2011, 40（3）: 177-181.

37. 吕晶, 刘红刚. IgG4 相关硬化性疾病头颈部病变的研究进展 [J]. 临床与实验病理学杂志, 2012, 28（4）: 432-435.

38. 吕晶, 刘红刚. IgG4+ 鼻腔鼻窦结外 Rosai-Dorfman 病一例 [J]. 中华病理学杂志, 2013, 42（2）: 126-127.

39. Hanaoka M, Kammisawa T, Koizumi S, et al. Clinical features of IgG4-related rhinosinusitis[J]. Adv Med Sci, 2017, 62（2）: 393-397.

40. Wallace Z S, Zhang Y, Perugino C A, et al. Clinical phenotypes

of IgG4-related disease: an analysis of two international cross-sectional cohorts[J]. Ann Rheum Dis, 2019, 78(3): 406-412.

41. Piao Y, Wang C, Yu W, et al. Concomitant occurrence of Mikulicz's disease and immunoglobulin G4-related chronic rhinosinusitis: a clinicopathological study of 12 cases[J]. Histopathology, 2016, 68(4): 502-512.

42. Chen B. IgG4-related disease presenting with destructive sinonasal lesion mimicking malignancy[J]. Eur Arch Oto-Rhino-L, 2016, 273(11): 4027-4029.

43. 方芳, 李燕明, 孙铭君, 等. IgG4 相关疾病的临床病理学特征 [J]. 中华病理学杂志, 2014(9): 618-622.

44. 张媛, 朴颖实, 张罗. IgG4 相关性鼻腔鼻窦疾病的研究进展 [J]. 中华耳鼻咽喉头颈外科杂志, 2019, 54(3): 227-231.

45. Piao Y, Zhang Y, Yue C, et al. Immunoglobulin G4-related chronic rhinosinusitis: a pitfall in the differential diagnosis of granulomatosis with polyangiitis, Rosai-Dorfman disease, and fungal rhinosinusitis[J]. Hum Pathol, 2018, 73: 82-88.

46. Yagi-Nakanishi S, Kondo S, Kaneda M, et al. Olfactory dysfunction in IgG4-related disease[J]. Chem Senses, 2016, 41(9): 721-725.

47. Koyama T, Kariya S, Sato Y, et al. Significance of IgG4-positive cells in severe eosinophilic chronic rhinosinusitis[J]. Allergol Int, 2019, 68(2): 216-224.

48. Chen Z, Calawerts W, Zhang Y, et al. A case report: hybrid treatment approach to lipoid proteinosis of the larynx[J]. J Voice, 2017, 31(1): 115-128.

49. Pinna R, Cocco F, Campus G, et al. Genetic and developmental disorders of the oral mucosa: epidemiology; molecular mechanisms; diagnostic criteria; management[J]. Periodontol 2000, 2019, 80(1): 12-27.

50. Bhattacharjee R, Chatterjee D, Vinay K. Lipoid proteinosis[J]. Jama Dermat, 2018, 154(12): 1479.

51. Thaddanee R, Khilnani A K, Pandya P, et al. Lipoid proteinosis (Urbach-Wiethe disease) in two siblings[J]. Indian Dermatol Online J, 2014, 5(Suppl 2): S95-S97.

52. Frenkel B, Vered M, Taicher S, et al. Lipoid proteinosis unveiled by oral mucosal lesions: a comprehensive analysis of 137 cases[J]. Clin Oral Investig, 2017, 21(7): 2245-2251.

53. Ludew D, Wertheim-Tysarowska K, Budnik K, et al. Lipoid proteinosis: a first report of mutation Val10Gly in the signal peptide of the ECM1 gene[J]. Postep Derm Alergol, 2018, 35(2): 208-211.

54. Loos E, Kerkhofs L, Laureyns G. Lipoid proteinosis: a rare cause of hoarseness[J]. J Voice, 2019, 33(2): 155-158.

55. Sabater-Abad J, Matellanes-Palacios M, Pont-Sanjuan V, et al. Oral ulcer-a disabling manifestation in a patient with lipoid proteinosis[J]. Jama Dermat, 2019, 155(8): 977-979.

56. Ally M, Kinshuck A J, Sandison A, et al. The management of laryngeal lipoid proteinosis[J]. J Laryngol Otol, 2018, 132(10): 936-939.

57. 李云霞, 马丽晶, 徐文, 等. 类脂质蛋白沉积症 1 例并文献复习 [J]. 中国耳鼻咽喉头颈外科杂志, 2016, 23(03): 185-186.

第二篇

眼 部 疾 病

眼部接受病理检查较常见的疾病是来自眼睑、结膜、角膜、葡萄膜、视网膜、眼眶及泪器的部分疾病。

第八章

眼　睑

眼睑主要由皮肤、肌肉、睑板和结膜组成。眼睑覆盖于眼球表面，外侧为皮肤，表面被覆复层鳞状上皮，内侧为结膜，内衬菲薄的结膜上皮。眼睑的皮脂腺包括睫毛根部毛囊所属的蔡氏腺（Zeis 腺）和眼睑内的睑板腺，后者又称麦氏腺（Meibomian 腺）；此外可见大汗腺（Moll腺）和小汗腺。

第一节　炎　症

眼睑的炎症由病原菌、化学和物理刺激因子引起，也可发生其他非感染性炎症，如固定性药疹、过敏或系统性皮肤疾病等。

一、睑腺炎

睑腺炎（hordeolum），又称麦粒肿。系指眼睑腺体的急性化脓性炎症，临床以疼痛、肿胀、多泪为特点。睑板腺受累时形成较大的肿胀区，称为内睑腺炎，眼睑蔡氏腺或大汗腺感染则称为外睑腺炎。

二、睑板腺囊肿

睑板腺囊肿（chalazion），又称为霰粒肿，多见于青少年和中年人，多发于上睑，是睑板腺的特发性慢性非化脓性炎症。典型表现为睑板皮下有与皮肤无粘连的无痛性结节。由于脂类物质在蔡氏腺和睑板腺内积存，挤压邻近组织，并引发肉芽肿。镜下通常有一纤维结缔组织包囊，囊内含睑板腺分泌物及包括巨噬细胞在内的慢性炎症细胞浸润，形态类似结核结节，但不形成干酪样坏死（图 8-1）。需要进行鉴别的疾病包括皮脂腺癌、基底细胞癌、转移性肿瘤及其他软组织肿瘤。

第二节　囊　肿

眼睑皮肤和睑缘的良性囊肿常见，可来自蔡氏腺、大汗腺或睑板腺的潴留和囊性扩张，约占眼睑切除病变的

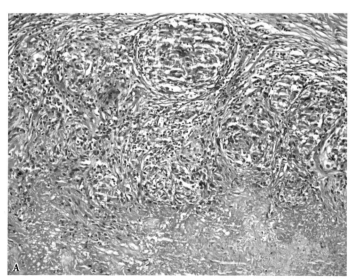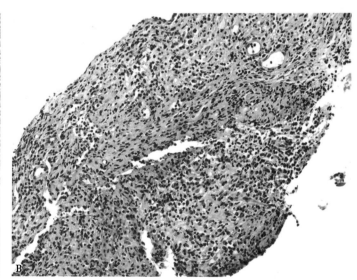

图 8-1　睑板腺囊肿

病例，男性，21 岁：A. 示一睑板腺囊肿结节性病变局部改变，中心区为无结构的分泌物及坏死物，周围为多个类上皮细胞肉芽肿，外侧为增生的纤维性组织包绕；B. 纤维结缔组织包囊内可见淋巴浆细胞及吞噬细胞浸润

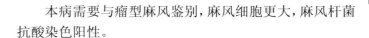

1/3。最常见的是皮脂腺囊肿和表皮样囊肿，另一个相对常见的是大汗腺囊肿。有时大汗腺及小汗腺的囊性肿瘤如囊性乳头状汗腺瘤也可表现为囊性病变。

第三节　肿瘤及瘤样病变

眼睑可发生多种皮肤肿瘤及瘤样病变，良性肿瘤如乳头状瘤、脂溢性角化病、日光性角化病、表皮内 Bowen 病、表皮样囊肿、皮样囊肿；色素性肿瘤如雀斑、痣、蓝痣及太田痣；此外，还有各种皮肤附属器肿瘤及瘤样病变；间叶组织良性肿瘤及瘤样病变。恶性肿瘤包括基底细胞癌、皮脂腺癌、鳞状细胞癌、恶性黑色素瘤、恶性淋巴瘤、汗腺癌、Merkel 细胞癌、横纹肌肉瘤及转移性肿瘤等。

一、黄斑瘤或黄色瘤

【概念】

黄斑瘤（xanthelasma）或黄色瘤（xanthoma），常见于中老年人的上睑内侧，双侧对称，有时波及下眼睑。病人无自觉症状。病变发展缓慢，大小一般为数毫米至 2cm 不等。病人血脂正常或增高。肉眼为橘黄色针头大或豆大的丘疹或软的扁平黄色斑，边缘明显，与周围正常皮肤境界清楚。

【病理变化】

在皮下和真皮层内可见大片含脂性物质的组织细胞，细胞大，胞质淡染或泡沫状，细胞主要环绕血管及皮肤附属器周围（图 8-2）。冰冻切片苏丹Ⅲ或Ⅳ染色胞质呈阳性反应。

本病需要与瘤型麻风鉴别，麻风细胞更大，麻风杆菌抗酸染色阳性。

二、淀粉样变性

【概念】

眼部淀粉样变性（amyloidosis）可分为原发性和继发性。原发性淀粉样变性是眼部淀粉样变性中最常见的类型，病变主要累及结膜和睑板。多种疾病可以引发淀粉样物质的沉着，如系统性浆细胞增生、多发性骨髓瘤、巨球蛋白血症等。继发性淀粉样变性主要由感染和炎症慢性刺激所致。

【病理变化】

在慢性炎症背景中有粉染均质无结构物质沉积在细胞外或血管壁内。刚果红染色后淀粉样物质呈砖红色，背景不着色或淡黄、淡红色（图 8-3），偏振光显微镜下呈绿色双折光。甲基紫染色后淀粉样蛋白呈深红色，其他组织呈紫色。

三、血管瘤

血管瘤（hemangioma）较常见，多为先天性，大多数出生时已经存在。常见以下类型。

（一）毛细血管瘤

毛细血管瘤（capillary hemangioma），又叫血管痣，于出生时即出现。典型的病变为紫红色，轻微隆起，质软，表面有小凹陷。肿瘤可累及上下睑。可为分叶或结节状肿块，一般生长缓慢，有的终生不变。单纯发生于眼睑者，多在 1 岁后停止生长，以后逐渐消退。病变累及眶内者，自发消退少见。

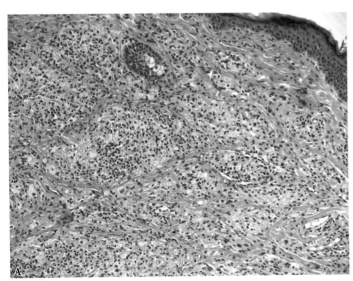

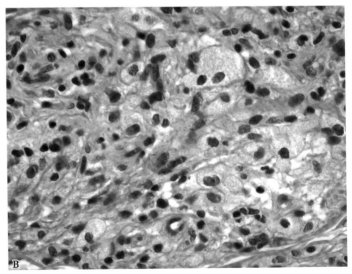

图 8-2　黄斑瘤

A. 真皮层内可见大片胞质淡染的组织细胞分叶状聚集，低倍；B. 组织细胞胞质淡染，内含细颗粒状物质，高倍

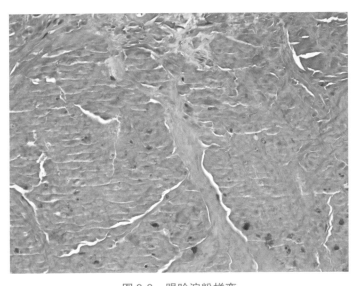

图 8-3　眼睑淀粉样变

病例，男性，47 岁：眼睑内可见大块粉染云絮状物质沉积，中间被均质化的纤维性条索分隔

病变由毛细血管小叶混杂疏松纤维性间隔组成。早期不成熟病变内皮细胞增生肥大明显，可表现为婴幼儿细胞性血管瘤（图 8-4）。退行期间质纤维化，纤维隔增厚，毛细血管管腔完全闭塞后，血管瘤可皱缩而自行消退。

（二）海绵状血管瘤

海绵状血管瘤（cavernous hemangioma）较毛细血管瘤少见，出生后不久即出现，多生长在眼睑表皮下或球结膜下，呈紫蓝色葡萄状隆起，质柔软而略具弹性，压之可暂时消失，病变生长较快，但多数在 5 岁左右由于瘤内血栓或炎性纤维化而萎缩消退。

真皮内可见壁薄的大血管，多数衬以单层内皮细胞，腔内充满红细胞。

（三）脑三叉神经血管瘤综合征

脑三叉神经血管瘤综合征（Sturge-Weber 综合征）是先天性疾病，无遗传性，临床少见，体细胞突变与致病有密切相关性。病变多沿三叉神经第 I 支或第 II 支分布于额部、眼睑或同侧面部。眼部表现有眼睑火焰痣、结膜和

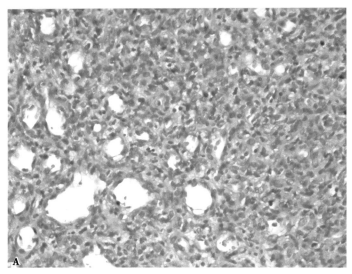

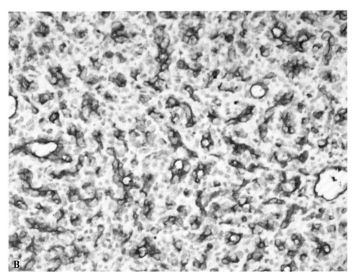

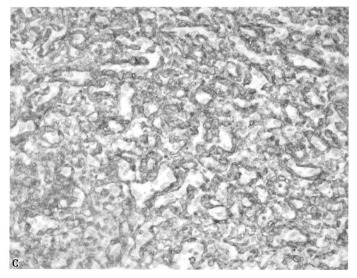

图 8-4　眼睑细胞性血管瘤

病例，女性，1 岁：A. 毛细血管内皮细胞增生肥大，部分区呈实性；B. IHC 示毛细血管内皮细胞 CD34 阳性；C. IHC 示毛细血管内皮细胞外侧梭形细胞 SMA 阳性

巩膜有血管瘤、虹膜颜色变暗、青光眼，也可伴有脉络膜血管瘤等。皮肤表现沿三叉神经支配区有火焰痣或葡萄酒样色斑。因颅内血管瘤可致癫痫发作等全身症状。

四、鳞状细胞乳头状瘤

鳞状细胞乳头状瘤（squamous cell papilloma）是眼睑最常见的良性病变，多发生在眼睑边缘。瘤体如针柄大小，通常无蒂，呈乳头状，抓破后易出血，部分有恶变可能。

为分化良好的鳞状上皮的乳头状增生，中心有血管及纤维组织轴心，伴鳞状上皮的过度角化和/或角化不全。

五、基底细胞癌

基底细胞癌（basal cell carcinoma）是眼睑最常见的恶性肿瘤，占眼睑恶性肿瘤的85%，常发生于下睑或内眦部，多见于中老年男性，平均年龄57岁。肿瘤进展期局部溃烂，形成侵蚀性溃疡，边缘隆起，周围较硬。一般进展缓慢，病程常常达几年至几十年，很少发生远处转移。治疗以广泛、彻底切除为主，需要术中送冰冻以保证切缘阴性。

形态同其他部位的基底细胞癌。特征是癌细胞为基底样细胞，核深染，胞质少，可呈栅栏状排列（图8-5）。

六、皮脂腺癌

皮脂腺癌（sebaceous adenocarcinoma）源于蔡氏腺和睑板腺，来自睑板腺者常称为睑板腺癌。占眼睑恶性肿瘤的第二位。2/3为女性，上睑多见。临床表现为早期无痛性硬结，位于睑板内或近睑缘处，似霰粒肿，临床易误诊。部分病例睑结膜肿瘤呈黄色或菜花状，进展较慢，可侵犯睑缘及结膜。如肿瘤增长，皮下可触及结节样或呈分叶状肿块，但皮肤表面无破溃。少数位于睑缘的肿瘤

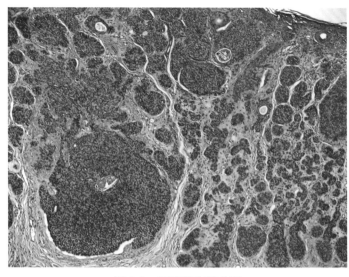

图8-5 眼睑基底细胞癌

肿瘤细胞巢大小不一，向真皮内浸润性生长，细胞核深染，胞质少，细胞巢周边可见栅栏状排列，左下一较大实性巢中央区可见小灶状坏死

表现为睑缘局部增厚、隆突，临床上酷似睑缘炎或结膜炎，或乳头状瘤等。病理组织学类型包括分化型、基底细胞型、鳞状细胞型、腺型及梭形。根据细胞分化程度分为高、中、低分化。肿瘤具有明显的浸润性和侵袭性，发展可较迅速，容易出血及破溃，可复发及转移，转移至眼眶深部及颌下淋巴结，少数病人可转移至肝、肺及纵隔等部位，治疗棘手。

分化较好的肿瘤常呈分叶状生长，靠近周边的细胞分化较差，近小叶中央区的细胞分化较好。分化好的癌细胞较大，多边形，胞质泡沫状，核空泡样，可见核仁，似成熟皮脂腺细胞，并作为诊断及鉴别诊断的重要依据（图8-6）。

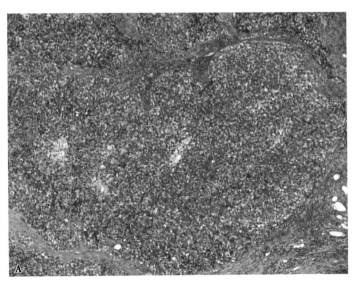

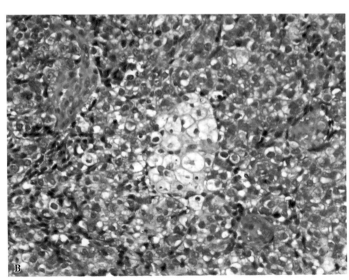

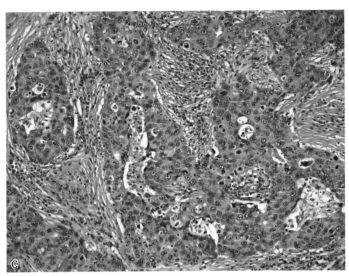
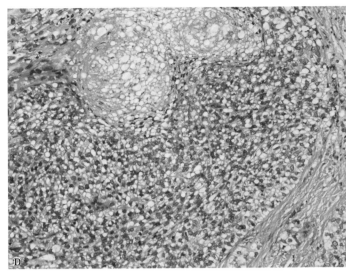

图 8-6 眼睑皮脂腺癌

A. 中分化肿瘤，肿瘤呈分叶状结构，小叶中央区可见小灶状胞质透亮的肿瘤细胞，似成熟的皮脂腺细胞，低倍；B. 上图的放大，示小叶中央区小灶状胞质透亮的分化成熟的肿瘤细胞；C. 低分化肿瘤，癌细胞较大，多边形，胞质泡沫状，核空泡样，可见核仁；D. 高分化肿瘤，癌细胞胞质淡染，具有皮脂腺分化，胞质内脂性空泡明显

参 考 文 献

1. 田钧，张兰田，李侠，等. Sturge-Weber 综合征四例并文献复习 [J]. 中华神经外科杂志，2015，31（3）：283-285.

2. Patil SR. Yadav N, Dahal S, et al. Sturge-Weber Syndrome：A case report with brief review of literature[J]. International Medical Journal，2019，26（1）：46-47.

3. Amin OS, Chua SH. Bilateral facial and cervical port-wine stain and Sturge-Weber syndrome[J]. Cukurova Medical Journal / Çukurova Üniversitesi Tip Fakültesi Dergisi，2018，43（2）：512-513.

4. Kelly AH, Anne MC. Sturge-Weber Syndrome[J]. Current Pediatrics Reports，2018，6（1）：16-25.

5. Hildebrand MS, Harvey AS, Malone S, et al. Somatic GNAQ mutation in the forme fruste of Sturge-Weber syndrome[J]. Neurology：Genetics，2018，4（3）：e236.

6. Neerupakam M, Reddy PS, Babu BA, et al. Sturge Weber Syndrome：A case study[J]. Clin Diagn Res，2017，11：12-14.

7. Pinto AL, Chen LA, Friedman R, et al. Sturge-Weber Syndrome：Brain magnetic resonance imaging and neuropathology findings[J]. Pediatric Neurology，2016，58：25-30.

8. Mantelli F, Bruscolini A, La Cava M, et al. Ocular manifestations of Sturge-Weber syndrome：pathogenesis, diagnosis, and management[J]. Clin Ophthalmol，2016，10：871-878.

9. 王朋敏，范志霞，王鑫，等. 211 例基底细胞癌分析 [J]. 中国麻风皮肤病杂志，2018，34（10）：600-601.

10. 缲文斌，于涛，张巍，等. 皮肤基底细胞癌 364 例临床病理分析 [J]. 实用皮肤病学杂志，2017，10（5）：280-283.

11. Gracia-Cazaña T, Mascaraque M, Salazar N, et al. Photodynamic therapy：Influence of clinical and procedure variables on treatment response in basal cell carcinoma and bowen disease[J]. Acta Derm Venereol，2018，98：116-118.

12. Solomon I, Lupu M, Draghici CC, et al. Dermatoscopic pattern variability in basal cell carcinoma-implications in diagnosis, preoperative assessment and tumor management[J]. Rom J Clin Exp Dermatol，2018，5：36-42.

13. Park JY, Jung JY, Park BW, et al. A rare dermoscopic pattern of nodular basal cell carcinoma with amyloid deposition[J]. J Am Acad Dermatol，2017，76：55-56.

14. Cohen BJ, Cohen ES, Cohen PR. Basal cell carcinoma：a patient and physician's experience [J]. Dermatol Ther，2018，8：329-337.

15. Houcine Y, Chelly I, Zehani A, et al. Neuroendocrine differentiation in basal cell carcinoma[J]. J Immunoassay Immunochem，2017，38（5）：487-493.

16. Masud D, Moustaki M, Staruch R, et al. Basal cell carcinomata：Risk factors for incomplete excision and results of re-excision[J]. J Plast Reconstr Aesthet Surg，2016，69：652-656.

17. Peterson SC, Eberl M, Vagnozzi AN, et al. Basal cell carcinoma preferentially arises from stem cells within hair follicle and mechanosensory niches[J]. Cell Stem Cell，2015，16：400-412.

18. 吴娟，何惠华，余鑫鑫，等. 23 例皮脂腺癌的临床病理观察及文献复习 [J]. 中国组织化学与细胞化学杂志，2018，27（6）：574.

19. 何春燕，张盛忠，尹鸿雁，等. 眼睑基底细胞癌及睑板腺癌的临床病理学对比观察 [J]. 临床与实验病理学杂志，2009，25（3）：302-306.

20. Cicinelli MV，Kaliki S. Ocular sebaceous gland carcinoma: an update of the literature[J]. International Ophthalmology，2019，39（5）：1187-1197.

21. Orr CK，Yazdanie F，Shinder R. Current review of sebaceous cell carcinoma[J]. Current Opinion in Ophthalmology，2018，29（5）：445-450.

22. De Keizer ROB，Versteeg JWK，van den Bosch WA，et al. Sebaceous gland carcinoma of the eyelids and adjacent structures: clinic-pathological features and outcome[J]. Acta Ophthalmologica，2018，96：49.

23. Arpine B，Roman S. Eyelid sebaceous gland carcinoma with extensive pagetoid spread[J]. Ophthalmology，2017，124（6）：858.

24. Jung YH，Woo IS，Kim MY，et al. Palliative 5-fluorouracil and cisplatin chemotherapy in recurrent metastatic sebaceous carcinoma: case report and literature review[J]. Asia Pac J Clin Oncol，2016，12（1）：e189-e193.

25. Plaza JA，Mackinnon AL. Carrillo VGP，et al. Role of immunohistochemistry in the diagnosis of sebaceous carcinoma: a clinicopathologic and immunohistochemical study[J]. The American Journal of Dermatopathology，2015，37（11）：809-821.

26. Kumar VXY. Unusual presentation of metastatic sebaceous carcinoma and its response to chemotherapy: Is genotyping a right answer for guiding chemotherapy in rare tumours?[J]. Curr Oncol，2015，22：e316-e319.

27. Kaliki S，Ayyar A，Dave TV，et al. Sebaceous gland carcinoma of the eyelid: clinicopathological features and outcome in Asian Indians[J]. EYE，2015，29（7）：958-963.

结膜及角膜

结膜（conjunctiva）是一层薄而透明的黏膜，由眼睑缘末端开始覆盖于眼睑后和眼球前，由球结膜、睑结膜和穹窿部结膜三部分构成。结膜从组织学上分为上皮层和固有层。角膜是位于眼球最前端，透明、质地坚韧而富有弹性的组织，表面呈圆形、稍前凸。角膜从前到后可分为上皮层、前弹力层、基质层、后弹力层和内皮层等五层。

第一节　发育异常

结膜皮样瘤（dermoid tumor）和皮样脂肪瘤（dermolipoma）是一种类似肿瘤的先天性异常，来自胚胎性皮肤的迷芽瘤，并非真性肿瘤。病变一般累及角膜实质，偶尔可达角膜全层甚至前房内。皮样瘤在出生时已存在，随年龄的增长而增大。常见于颞下角膜缘，表现为圆形、表面光滑的黄色隆起，其中常见毛发。结膜皮样脂肪瘤多见于颞上方近穹窿部结膜下，邻近泪腺、上直肌和外直肌口。呈黄色，光滑肿块。

【病理变化】

均覆盖复层鳞状上皮。皮样瘤上皮层下为致密胶原组织，含有毛囊、皮脂腺、汗腺等。皮样脂肪瘤上皮层下为带状胶原组织及多少不等的脂肪组织，深部脂肪组织较多，复杂型可伴有软骨、泪腺等（图9-1）。

第二节　变　　性

一、翼状胬肉

翼状胬肉（pterygium）睑裂处的球结膜增生呈三角形样侵袭角膜，因其形状酷似昆虫的翅膀故名，是眼科常见病和多发病，一般认为它是受紫外线、风尘等外界刺激而引起的一种慢性炎症性病变，多双眼发病。临床按其发展与否，可分为进行性和静止性两型。

【病理变化】

病变处上皮层发生变性萎缩，在萎缩处上皮增生伴

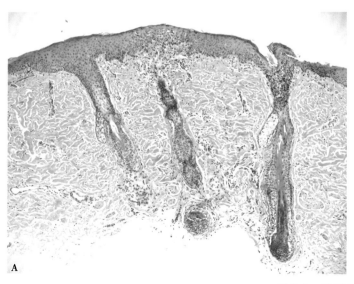
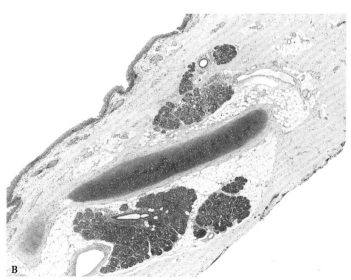

图9-1　皮样瘤及皮样脂肪瘤

A.皮样瘤（女，1岁，左眼角结膜）鳞状上皮黏膜组织显轻度慢性炎症，上皮表层可见过度角化，真皮层纤维组织增生，可见毛发及皮脂腺；B.皮样脂肪瘤，肿物表面被覆复层鳞状上皮，肿物由纤维组织和脂肪组织组成，还可见汗腺及软骨

角化不全或角化过度。睑裂部球结膜及角膜缘处的上皮下有不同厚度的病变区。镜下为变性的结缔组织胶原纤维夹杂着异常弹性纤维样组织，伴有少量慢性炎细胞浸润（图9-2）。

超微结构及组织化学染色检查发现弹性纤维样物质，可能来源于变性的胶原、弹性纤维前质、无定形的成纤维活性物质及无定形的基质等4种成分。

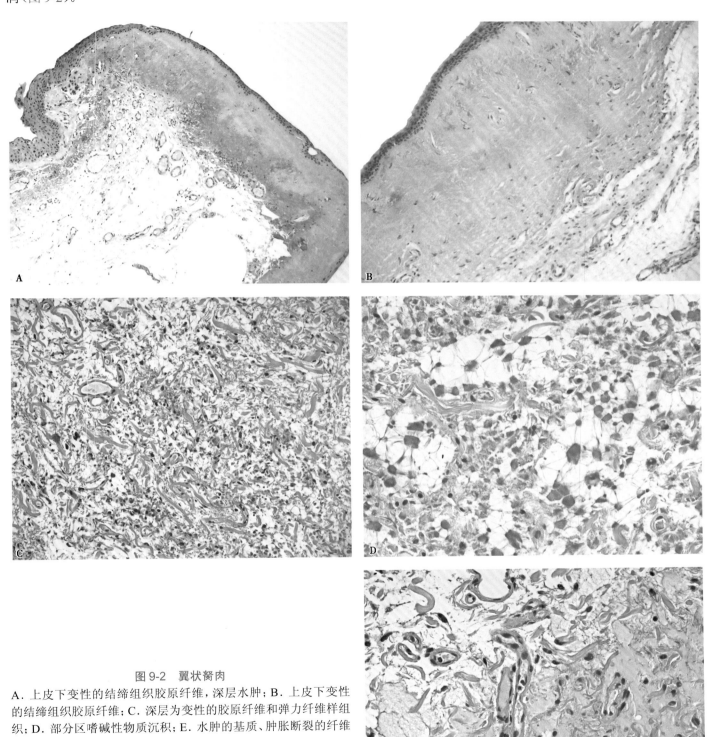

图 9-2　翼状胬肉

A. 上皮下变性的结缔组织胶原纤维，深层水肿；B. 上皮下变性的结缔组织胶原纤维；C. 深层为变性的胶原纤维和弹力纤维样组织；D. 部分区嗜碱性物质沉积；E. 水肿的基质、肿胀断裂的纤维及簇状增生的血管

二、角膜变性

角膜变性（corneal degeneration）一般是指角膜营养不良性退行性变引起的角膜混浊。病情进展缓慢，病变形态各异。常为双侧性，多不伴有充血、疼痛等炎症刺激症状。仅部分病人可发生在炎症之后。镜下无炎性细胞浸润，仅在角膜组织内出现各种类型的退行性变性，如脂肪变性、钙质沉着、玻璃样变性等（图9-3）。

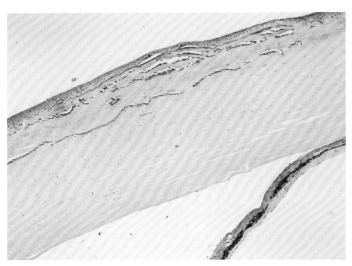

图9-3 角膜变性
角膜带状变性：角膜上皮下板层组织退行性变性，钙化

第三节 结 膜 炎

结膜炎（conjunctivitis）是常见的眼病，它的基本变化是局部组织的变质、渗出及增生，是一种以防御为主的病理过程。

一、细菌性结膜炎

细菌性结膜炎（acute bacterial conjunctivitis）是细菌所致的急性结膜炎的总称，通常包括急性卡他性结膜炎（acute catarrhal conjunctivitis）、淋球菌性结膜炎（gonococcal conjunctivitis）及白喉性结膜炎（diphtheritic conjunctivitis）等。根据临床表现、分泌物涂片或结膜刮片等检查可以诊断。

二、病毒性结膜炎

病毒性结膜炎（viral conjunctivitis）是一种常见感染，病变程度因个体免疫情况、病毒毒力大小不同而存在差异，通常有自限性。包括流行性出血性结膜炎（epidemic hemorrhagic conjunctivitis）、流行性角结膜炎（epidemic kerato-conjunctivitis）及咽结膜炎（pharyngo-conjunctivitis）等。病毒培养、血清学检查及PCR检测可协助病原学诊断。

三、衣原体结膜炎

衣原体结膜炎（chlamydial conjunctivitis）是衣原体感染结膜后引起的传染性炎症。包括沙眼（trachoma）、包涵体性结膜炎（inclusion conjunctivitis）、性病淋巴肉芽肿性结膜炎（lymphogranuloma venereum conjunctivitis）。衣原体是介于细菌与病毒之间的微生物，可寄生于细胞内形成包涵体。衣原体目分为二属。属Ⅰ为沙眼衣原体，可引起沙眼、包涵体性结膜炎和淋巴肉芽肿；属Ⅱ为鹦鹉热衣原体，可引起鹦鹉热。衣原体性结膜炎常在生后5～14天内发生轻度结膜炎，仅有少量的黏液性分泌物，重度结膜炎则有眼睑水肿、脓性分泌物及假膜形成，无滤泡存在，这与年长儿和成人不同。

四、肉芽肿性结膜炎

肉芽肿性结膜炎（granulomatous conjunctivitis）是一种以肉芽肿形成为主要特征的慢性增生性炎症，可见于结核病、麻风及革兰阴性杆菌引起的猫抓病。

第四节 角膜其他疾患

角膜病是引起视力减退的重要原因。透明的角膜出现灰白色的混浊，可使视力模糊、减退，甚至失明，也是当前致盲的重要眼病之一。由角膜疾病致盲的主要原因是角膜炎及外伤，其次是角膜软化症、营养不良及变性和先天性疾患。引起角膜病的原因也可能是全身性疾病，为内在性因素，包括全身营养不良，特别是婴幼儿维生素A缺乏引起的角膜软化症及三叉神经麻痹所致的神经麻痹性角膜炎等。角膜病的早期若能及时准确的治疗，可以治愈。但病变严重或反复发生，则使角膜留下厚的瘢痕，此时唯一的治疗办法是角膜移植术。

第五节 肿 瘤

分为良性和恶性，良性肿瘤主要有结膜色素痣、乳头状瘤、血管瘤等几种，多为先天性。恶性肿瘤以鳞状细胞癌最为常见，还可见原位癌、恶性黑色素瘤、黏膜相关结外边缘区B细胞淋巴瘤等上皮、软组织及淋巴造血组织来源的恶性肿瘤。

一、良性肿瘤

（一）色素痣

色素痣（nevus of conjunctiva）是由痣细胞构成的良性肿瘤，是结膜最常见的肿瘤，极少恶变，多发于睑裂部的球结膜和角膜缘附近，境界清楚，稍隆起于结膜面。结膜色素痣分上皮内痣、上皮下痣（皮内痣）（图9-4）、混合痣（图9-5）、梭形细胞及或上皮样细胞痣、蓝痣及细胞性蓝痣等。其中大多数为混合痣和上皮下痣。此病一般不需治疗。切除时必须常规送病理检查，一旦发现有恶变，应给予广泛的彻底切除，以免复发。

（二）乳头状瘤

乳头状瘤（conjunctival papilloma）由人乳头状瘤病毒（HPV）6 或 11 型引起，常带蒂。镜下病变由多个分叶组成，呈指状凸起，通常从基底部向上呈放射状生长。此瘤手术切除后易复发，可恶变，故切除应广泛彻底。

（三）血管瘤

血管瘤（hemangioma）多为先天性，出生时或出生后不久即出现。治疗方式有手术切除、电凝、冷冻、放射治

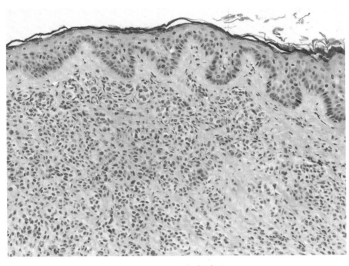

图 9-4　皮内痣
痣细胞仅限于上皮下固有层

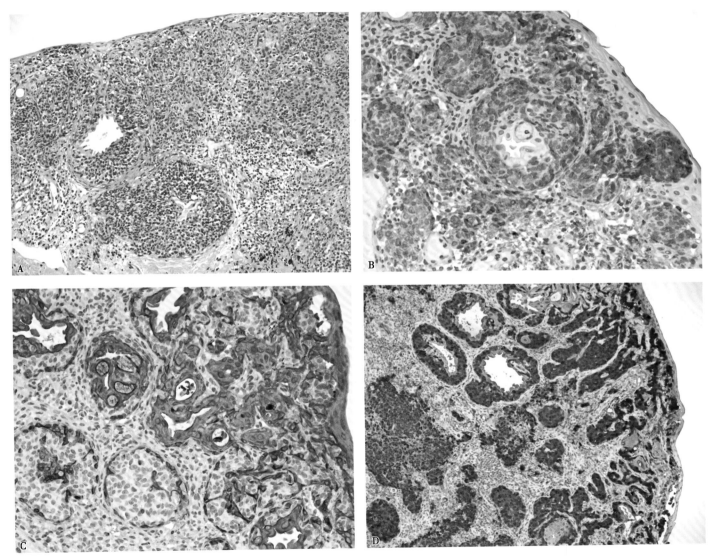

图 9-5　混合痣

病例，男，11岁，球结膜，发现病变8年：A. 痣细胞累及结膜上皮层和固有层及腺体组织内；B. IHC 示 Melan-A 阳性痣细胞见于上皮层、固有层及腺体组织内；C. IHC 示被覆上皮及腺上皮表达 CK；D. IHC 示痣细胞 S-100 蛋白表达阳性

疗，或结膜下注射或口服药物。

二、恶性肿瘤

（一）原位癌

原位癌（carcinoma in situ）指癌变局限于上皮层内，不破坏上皮层基底膜（图9-6），无远处转移，肿瘤与周围组织界线清楚，病变边缘上皮层突然增厚，上皮细胞丧失极性，异形的上皮细胞累及上皮全层，类似于宫颈的上皮内瘤变。多发生于老年人，结膜和角膜的任何部位，但常见于角膜缘周围。

（二）鳞状细胞癌

鳞状细胞癌（squamous cell carcinoma）是一种比较常见的结膜恶性肿瘤。多发生于睑裂区的角膜缘处、睑缘皮肤和结膜的交界处。常表现为草莓状、乳头状或扁平状隆起，质脆，触之易出血，大部分呈胶样外观。结膜鳞癌的诊断及鉴别诊断要点与皮肤鳞癌相同。大多数结膜鳞癌分化较好，表面常有角化（图9-7）。彻底切除病灶是最佳的治疗方式，若切除不彻底，肿瘤可复发，此时需行二次手术。

（三）黑色素瘤

原发性者主要来源于结膜黑变病及色素痣的恶变。继发性者主要为眼内和眼睑的恶性黑色素瘤局部侵犯所致。组织学与眼睑的恶性黑色素瘤一致（图9-8）。多数可手术切除，切除肿瘤后冷冻可以防止复发。

（四）淋巴瘤

可见原发性黏膜相关结外边缘区B细胞淋巴瘤（图9-9）、滤泡性淋巴瘤（图9-10）及浆细胞瘤等，其组织学特点和病理诊断标准同其他部位淋巴瘤。

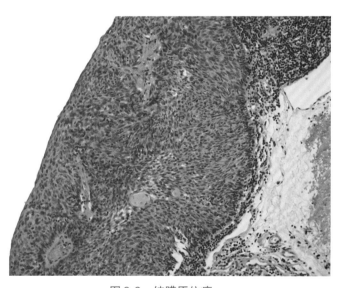

图9-6 结膜原位癌
癌变局限于上皮层内，不破坏上皮层基底膜

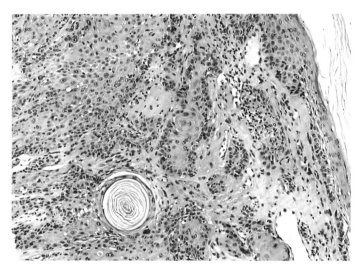

图9-7 球结膜鳞状细胞癌
病例，女性，44岁：异型鳞状上皮巢向结膜内浸润性生长，可见癌巢及角化珠形成

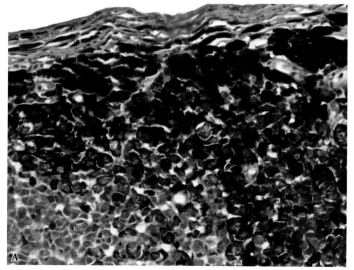

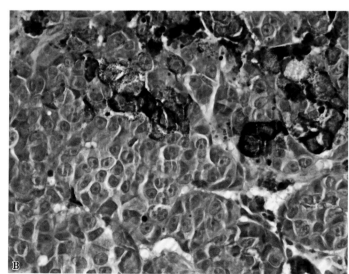

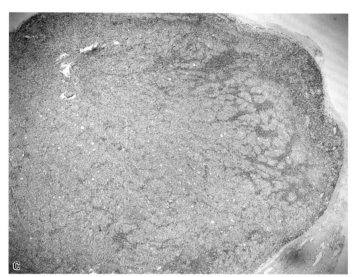

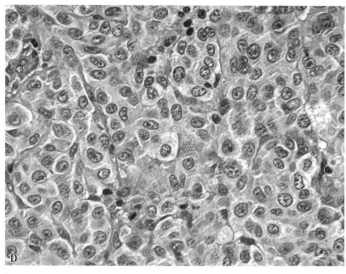

图 9-8 结膜黑色素瘤

病例 1，结膜黑色素瘤，男性，55 岁：A. 瘤细胞于上皮下成片生长，部分区细胞含色素明显；B. 瘤细胞呈上皮样，核仁明显。病例 2，结膜黑色素瘤，男性，29 岁：C. 瘤细胞于上皮下成片生长，细胞内色素不明显；D. 瘤细胞呈上皮样，细胞异型性及核仁明显

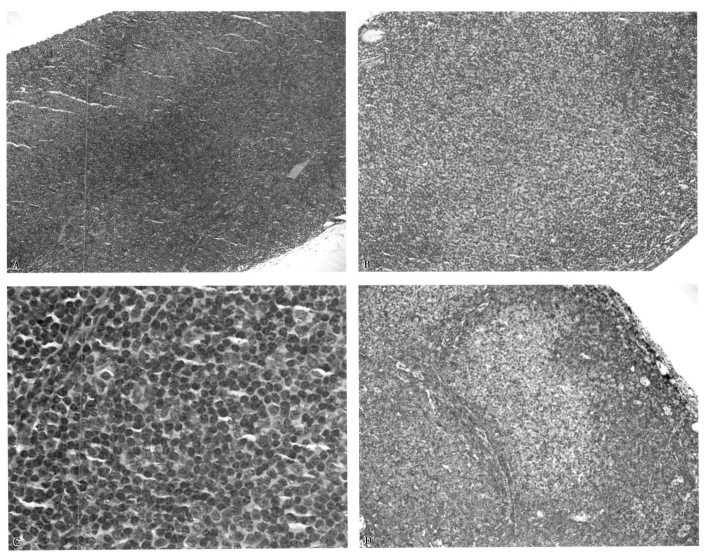

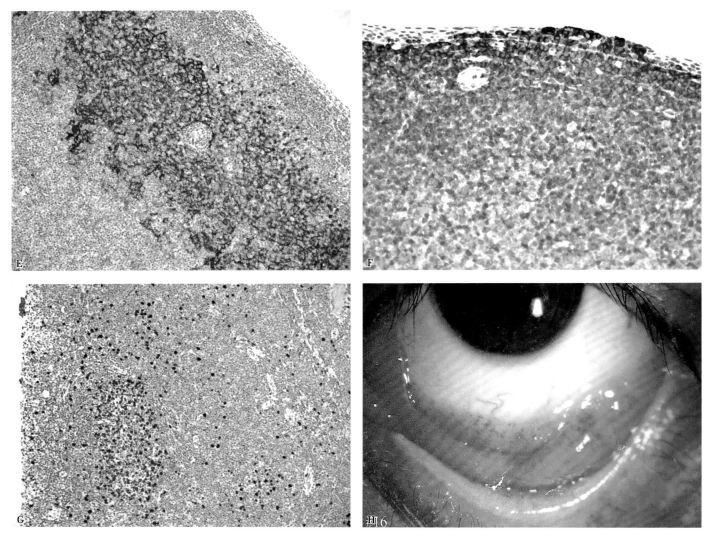

图 9-9 结膜黏膜相关结外边缘区 B 细胞淋巴瘤

病例,女性,22 岁,结膜肿物 4 月:A. 结膜组织内可见淋巴组织弥漫性增生;B. 淡染区瘤细胞似浆样分化;C. 细胞小至中等大,形态较一致似单核样分化;D. IHC 示 Bcl-2 可见淡染区,提示为生发中心;E. IHC 示 CD23 显示滤泡树突细胞网,其边缘不规整呈虫蚀状改变,提示有肿瘤性淋巴细胞浸润;F. IHC 示瘤细胞 CD20 阳性,并浸润至被覆上皮层内;G. IHC 示 Ki-67 显示瘤细胞增殖指数低,残留的生发中心细胞增殖指数较高;H. 下睑结膜组织增生、突出

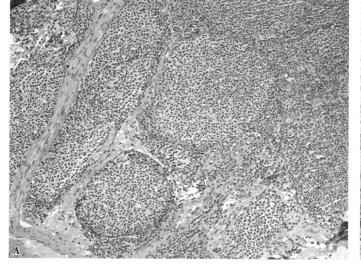

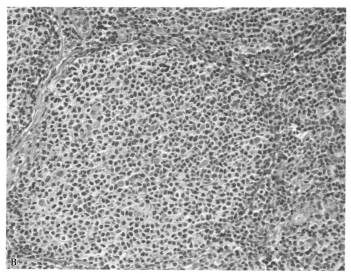

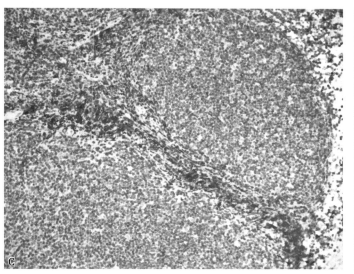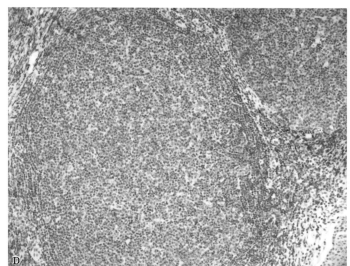

图 9-10　结膜滤泡性淋巴瘤

病例，男性，54 岁，结膜肿物：A. 黏膜组织内可见淋巴细胞增生呈滤泡样结构；B. 上图放大，滤泡样结构由单一的核不规则的小型淋巴样组成，伴少数中心母细胞，符合滤泡性淋巴瘤 1-2 级；C. IHC 示成滤泡样结构的细胞一致性表达 Bcl-2；D. IHC 示成滤泡样结构的细胞一致性表达 CD10

参 考 文 献

1. 杨梅，管宇，康丽华，等. 中国 40 岁及以上人群翼状胬肉患病率 Meta 分析 [J]. 中华实验眼科杂志，2019，37（3）：190-196.

2. 彭娟，毛雁，沙翔垠. 单眼双侧翼状胬肉临床特征和病理组织变化的研究 [J]. 国际眼科杂志，2017，17（9）：1746-1749.

3. Xiao-Li Y，Zi-Qing G. Identification of pathogenic genes of pterygium based on the Gene Expression Omnibus database[J]. JInternational Journal of Ophthalmology，2019，12（4）：529-535.

4. Feng QY，Hu ZX，Song X L，et al. Aberrant expression of genes and proteins in pterygium and their implications in the pathogenesis[J]. Int J Ophthalmol，2017，10（6）：973-981.

5. Yasemi M，Bamdad S，Sarokhani D，et al. Prevalence of pterygium in Iran：a systematic review and meta-analysis study[J]. Electronic Physician，2017，9（12）：5914-5919.

6. Efstathios TD，George K，Michael T，et al. Pterygium concomitant with other ocular surface lesions：Clinical implications and pathogenetic links[J]. Experimental and Therapeutic Medicine，2016，11（1）：69-72.

7. Moustafa KN，Abdel-Rahman ES，Mohamed HAR，et al. Clinical，pathological，and molecular aspects of recurrent versus primary pterygium[J]. Menoufia Medical Journal，2014，27（2）：386-394.

8. 张子蓓，翟华蕾，刘廷，等. 继发性淀粉样角膜变性的临床观察 [J]. 中华眼视光学与视觉科学杂志，2018，20（7）：426-432.

9. 许瑶，张晓峰. 老年男性 Salzmann 结节样角膜变性合并白内障一例 [J]. 中华眼科杂志，2017，53（11）：860-862.

10. 李庚营，朱平利，苏敏，等. 复发性 Salzmann 结节样角膜变性一例 [J]. 中国实用眼科杂志，2014，32（10）：1258-1259.

11. Moore BA，Paul-Murphy JR，Adamson KL，et al. Lipoidal corneal degeneration in aged falcons[J]. Veterinary Ophthalmology，2018，21（4）：332-338.

12. Zhizhang D，Ali L，Yifeng G，et al. Amyloid beta deposition could cause corneal epithelial cell degeneration associated with increasing apoptosis in appsweps1 transgenic mice[J]. Current Eye Research，2018，43（11）：1326-1333.

13. Choi CJ，Chang HP，Lee NG. An unusual corneal degeneration[J]. Jama Ophthalmology，2017，135（6）：667-668.

14. Chihaia MA，Böhringer D，Eberwein P，et al. Re：Peripheral hypertrophic subepithelial corneal degeneration - clinical and histopathological features[J]. Acta Ophthalmologica，2015，93（7）：e593.

15. Schargus M，Kusserow C，Schlötzer-Schrehardt U，et al. Peripheral hypertrophic subepithelial corneal degeneration presenting with bilateral nasal and temporal corneal changes[J]. Eye，2015，29（1）：88-97.

16. Li L X，Mcsorley S J. A re-evaluation of the role of B cells in protective immunity to Chlamydia infection[J]. Immunol Lett，2015，164（2）：88-93.

17. Zhao J，Mariotti S P，Resnikoff S，et al. Assessment of trachoma in suspected endemic areas within 16 provinces in mainland China[J]. Plos Neglected Tropical Diseases，2019，13：e0007130.

18. Bommana S，Polkinghorne A. Mini review：antimicrobial control of chlamydial infections in animals：current practices and issues[J]. Frontiers In Microbiology，2019，10：113.

19. Jolly A L，Rau S，Chadha A K，et al. Stromal fibroblasts drive host inflammatory responses that are dependent on chlamydia tracho-

matis strain type and likely influence disease outcomes[J]. MBIO，2019，10（2）：e00225.

20. Wei S，Liu Q，Lian T，et al. The phi cpg1 chlamydiaphage can infect Chlamydia trachomatis and significantly reduce its infectivity[J]. VIRUS RESEARCH，2019，267：1-8.

21. Anonymous. A multi-centric hospital based study on epidemiology of keratoconjunctivitis in India[J]. VirusDisease，2019，30（1，Sp. Iss. SI）：115-116.

22. Mudhar H S. Update on conjunctival pathology[J]. Indian J Oph-thalmol，2017，65（9）：797-807.

23. Das D，Ramachandra V，Islam S，et al. Update on pathology of ocular parasitic disease[J]. Indian J Ophthalmol，2016，64（11）：794-802.

24. 刘梦妮，李素霞，王欣，等. 眼表肿物 50 例临床分析 [J]. 临床眼科杂志，2019，27（2）：155-160.

25. 谢坤鹏，刘平，王新. 转移相关基因 nm23、p53 和 S-100A4 在结膜黑色素瘤中的表达及其与侵袭转移的关系 [J]. 中华实验眼科杂志，2018，36（10）：756-760.

26. 张志豹，梁庆丰，黄晶晶，等. 结膜色素痣 422 例的临床组织病理学分析 [J]. 中华眼科杂志，2017，53（8）：583-587.

27. 杜满，张莉，李鹏，等. 226 例角膜及结膜肿物临床病理特征分析 [J]. 临床眼科杂志，2018，26（1）：31-35.

28. 张洋，白琳琳，闫禄春. 结膜原发性肿块 422 例的临床病理探讨 [J]. 国际眼科杂志，2017，17（9）：1780-1782.

29. 黄晶晶，李彬，梁庆丰，等. 眼结膜肿物 2053 例临床组织病理学分析 [J]. 中华眼科杂志，2016，52（10）：738-744.

30. Hayashi A，Komoto M，Matsumura T，et al. Conjunctival squamous cell carcinoma due to long-term placement of ocular prosthesis[J]. Plast Reconstr Surg Glob Open，2015，3（3）：e325.

31. Choi C J，Jakobiec F A，Zakka F R，et al. Conjunctival squamous cell neoplasia associated with ocular cicatricial pemphigoid[J]. Ophthalmic Plast Reconstr Surg，2017，33（6）：e157-e160.

32. Bellerive C，Berry J L，Polski A，et al. Conjunctival squamous neoplasia：Staging and initial treatment[J]. Cornea，2018，37（10）：1287-1291.

33. Mishra D K，Veena U，Kaliki S，et al. Differential expression of stem cell markers in ocular surface squamous neoplasia[J]. PLoS One，2016，11（9）：e161800.

34. Kobalka P J，Abboud J P，Liao X，et al. p16INK4A expression is frequently increased in periorbital and ocular squamous lesions[J]. Diagn Pathol，2015，10：175.

35. Pai H V，Handa D，Priya J P. Primary squamous cell carcinoma arising from palpebral conjunctiva：a rare presentation[J]. Indian J Ophthalmol，2018，66（2）：304-306.

36. Kalogeropoulos C，Koumpoulis I，Papadiotis E，et al. Squamous cell papilloma of the conjunctiva due to human papillomavirus（HPV）：presentation of two cases and review of literature[J]. Clin Ophthalmol，2012，6：1553-1561.

37. Mudhar H S. Update on conjunctival pathology[J]. Indian J Oph-thalmol，2017，65（9）：797-807.

38. 杜满，张莉，李鹏，等. 226 例角膜及结膜肿物临床病理特征分析 [J]. 临床眼科杂志，2018，26（1）：31-35.

39. Tan SY，Najita J，Li X，et al. Clinicopathologic features correlated with paradoxical outcomes in stage IIC versus IIIA melanoma patients[J]. Melanoma Res，2019，29（1）：70-76.

40. Hyams DM，Cook RW，Buzaid AC. Identification of risk in cuta-neous melanoma patients：Prognostic and predictive markers[J]. J Surg Oncol，2019，119（2）：175-186.

41. Dabrosin N，Sloth Juul K，Bæhr Georgsen J. Innate immune cell infiltration in melanoma metastases affects survival and is associ-ated with BRAFV600E mutation status[J]. Melanoma Res，2019，29（1）：30-37.

42. Xiong TF，Pan FQ，Li D. Expression and clinical significance of S-100 family genes in patients with melanoma[J]. Melanoma Res，2019，29（1）：23-29.

43. Abt NB，Zhao J，Huang Y. Prognostic factors and survival for malignant conjunctival melanoma and squamous cellcarcinoma over four decades[J]. Am J Otolaryngol，2019，40（4）：577-582.

44. Miller CV，Cook IS，Jayaramachandran R. Spontaneous regres-sion of a conjunctival malignant melanoma[J]. Orbit，2014，33（2）：139-141.

45. Costea CF，Anghel K，Dimitriu G. Anatomoclinical aspects of conjunctival malignant metastatic melanoma[J]. Rom J Morphol Embryol，2014，55（3）：933-937.

46. Larsen AC. Conjunctival malignant melanoma in Denmark：epide-miology，treatment and prognosis with special emphasis on tum-origenesis and genetic profile[J]. Acta Ophthalmol，2016，94（1）：1-27.

47. Satchi K，McKelvie P，McNab AA. Malignant melanoma of the lacrimal drainage apparatus complicating conjunctival melanoma[J]. Ophthalmic Plast Reconstr Surg，2015，31（3）：207-210.

48. Savar A，Esmaeli B，Ho H. Conjunctival melanoma：local-regional control rates，and impact of high-risk histopathologic features[J]. J Cutan Pathol，2011，38（1）：18-24.

49. Olsen TG，Heegaard S. Orbital lymphoma[J]. Surv Ophthalmol，2019，64（1）：45-66.

50. Rasmussen PK. Diffuse large B-cell lymphoma and mantle cell lymphoma of the ocular adnexal region，and lymphoma of the lacrimal gland：an investigation of clinical and histopathological features[J]. Acta Ophthalmol，2013，91：5：1-27.

51. Kirkegaard MM，Rasmussen PK，Coupland SE. Conjunctival lymphoma-an international multicenter retrospective Study[J]. JAMA Ophthalmol，2016，134（4）：406-414.

52. Yang X，Min X，He W. Sequential development of multifocal recur-

rent non-Hodgkin's lymphoma of mucosa-associated lymphoid tissue and diffuse large B-Cell lymphoma in a single patient: a case report[J]. Medicine(Baltimore), 2018, 97(21): e10845.

53. Binkley MS, Hiniker SM, Donaldson SS. Partial orbit irradiation achieves excellent outcomes for primary orbital lymphoma[J]. Pract Radiat Oncol, 2016, 6(4): 255-261.

54. Oleś K, Składzień J, Szczepański W. Immunoglobulin G4-related disease(IgG4-RD)in the orbit: mucosa-associated lymphoid tissue(MALT)-type lymphomas[J]. Med Sci Monit, 2015, 10, 21: 1043-1050.

55. Nasser QJ, Pfeiffer ML, Romaguera J. Clinical value of magnetic resonance imaging and other baseline testing for conjunctival mucosa-associated lymphoid tissue lymphoma[J]. Leuk Lym-phoma, 2014, 55(5): 1013-1017.

56. Triantafillidou K, Dimitrakopoulos J, Iordanidis F. Extranodal non-hodgkin lymphomas of the oral cavity and maxillofacial region: a clinical study of 58 cases and review of the literature[J]. J Oral Maxillofac Surg, 2012, 70(12): 2776-2785.

57. Alshemmari S, Sreedharan PS, Krishnan Y. MALT lymphomas-Treated with chemotherapy or radiotherapy: Clinical Features, Prognostic factors and Survival[J]. Gulf J Oncolog, 2013, 1(14): 76-80.

58. Shet T, Suryawanshi P, Epari S. Extranodal natural killer/T cell lymphomas with extranasal disease in non-endemic regions are disseminated or have nasal primary: a study of 84 cases from India[J]. Leukemia and lymphoma, 2014, 5(12): 2748-2753.

第十章

眼球内组织

眼球壁自外向内由纤维膜、葡萄膜和视网膜组成,眼球壁外层为纤维膜,由前 1/6 的角膜和后 5/6 的巩膜两部分组成;中间层大部分为葡萄膜,自前向后依次由虹膜、睫状体及脉络膜组成;视网膜起自锯齿缘后接视神经乳头,构成眼球壁内层的大部分。眼球内容物还包括眼前方、晶状体和玻璃体。本章重点介绍角膜和巩膜以外眼球内其他结构的主要常见病变。

第一节 炎 症

一、眼内炎

眼内炎(endophthalmitis)常因感染引起,病原菌以细菌或真菌为主。感染性眼内炎是由于微生物侵入眼内组织生长繁殖引起的炎症反应,最终可能累及眼的各种结构。早期主要为玻璃体、晶状体及前房的化脓性炎。进一步发展,炎症可波及角膜、虹膜及视网膜等形成全眼炎。急性化脓性炎症消退后,浸润的中性粒细胞逐渐被单核细胞或淋巴细胞代替。炎症渗出物逐渐被吸收,常与肉芽组织一起形成纤维瘢痕组织。慢性眼内炎可由急性炎症迁延而来,也可以无明显急性过程。真菌感染可由侵袭性真菌性鼻窦炎或肿瘤化疗后等真菌感染发展而致。真菌可侵犯眼内组织结构(图 10-1)。

二、肉芽肿性炎

肉芽肿性炎(granulomatous inflammation)可由感染性及非感染性多种原因引起。感染性者有结核、弓形虫病、线虫病(nematodiasis)、梅毒以及巨细胞包涵体病等。

（一）结核

结核杆菌感染在眼部最常见的病变是葡萄膜炎,也可引起眼睑、结膜、角膜、巩膜、眼眶和视神经等病变。

（二）真菌性眼内炎

多见于免疫功能障碍或长期体内带导管的病人。起病慢,自觉症状较轻,一般可有患眼疼痛、视力下降、眼

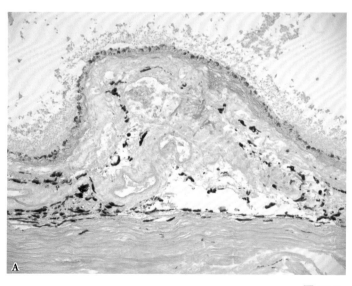
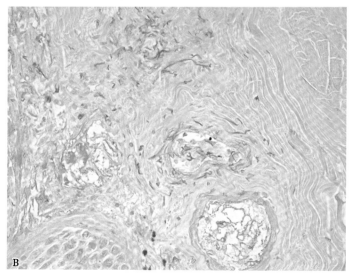

图 10-1 真菌感染

病例,男性,50 岁,白血病化疗后:A. 脉络膜局部呈结节状突向玻璃体,其静脉血管扩张,腔内可见真菌菌栓,血管外组织内可见真菌侵袭生长;B. 巩膜静脉血管腔内可见真菌,管腔外组织内可见真菌侵袭生长

前漂浮物、轻度睫状体充血和少量前房积脓及玻璃体渗出等，常为双侧。脉络膜及视网膜可出现分散、多灶性的黄白色病灶，逐渐发展为数个视神经乳头大小的绒状病变。

（三）弓形虫病

人感染弓形虫后眼弓形虫病的发生率仅次于脑弓形虫病。弓形虫可在眼部引起局限性视网膜脉络膜炎，镜下为局灶性肉芽肿性炎症。急性期视网膜及脉络膜坏死，多核巨细胞、上皮样细胞、单核细胞、淋巴细胞及浆细胞浸润，病变组织内可见弓形体胞囊结构（圆形的囊状物），8～100μm，囊内有一些略嗜碱性颗粒、芽孢（图 10-2）。组织学鉴别诊断包括新型隐球菌所致的葡萄膜炎或眼内容炎。

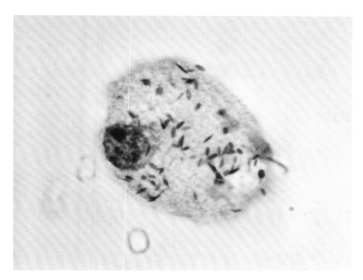

图 10-2 弓形虫病

病例，男，2 岁，右眼眶：玻璃体内穿刺液涂片，弓形虫位于胞囊内，Giemsa 染色

（四）交感性眼炎

交感性眼炎（sympathetic ophthalmia）是指一眼穿通伤或内眼手术后的双侧肉芽肿性葡萄膜炎，主要表现为全葡萄膜炎，可引起脉络膜增厚、浆液性视网膜剥脱。其发病与免疫因素有关，眼球穿通伤提供眼内抗原接触眼外各系统的机会，使眼内组织抗原能接触淋巴系统而引起自体免疫反应。随着病情发展出现虹膜纹理不清，瞳孔缩小而虹膜后粘连，瞳孔缘结节、瞳孔闭锁，玻璃体浑浊，视乳头充血、水肿。周边部脉络膜可见细小黄白色类似玻璃膜疣样病灶，逐渐融合扩大，并散布到整个脉络膜，恢复期后眼底遗留色素沉着、色素脱色和色素紊乱。

（五）晶状体过敏性葡萄膜炎

晶状体过敏性葡萄膜炎（phacoallergic uveitis）是由于各种原因致晶状体损伤破裂，析出蛋白性物质引起的

过敏性眼内炎。临床表现为 3 种类型：全葡萄膜炎或眼内炎、慢性眼前段炎症和双侧的慢性炎症。晶状体过敏性葡萄膜炎的病理形态主要有 3 种类型：①晶状体相关葡萄膜炎；②巨噬细胞反应；③晶状体诱发性肉芽肿性葡萄膜炎。

非感染性肉芽肿性炎如结节病，以非干酪样肉芽肿为典型病理改变，当病变累及眼部时会并发葡萄膜炎等。肉芽肿性炎原因不明时可称为特发性孤立性肉芽肿性眼炎。

第二节 眼 外 伤

眼外伤是眼球及其附属器受到外来的物理性或化学性因素伤害而引起的眼组织器质性及功能性损害，是造成失明的主要原因之一，可见各种病理性改变。可按以下解剖部位进行描述性诊断：结膜（球结膜）、角膜（有无穿孔、球形膨出、肉芽及瘢痕形成等）、前房及前房角（有无出血及粘连）、虹膜（有无炎症及肉芽形成和粘连）及睫状体有无炎症、粘连及肉芽形成，玻璃体（有无出血、肉芽形成及炎症渗出）、晶状体（晶状体膜结构完整否，即有无破裂、有无晶状体过敏性炎及肉芽肿反应）、视网膜（有无破坏、脱落粘连、变性坏死、间质增生及炎症）、脉络膜（有无炎症或肉芽肿形成）、巩膜（有无损伤及炎症）以及视神经（有无损伤及炎症）。受伤眼是引发交感性眼炎的重要影响因素。

第三节 青 光 眼

青光眼（glaucoma）是指眼内压间断或持续升高的一种眼病，持续的高眼压给眼球各部分组织和视功能带来损害，如不及时治疗，视野可以全部丧失而至失明。青光眼是导致人类失明的三大致盲眼病之一。眼压升高是由于房水分泌过多或回流受阻引起。多数是房水流出发生障碍，如前房角狭窄甚至关闭、小梁硬化等，少数是由于房水分泌过多。各种类型青光眼的临床表现及特点各不相同。

青光眼可以分为以下三类：先天性青光眼、原发性青光眼和继发性青光眼。

一、先天性青光眼

根据发病年龄又可为婴幼儿性青光眼及青少年青光眼，30 岁以下的青光眼均属此类范畴。先天性青光眼形成的原因是胚胎发育过程中眼前房角发育异常，致使房水排出受阻，引起眼压升高。

二、原发性青光眼

根据前房前角的形态及发病缓急，又分为急、慢性闭角型青光眼，开角型青光眼等。

（一）原发性闭角型青光眼

原发性闭角型青光眼（primary angle-closure glaucoma）是因原先就存在的异常虹膜构型而发生的前房角被周边虹膜组织机械性阻塞，导致房水流出受阻，造成眼压升高的一类青光眼。按临床和病理发展过程分为急性和慢性。

（二）原发性开角型青光眼

原发性开角型青光眼（primary open angle glaucoma），又称慢性开角型青光眼，此类青光眼房角是开放的，具有正常外观，存在典型的青光眼性视神经乳头和视野损害。病程进展较慢，多数没有明显症状。有的直至失明也无不适感，因此不易早期发现，具有更大的危险性。

三、继发性青光眼

继发性青光眼是由于某些眼病或全身疾病，影响或破坏了正常的房水循环，使房水排出受阻而引起眼内压升高的一组青光眼。病因颇复杂，种类繁多。常见的原发病变有炎症、外伤、出血、血管疾病，相关综合征、相关药物、眼部手术以及眼部占位性病变等。继发性青光眼也可根据前房角是关闭或开放而分为闭角型和开角型两大类。由于继发性青光眼已有较为严重的原发病变，所以治疗常比原发性青光眼更为复杂，而且预后也较差。

第四节 变性疾病

一、老年性玻璃体变性

老年性玻璃体变性（senile vitreous degeneration）指随着年龄增长，玻璃体的透明质酸解聚，析出所含水分，形成一个个小液腔，液腔逐渐扩大融合形成更大的液腔。玻璃体变性液化是原来视网膜与玻璃体之间的粘连减弱，导致玻璃体与视网膜分离，称为玻璃体后脱离。

二、原发性视网膜色素变性

原发性视网膜色素变性（retinitis pigmentosa）是一组以进行性感光细胞及色素上皮功能丧失为共同表现的遗传性视网膜变性疾病，是一种进行性、营养不良性退行性病变，主要表现为慢性进行性视野缺失、夜盲、色素性视网膜病变和视网膜电图异常，最终可导致视力下降。

病理改变中视杆细胞损害较视锥细胞早，首先感受器外节退变，逐渐波及内节。晚期感光细胞变性消失及

胶质增生。视网膜外层呈萎缩性改变，晚期内层也发生萎缩。

第五节 血管疾病

一、糖尿病性视网膜病变

糖尿病性视网膜病变（diabetic retinopathy）是糖尿病的严重并发症之一，是一种主要的致盲疾病，也是糖尿病性微血管病变中最重要的表现，具有特异性的眼底病变。几乎所有的眼病都可能发生在糖尿病之后，如眼底血管瘤、眼底出血、泪囊炎、青光眼、白内障、玻璃体混浊、视神经萎缩、黄斑变性、视网膜脱落。糖尿病性眼底血管硬化与动脉硬化改变相似。

二、视网膜中心动脉阻塞

视网膜中心动脉阻塞（retinal artery occlusion）是急性发作、严重损害视力的眼病，因动脉阻塞的部位不同而症状各异。

三、视网膜静脉阻塞

视网膜静脉阻塞（retinal vein occlusion）是仅次于糖尿病视网膜病变的视网膜血管疾患，患眼视力易于受损甚至致盲。光镜下视网膜出血、水肿及梗死。

第六节 葡萄膜肿瘤及瘤样病变

葡萄膜病变以黑色素细胞肿瘤最多见，其次可见血管瘤、神经源性肿瘤。睫状体还可发生无色素上皮腺瘤、无色素上皮腺癌、色素上皮腺瘤、髓上皮瘤、神经胶质瘤、神经鞘瘤、神经纤维瘤、化学感受器瘤及平滑肌瘤等。此外还可见转移癌（如乳腺癌、肺癌、消化道癌、甲状腺癌、胰腺癌及前列腺癌）等。

一、黑色素细胞瘤

【概念】

黑色素细胞瘤（melanocytoma）是黑色素细胞呈良性增生的一种特殊性变化，常呈现色素极浓密的深黑色或墨黑色病变，包括虹膜和睫状体黑色素细胞瘤，属于良性肿瘤，可发生于任何年龄。

【临床特点】

多见于前部睫状体。肿瘤呈深黑色外观为其突出的临床特点；肿瘤多呈半球形，表面巩膜无"哨兵样"血管，巩膜透照试验示不透光。一般生长较为缓慢，并向邻近

眼内组织蔓延生长。

虹膜黑色素细胞瘤常合并坏死、色素弥散及继发性青光眼。睫状体黑色素细胞瘤的瘤细胞起源于睫状体基质内的色素细胞，生物学行为与色素痣相似，形态与虹膜黑色素细胞瘤相似。

【病理变化】

1. 肉眼观　肿瘤呈结节状或球状，切面呈黑色质地细腻。

2. 镜下观　色素细胞大而圆或多边形，细胞大小比较一致，胞质内含有大量浓密的黑色素颗粒，脱色后显示瘤细胞包膜清楚，胞质丰富，细胞核小，呈圆形，部分细胞可见小核仁，无明显的细胞异型性及病理性核丝分裂象（图 10-3）。

二、黑色素瘤

【概念】

黑色素瘤（melanoma）是原发于眼球葡萄膜基质内黑色素细胞的恶性肿瘤，也是成人最常见的眼内恶性肿瘤。好发于 40～60 岁，单侧发病。葡萄膜任何部位均可发生，85% 发生在脉络膜，9% 在睫状体，6% 在虹膜。临床症状可有视野缺损、视敏度减弱、疼痛或炎症。

【临床特点】

虹膜黑色素瘤可分为局限性和弥漫性两种类型。局限型肿瘤在虹膜基质内生长，80% 位于下方虹膜。色素多寡不一，可呈现灰棕、棕黄至棕黑色，肿物边界清楚，表面光滑或粗糙不平，有时肿瘤表面或周围有新生血管。

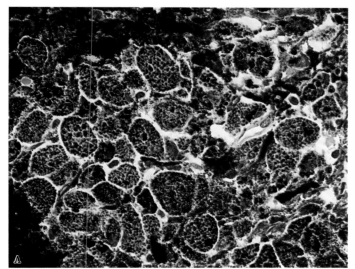
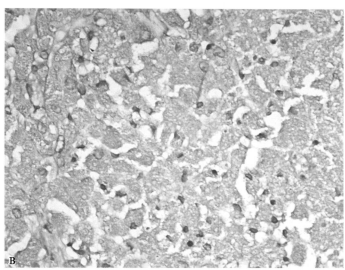
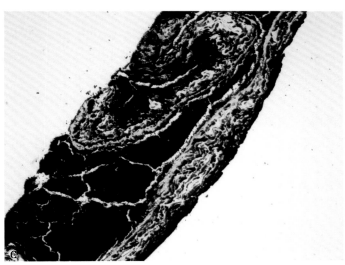

图 10-3　黑色素细胞瘤

A. 瘤细胞体积较大，大小较一致，胞质内可见浓密的黑色素颗粒，细胞核小，圆形，可见小核仁，细胞异型性不明显；B. 瘤细胞脱色后显示瘤细胞包膜清楚，胞质丰富，细胞核小，呈圆形，部分细胞可见小核仁；C. 虹膜黑色素瘤，低倍镜下示成片的黑色素细胞

肿瘤色素可向前房及房角内播散，闭塞小梁网，导致继发性青光眼。弥漫型生长的黑色素瘤较为少见，表现为弥漫性虹膜色素增多或多灶性虹膜肿物，虹膜色泽逐渐变深，表面隐窝消失以及继发性青光眼。

虹膜黑色素瘤的多数和小肿瘤为梭形细胞 A 型或梭形细胞 B 型。早期在虹膜基质内生长，随肿瘤增生向虹膜表面突破前界膜进入前房；向后面突破两层虹膜后色素上皮向后房生长。肿瘤细胞间含丰富血管，易自发出血。由于虹膜基质内血管壁较厚，肿瘤细胞不易侵入血管内，故虹膜黑色素瘤一般预后较好。

睫状体黑色素瘤除起源于睫状体基质内的黑色素细胞外，可由色素痣恶变所致，常见于 30～60 岁的成年人，早期瘤体较小，不易被发现。多数病例经散瞳后，可见晶状体后睫状体区有一黑褐色或棕黑色球形隆起实性肿物。肿瘤局部巩膜表层出现色素斑、"哨兵"样血管扩张以及巩膜透照试验示不透光均为睫状体黑色素瘤的特点。

脉络膜黑色素瘤是成年人最常见的原发性眼内恶性肿瘤。肿瘤绝大多数始发于脉络膜大血管层和中血管层。关于瘤细胞的起源，Reese 认为有 2 种可能，一种来自睫状神经鞘膜细胞，另一种来自葡萄膜基质内成黑色素细胞。染色体检查：3 号染色体呈单体性，8 号染色体长臂复制或倍增，或 6 号染色体长臂或短臂异常。

【病理变化】

1. 肉眼观　根据生长方式分为结节型和弥漫型。结节型较常见，多发生于眼底后部，当肿瘤生长至一定高度，突破脉络膜的 Bruch 膜时，肿瘤可向玻璃体腔内及视网膜下迅速增大，形成蕈状、血管丰富、有实体感的肿物。弥漫型较为少见（5%），肿瘤呈扁平状弥漫生长，可累及大部分脉络膜，基底较宽，不形成结节状肿物。

2. 镜下观　根据瘤细胞的形态不同分为如下病理类型：

（1）梭形细胞型：分为梭形细胞 A 型、梭形细胞 B 型。

（2）上皮样细胞型：上皮样细胞占 75% 以上，余为梭形 A 或者 B 型细胞。

（3）混合细胞型：由上皮样和梭形细胞构成。

（4）其他：不符合上述分类的，如坏死型、气球样细胞型等。

黑色素瘤的组织学形态基本为如下：

梭形细胞 A 型：细胞呈长梭形，细胞膜界膜不清，胞核小、细长，其中央常有一线状核膜皱褶，胞核内染色质均细无核仁，病理性核分裂象罕见。

梭形细胞 B 型：细胞体积稍大，呈椭圆形，胞核呈长椭圆形，核染色质粗，常可见一界限清楚的小圆形深染核仁，较 A 型排列紧密，易找到病理性核分裂象。

上皮样细胞型：细胞体积较大，呈圆形或多边形，形状和大小均不一致，包膜界限清楚，胞质嗜酸。胞核较大，核内有一大而深染的核仁，细胞有明显的异型性和病理性核分裂象，瘤细胞间黏附性很差（图 10-4）。

气球样细胞型：较为少见，体积较大，胞质丰富，呈空泡状，细胞核固缩变小，挤于一侧。

坏死型：较少见，瘤体内大片坏死瘤细胞，并常合并出血。

眼内恶性黑色素瘤无色素者较少，诊断上主要与痣和皮肤转移来的恶性黑色素瘤鉴别。

【预后】

影响眼内恶性黑色素瘤预后的因素包括细胞类型、肿瘤大小及发生部位等，梭形细胞 A 型预后最好，最差的是上皮样细胞型；肿瘤小、发病部位为虹膜者预后好，原因是此部位易早期发现。侵犯神经和有明显坏死者预后差。

三、睫状体髓上皮瘤

睫状体髓上皮瘤（medulloepithelioma）为起源于原始视杯内层髓上皮细胞的一种肿瘤，常发生于睫状体。本病多发生于婴幼儿，病程进展缓慢，常伴有小眼球等先天畸形，仅累及单眼，无家族史和遗传性。其病理形态上很像胚胎时期视网膜组织，故又称为视网膜胚瘤（diktyoma）。

【病理变化】

镜下观　分为非畸胎瘤型和畸胎瘤型。非畸胎瘤型肿瘤含有相似于髓上皮的成分和来源于视杯或视泡的结构，如色素和非色素的睫状体上皮、玻璃体和神经胶质。瘤细胞的形态多种多样，有时可排列呈菊形团样结构。当肿瘤内出现多胚叶组织成分，如软骨、横纹肌或未分化的间叶细胞时，称其为畸胎瘤样型（图 10-5）。恶性髓上皮瘤的主要诊断依据包括：①瘤细胞呈类似视网膜母细胞瘤或未分化神经母细胞瘤的形态；②瘤细胞有明显的异型性及病理性核分裂象；③出现横纹肌肉瘤及软骨肉瘤成分。

【鉴别诊断】

视网膜母细胞瘤和髓上皮瘤临床上症状常易混淆，不易区分，诊断依靠病理检查。视网膜母细胞瘤起源于视网膜核层原始细胞，属于未分化型细胞，恶性程度高，为最常见的一种。髓上皮瘤系起源于睫状体无色素上皮，类似视网膜和睫状上皮的原始细胞，恶性程度较低，并可有色素上皮、神经胶质或软骨成分，属分化型细胞。

【治疗及预后】

治疗上如肿瘤局限在眼内而视力已遭破坏者可行眼球摘出术。如已蔓延到眼外，则需行眶内容物剜出术。本病发展虽慢，但属恶性肿瘤，一旦侵入颅内或全身转移，则危及生命。

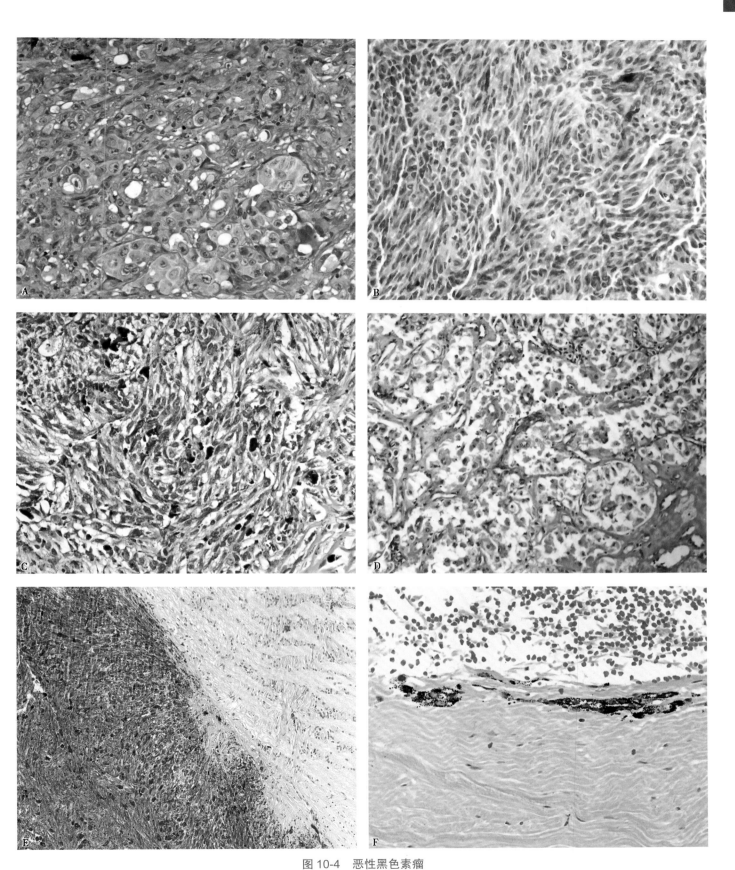

图 10-4 恶性黑色素瘤

A. 上皮样细胞型；B. 梭形细胞 A 型；C. 梭形细胞 B 型；D. 气球样细胞型；E. 梭形细胞 A 型，累及视神经起始部；F. 肿瘤侵犯巩膜导水管

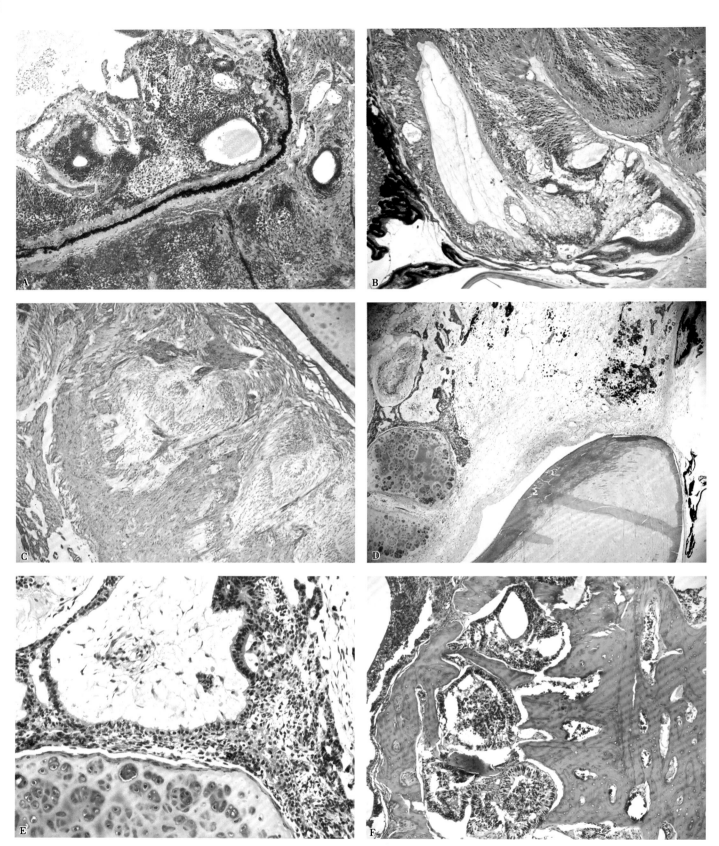

图 10-5　睫状体髓上皮瘤

A. 肿瘤细胞形成大小不等的囊样间隙，复层或弥漫排列；B. 肿瘤细胞呈腺管状、指套状，基底部可见神经胶质，呈网状排列；C. 神经胶质成分 GFAP 阳性；D. 畸胎瘤型髓上皮瘤，可见软骨成分；E. 畸胎瘤型髓上皮瘤，可见软骨成分，上图高倍；F. 肿瘤浸至筛板骨质内

四、睫状体上皮腺瘤及腺癌

（一）睫状体无色素上皮腺瘤

【概念】

睫状体无色素上皮腺瘤（nonpigmented epithelium adenoma of ciliary body）是睫状体无色素层上皮良性增生而形成的后天获得性肿瘤。多见于成年人，一般为单眼发病，较少见。常有眼内炎症或眼外伤病史。

【病理变化】

1. **肉眼观** 肿瘤大体上境界清晰、圆形或类圆形，多呈灰白色或淡棕色无色素性实性肿物。

2. **镜下观** 肿瘤组织由分化好、增生性的无色素上皮组成。一种呈规则排列，具有腺腔样细胞巢，细胞胞质淡染，细胞间可见较多无结构的基底膜样物（图 10-6），对 PAS 呈阳性反应，称为 Fuch 腺瘤。另一种上皮细胞呈索条状不规则排列，其间含有囊样间隙或疏松的原纤维样

物，对透明质酸酶敏感的酸性黏多糖呈阳性反应。

3. **免疫组化染色** 常用的上皮源性标记物为 EMA、CK，神经源性标记物为 S-100。

4. **特殊染色** 显示黏多糖标记物为 PAS、奥辛蓝等。

（二）睫状体无色素上皮腺癌

睫状体无色素上皮腺癌（nonpigmented epithelium adenocarcinoma of ciliary body）的特点是肿瘤生长较快，故瘤体一般较大；细胞呈恶性特点，呈多角形或梭形，有明显的异型性和病理性核分裂象，无一定排列方式，呈弥漫性浸润性生长（图 10-7）。有些腺癌细胞可穿透局部巩膜或沿巩膜导管蔓延到眼球外。

（三）睫状体色素上皮腺瘤

睫状体色素上皮腺瘤（pigmented epithelium adenoma of ciliary body）起源于睫状体色素上皮，很少见。多见于白种人，成年人多发，一般无眼部病史。肿瘤位于睫状体表面，呈深灰色或黑色，表面光滑或不规则，与邻近组织

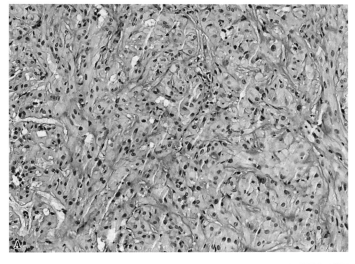
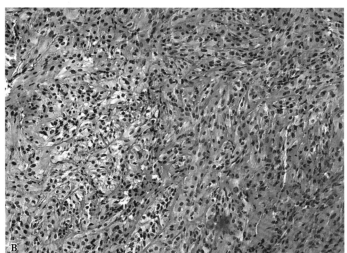
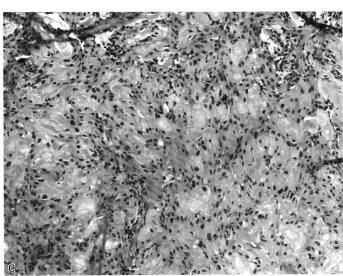
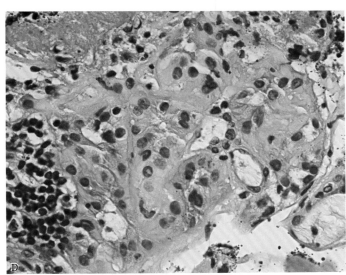

图 10-6 睫状体无色素上皮腺瘤

A～C. 肿瘤细胞规则排列，具有腺腔样细胞巢，细胞胞质淡染，细胞间可见较多无结构的基底膜样物；D. 高倍下可见腺腔结构

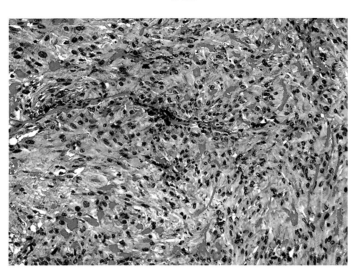

图 10-7　睫状体无色素上皮腺癌
瘤细胞细胞异型性明显

有明显界限,表面无新生血管,病变处巩膜无"哨兵样"血管。巩膜透照试验示不透光。

镜下观　空泡细胞状瘤细胞呈立方形或低柱状,呈索条状或腺腔状排列,细胞内不含有色素颗粒。通常以腺管型和空泡样排列,胞质内含有多数典型的透明空泡,可将胞核挤向胞质的一侧,此为该肿瘤的特征性变化(图 10-8)。

（四）睫状体色素上皮腺癌

睫状体色素上皮腺癌(pigmented epithelium adenocarcinoma of ciliary body)很少见,显示恶性细胞特点,有明显的异型性和病理性核分裂象,并可呈弥漫浸润性生长。

五、平滑肌瘤

虹膜及睫状体平滑肌瘤少见,形态同其他部位的平滑肌瘤(图 10-9)。

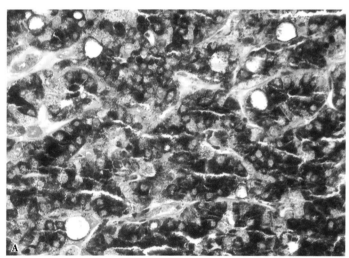
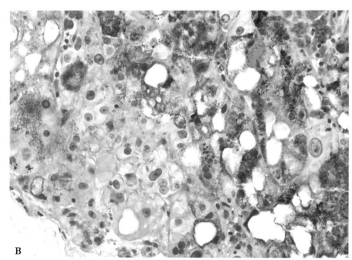

图 10-8　睫状体色素上皮腺瘤
A、B. 瘤细胞呈低柱状或立方形,腺管型和空泡型样排列,胞质内含有多数圆形的透明空泡,可将胞核挤向胞质的一侧

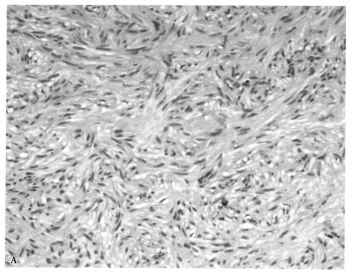
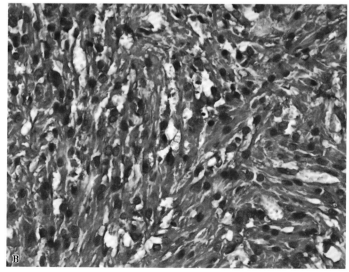

图 10-9　虹膜及睫状体平滑肌瘤
病例,男,61 岁:A. 梭形肿瘤细胞似编织状排列,胞质嗜酸,胞核两端钝圆;B. IHC 示瘤细胞胞质过表达 SMA

第七节　视网膜肿瘤

一、视网膜母细胞瘤

【概念】

视网膜母细胞瘤（retinoblastoma，RB）主要是未分化的神经母细胞，起源于视网膜的任何一层，具有向视神经分化特点的恶性肿瘤。

【临床特点】

是婴幼儿最常见的眼内恶性肿瘤，常见于3岁以下儿童，约40%有家族史，是常染色体显性遗传。可单眼、双眼先后或同时罹患，成人中罕见。临床上多以白瞳症为首发症状。根据临床过程将视网膜母细胞瘤分为眼内期、青光眼期、眼外期和全身转移期四期。本病易发生颅内及远处转移，常危及患儿生命，因此早期发现、早期诊断及早期治疗是提高治愈率、降低死亡率的关键。

研究认为 RB 基因位于染色体13q长臂1区4带，全长200kb，是第一个分离出的人类抗癌基因。它的抗癌性主要与使细胞周期停止在G1期有关。RB 基因两次突变而失活，即等位基因同时突变、失活是公认的RB发生的重要机制。

【病理变化】

1. **肉眼观**　视网膜母细胞瘤可分为内生型、外生型、混合生长型和弥漫浸润生长型。

（1）内生型：肿瘤起自视网膜内层，早期即向玻璃体内生长，在玻璃体内见黄白色肿瘤团。

（2）外生型：肿瘤起自视网膜外层，早期肿瘤倾向视网膜下脉络膜生长，此时在瞳孔区仅见脱离的视网膜，易与Coats病相混淆。

（3）弥漫浸润型：此型较为少见，向视网膜呈广泛弥漫性生长，不形成弥漫肿块，当侵及睫状体及虹膜根部时，可致由肿瘤细胞"碎屑"形成的伪"前房积脓"。

2. **镜下观**　可分为未分化型和分化型。未分化型绝大部分瘤细胞为圆形、椭圆形，细胞核深染，胞质少，排列紧密，间质少。瘤细胞围绕着一个血管形成细胞柱，其中可见部分瘤细胞坏死及钙质沉着，此称为假菊花型。此型恶性度较高，但对放射线敏感。分化型可见Flexner-Winterstainer（F-W）真菊形团，由核位于周边细胞质向腔内突入的数个及十数个肿瘤细胞围成，中心有空腔，呈整齐的花环状，为RB特征性的形态结构（图10-10）。

3. **超微结构**　电镜下菊形团的中心腔内可见刷状突起，酷似视细胞花状饰（fleurette）扇状突出的超微结构，提示视网膜母细胞瘤与视细胞同源。其中央腔内的"膜"

为酸性黏多糖物质。瘤细胞核较小，位于远离中央腔的一侧，有一个核仁。瘤细胞质较多，主要细胞器为线粒体、微管、粗面内质网及高尔基器等。此型分化程度较高，恶性度较低，但对放射线不敏感。

【预后】

RB发生眼外蔓延主要有两种方式，一种是通过视神经向后侵袭，肿瘤破坏筛板，侵犯视神经，沿神经生长。另一种则通过巩膜向眼眶内侵袭。如果肿瘤细胞进入视神经周围的蛛网膜下腔，会迅速播散至视交叉和脑组织内。肿瘤也可以浸润睫状体或脉络膜经巩膜向眼外生长。

预后高风险指标包括肿瘤侵犯筛板后视神经、大范围脉络膜、眼前房、虹膜以及睫状体、巩膜以及穿出眼球外。这对于病人后续治疗具有重要意义，如果存在这些高危因素，应行全身化学治疗。肿瘤侵犯筛板后视神经时，需测量肿瘤穿透筛板后的距离（筛板后界到肿瘤侵犯视神经最远处的距离）。脉络膜大范围侵犯是指侵犯范围≥3mm，且达内层巩膜，肿瘤侵犯最大范围<3mm，且未侵犯巩膜为局部侵犯。

此外，肿瘤可以发生退化，表现为：①钙化常见，主要在坏死区；② DNA 沉着物多围绕血管沉积；③自发性退化，指个别病人眼内肿瘤发展到一定阶段后未继续增长而产生自发退行，推测可能是由于某种免疫因素作用导致血管闭塞、血液供应不足、肿瘤组织缺乏营养所致。眼球表现为萎缩。

二、视网膜血管母细胞瘤

【概念】

视网膜血管母细胞瘤（hemangioblastoma）是 von Hippel-Lindau（VHL）病的表现之一。von Hippel-Lindau（VHL）病是由染色体3p25-26上的 VHL 基因胚系突变所致的一种常染色体显性遗传病，以发生在神经系统和视网膜的血管母细胞瘤、肾透明细胞癌、嗜铬细胞瘤、神经内分泌肿瘤和内淋巴囊肿瘤等为特点。VHL 相关肿瘤好发于年轻人，平均发病年龄29岁。

【病理变化】

1. **镜下观**　组织学特点包括两种主要成分，大而空泡状的间质细胞及丰富的毛细血管。间质细胞内可见大量含脂质的小泡（图10-11A～C），需要与转移性肾透明细胞癌鉴别。

2. **免疫组化染色**　von Hippel-Lindau（VHL）病间质细胞缺乏内皮细胞标记物，表达神经元特异性烯醇化酶（NSE）、神经细胞黏附因子、S-100蛋白、CD56、Ezrin、Vimentin及VEGF等，不表达GFAP及EMA。此外，D2-40及α-inhibin在血管母细胞瘤中表达，在肾细胞癌中则为阴

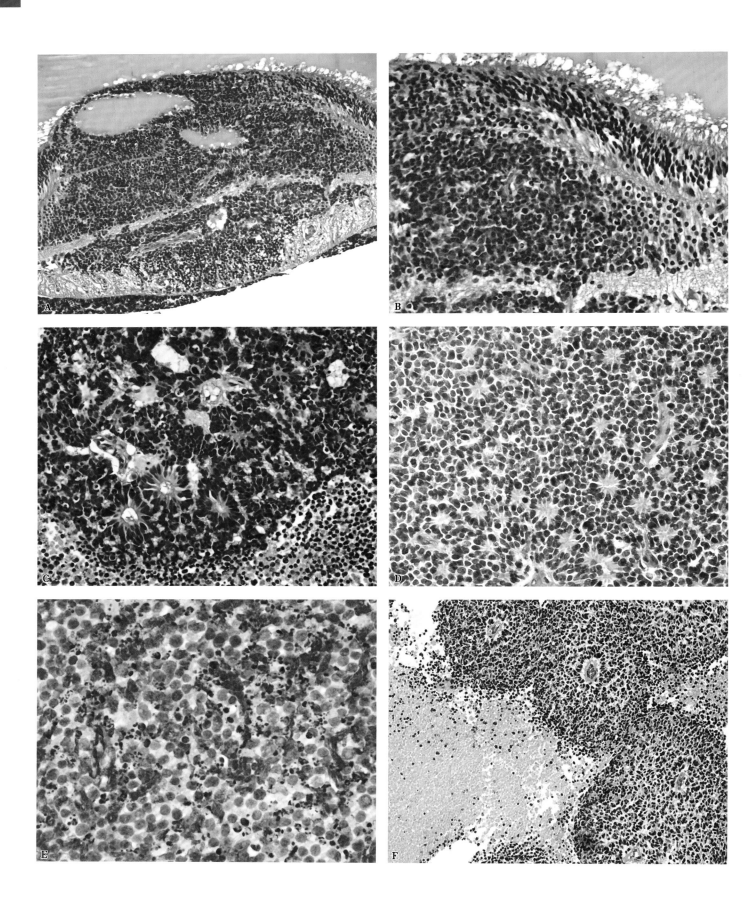

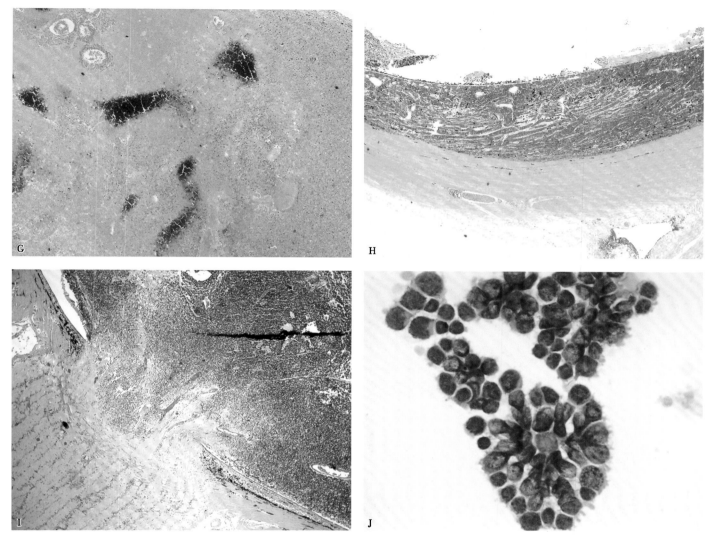

图 10-10　视网细胞母细胞瘤

A. 内生型,肿瘤在视网膜内生长;B. 肿瘤在视网膜内生长,局部放大,瘤细胞核浆比高;C. 分化型,可见 Flexner-Winterstainer 真菊形团;D. 分化型,小型肿瘤细胞,可见围成多个假菊形团;E. 未分化型,细胞异型性明显,核浆比高,可见细胞坏死形成蓝染的 DNA 沉着物;F. 肿瘤中灶状坏死;G. 肿瘤大片坏死,伴钙化;H. 肿瘤大范围浸润脉络膜组织;I. 肿瘤通过视神经转移,侵犯筛板;J. 脑脊液涂片,肿瘤发生脑内播散,在其脑脊液涂片内可见肿瘤细胞排列呈假菊形团

性。CD10 染色结果正好相反,可助鉴别诊断。而 CD34 可显示出血管内皮细胞(图 10-11D)。

三、视网膜神经胶质肿瘤

视网膜还可见星形细胞瘤、室管膜瘤(图 10-12)及室管膜下瘤(图 10-13)等神经胶质肿瘤。均较少见。其镜下病理形态均同颅内对应肿瘤。

视网膜星形细胞瘤又,称视网膜星形细胞错构瘤,是一种少见的视网膜良性肿瘤,起源于视网膜的星形胶质细胞。多数病例为先天性,但亦可在出生后某一时期出现临床体征。肿瘤可以单独发生在视网膜,也可以是结节性硬化症在眼部的表现。肉眼检查常分为 2 型:①无

钙化性肿瘤,起源于视网膜内层,在眼底呈灰黄色半透明扁平隆起的病变;②钙化性肿瘤,其内由于包含钙质而形成闪烁样黄色小球。星形细胞瘤是相对稳定的病变,有时也可显示进行性生长,破坏眼球结构,但预后较好。

视网膜室管膜瘤非常罕见。偶发于成年人中,生长非常缓慢,肿瘤局限于眼睛内,呈低度恶性。

第八节　眼球内转移性肿瘤

可见乳腺癌、肺癌、肾癌、消化道癌、甲状腺癌、胰腺癌及前列腺癌等恶性肿瘤的转移(图 10-14、图 10-15)。

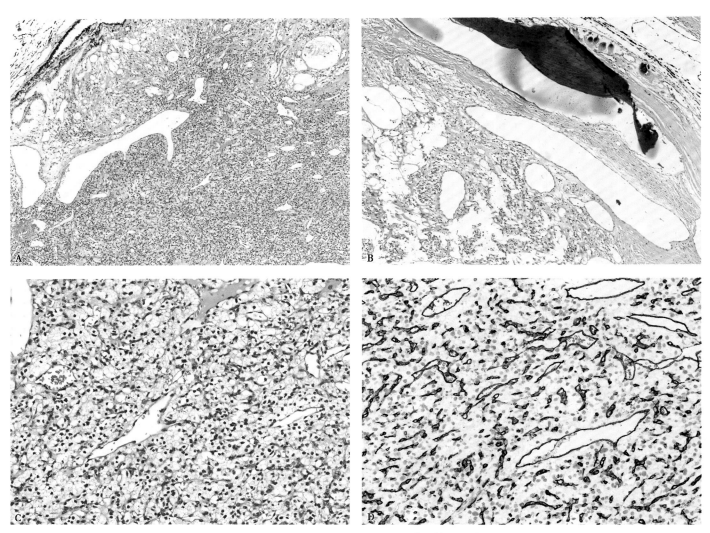

图 10-11　von Hippel-Lindau 病视网膜血管母细胞瘤

病例，女性，20岁：A. 胞质透亮的间质细胞与薄壁血管在视网膜内结节状增生；B. 肿瘤一侧视网膜内可见灶状钙化及骨化；C. 肿瘤间质细胞胞质内可见脂滴聚集；D. IHC 示 CD34 染色显示薄壁血管内皮细胞表达

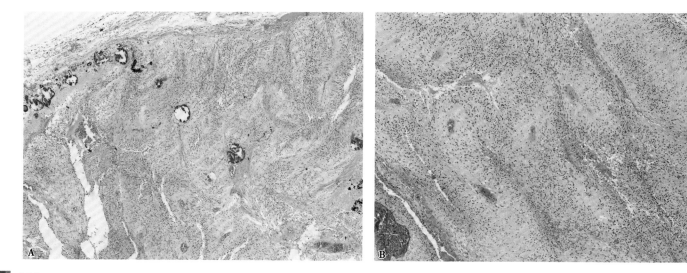

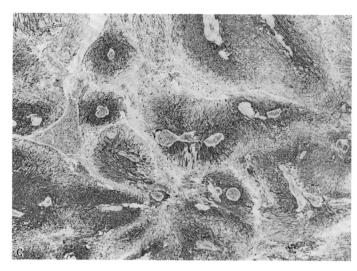

图 10-12　室管膜瘤

病例，女性，43 岁，眼球内占位：A. 球内肿瘤，主要向眼球内生长，呈假乳头状形态和血管周围假菊形团，可见散在钙化灶；B. 血管周围假菊形团；C. IHC 示血管周围瘤细胞 GFAP 阳性

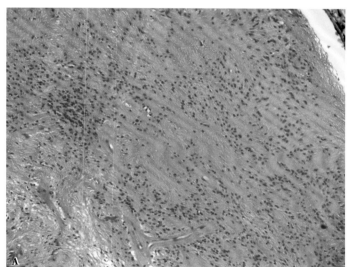

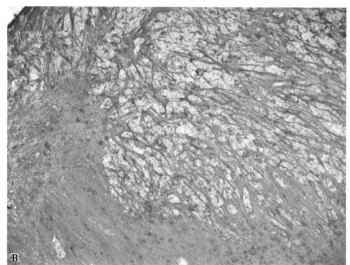

图 10-13　室管膜下瘤

病例，男性，3 岁，眼球内占位：A. 形态一致的簇状细胞核和胶质细胞纤维性基质；B. IHC 示瘤细胞 GFAP 阳性

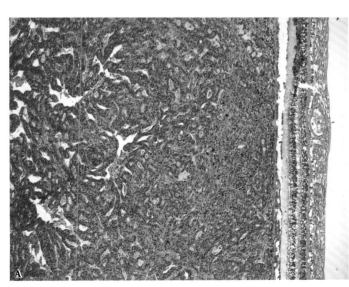

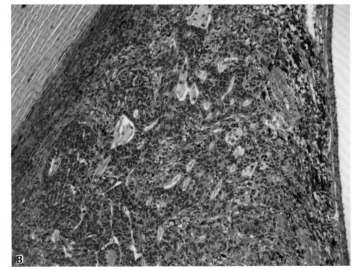

图 10-14　肺癌转移至眼球内

病例，女，41 岁：A. 肺腺癌位于玻璃体内，右侧可见脱落的视网膜组织；B. 肺腺癌位于脉络膜内

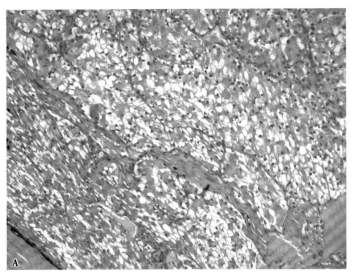
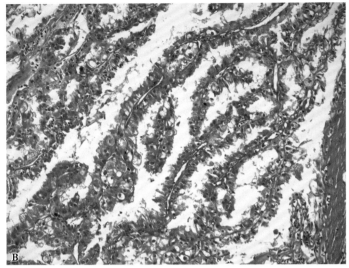

图 10-15 肾癌转移至眼球内

A. 病例，女性，24 岁，透明细胞肾癌转移至眼球脉络膜内，肿瘤细胞胞质透明；B. 病例，女性，21 岁，7 年前肾癌切除，乳头状肾细胞癌转移至眼球内，肿瘤细胞呈乳头状生长；C. 病例，男性，66 岁，乳头状肾细胞癌转移至眼球内，肿瘤细胞呈乳头状生长

参 考 文 献

1. Solmaz N, Önder F, Demir N. Primary conjunctival tuberculosis[J]. Turk J Ophthalmol, 2018, 48（1）: 39-41.

2. Feinstein E, Farooq AV, Lin AY. Bilateral conjunctival tuberculosis presenting as mass lesions[J]. Can J Ophthalmol, 2015, 50（1）: e11-e13.

3. Gupta V, Shoughy SS, Mahajan S. Clinics of ocular tuberculosis[J]. Ocul Immunol Inflamm, 2015, 23（1）: 14-24.

4. Brar RK, Singh A, Deshpande AH, et al. Primary conjunctival tuberculosis presenting as dry eye: A rare case report and review of the Literature[J]. Ocul Oncol Pathol, 2017, 3（4）: 276-278.

5. Shahidatul-Adha M, Zunaina E, Liza-Sharmini AT. Ocular tuberculosis in hospital universiti sains malaysia - a case series[J]. Ann Med Surg（Lond）, 2017, 13, 24: 25-30.

6. Chaurasia S, Ramappa M, Murthy SI. Chronic conjunctivitis due to mycobacterium tuberculosis[J]. Int Ophthalmol, 2014, 34（3）: 655-660.

7. Rezaei F, Sharif M, Sarvi S. A systematic review on the role of GRA proteins of toxoplasma gondii in host immunization[J]. J Microbiol Methods, 2019, 165: 105696.

8. Wu M, An R, Chen Y. Vaccination with recombinant toxoplasma gondii CDPK3 induces protective immunity against experimental toxoplasmosis[J]. Acta Trop, 2019, 199: 105148.

9. Pleyer U, Gross U, Schlüter D. Toxoplasmosis in Germany[J]. Dtsch Arztebl Int, 2019, 116（25）: 435-444.

10. Lapinskas PJ, Ben-Harari RR. Perspective on current and emerging drugs in the treatment of acute and chronic toxoplasmosis[J]. Postgrad Med, 2019, 1-8.

11. Robin C, Leclerc M, Angebault C. Toxoplasmosis as an early complication of allogeneic hematopoietic cell transplantation[J]. Biol Blood Marrow Transplant, 2019, 25（12）: 2510-2513.

12. Gay J, Gendron N, Verney C. Disseminated toxoplasmosis associated with hemophagocytic syndrome after kidney transplantation: a case report and review[J]. Transpl Infect Dis, 2019: e13154.

13. Ngoma DB, Detry-Morel M, Kayembe DL. Toxoplasma papillitis

without vitritis. A case report in an immunocompetent Congolese patient[J]. Germs, 2019, 9（2）: 95-101.

14. Nattis A, Perry HD, Rosenberg ED. Conjunctival capillary hemangioma[J]. Cureus, 2017, 9（11）: e1892.

15. Padmanaban S, Sumathi P, Kandoth P. Congenital capillary hemangioma arising from palpebral conjunctiva of a neonate[J]. Indian J Ophthalmol, 2017, 65（11）: 1221-1223.

16. Godfrey KJ, Kinori M, Lin JH. Large benign de novo conjunctival hemangioma in an 11-year-old boy: case report and literature review[J]. J AAPOS, 2016, 20（5）: 462-464.

17. Mantelli F, Bruscolini A, La Cava M. Ocular manifestations of sturge-weber syndrome: pathogenesis, diagnosis, and management[J]. Clin Ophthalmol, 2016, 10: 871-878.

18. Jakobiec FA, Werdich XQ, Chodosh J. An analysis of conjunctival and periocular venous malformations: clinicopathologic and immunohistochemical features with a comparison of racemose and cirsoid lesions[J]. Surv Ophthalmol, 2014, 59（2）: 236-244.

19. Fernández-Vega Cueto L, Tresserra F, de la Paz MF. De novo growth of a capillary hemangioma of the conjunctiva[J]. Arch Soc Esp Oftalmol, 2014, 89（3）: 127-129.

20. Aymard PA, Langlois B, Putterman M. Management of orbital cavernous hemangioma - evaluation of surgical approaches: report of 43 cases[J]. J Fr Ophtalmol, 2013, 36（10）: 820-829.

21. 张佳慧, 陈晓隆. 糖尿病视网膜病变的诊断和治疗: 2016-2018年最新研究进展[J]. 眼科新进展, 2018, 38（12）: 1185-1190.

22. Dulull N, Kwa F, Osman N, et al. Recent advances in the management of diabetic retinopathy[J]. Drug Discov Today, 2019, 24（8）: 1499-1509.

23. Al-Kharashi AS. Role of oxidative stress, inflammation, hypoxia and angiogenesis in the development of diabetic retinopathy[J]. Saudi J Ophthalmol, 2018, 32（4）: 318-323.

24. Whitehead M, Wickremasinghe S, Osborne A, et al. Diabetic retinopathy: a complex pathophysiology requiring novel therapeutic strategies[J]. Expert Opin Biol Ther, 2018, 18（12）: 1257-1270.

25. Simo R, Hernandez C. Novel approaches for treating diabetic retinopathy based on recent pathogenic evidence[J]. Prog Retin Eye Res, 2015, 48: 160-180.

26. 钱宇婧, 魏文斌, 刘月明, 等. 睫状体黑色素细胞瘤巩膜穿透一例[J]. 中华眼科杂志, 2018, 54（12）: 945-947.

27. 许建锋, 王运昌, 聂煜杰, 等. 睫状体黑色素细胞瘤1例[J]. 临床眼科杂志, 2018, 26（6）: 568.

28. 李海东, 沈丽君. 脉络膜色素痣的研究现状及进展[J]. 中华眼底病杂志, 2018, 34（2）: 190-193.

29. Pasricha ND, Seider MI. Hyphema from iris melanocytoma[J]. Ocular oncology and pathology, 2019, 5（4）: 273-275.

30. Bodson A, Zografos L, Schalenbourg A. Spontaneous regression of iris melanocytoma: A case report[J]. Klin Monbl Augenheilkd,

2018, 235（4）: 473-475.

31. Kusunose M, Sakino Y, Noda Y, et al. A case of iris melanocytoma demonstrating diffuse melanocytic proliferation with uncontrolled intraocular pressure[J]. Case Report Ophthalmol, 2017, 8（1）: 190-194.

32. Radovanović AB, Krnjaja BD, Jaksić V. Iris melanocytoma[J]. Srp Arh Celok Lek, 2016, 144（null）: 74-76.

33. Demirci H, Mashayekhi A, Shields CL, et al. Iris melanocytoma: Clinical features and natural course in 47 cases[J]. Am J Ophthalmol, 2005, 139（3）: 468-475.

34. 向中正, 刘磊. 葡萄膜黑色素瘤诊疗进展[J]. 华西医学, 2018, 33（11）: 1433-1440.

35. Nichols EE, Richmond A, Daniels AB. Tumor characteristics, genetics, management, and the risk of metastasis in uveal melanoma[J]. Semin Ophthalmol, 2016, 31（4）: 304-309.

36. Chattopadhyay C, Kim DW, Gombos DS, et al. Uveal melanoma: From diagnosis to treatment and the science in between[J]. Cancer, 2016, 122（15）: 2299-2312.

37. 邹亮, 周建洪, 张芸, 等. 儿童睫状体髓上皮瘤1例[J]. 临床与实验病理学杂志, 2013, 29（6）: 701-702..

38. 魏文斌, 李彬, 杨文利, 等. 儿童睫状体髓上皮瘤四例[J]. 中华眼底病杂志, 2011, 27（2）: 186-187.

39. 孙为荣, 孟瑞华, 张蕾. 髓上皮瘤[J]. 中华眼科杂志, 2006, 42（7）: 654-656.

40. 朱利民, 何彦津, 周晓冬, 等. 眼部髓上皮瘤临床特征分析[J]. 国际眼科杂志, 2006, 6（2）: 460-463.

41. Ang SM, Dalvin LA, Emrich J, et al. Plaque radiotherapy for medulloepithelioma in 6 cases from a single center[J]. Asia-Pacific journal of ophthalmology, 2019, 8（1）: 30-35.

42. Tadepalli SH, Shields CL, Shields JA, et al. Intraocular medulloepithelioma - a review of clinical features, dicer 1 mutation, and management[J]. Indian J Ophthalmol, 2019, 67（6）: 755-762.

43. Hellman J B, Harocopos G J, Lin L K. Successful treatment of metastatic congenital intraocular medulloepithelioma with neoadjuvant chemotherapy, enucleation and superficial parotidectomy[J]. American journal of ophthalmology case reports, 2018, 11: 124-127.

44. Sahm F, Jakobiec FA, Meyer J, et al. Somatic mutations of dicer1 and kmt2d are frequent in intraocular medulloepitheliomas[J]. Genes Chromosomes Cancer, 2016, 55（5）: 418-427.

45. 刘显勇, 张平, 李永平, 等. 睫状体无色素上皮腺瘤诊治分析[J]. 中国实用眼科杂志, 2015, 33（5）: 547-551.

46. 李静, 葛心, 马建民. 睫状体无色素上皮腺瘤误诊黑色素瘤一例[J]. 中国医师杂志, 2015, 17（5）: 781-782.

47. 赖丽琴, 张红, 廖荣丰. 睫状体无色素上皮腺癌1例[J]. 临床眼科杂志, 2011, 19（2）: 185-186.

48. Kopsidas K, Mudhar H, Sisley K, et al. Aggressive ciliary body adenocarcinoma with bilateral lung metastases: Histological,

molecular, genetic and clinical aspects[J]. Ocular oncology and pathology, 2019, 5(2): 79-84.

49. Ishiahara K, Hashida N, Asao K, et al. Rare histological type of adenoma of the nonpigmented ciliary epithelium[J]. Case Report Ophthalmol, 2019, 10(1): 75-80.

50. Mayro EL, Surakiatchanukul T, Shields JA, et al. Distinguishing midzonal iris pigment epithelial cyst from adenoma and ciliary body melanoma[J]. Oman journal of ophthalmology, 2018, 11(2): 161-163.

51. Bai HX, Wei WB, Li B, et al. Adenocarcinoma of the nonpigmented ciliary epithelium manifested as an anterior chamber mass[J]. International journal of ophthalmology, 2017, 10(3): 485-487.

52. Chang Y, Wei WB, Shi JT, et al. Clinical and histopathological features of adenomas of the ciliary pigment epithelium[J]. Acta ophthalmologica, 2016, 94(7): e637-e643.

53. Shields JA, Eagle RC, Ferguson K, et al. Tumors of the nonpigmented epithelium of the ciliary body: The lorenz e. Zimmerman tribute lecture[J]. Retina, 2015, 35(5): 957-965.

54. Yan J, Liu X, Zhang P, et al. Acquired adenoma of the nonpigmented ciliary epithelium: analysis of five cases[J]. Graefe's Archive for Clinical and Experimental Ophthalmology, 2015, 253(4): 637-644.

55. 余天. 视网膜母细胞瘤相关基因研究进展 [J]. 中华实验眼科杂志, 2017, 35(8): 756-760.

56. 陆烨, 童剑萍. 视网膜母细胞瘤的发生机制及诊断和治疗进展 [J]. 现代肿瘤医学, 2016, 24(6): 1007-1014.

57. Ademola-Popoola DS, Opocher E, Reddy MA. Contemporary management of retinoblastoma in the context of a low-resource country[J]. The Nigerian postgraduate medical journal, 2019, 26(2): 69-79.

58. Singh L, Kashyap S. Update on pathology of retinoblastoma[J]. International journal of ophthalmology, 2018, 11(12): 2011-2016.

59. Fabian ID, Onadim Z, Karaa E, et al. The management of retinoblastoma[J]. Oncogene, 2018, 37(12): 1551-1560.

60. Soliman SE, Racher H, Zhang C, et al. Genetics and molecular diagnostics in retinoblastoma--an update[J]. Asia-Pacific journal of ophthalmology, 2017, 6(2): 197-207.

61. Wang H, Shepard M J, Zhang C, et al. Deletion of the von Hippel-Lindau gene in hemangioblasts causes hemangioblastoma-like lesions in murine retina[J]. Cancer Res, 2018, 78(5): 1266-1274.

62. Berdia J, Johnson B B, Hubbard G R. Retinal hemangioblastoma and syrinx in von Hippel-Lindau disease[J]. Retina, 2017, 37(3): e29-e30.

63. Knickelbein J E, Jacobs-El N, Wong W T, et al. Systemic sunitinib malate treatment for advanced juxtapapillary retinal hemangioblas-

tomas associated with von Hippel-Lindau disease[J]. Ophthalmol Retina, 2017, 1(3): 181-187.

64. Kim H, Yi J H, Kwon H J, et al. Therapeutic outcomes of retinal hemangioblastomas[J]. Retina, 2014, 34(12): 2479-2486.

65. Lang S J, Cakir B, Evers C, et al. Value of optical coherence tomography angiography Imaging in diagnosis and treatment of hemangioblastomas in von Hippel-Lindau disease[J]. Ophthalmic Surg Lasers Imaging Retina, 2016, 47(10): 935-946.

66. Cao LH, Kuang BH, Chen C, et al. Identification of a novel duplication mutation in the VHL gene in a large Chinese family with Von Hippel-Lindau(VHL)syndrome[J]. Genet Mol Res, 2014, 13(4): 10177-10183.

67. Weng CY, Shetlar DJ. En bloc resection of a retinal capillary hemangioblastoma in a young female[J]. Ophthalmology, 2018, 125(8): 1188.

68. Thanos A, Ozturk T, Faia LJ. Spontaneous hyaloidal contraction and complex retinal detachment in a patient with von Hippel-Lindau syndrome[J]. Ophthalmic Surg Lasers Imaging Retina, 2019, 50(4): 238-241.

69. Bai D, Zhao J, Li L, et al. Analysis of genotypes and phenotypes in Chinese children with tuberous sclerosis complex[J]. Sci China Life Sci, 2017, 60(7): 763-771.

70. Stacey A W, Pefkianaki M, Ilginis T, et al. Clinical features and multi-modality imaging of isolated retinal astrocytic hamartoma[J]. Ophthalmic Surg Lasers Imaging Retina, 2019, 50(2): 1-9.

71. Wan M J, Chan K L, Jastrzembski B G, et al. Neuro-ophthalmological manifestations of tuberous sclerosis: current perspectives[J]. Eye Brain, 2019, 11: 13-23.

72. Radhakrishnan D M, Jose A, Kumar N, et al. Retinal astrocytic hamartoma-ophthalmologic marker of tuberous sclerosis[J]. QJM, 2019, 112(6): 451-452.

73. Zipori A B, Tehrani N N, Ali A. Retinal astrocytoma regression in tuberous sclerosis patients treated with everolimus[J]. J AAPOS, 2018, 22(1): 76-79.

74. Dewan A, Saran RK, Gupta SN, et al. Intraocular ependymoma with blood-filled spaces: neoplasm or a reactive process with ependymal differentiation-a dilemma[J]. Int J Surg Pathol, 2017, 25(4): 368-373.

75. 陈尧, 毛俊峰. 结节性硬化伴双眼视网膜星形细胞错构瘤一例 [J]. 中华眼底病杂志, 2019, 35(4): 393-394.

76. 侯明勃, 彭晓燕. 结节性硬化症伴视网膜星形细胞错构瘤一例 [J]. 中华眼科杂志, 2016, 52(8): 622-624.

77. 刘凤磊, 何欣, 张晓玲, 等. 视网膜孤立性多形性黄色星形细胞瘤 1 例 [J]. 临床与实验病理学杂志, 2019(08): 997-998.

第十一章

泪腺及泪道

泪器（lacrimal apparatus）包括泪腺和泪道两个部分。泪腺由细管状腺和导管组成，是分泌泪液的器官，位于眼眶外上方泪腺窝内，分为上下两个部分：上部为眶部，也叫上泪腺，较大，形态很像杏仁，大约 12mm×20mm；下部为睑部，也叫下泪腺，较小。泪腺有 10～12 条排泄管，泪液产生后就由这些排泄管排出。泪道由泪囊、泪小管和鼻泪管组成，后者亦称泪管（tear duct）。泪囊和鼻泪管均衬覆复层柱状上皮，含有分泌黏液的杯状细胞；泪小管内衬非角化的复层鳞状上皮。

第一节　泪腺炎症

泪腺炎是各种原因引起的泪腺组织炎症性疾病的总称。临床上按起病的缓急程度分为急性和慢性两类。

一、泪腺炎

泪腺炎（dacryoadenitis）常因全身或局部感染引起，病原体多为病毒、葡萄球菌或肺炎双球菌等。镜下病变早期在泪腺及周围组织内可见大量中性粒细胞浸润，或脓肿形成。慢性泪腺炎较急性泪腺炎多见，可由急性泪腺炎迁延而来，多为双侧性，也有单侧性肉芽肿性病变致泪腺慢性炎症和缓慢增大。部分非特异性慢性泪腺炎原因不明，包括 IgG4 相关性疾病等。

二、良性淋巴上皮病变

【概念】

良性淋巴上皮病变（benign lymphoepithelial lesion）指泪腺组织内出现淋巴细胞反应性增生及浸润的良性病变。

【病理变化】

镜下特点为腺体成分不同程度的萎缩，出现不规则增生的上皮岛及外周包绕密集浸润的淋巴细胞及浆细胞（图 11-1）。

Mikulicz 病通常意味着该病变局限于泪腺、腮腺和颌下腺，使腺体对称性肿大的病人。相似的病变累及超

过一个系统，表现出更广泛的症候群，如伴有眼干、类风湿性关节炎或慢性盘状红斑狼疮等自身免疫性疾病时称为干燥综合征（Sjögren syndrome）。干燥综合征是一个主要累及外分泌腺体的慢性炎症性自身免疫性疾病，女性多见，发病年龄多在 40～50 岁，其血清中有多种自身抗体和高免疫球蛋白血症，可分为原发性和继发性。主要表现为口干和眼干者为原发性干燥综合征，如同时合并结缔组织病，称为继发性干燥综合征。Epstein-Barr 病毒（EBV）可能是原发性干燥综合征发病的一个重要诱发因素。Mikulicz 病如合并全身白血病、结核和淋巴瘤等病时，则称为 Mikulicz 综合征。

对于泪腺 Mikulicz 病与干燥综合征的关系也一直存在较多争议。有学者认为，泪腺 Mikulicz 病是干燥综合征的一种阶段性表现，但多数研究支持其与干燥综合征是两种不同性质的疾病。相对于干燥综合征而言，Mikulicz 病以多克隆淋巴细胞浸润为特征，且淋巴细胞种类以 B 细胞为主。目前的研究认为，泪腺 Mikulicz 病多是 IgG4 相关性疾病。

少数淋巴上皮病变中的淋巴细胞成分可转化为恶性淋巴瘤，而增生性上皮可恶变为鳞状细胞癌，这些病人预后不良。因此，早期诊断及治疗对阻止病情发展十分重要。

三、IgG4 相关性疾病

IgG4 相关性疾病（IgG4-related disease，IgG4-RD）是一种与 IgG4 阳性浆细胞密切相关的慢性、系统性疾病，该类疾病以血清 IgG4 水平升高以及 IgG4 阳性浆细胞浸润多种器官和组织为特征（参见第七章第六节）。在眼部常累及泪腺，由于慢性炎症及纤维化可导致泪腺弥漫性肿大（图 11-2）。

眼眶 IgG4 相关性疾病的诊断标准：①光镜下可见淋巴细胞和 IgG4 阳性浆细胞浸润伴淋巴滤泡形成，伴有不同程度的纤维化，伴有或不伴有闭塞性静脉炎。②免疫组化染色 IgG4 阳性浆细胞绝对值 >50 个 /HPF，IgG4/

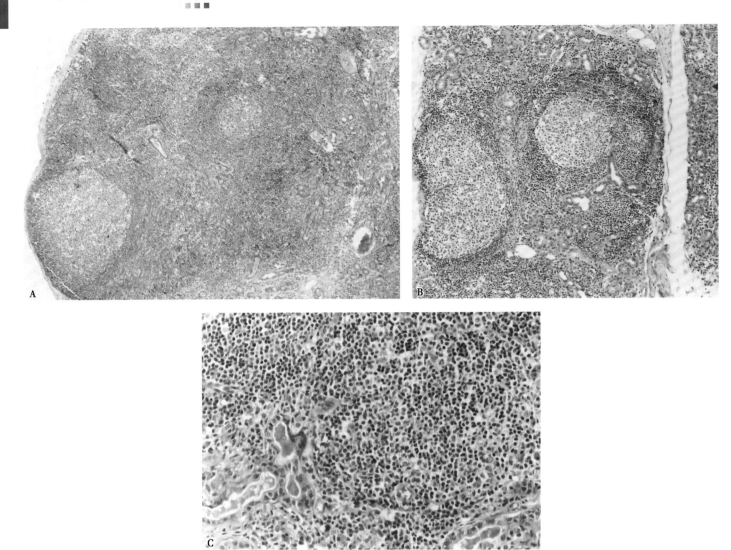

图 11-1　Mikulicz 病

A. 泪腺炎症全貌,腺泡大部分萎缩,导管增生,间质淋巴滤泡形成;B. 腺泡可见萎缩,间质淋巴滤泡形成,中倍;C. 残留的导管及增生的淋巴组织,高倍

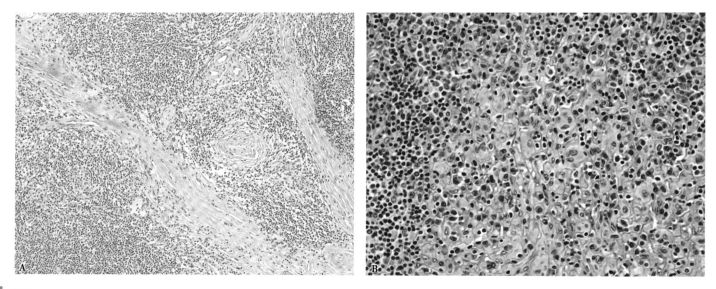

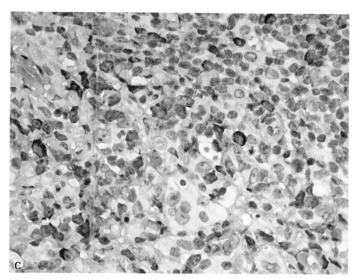

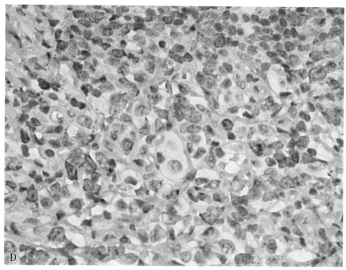

图 11-2 IgG4 相关疾病

A. 泪腺腺体成分萎缩消失,大量淋巴细胞和浆细胞浸润伴纤维化及闭塞性静脉炎;B. 浆细胞明显浸润区;C. IHC 示浆细胞浸润区 IgG 阳性浆细胞;D. IHC 示同上区 IgG4 阳性浆细胞,>50 个 /HPF,IgG4$^+$/IgG$^+$ 浆细胞大于 40%

IgG 阳性浆细胞比值 >40%。③血清学检测 IgG4 的浓度 >1.35g/L。该类疾病对皮质激素治疗反应良好。

现认为泪腺的 Mikuliczs 病属于 IgG4 相关性疾病,并应与眼眶炎性假瘤相鉴别(见眼眶内病变)。

第二节 泪腺肿瘤

泪腺肿瘤较多见,约占全部眼眶肿瘤的 13%。可见唾液腺型肿瘤、多种软组织良恶性肿瘤及淋巴瘤等。

一、唾液腺型肿瘤

泪腺唾液腺型肿瘤检出率如下:多形性腺瘤 50%(图 11-3)、腺样囊性癌 20%～25%、泪腺腺癌等其他肿瘤占 25%。此外也可见到上皮 - 肌上皮癌(图 11-4)、非特异性腺癌(图 11-5)及癌(导管癌)在多形性腺瘤中(图 11-6)等少见肿瘤。其形态、组织学分型、免疫组化及电镜超微结构均与唾液腺肿瘤相似。

1. 多形性腺瘤(pleomorphic adenoma) 又称泪腺混合瘤,为良性肿瘤,瘤细胞主要由腺上皮、肌上皮细胞和含黏液软骨样基质的间质成分组成,形态同唾液腺的多形性腺瘤。肿瘤多数来源于泪腺的眶叶,压迫眼球,使眼球向前下方突出,导致突眼,一般无骨质破坏。约有 10% 的病例可发生恶变。有时肿瘤以梭形肌上皮增生为主(图 11-3),易误诊为梭形细胞软组织肿瘤,如血管外皮细胞瘤等,鉴别要点是充分取材,可找到由腔面细胞和肌上皮组成的双层腺管结构,免疫组化染色也有助于诊断及鉴别诊断。

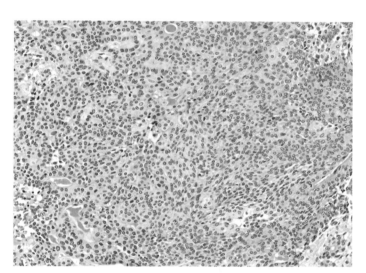

图 11-3 泪腺多形腺瘤

肿瘤中可见短梭形肌上皮细胞成片增生,细胞形态温和,界限不清,局部可见腺管结构,内含粉染分泌物,为诊断重要线索

2. 腺样囊性癌(adenoid cystic carcinoma) 是最常见的泪腺恶性肿瘤,常侵犯骨质及神经。病程短,有明显的疼痛,眼球向前下方突出,眼球运动障碍。死亡率较高,预后不良。

二、淋巴瘤

泪腺最常见的淋巴瘤是黏膜相关淋巴组织结外边缘区淋巴瘤(图 11-7),其次是弥漫性大 B 细胞淋巴瘤和滤泡性淋巴瘤(图 11-8)。回顾性分析 210 例首都医科大学附属北京同仁医院眼附属器淋巴造血组织增生性疾病病人的临床病理资料,发现非霍奇金淋巴瘤 100 例(47.6%),

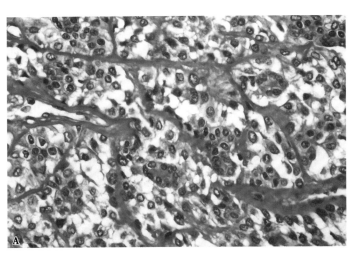
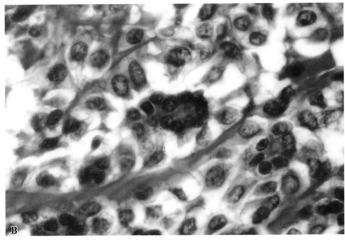

图 11-4 泪腺上皮 - 肌上皮癌

A. 肿瘤细胞巢由内侧胞质嗜酸性腺管细胞及外侧胞质透亮的肌上皮细胞构成,中间可见粉染纤维性间隔,低倍; B. 肿瘤细胞巢内侧胞质嗜酸性的腺管细胞及外侧胞质透亮的肌上皮细胞,高倍

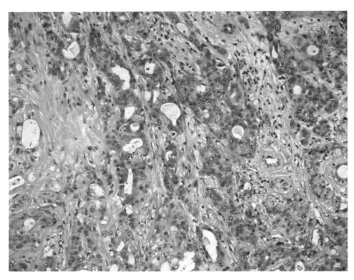

图 11-5 泪腺非特异性腺癌

肿瘤细胞呈立方形或柱状,可见腺腔形成,细胞核大,有核仁

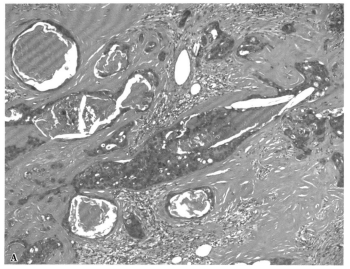
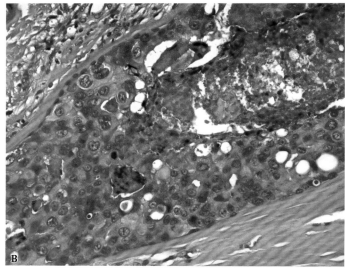

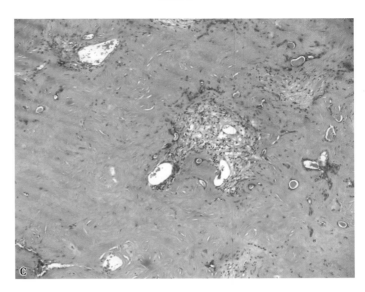

图 11-6 癌在多形性腺瘤中

A. 异型性明显的导管,腔内可见坏死物;背景纤维组织增生伴玻璃样变;B. 异型性明显的导管癌细胞,导管腔内可见坏死物;C. 导管癌周围可见残留的多形性腺瘤的腺管成分,间质纤维组织增生,伴纤维化及玻璃样变

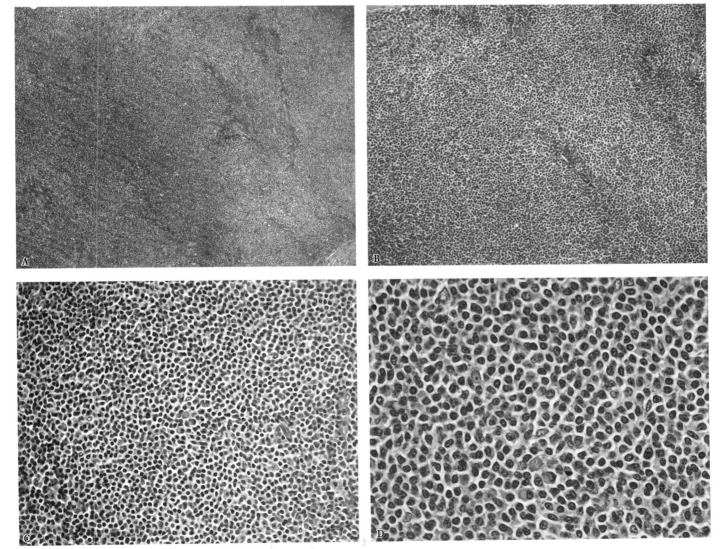

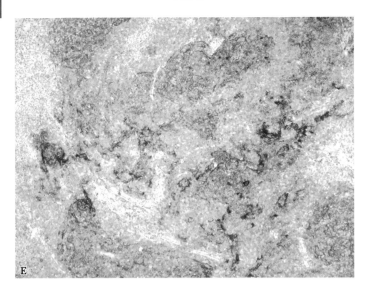

图 11-7　黏膜相关淋巴组织结外边缘区淋巴瘤
A. 肿瘤细胞弥漫成片，由小到中等大小细胞构成，呈模糊的结节状生长，×50；B. 呈单核样分化区，×100；C. 呈单核样分化区，×200；D. 呈单核样分化区，×400；E. IHC 示 CD21 阳性滤泡树突细胞网欠完整（深染部分），被增生的肿瘤性淋巴细胞（淡染细胞区）殖入冲散

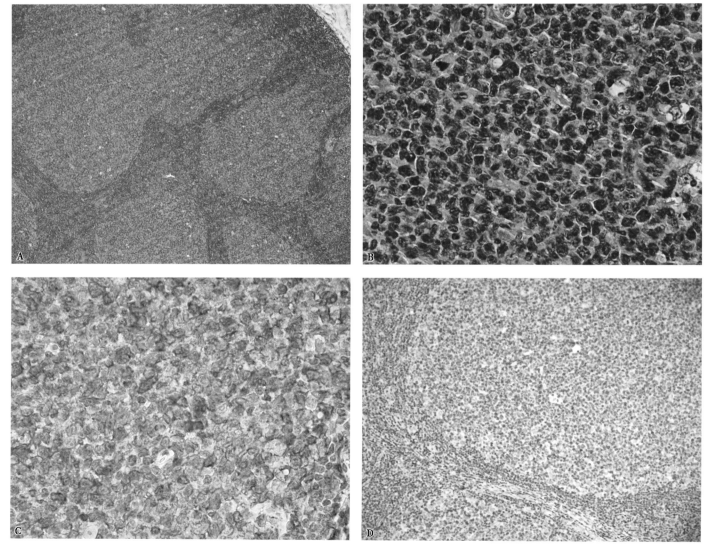

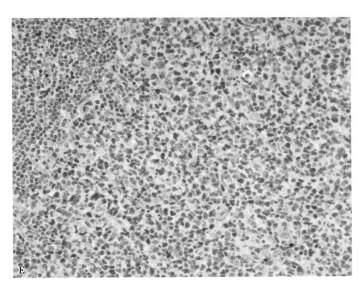

图 11-8　滤泡性淋巴瘤

A. 肿瘤呈滤泡样结构，滤泡体积大，其内细胞形态较一致；B. 高倍镜下中心母细胞数量 > 15 个 /HPF，符合 3B 级；C. IHC 示瘤细胞 CD20 阳性；D. IHC 示瘤细胞 Bcl-2 阳性；E. IHC 示瘤细胞 Bcl-6 阳性

其中 MALT 淋巴瘤 74 例（35.2%），弥漫大 B 细胞淋巴瘤 11 例（5.2），套细胞淋巴瘤 5 例（2.3%），其他类型淋巴瘤 10 例（4.8%）。

第三节　泪道疾病

一、泪道炎症

泪囊炎（dacryocystitis）分为急性和慢性两种。急性泪囊炎是毒力较强的致病菌如金黄色葡萄球菌或溶球菌，或少见的白色念珠菌感染引起。起病急，患眼充血、流泪、有脓性分泌物，局部皮肤红、肿，数天后形成脓肿，有时形成瘘管，长期不愈，可演变为眼眶蜂窝织炎，固有层可见大量中性粒细胞浸润。

慢性泪囊炎是一种常见眼病，主要症状为泪溢。慢性泪囊炎是眼部的感染性病灶，泪囊扩大，泪囊壁增厚，固有层可见多量淋巴细胞及浆细胞浸润。大多数泪囊炎为非肉芽肿性炎症，常见为肺炎双球菌感染，也可为肉芽肿性炎，如结核、梅毒等的累及。

二、泪道肿瘤

良性上皮性肿瘤可见被覆上皮的乳头状瘤（鳞状细胞型、移行细胞及混合型），恶性上皮性肿瘤包括鳞状细胞癌（角化型及非角化型，图 11-9）及黏液表皮样癌等唾液腺型癌。非上皮性肿瘤可见恶性黑色素瘤及恶性淋巴瘤等。

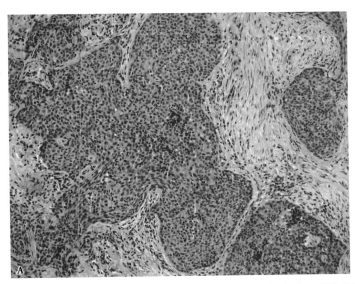

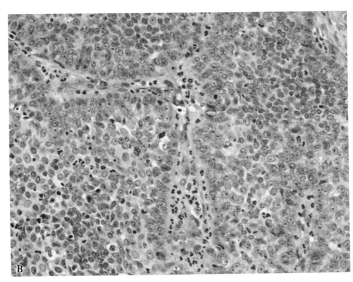

图 11-9　泪道非角化型鳞状细胞癌

A. 非角化上皮巢浸润性生长，其内可见少量急慢性炎症浸润，间质纤维组织增生；B. 肿瘤细胞核仁明显，基底部呈栅栏状排列

参 考 文 献

1. Maehara T，Pillai S，Stone JH. Clinical features and mechanistic insights regarding IgG4-related dacryoadenitis and sialoadenitis: a review[J]. Int J Oral Maxillofac Surg, 2019，48（7）：908-916.

2. Nakajima N，Igarashi T，Yaguchi C，et al. Ophthalmoplegia without severe painful eyelid swelling in acute dacryoadenitis: a case report[J]. Rinsho Shinkeigaku, 2016，56（1）：23-26.

3. Halliday L，Curragh D，Mcrae S，et al. Light chain amyloidosis of the lacrimal glands in a patient with chronic dacryoadenitis[J]. Can J Ophthalmol, 2019，54（4）：e163-e166.

4. Roca M，Moro G，Broseta R，et al. Sarcoidosis presenting with acute dacryoadenitis[J]. Postgrad Med, 2018，130（2）：284-286.

5. Wang M，Zhang P，Lin W，et al. Differences and similarities between IgG4-related disease with and without dacryoadenitis and sialoadenitis: clinical manifestations and treatment efficacy[J]. Arthritis Res Ther, 2019，21（1）：44.

6. Andrew N H，Kearney D，Sladden N，et al. Idiopathic dacryoadenitis: clinical features, histopathology, and treatment outcomes[J]. Am J Ophthalmol, 2016，163：148-153.

7. Sakamoto M，Moriyama M，Shimizu M，et al. The diagnostic utility of submandibular gland sonography and labial salivary gland biopsy in IgG4-related dacryoadenitis and sialadenitis: its potential application to the diagnostic criteria[J]. Mod Rheumatol, 2020，30（2）：379-384.

8. 朴颖实，于文玲，何春燕，等. 同时累及泪腺/涎腺及鼻腔鼻窦的 IgG4 相关性疾病 13 例临床病理分析 [J]. 中华病理学杂志，2016，45（3）：180-185.

9. Fisher B A，Brown R M，Bowman S J，et al. A review of salivary gland histopathology in primary Sjogren's syndrome with a focus on its potential as a clinical trials biomarker[J]. Ann Rheum Dis, 2015，74（9）：1645-1650.

10. Ma J M，Li J，Ge X，et al. Clinical research on benign lymphoepithelial lesions of lacrimal gland in 20 Chinese patients[J]. Chin Med J（Engl），2015，128（4）：493-498.

11. Li J，Ge X，Wang X，et al. Complement system in the pathogenesis of benign lymphoepithelial lesions of the lacrimal gland[J]. PLoS One, 2016，11（2）：e148290.

12. Goules A V，Tzioufas A G. Lymphomagenesis in Sjogren's syndrome: predictive biomarkers towards precision medicine[J]. Autoimmun Rev, 2019，18（2）：137-143.

13. Murai S，Kuriyama M，Terasaka K. Mikulicz disease mimicking intraorbital tumors[J]. World Neurosurg, 2018，109：294.

14. Martin-Nares E，Hernandez-Molina G. Novel autoantibodies in Sjogren's syndrome: a comprehensive review[J]. Autoimmun Rev, 2019，18（2）：192-198.

15. Fukui M，Ogawa Y，Shimmura S，et al. Possible involvement of epithelial-mesenchymal transition in fibrosis associated with IgG4-related Mikulicz's disease[J]. Mod Rheumatol, 2015，25（5）：737-743.

16. Furukawa S，Moriyama M，Tanaka A，et al. Preferential M2 macrophages contribute to fibrosis in IgG4-related dacryoadenitis and sialoadenitis, so-called Mikulicz's disease[J]. Clin Immunol, 2015，156（1）：9-18.

17. 王霄娜，马建民. 泪腺良性淋巴上皮病变的病因及发病机制 [J]. 国际眼科纵览，2014，38（3）：208-211.

18. Lin W，Lu S，Chen H，et al. Clinical characteristics of immunoglobulin G4-related disease: a prospective study of 118 Chinese patients[J]. Rheumatology（Oxford），2015，54（11）：1982-1990.

19. Ahn C，Kang S，Sa H. Clinicopathologic features of biopsied lacrimal gland masses in 95 Korean patients[J]. Graef Arch Clin Exp, 2019，257（7）：1527-1533.

20. Goto H，Takahira M，Azumi A. Diagnostic criteria for IgG4-related ophthalmic disease[J]. Jpn J Ophthalmol, 2015，59（1）：1-7.

21. Marunaka H，Orita Y，Tachibana T，et al. Diffuse large B-cell lymphoma of the lacrimal sac arising from a patient with IgG4-related disease[J]. Mod Rheumatol, 2018，28（3）：559-563.

22. Ibrahim U，Saqib A，Nalluri N，et al. IgG4-related disease presenting as a pancreatic mass and bilateral lacrimal gland swelling[J]. Cureus, 2017，9（2）：e1054.

23. Kurokawa T，Hamano H，Muraki T，et al. Immunoglobulin G4-related dacryoadenitis presenting as bilateral chorioretinal folds from severely enlarged lacrimal glands[J]. Am J Ophthalmol Case Rep, 2018，9：88-92.

24. Takahashi Y，Ikeda H，Takahashi E，et al. Immunostaining of immunoglobulin G4 in the lacrimal sac[J]. Ocul Immunol Inflamm, 2018，26（7）：1053-1058.

25. Raab E L，Moayedpardazi H S，Naids S M，et al. Lacrimal gland abscess in a child as a rare manifestation of IgG4-related disease[J]. J AAPOS, 2018，22（1）：73-75.

26. 何小金，邢莉，刘红刚. 眼附属器 IgG4 相关性疾病的临床病理分析 [J]. 中华病理学杂志，2014（12）：799-804.

27. Rahimi S，Lambiase A，Brennan P A，et al. An androgen receptor-positive carcinoma of the lacrimal drainage system resembling salivary duct carcinoma: case report and review of the literature[J]. Appl Immunohistochem Mol Morphol, 2016，24（8）：e69-e71.

28. Andreasen S，Esmaeli B，Holstein S L V，et al. An update on tumors of the lacrimal gland[J]. Asia-Pacific journal of ophthalmology（Philadelphia，Pa.），2017，6（2）：159-172.

29. Avdagic E，Farber N，Katabi N，et al. Carcinoma ex pleomorphic adenoma of the lacrimal gland with epithelial-myoepithelial carcinoma histologic type[J]. Ophthalmic plastic and reconstructive surgery, 2017，33（3S Suppl 1）：S136-S138.

30. Woo K I，Kim Y，Sa H，et al. Current treatment of lacrimal gland

carcinoma[J]. Curr Opin Ophthalmol, 2016, 27 (5): 449-456.

31. Gunduz A K, Yesiltas Y S, Shields C L. Overview of benign and malignant lacrimal gland tumors[J]. Curr Opin Ophthalmol, 2018, 29 (5): 458-468.

32. Bowen R C, Ko H C, Avey G D, et al. Personalized treatment for lacrimal sac adenoid cystic carcinoma: case report and literature review[J]. Pract Radiat Oncol, 2019, 9 (3): 136-141.

33. Harrison W, Pittman P, Cummings T. Pleomorphic adenoma of the lacrimal gland: a review with updates on malignant transformation and molecular genetics[J]. Saudi journal of ophthalmology, 2018, 32 (1): 13-16.

34. von Holstein S L, Rasmussen P K, Heegaard S. Tumors of the lacrimal gland[J]. Semin Diagn Pathol, 2016, 33 (3): 156-163.

35. Jakobiec F A, Stagner A M, Jr. Eagle R C, et al. Unusual pleomorphic adenoma of the lacrimal Gland: Immunohistochemical demonstration of PLAG1 and HMGA2 oncoproteins[J]. Survey Of Ophthalmology, 2017, 62 (2): 219-226.

36. Lee M J, Park S Y, Ko J H, et al. Mesenchymal stromal cells promote B-cell lymphoma in lacrimal glands by inducing immunosuppressive microenvironment[J]. Oncotarget, 2017, 8 (39): 66281-66292.

37. Ana-Magadia M G, Takahashi Y, Valencia M R P, et al. Mantle cell lymphoma of the lacrimal gland[J]. Journal of Craniofacial Surgery, 2018, 30 (1): 1.

38. Couceiro R, Proença H, Pinto F, et al. Non-hodgkin lymphoma with relapses in the lacrimal glands[J]. Gms Ophthalmology Cases, 2015, 5: c4.

39. Loganathan P, Gajendran M. Eye swelling and lacrimal gland lymphoma[J]. Qjm Monthly Journal of the Association of Physicians, 2017, 110 (3): 195.

40. Maurilio P, Silvia G, Giada L, et al. A reappraisal of the diagnostic and therapeutic management of uncommon histologies of primary ocular adnexal lymphoma[J]. Oncologist, 2013, 18 (7): 876-884.

41. Willis A, Cheng L H, Plowman P N, et al. CR0391 lacrimal lymphoma: an unusual presentation of Sjögren syndrome[J]. Oral Surgery Oral Medicine Oral Pathology & Oral Radiology, 2014, 117 (5): e367.

42. Natasha T, Aruna T, Smith M R. Lacrimal gland lymphoma: role of radiation therapy[J]. Oman Journal of Ophthalmology, 2012, 5 (1): 37-41.

43. Jezak-Lipska A, Czernek A, Weso Owski W. A case of fungal inflammation of the upper lacrimal duct (author's transl) [J]. Klinika Oczna, 1979, 81 (7): 437.

44. Wei W, Hai T, Shuang L. Primary study on the distribution characters of obstructed portions and risk factors of lacrimal duct obstruction[J]. International Journal of Ophthalmology, 2009, 9 (5): 909-912.

45. 张涛, 王继群, 王丽华, 等. 鼻泪管黏膜相关淋巴组织形态学分析 [J]. 临床耳鼻咽喉头颈外科杂志, 2004, 18 (8): 488-489.

46. Liu Y, Hirayama M, Kawakita T, et al. A ligation of the lacrimal excretory duct in mouse induces lacrimal gland inflammation with proliferative cells[J]. Stem Cells International, 2017, 2017 (1): 1-9.

47. Altanyaycioglu R, Canan H, Sizmaz S, et al. Nasolacrimal duct obstruction: clinicopathologic analysis of 205 cases[J]. Orbit, 2010, 29 (5): 254-258.

48. Sawada Y, Nomura K. Acute dacryocystitis resembling an infected subcutaneous cystic tumor[J]. Journal of Dermatology, 1991, 18 (12): 740-742.

49. Yan L F, Xiu-Juan X U, Zhou J, et al. Case-control study on risk factors of neonatal dacryocystitis[J]. Journal of Sun Yat-sen University (Medical Sciences), 2012, 33 (4): 541-1182.

50. Kurdi M, Allen L, Wehrli B, et al. Solitary fibrous tumour of the lacrimal sac presenting with recurrent dacryocystitis[J]. Canadian Journal of Ophthalmology Journal Canadien Dophtalmologie, 2014, 49 (5): e108-e110.

51. Pe Er J. Lacrimal Sac Tumors[J]. Ophthalmology, 2014, 85 (12): 1282-1287.

52. 毕颖文, 陈荣家, 李霞萍, 等. 原发性泪囊肿瘤的临床病理分析 [J]. 中华眼科杂志, 2007, 43 (6): 499-504.

53. Maharaj A S, Lee S, Yen M T. Fibromyxoma masquerading as dacryocystitis[J]. Ophthalmic Plastic & Reconstructive Surgery, 2012, 28 (4): 232-233.

54. Burkat C N, Lucarelli M J. Rhabdomyosarcoma masquerading as acute dacryocystitis[J]. Ophthalmic Plastic & Reconstructive Surgery, 2005, 21 (6): 456.

55. Choi G, Lee U, Won N H. Fibrous histiocytoma of the lacrimal sac[J]. Head & Neck, 2015, 19 (1): 72-75.

第十二章

眶 内 组 织

眼眶（orbit）是容纳眼球等组织的类似四边锥形的骨腔，由骨性眼眶和眶内容物组成，左右各一，互相对称。骨性眼眶由额骨、蝶骨、颧骨、上颌骨、腭骨、泪骨和筛骨组成。此章眶内组织主要是指除眼球外的其他组织，包括视神经、眼外肌、血管、神经、筋膜和脂肪体等。

第一节 炎 症

眶内组织炎症分特异性炎症和非特异性炎症。特异性炎症是指由明确病原体引起的炎症，如细菌、真菌和寄生虫等引起的炎症。非特异性炎症是指病因不明的眼眶炎症性改变或综合征，如炎性假瘤、结节病、结节性动脉炎、颞动脉炎，也可见 IgG4 相关性疾病等，其中原因不明的眼眶特发性炎性假瘤较常见，一些原因不明的疾病如 Wegener 肉芽肿病（图 12-1）、动脉炎及淀粉样变性等也可累及眶内。眼眶急性炎症较少见，包括由细菌等感染引起的眼眶蜂窝织炎、脓肿、骨髓炎等。眼眶炎症一般继发于面部、眼、鼻、鼻腔鼻窦、眶骨、血管、脑和脑膜的

损伤及炎症，也可见于眼眶组织本身的感染或全身感染等。眼眶急性炎症取活检的机会少，一般当炎症形成肿块时，才能做眶内探查并取活检进行病理学检查。病理检查对病变定性具有决定意义。

第二节 炎 性 假 瘤

【概念】

眼眶炎性假瘤（inflammatory pseudotumor of the orbit）是指除外了全身与局部原因的特发性眼眶非特异性炎性肿块，目前有报告认为其部分病例可能为 IgG4 硬化性疾病或免疫性疾病在眶内的表现。

【临床特点】

可发生于任何年龄，无明显性别差异。表现为急性起病，也可自一开始就表现为慢性经过。可表现为眶部肿物、突眼、复视、斜视、视野缺损、视力下降、眼球运动受限及眼底改变等。通常无炎症或眼周疼痛的症状和体征。常累及周围软组织，甚至骨，可疑似恶性肿瘤。北京

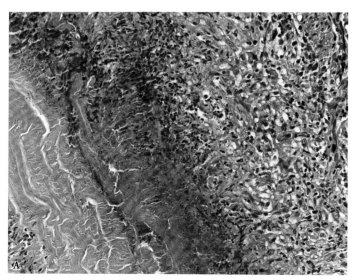

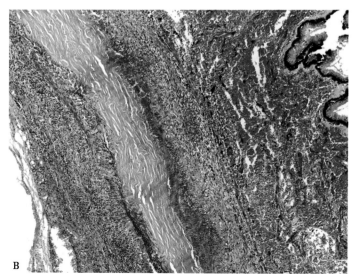

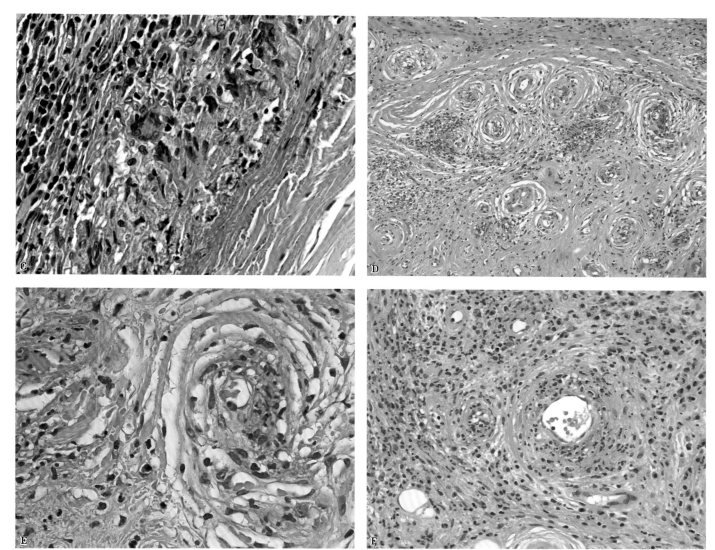

图 12-1　Wegener 肉芽肿病

病例，女，71 岁，鼻腔鼻窦病变累及巩膜：A. 巩膜凝固性坏死（左侧），右侧可见类上皮细胞肉芽肿形成；B. 炎症及坏死波及巩膜内侧及外侧；C. 巩膜一侧肉芽肿病灶，其内可见一多核巨细胞；D. 小血管管壁纤维性增厚，部分管腔闭塞，部分管壁可见纤维素样变性及坏死，间质纤维组织增生，炎症细胞浸润；E. 小血管管壁增厚，可见灶状纤维素样变性及坏死；F. 小血管炎，管壁增厚，炎症细胞浸润，伴纤维素样变性及坏死，周围组织淋巴浆细胞及嗜酸性粒细胞浸润明显

同仁医院病理科 1992 年 1 月至 2002 年 7 月间收集 51 例的资料表明：年龄最小者 2 岁，最大者 75 岁，平均年龄约 43 岁，男女比例接近。其类型与年龄无关，而与病程长短有关。

【病理变化】

既可以弥漫性累及眶内各组织，也可以局限于某一结构如视神经周围、眼外肌或泪腺等，镜下病变表现为慢性非特异性炎症，包括以淋巴细胞为主的炎症细胞浸润，还可见浆细胞、组织细胞、嗜酸性粒细胞或中性粒细胞，

有时可见数量不等的、有生发中心形成的淋巴滤泡，纤维组织明显增生，出现纤维化甚至玻璃样变。根据上述主要病变成分的不同，组织学上一般将其分为三型，即：①淋巴细胞浸润型，②硬化型，③混合型，以混合型居多（图 12-2）。

【鉴别诊断】

常需与其他眼眶内原发性良恶性肿瘤及转移癌相鉴别。淋巴浸润型应注意与眶内淋巴组织反应性增生和高度分化的黏膜相关淋巴瘤相鉴别。

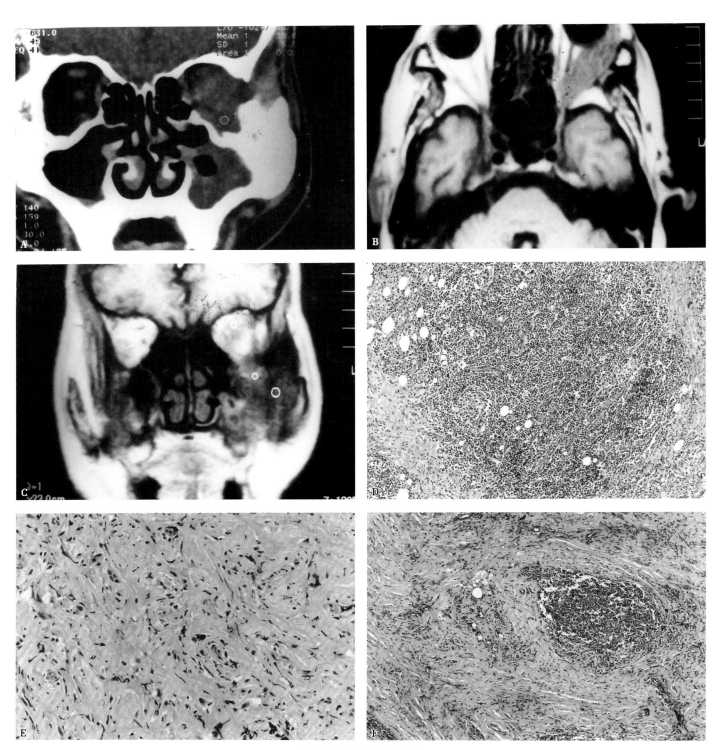

图 12-2 眼眶炎性假瘤

A. CT 冠状位示左眶内占位伴左上颌窦黏膜增厚（左上颌窦炎）；B. MRI 水平位，左眶内视神经外侧阴影；C. MRI 冠状位示左眶内及左上颌窦内阴影；D. 淋巴细胞浸润型，可见淋巴细胞、浆细胞灶状增生及浸润，伴淋巴滤泡及生发中心形成；E. 硬化型，主要为纤维组织弥漫性增生及浸润；F. 混合型，淋巴组织灶状浸润及纤维组织弥漫性增生相间

第三节 肿 瘤

眼眶内肿瘤并不是常见病，在肿瘤发生的早期可以没有任何症状。当肿瘤生长到一定体积，压迫神经出现视力下降或发生眼球突出等症状时才被发现。眼眶内肿瘤包括原发性和继发性肿瘤。

一、眼眶内肿瘤分类

眼眶内除可见泪腺肿瘤外，可以发生各种软组织、淋巴造血组织、骨软骨组织的良恶性肿瘤，举例如下（部分附图示之）：

1. 软组织肿瘤

（1）神经及神经外胚层来源肿瘤及瘤样病变：视神经胶质瘤、视神经脑膜瘤、视神经血管母细胞瘤、脑膜瘤、神经鞘瘤、神经纤维瘤、蝾螈瘤（图 12-3）、颗粒细胞瘤（图 12-4）、化感瘤、副神经节细胞瘤、原始神经外胚层肿瘤、神经母细胞瘤、恶性黑色素瘤、眶内胶质瘤 / 中枢神经系统异位（图 12-5）。

（2）肌源性肿瘤：平滑肌瘤、平滑肌肉瘤、横纹肌瘤、横纹肌肉瘤。

（3）血管源性肿瘤及淋巴管瘤。

（4）纤维组织源性肿瘤：纤维瘤病（图 12-6）、孤立性纤维性肿瘤（图 12-7）、骨化性纤维瘤、黄色瘤（图 12-8）、纤维组织细胞瘤、未分化肉瘤（图 12-9）、纤维肉瘤（图 12-10）、炎性肌纤维母细胞瘤（图 12-11）、炎性肌纤维母细胞肉瘤（图 12-12）。

（5）骨及软骨组织肿瘤：骨纤维结构不良、骨瘤、骨巨细胞瘤、骨肉瘤、软骨瘤、软骨肉瘤。

（6）脂肪组织来源肿瘤：脂肪瘤（图 12-13）、脂肪肉瘤（图 12-14）。

（7）生殖细胞肿瘤及瘤样病变：先天性皮样囊肿、表皮样囊肿、畸胎瘤（图 12-15）。

（8）来源组织不明的软组织肿瘤：腺泡状软组织肉瘤（图 12-16）、滑膜肉瘤（图 12-17）。

2. 淋巴造血系统肿瘤及瘤样病变 具有一定特征的淋巴组织增生，朗格汉斯细胞组织细胞增生症，恶性淋巴瘤（MALT 淋巴瘤、弥漫大 B 细胞淋巴瘤、滤泡性淋巴瘤、套细胞淋巴瘤、淋巴浆细胞淋巴瘤、浆细胞瘤），绿色瘤。

3. 周围器官（眼球、眼睑、附属器、鼻腔鼻窦和鼻咽部等）直接浸润而来的肿瘤 视网膜母细胞瘤、脉络膜恶性黑色素瘤、眼睑皮脂腺癌（图 12-18）鳞癌及基底细胞癌、鼻咽癌、嗅神经母细胞瘤（图 12-19）等。

4. 转移性恶性肿瘤 乳腺癌，肺癌，前列腺癌，肾癌，食管癌，甲状腺癌（图 12-20），肝癌，神经母细胞瘤，尤因肉瘤良性间叶组织肿瘤中以血管瘤、脑膜瘤和神经鞘瘤为最常见，良性上皮性肿瘤中以泪腺多形性腺瘤为最常见。恶性肿瘤中以 B 细胞淋巴瘤、泪腺腺样囊性癌及胚胎型横纹肌肉瘤为最常见。由于眶内肿瘤种类较多，因此，临床与病理诊断的符合率相对较低。

眶内占位在临床上主要表现为眼球突出、眼球运动受限及视力下降。对眶内肿物有诊断价值的辅助检查方法还包括 CT 扫描、MRI 和细针穿刺。

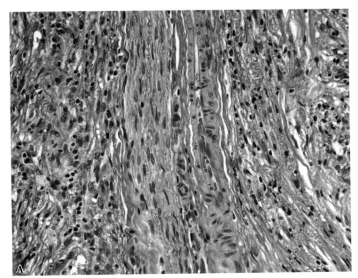
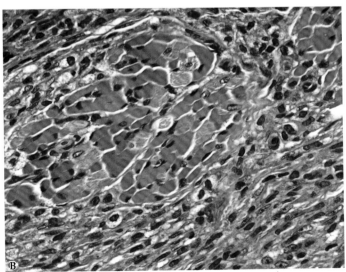

图 12-3 蝾螈瘤
A. 示神经纤维瘤成分；B. 示神经纤维瘤中分化较好的灶状横纹肌成分

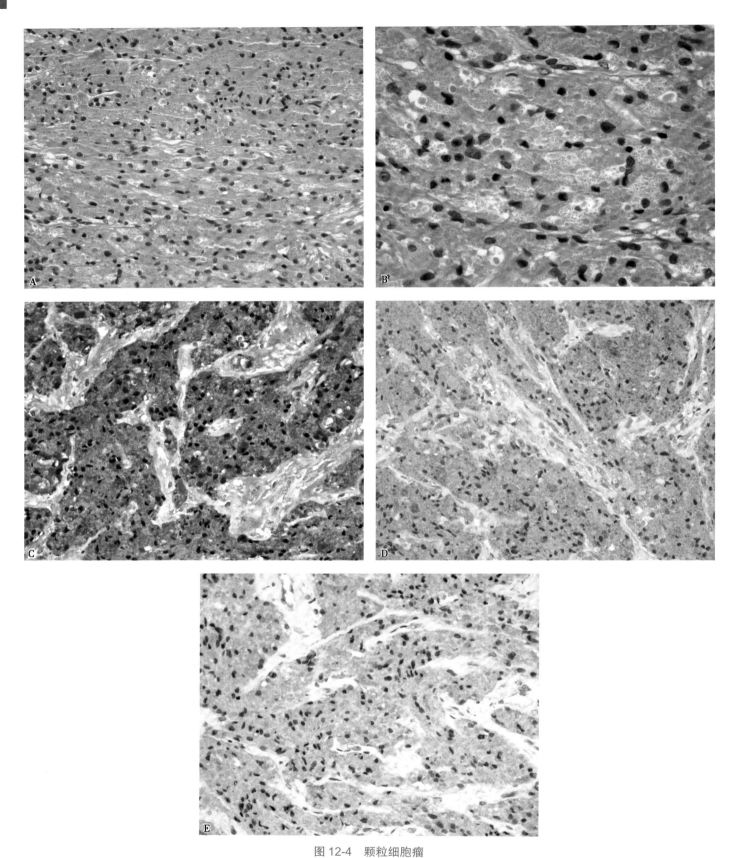

图 12-4　颗粒细胞瘤

A. 瘤细胞呈圆形、多角形或近梭形，体积大，核小，胞质内可见粉染颗粒；B. 高倍观；C. IHC 示肿瘤细胞 S-100 阳性；D. IHC 示肿瘤细胞 NSE 阳性；E. IHC 示肿瘤细胞 CD68 阳性

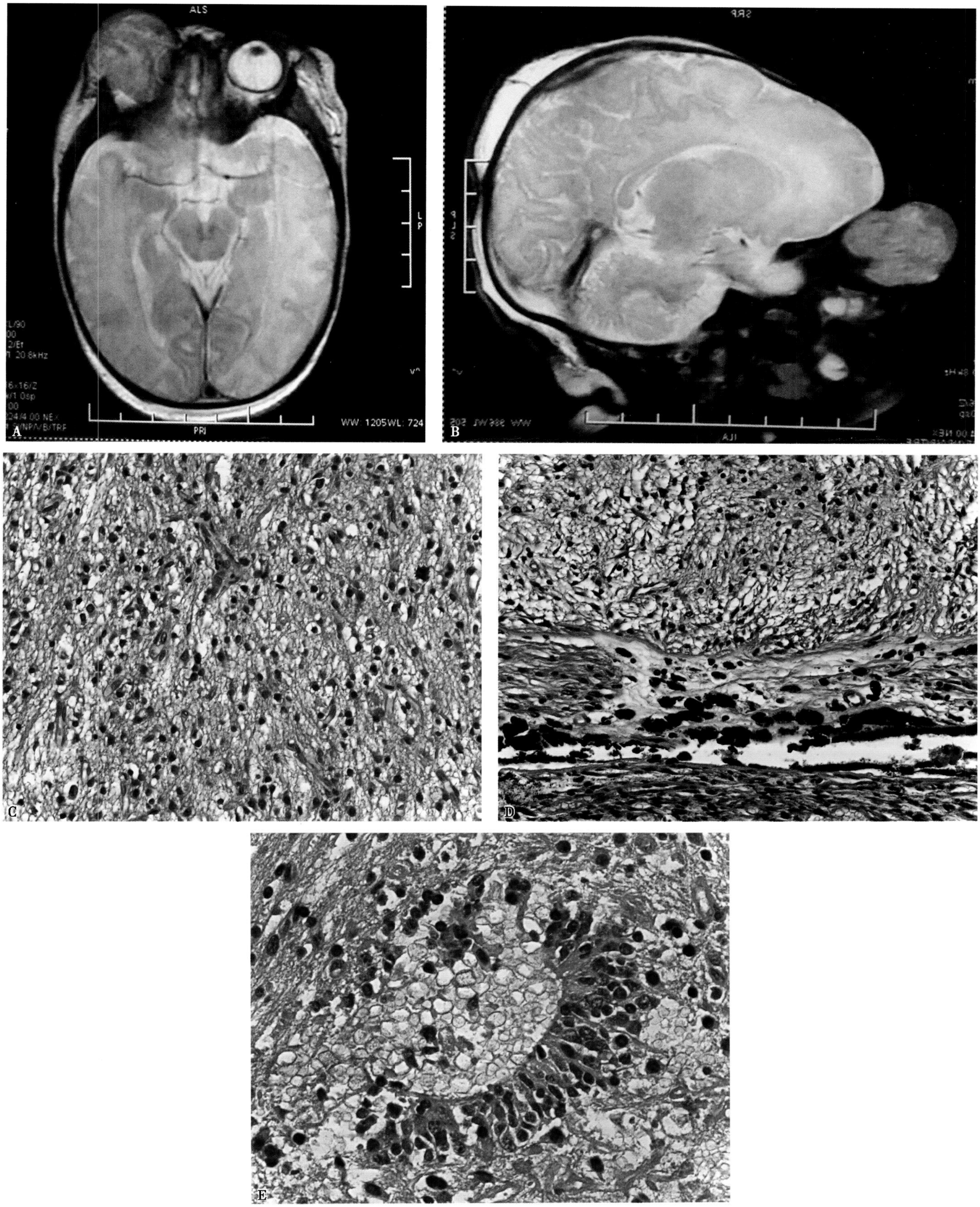

图 12-5 眶内胶质瘤 / 中枢神经系统异位

病例，男，2 个月：A、B. MRI 示右侧眼球内可见一边界清楚的肿块，未见眼球结构；C. 示脑神经组织，可见星形细胞反应性增生；D. 可见色素细胞，局部似脉络膜结构；E. 可见一个不完整的神经管结构

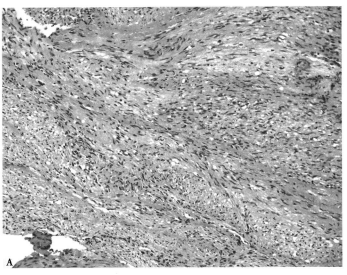
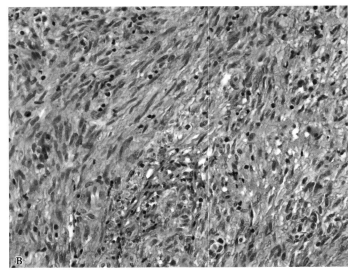

图 12-6　眼眶内婴儿纤维瘤病

病例，男，7 个月：A. 束状排列的较成熟的梭形成纤维细胞增生，细胞之间可见粉染胶原形成；B. 梭形细胞核呈短梭形，两端呈尖状

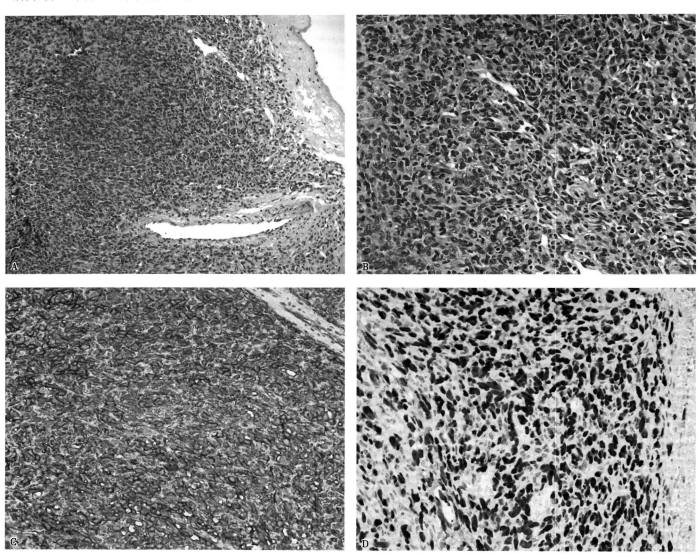

图 12-7　眼眶内孤立性纤维性肿瘤

病例，男性，52 岁，肿瘤位于眶深部肌锥间隙：A. 示瘤细胞丰富区，细胞核呈短梭形，有方向性，间质可见薄壁血管；B. 高倍镜下细胞核呈卵圆形及短梭形，可见薄壁血管；C. IHC 示瘤细胞 CD34 胞质阳性；D. IHC 示瘤细胞 Stat6 胞核阳性

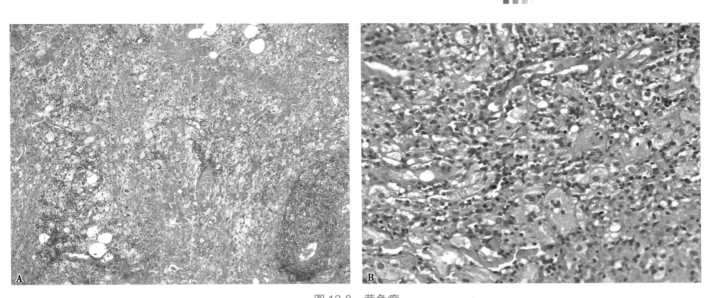

图 12-8 黄色瘤

A. 眶脂体内可见泡沫样组织细胞,伴灶状慢性炎症细胞浸润;B. 高倍镜下泡沫样组织细胞,胞质呈泡沫样,丰富,可见多核

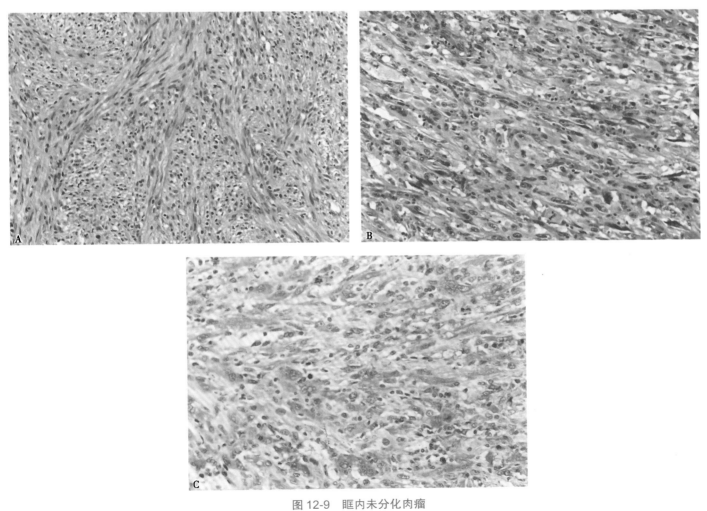

图 12-9 眶内未分化肉瘤

病例,女,39 岁:A. 瘤组织编织状排列;B. 瘤组织编织状排列,细胞异型性明显,高倍;C. IHC 示瘤细胞 ACT 阳性

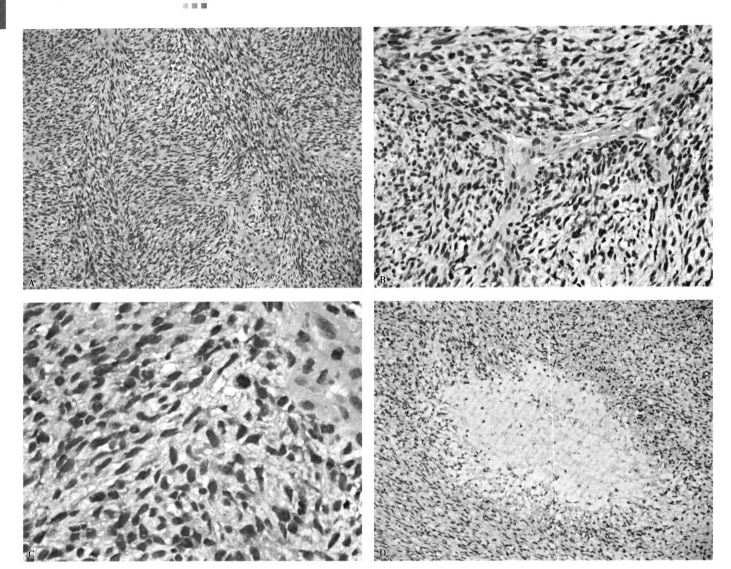

图 12-10　眶内婴儿纤维肉瘤

病例，女，3 岁：A. 瘤细胞有密集成片的梭形细胞组成，排列似鱼骨状；B. 部分区域呈血管外皮细胞瘤样排列；C. 可见核分裂象；D. 可见黏液样坏死灶

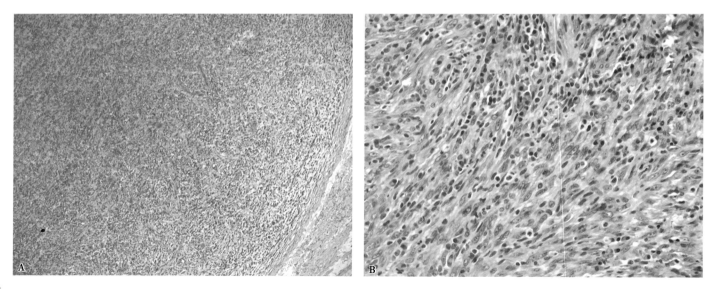

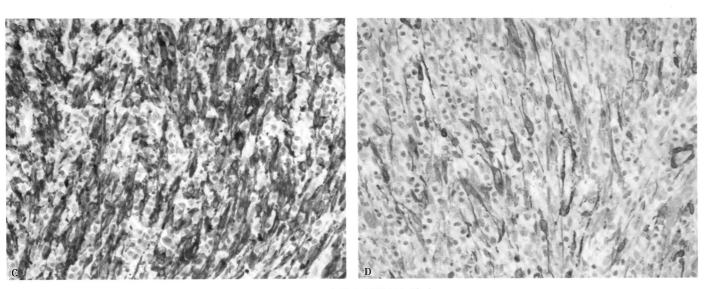

图 12-11 炎性肌纤维母细胞瘤

病例，女，5 岁 6 个月：A. 可见梭形细胞结节状增生，间杂较多淋巴浆细胞浸润，肿瘤边界尚清楚；B. 瘤细胞呈梭形，间质可见淋巴浆细胞浸润，高倍；C. IHC 示梭形肿瘤细胞 ALK 阳性；D. IHC 示梭形肿瘤细胞 SMA 阳性

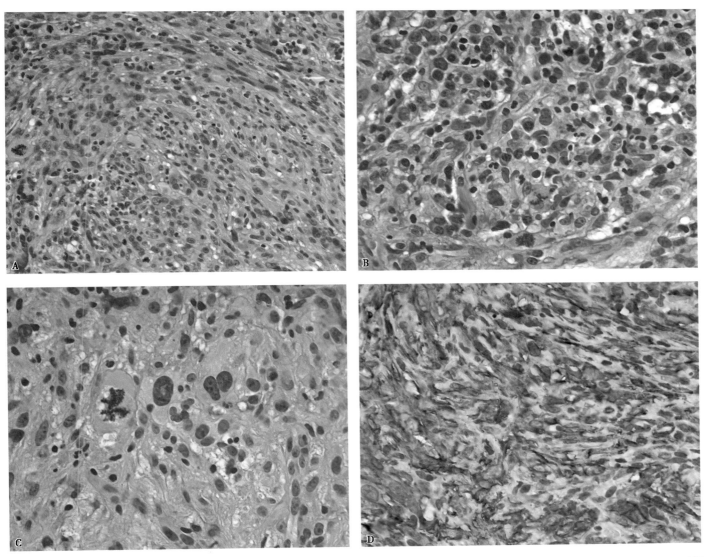

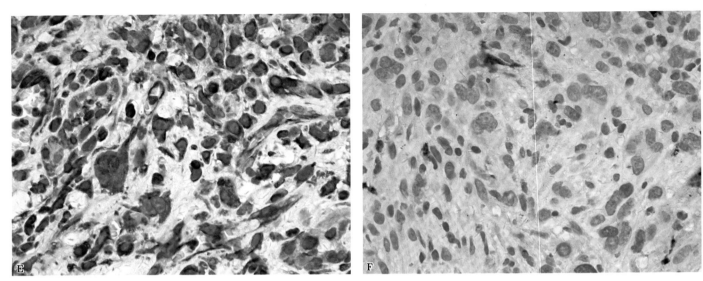

图 12-12　眶内炎性肌纤维母细胞肉瘤

病例，男，57 岁，近内眦部：A. 肌纤维母细胞为梭形及多角形；B. 肿瘤细胞肥硕，核仁清楚，其间可见淋巴细胞及浆细胞浸润；C. 肿瘤细胞异型性明显，呈上皮样，可见核分裂象；D. IHC 示瘤细胞 SMA 阳性；E. IHC 示瘤细胞 Desmin 阳性；F. IHC 示瘤细胞 S-100 阴性

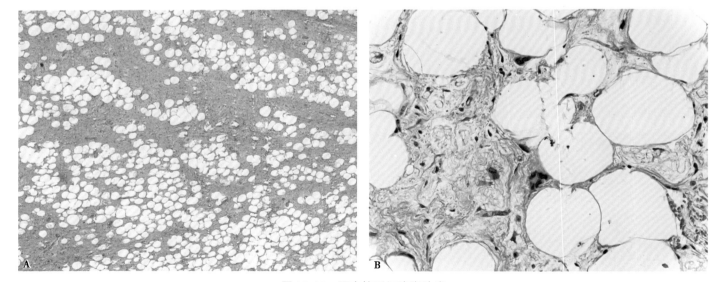

图 12-13　眶内梭形细胞脂肪瘤

病例，女，39 岁：A. 增生的脂肪组织之间可见分化较好的梭形细胞纤维组织分隔；B. 部分区域可见花环状多核巨细胞

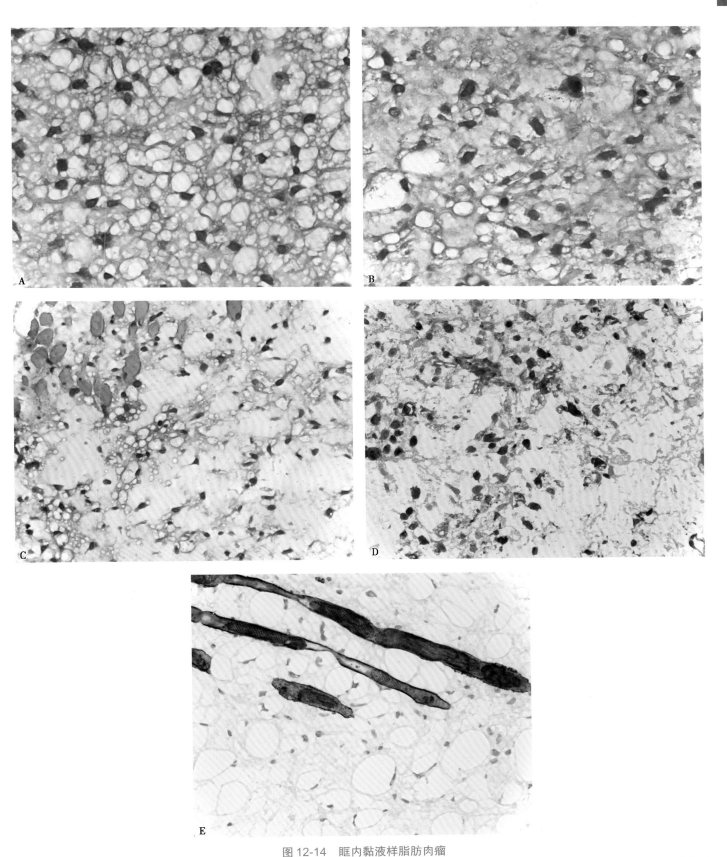

图 12-14　眶内黏液样脂肪肉瘤

病例，女，19 岁：A. 黏液样基质中可见脂母细胞；B. 核大异型分化差的脂母细胞；C. 肿瘤细胞浸至横纹肌组织内；D. IHC 示瘤细胞 S-100 阳性；E. IHC 示瘤细胞 Desmin 阴性，残留横纹肌纤维阳性

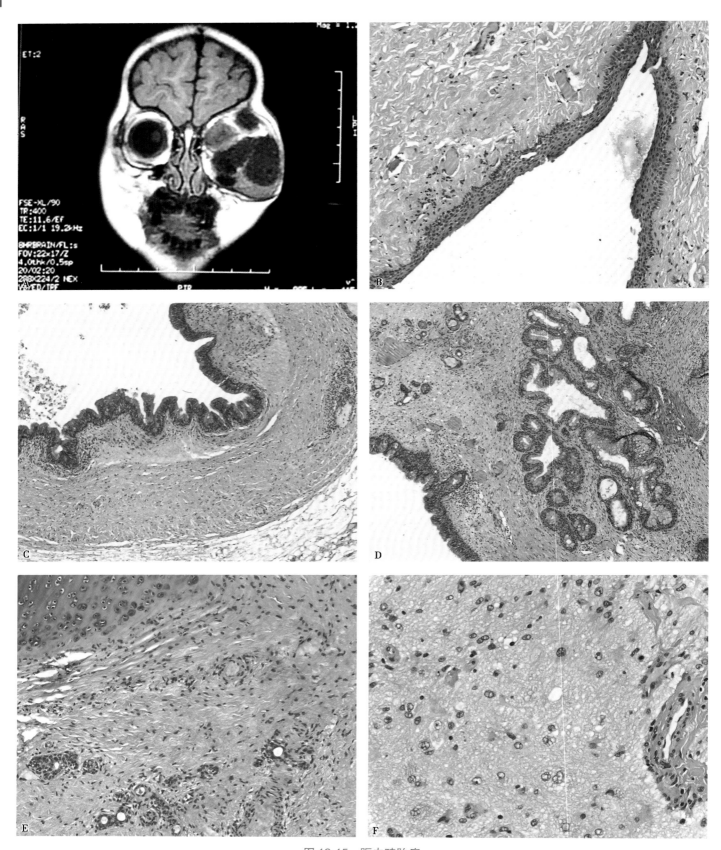

图 12-15　眶内畸胎瘤

病例，女，2 岁：A. MRI 示左眶内多房状占位，眼球未发育；B. 可见鳞状上皮成分；C. 可见黏膜及肌层结构，似消化道管壁；D. 可见黏膜上皮及腺体，似呼吸道结构；E. 可见软骨成分；F. 可见脑神经组织

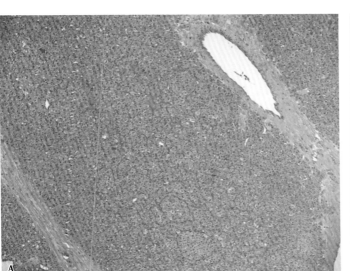
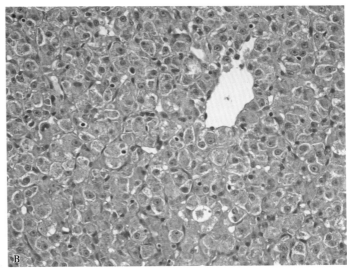

图 12-16 腺泡状软组织肉瘤

病例，女，2 岁，实性型：A. 纤维小梁将肿瘤分隔成实性团，再分隔成边界清楚的细胞巢或细胞团；B. 肿瘤细胞较大，圆形或多角形，大小及形状较一致，细胞界限清楚，可见核仁，胞质充满嗜酸性颗粒

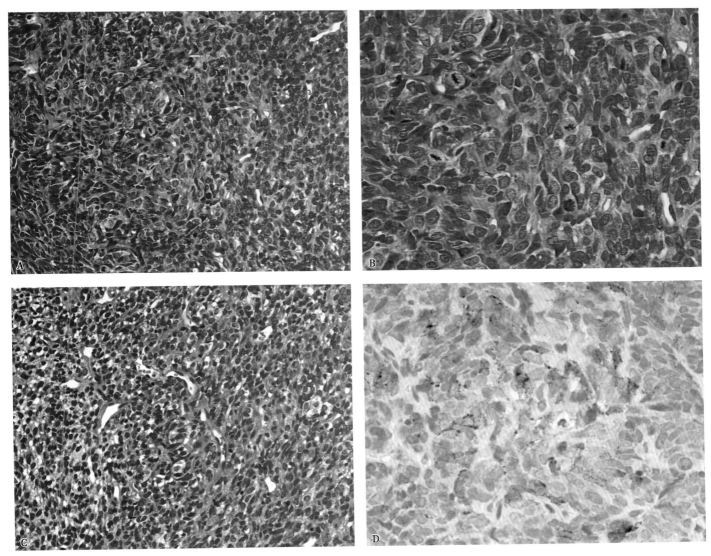

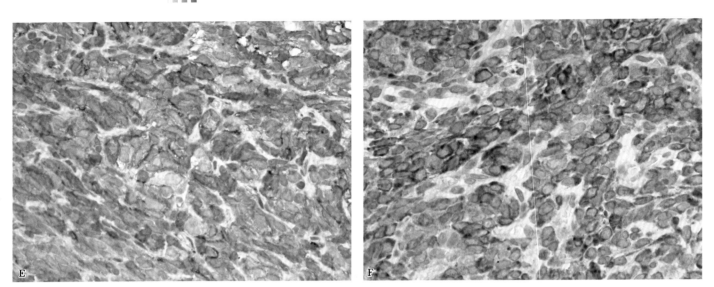

图 12-17 滑膜肉瘤

病例，男，45 岁：A. 呈梭形及上皮样的肿瘤细胞；B. 核分裂象明显；C. 呈血管外皮瘤样结构；D. IHC 示瘤细胞 EMA 弱阳性；E. IHC 示瘤细胞 CD99 阳性；F. IHC 示瘤细胞 Bcl-2 阳性

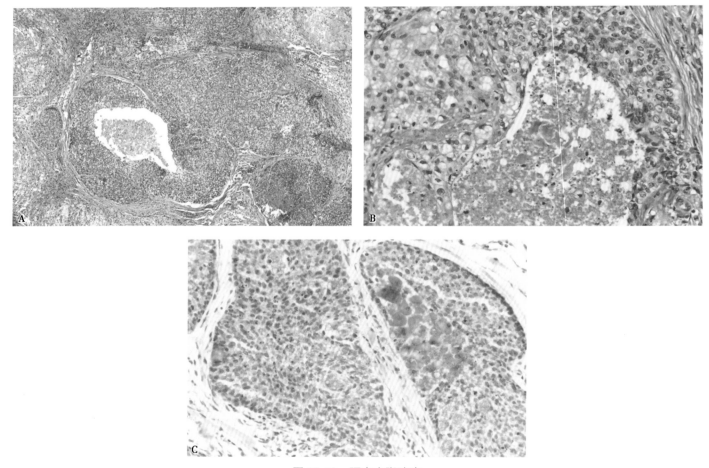

图 12-18 眶内皮脂腺癌

A. 瘤细胞呈巢状生长，中央区可见坏死，低倍；B. 癌巢周边细胞相对较小，近中心区细胞核小，胞质透亮向含有脂质的皮脂腺细胞分化，高倍；C. 油红 O 染色，部分瘤细胞胞质内阳性

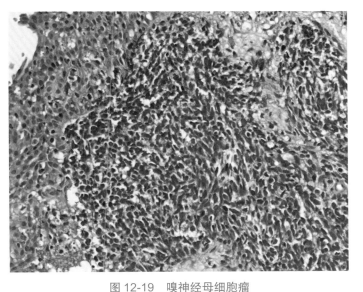

图 12-19　嗅神经母细胞瘤

5 岁，瘤细胞浸至下睑上皮下。左侧为下睑上皮，右侧为小圆形肿瘤细胞，部分细胞呈短梭形，核浆比高

二、视神经肿瘤

（一）视神经胶质瘤

【概念】

视神经胶质瘤（gliomas of the optic nerve）是起源于视神经内星形细胞和少突细胞的低级别神经胶质肿瘤（WHO Ⅰ级）。

【临床特点】

多发生于儿童或青少年，75% 在 10 岁内发病，常见的首发症状为单侧缓慢进行性视力下降，可伴有斜视。视神经分为球内段、眶内段、管内段及颅内段，视神经胶质瘤以发生于眶内段者最多见。影像检查眼球后可见占位（图 12-21）。

【病理变化】

1. **肉眼观**　肿瘤在视神经的实质内生长，呈梭形或梨形。切面灰白、均质，硬脑膜常完好。

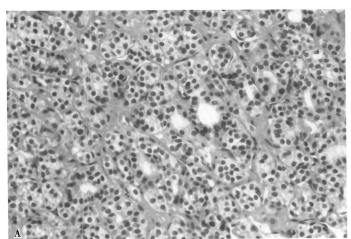
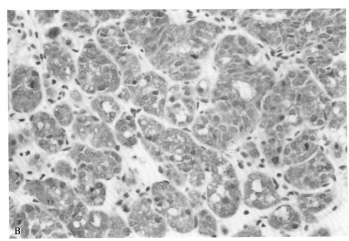

图 12-20　眶内甲状腺癌转移

A. 肿瘤呈甲状腺滤泡样结构；B. IHC 示瘤细胞 TG 阳性

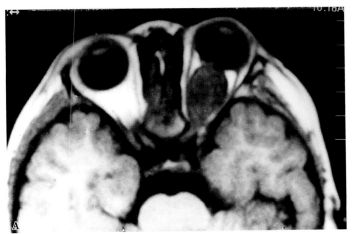
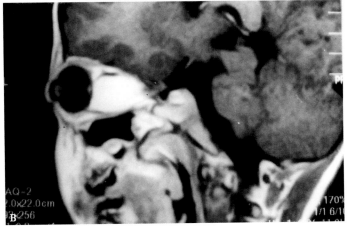

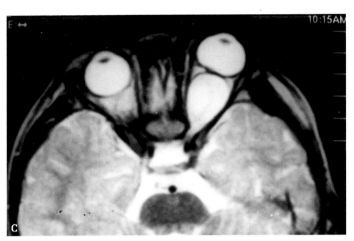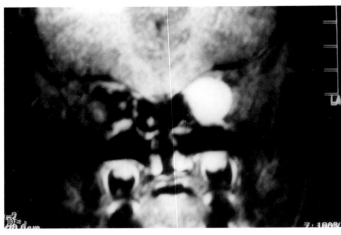

图 12-21 视神经胶质瘤

A. 水平位 T_1WI MRI 示左眶内一高密度肿物；B. 矢状位 T_1C+ MRI；C. 水平位 T_2WI MRI 示左眶内一高密度肿块；D. 冠状位 T_2WI MRI 伴脂肪浸润

2. 镜下观 肿瘤主要组织学类型为毛细胞型星形细胞瘤，少数为毛黏液样型星形细胞瘤及其他类型的胶质瘤。可见经典的双相型组织学表现，包括富含 Rosenthal 纤维的双极细胞致密区和伴嗜伊红颗粒小体形成的多极细胞疏松区。背景可见不同程度的黏液样变，伴有微囊和透明小滴形成。部分病例含数量不等的少突胶质细胞（图 12-22）。血管透明变性、血管增生或肾小球样血管增生均可见到。一些病例可出现梗死样坏死。

恶性视神经胶质瘤罕见，其组织学标准为细胞密度增加，非典型多形性星形细胞，核分裂象多见，异型性明显，可伴有坏死和血管增生。

肿瘤可刺激脑膜组织增生，故有时需要与视神经鞘脑膜瘤鉴别。

3. 分子遗传学 *KIAA1549-BRAF* 基因融合是视神经胶质瘤特征性的遗传学改变，阳性率为 38.9%，但与预后无关。

【治疗及预后】

治疗方式主要为手术切除。预后较好。

（二）视神经鞘脑膜瘤

视神经鞘脑膜瘤（optic nerve sheath meningioma）起源于视神经鞘蛛网膜的帽细胞，主要沿视神经浸润蔓延，导致视神经弥漫性增粗，前至眼球，后至视神经管孔。临床有眼睑肿胀、眼球突出、视力下降等症状。早期即引起视力下降，视神经乳头水肿，继而发生视神经萎缩。肿瘤可突破硬膜向眶内侵犯致眼球突出、眼球运动障碍。

脑膜瘤的病理组织结构呈多样性，可分为砂粒型、纤维型、类上皮细胞型、混合型、血管型、内皮细胞型及肉瘤型等（图 12-23）。后三者的病情发展较快，恶性程度较高。

（三）视神经血管母细胞瘤

视神经也可以发生血管母细胞瘤（hemangioblastoma），其形态特点同视网膜的血管母细胞瘤（图 12-24，参见第十章第七节）。

三、淋巴组织增生性病变

（一）淋巴组织反应性增生

发生于眼葡萄膜组织的淋巴组织反应性增生可累及眼眶。组织病理学特征是密集而成熟的单一性小淋巴细胞弥散浸润。中间夹杂有浆细胞和少数吞噬细胞，可见淋巴滤泡和 PAS 染色阳性的 Dutcher 小体，纤维基质较少，免疫组化染色显示淋巴细胞为多克隆性增生。所谓 Dutcher 小体是核内嗜伊红包涵体，代表摄入的含浓缩免疫球蛋白 IgA、IgM 的胞质。

（二）非典型性淋巴组织增生

是指那些非反应性增生，但在细胞形态上也不能明确为恶性的淋巴组织增生病变，免疫球蛋白检测其为多克隆性（图 12-25），免疫组化染色为单克隆增殖，基因分析可有基因重排现象，临床治疗上对激素治疗不敏感。有人认为此类病人中约 1/3 可发展为恶性淋巴瘤，应引起注意。

（三）恶性淋巴瘤

【临床特点】

可分为原发性及继发性，原发者多见，占眼眶肿瘤的 10%，可与眼球内及脑内淋巴瘤同时存在，临床上绝大多数发生于中老年病人，也可见于年轻人。CT 表现独特，肿块沿眶骨、眼球、视神经或筋膜隔如铸膜般直线状生长和显示出成角影像。继发性者少见，为全身淋巴瘤在眼眶内的表现，多有全身淋巴瘤的病史。眼眶淋巴瘤常有

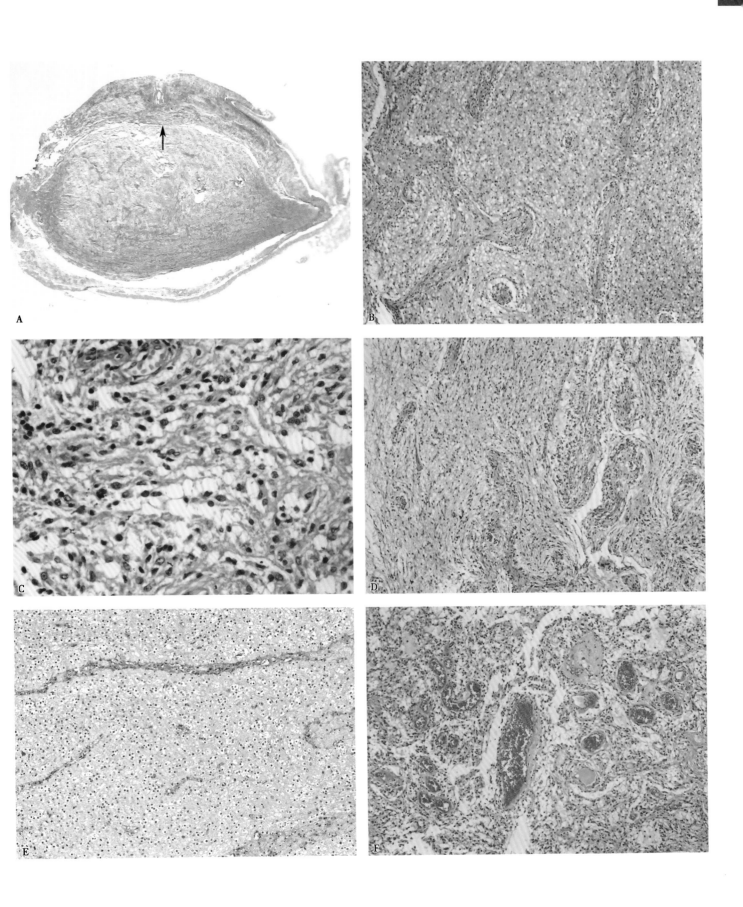

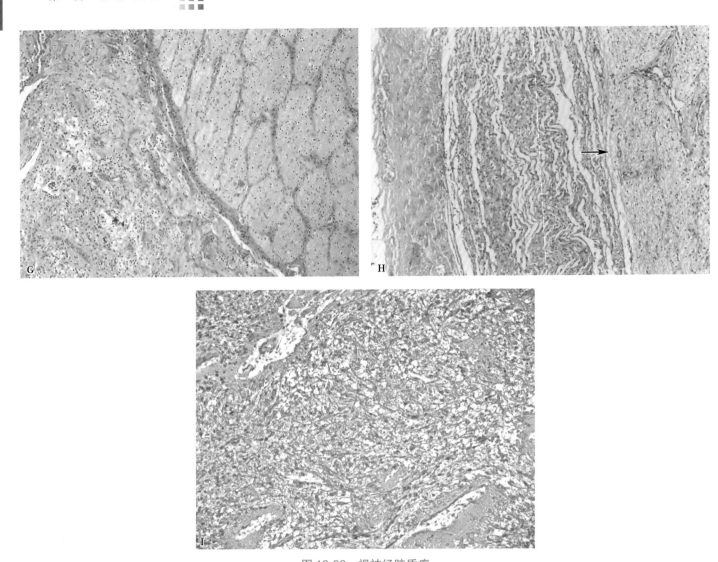

图 12-22 视神经胶质瘤

A. 切片中肿物呈椭圆形，边界清楚，位于视神经鞘膜内，下方为鞘膜细胞增生区；B. 呈分化好的胶质瘤（WHO I 级）形态；C. 梭形细胞较密集区；D. 黏液样变区；E. 部分区瘤细胞形态呈少突胶质细胞样；F. 血管增生区，间质黏液沉积，微囊形成；G. 右侧为残留的视神经束，左侧为增生的鞘膜细胞；H. 视神经鞘及鞘内增生的脑膜细胞（中间区），右侧为肿瘤部分；I. IHC 示瘤细胞 GFAP 阳性

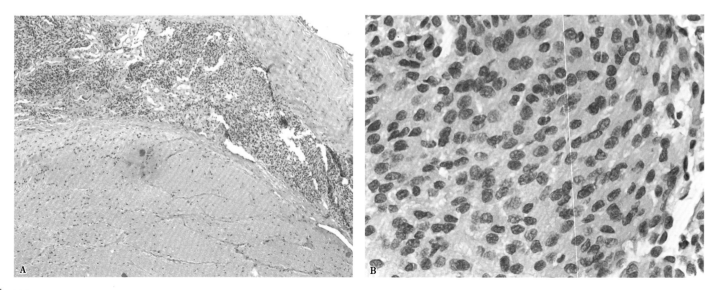

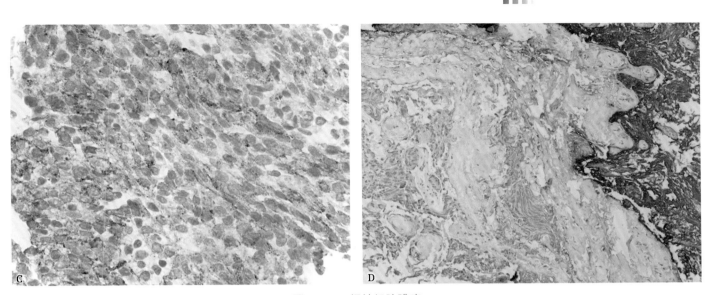

图 12-23 视神经脑膜瘤

A. 视神经周围（上方）可见瘤细胞生长；B. 肿瘤细胞呈上皮样；C. IHC 示瘤细胞 EMA 阳性；D. IHC 示瘤细胞 GFAP 阴性（左侧），视神经纤维阳性（右侧）

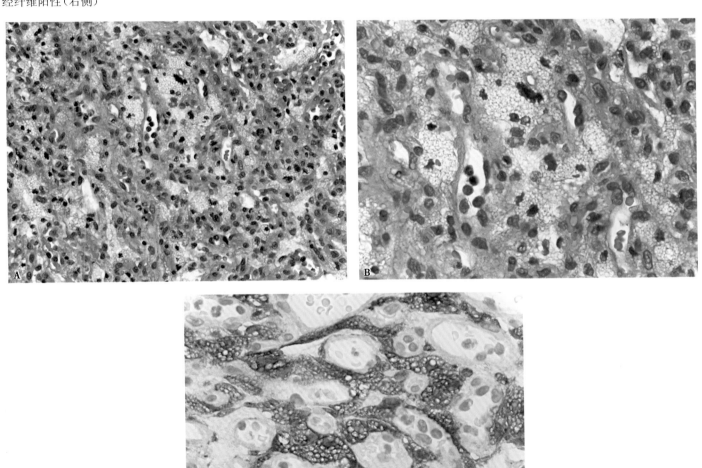

图 12-24 视神经血管母细胞瘤

A. 肿瘤由大而空泡状的间质细胞及薄壁血管组成；B. 高倍观；C. IHC 示间质细胞 NSE 阳性

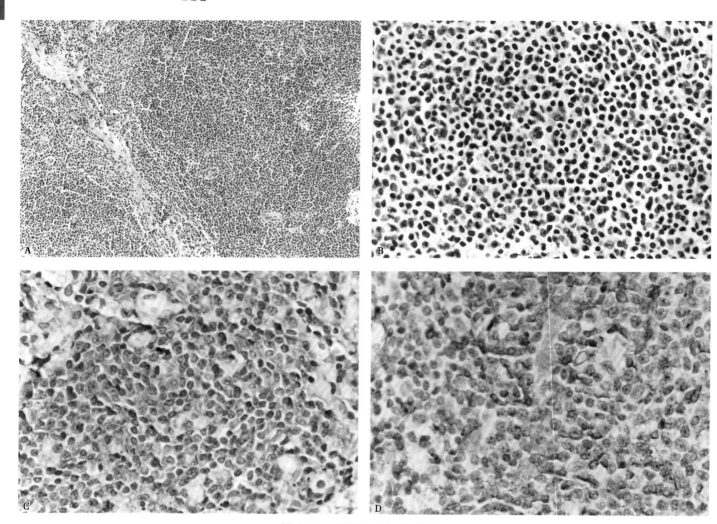

图 12-25 淋巴组织不典型增生

A. 小淋巴样细胞显著增生；B. 增生的淋巴细胞具有异型性；C. IHC 示部分淋巴细胞 CD20 阳性；D. IHC 示部分淋巴细胞 CD45RO 阳性

骨质破坏，最常侵犯上颌骨。粒细胞肉瘤男略多于女，好发于亚裔和非洲裔年轻病人，中位年龄 7 岁。

【病理变化】

组织学上以 MALT 淋巴瘤最多见（图 12-26），其次为弥漫性大 B 细胞淋巴瘤（图 12-27、图 12-28），滤泡性淋巴瘤、套细胞淋巴瘤等也可见到。伯基特（Bukkit）淋巴瘤可以眶周脓肿的形式出现。T 细胞淋巴瘤少见，偶见浆细胞瘤、粒细胞肉瘤及淋巴浆细胞淋巴瘤等。各种病变的病理变化、诊断及鉴别诊断原则同其他部位同型淋巴瘤。

MALT 淋巴瘤可以发生弥漫性大 B 细胞淋巴瘤转化，此时在 MALT 淋巴瘤的背景上可见成片或弥漫性体积明显增大的 B 淋巴细胞浸润，也可见经过一定时间后在其他部位出现弥漫性大 B 细胞淋巴瘤。有报告认为，眼眶 MALT 淋巴瘤可能与鹦鹉衣原体感染有关，但未得到明确证实。

北京同仁医院病理科 1992 年 1 月至 2002 年 7 月间诊断眼眶内恶性淋巴瘤 18 例，原发于眼眶者 17 例，最小年龄 12 岁，最大年龄 71 岁，平均年龄 52.2 岁，男性 12 例，女性 4 例，左眼眶 5 例，右眼眶 10 例，双侧眶内 1 例，镜下 15 例为 MALT 淋巴瘤（83.3%），1 例为浆细胞瘤，1 例为弥漫性大细胞性 B 细胞淋巴瘤。免疫组化染色显示其为单克隆性增生，分子生物检查发现有基因重排现象。眼眶继发性淋巴瘤 1 例，男，72 岁，以双侧腹股沟淋巴结肿大为首发症状，淋巴结活检诊断为滤泡性淋巴瘤，1～2 级（图 12-29A、B），化疗 12 疗程后出现腋窝淋巴结肿大，再次活检诊断同前（图 12-29C），期间颈部淋巴结曾有肿大。2 个月后右眼眶上部皮下出现肿块，活检见肿瘤结构同淋巴结，肿瘤已侵入横纹肌组织内（图 12-30）。

【鉴别诊断】

以眼眶 MALT 淋巴瘤和淋巴组织增生的鉴别较为多见，尤其是 MALT 淋巴瘤伴有淋巴滤泡残留时。MALT

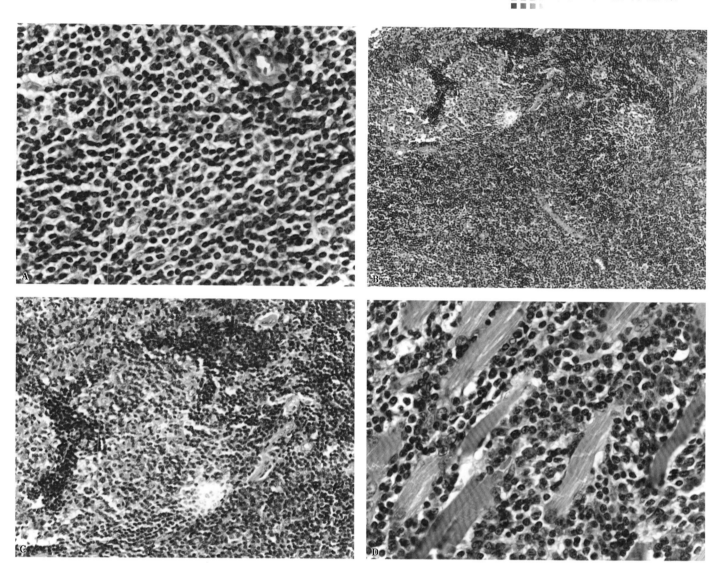

图 12-26　眶内 MALT 淋巴瘤
A. 增生的单核样 B 细胞区；B. 瘤细胞殖入淋巴滤泡内；C. B 图高倍观；D. 瘤细胞侵入周围横纹肌组织内

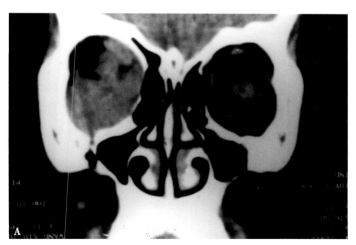

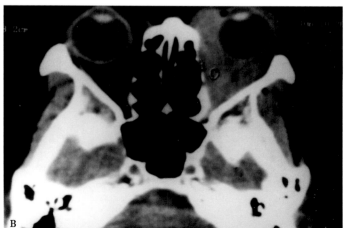

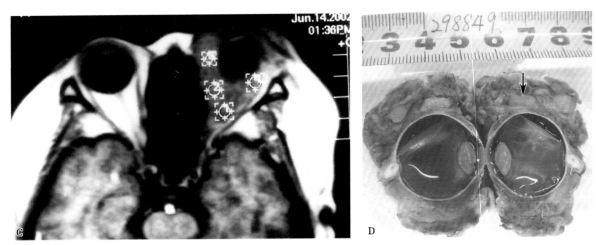

图12-27 眶内弥漫性大B细胞淋巴瘤

病例，女，34岁，影像学改变，CT右眶内占位：A. 冠状位；B. 水平位；C. MRI示右眶内占位；D. 肉眼图像，沿视神经切面（→）

淋巴瘤即使伴有淋巴滤泡的残留，也可见一致性的B淋巴细胞大片状增生及浸润，瘤细胞可见单核样及浆样分化及滤泡内殖入现象。免疫组化染色全B细胞标记物（CD20、CD19、CD79a）抗体标记增生细胞呈弥漫性阳性，而CD3等T细胞标记尽管有时数量较多，但仍显示为散在分布的趋势，可以见到浆细胞免疫球蛋白K链或L链的限制性表达。肿瘤细胞不表达CD5、CD10、CD23及cyclin D1，CD35和CD21可显示残余滤泡的存在及瘤细胞殖入滤泡的现象。染色体异位和免疫球蛋白基因重排检测等可以进一步协助鉴别诊断。

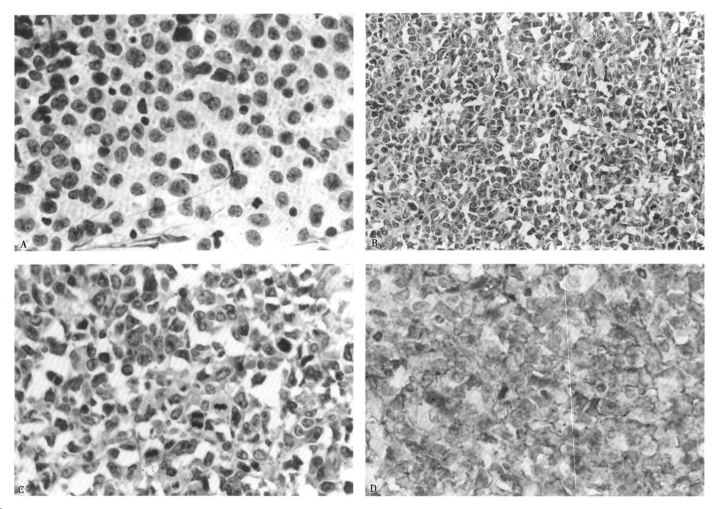

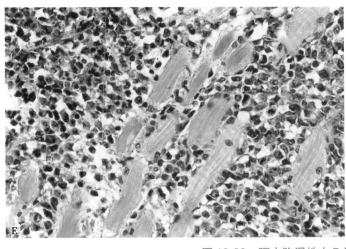

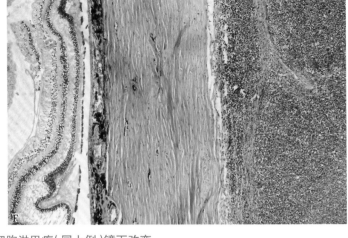

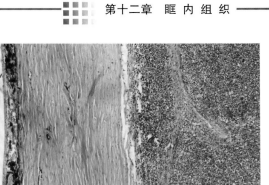

图 12-28 眶内弥漫性大 B 细胞淋巴瘤(同上例)镜下改变

A. 印片,瘤细胞核较大,可见核沟；B. 瘤细胞较大、核大、多形,核分裂象较多见；C. 高倍下瘤细胞形态；D. IHC 示瘤细胞 CD20 阳性；E. 肿瘤浸润眼肌；F. 肿瘤浸至巩膜外侧

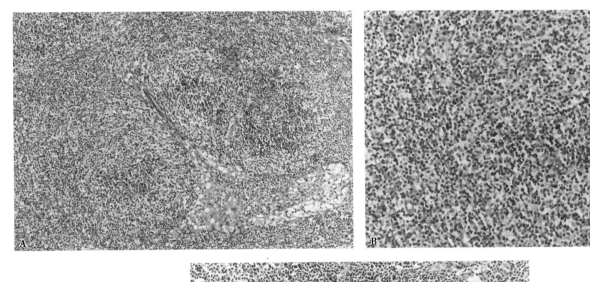

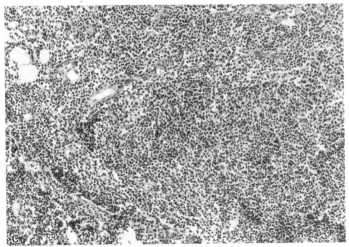

图 12-29 淋巴结滤泡性淋巴瘤扩散至眼眶皮下

病例,男,72 岁,第 1 次活检,腹股沟淋巴结：A. 小型瘤细胞排列呈淋巴滤泡样结构；B. 滤泡样结构内淋巴样细胞密集增生。第 2 次活检,右侧腋窝淋巴结：C. 小型瘤细胞呈淋巴滤泡样排列

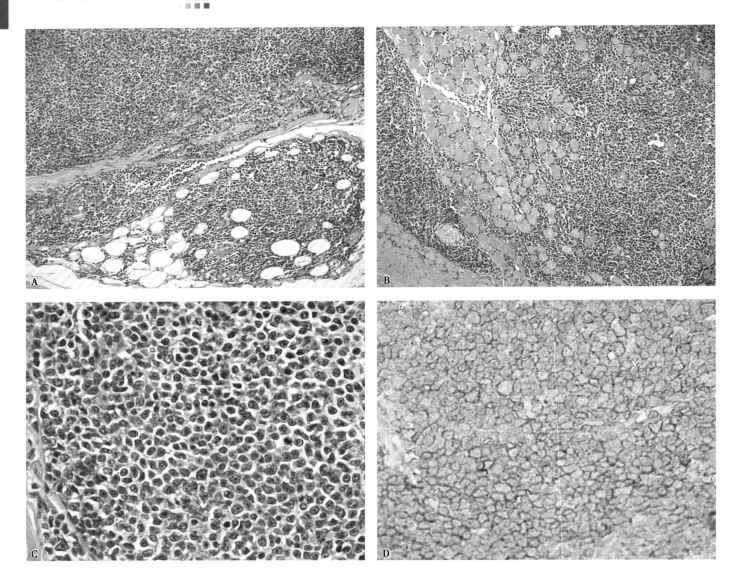

图 12-30 淋巴结滤泡性淋巴瘤扩散至眼眶皮下（同上例）

第3次活检，右眼眶上方肿块：A. 瘤细胞有似滤泡样排列，侵入眉弓皮下脂肪组织内；B. 瘤细胞有似滤泡样排列，侵入眉弓横纹肌组织内；C. 此区可见弥漫分布的中心母细胞，核染色质空，有明显的核仁，符合3B级，高倍；D. IHC 示瘤细胞 CD20 弥漫阳性

四、横纹肌肉瘤

【临床及病理学特点】

横纹肌肉瘤（rhabdomyosarcoma）是儿童期眶内最常见的恶性肿瘤。北京同仁医院病理科自 1992 年 1 月至 2002 年 7 月间诊断眶内横纹肌肉瘤 12 例，其中成人 3 例（1 例 41 岁，2 例 22 岁），儿童 9 例，年龄为 3～11 岁，平均 7.0 岁，男：女 =4：5。发生在左眶者 8 例，1 例合并有同侧筛窦病变，右眶者 4 例；胚胎型 9 例，腺泡型 3 例。组织学类型以胚胎型最常见，约占 3/4（图 12-31～图 12-33），其次为腺泡型（图 12-34）梭形细胞 / 硬化性横纹肌肉瘤（图 12-35、图 12-36）。通常应用免疫组化染色方法以结蛋白（Desmin）、肌球蛋白（myoglobulin）、肌浆蛋白（myogenin）（腺泡状横纹肌肉瘤几乎全部细胞阳性）和横纹肌肌动蛋白（sarcometic actin）进一步证实。

【鉴别诊断】

分化差的胚胎型横纹肌肉瘤常需与其他小细胞恶性肿瘤鉴别，包括 Ewing 肉瘤 / 原始神经外胚瘤（PNET）、恶性淋巴瘤及绿色瘤等。

1. Ewing 肉瘤 /PNET 多见于 30 岁以下，免疫组化标记 CD99 及 Vimentin 阳性，S-100 蛋白、NSE、NF 及 Chg-A 可阳性，多见染色体 t（11;22）（q24;12），或 t（21;22）（q22;q12）易位。

2. 恶性淋巴瘤 瘤细胞 LCA 及 CD20、CD79a（B 细胞）或 CD45RO、CD3 等（T 细胞）标记阳性，PAS 阴性。

3. 绿色瘤 瘤细胞髓过氧化物酶（MPO）、CD45、CD43、lysozyme、CD34、CD99 及 Vimentin 阳性，氯乙酸盐酯酶及 PAS 组化染色阳性等。

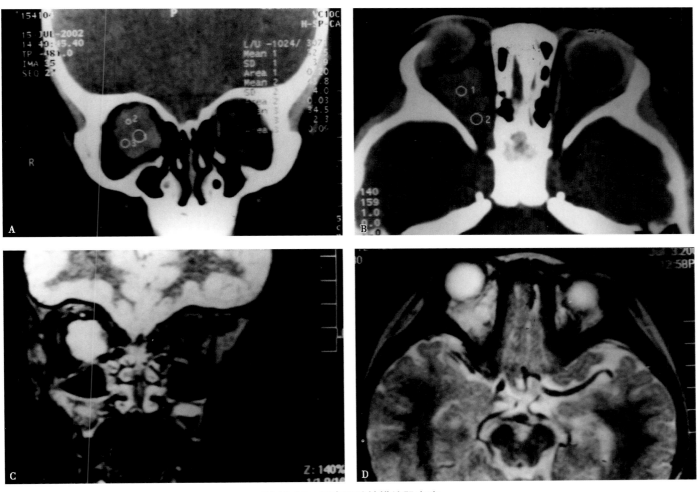

图 12-31 眶内胚胎性横纹肌肉瘤

病例 1，男，3 岁：A. 冠状位软组织 CT 示右眶内肿物；B. 水平位软组织 CT 示该肿物蔓延到眶尖；C. 冠状位 T$_2$WI MRI 伴脂肪浸润，示右眶内一高密度肿块；D. 水平位 T$_2$WI MRI 示右眶内一高密度肿块

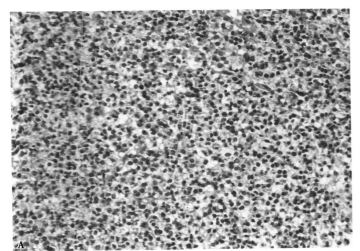

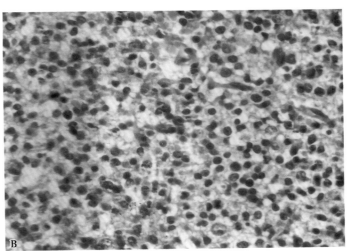

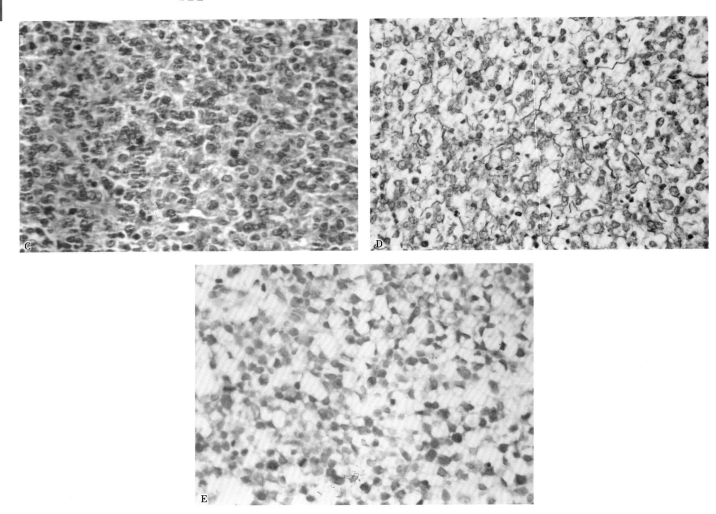

图 12-32 同上病例镜下改变

A. 小型胞质红染的瘤细胞；B. 可见带状或蝌蚪形瘤细胞；C. 瘤细胞密集排列，核分裂象多见，胞质红染；D. 网织纤维染色，网织纤维伸入包绕在瘤细胞之间；E. IHC 示瘤细胞 sarcometic actin 阳性

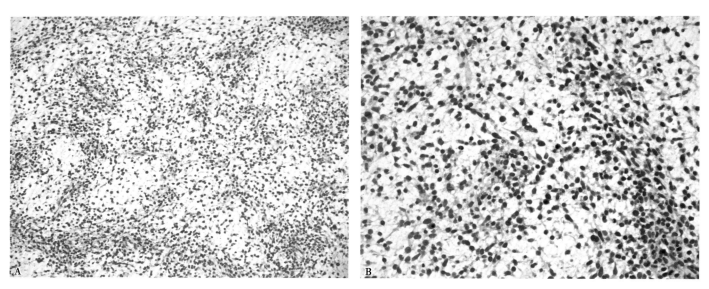

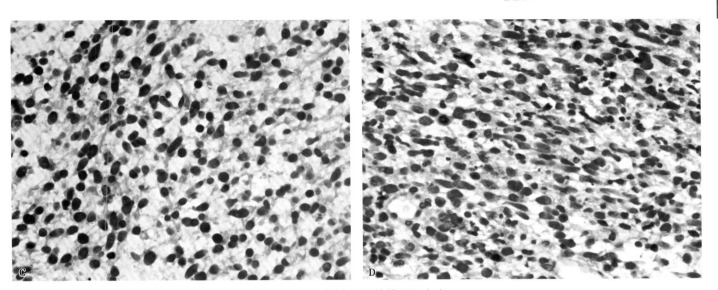

图 12-33 眶内胚胎性横纹肌肉瘤

病例 2，男，3 岁：A～C. 小圆形细胞及疏松的间质黏液状区域放大倍数逐步升高；D. 细胞密集区，可见大小不等的短梭形瘤细胞，部分细胞呈蝌蚪状

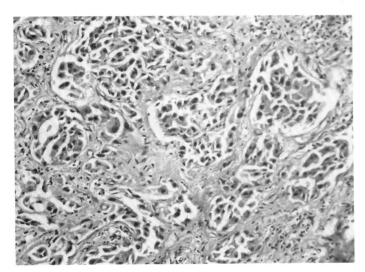

图 12-34 眶内腺泡性横纹肌肉瘤

病例 3，男性，41 岁：肿瘤组织呈腺泡状，瘤细胞胞质宽大、红染

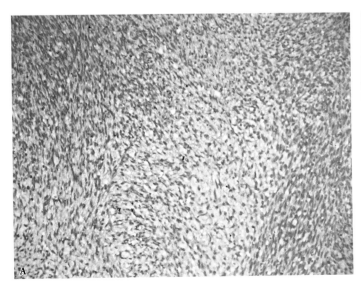

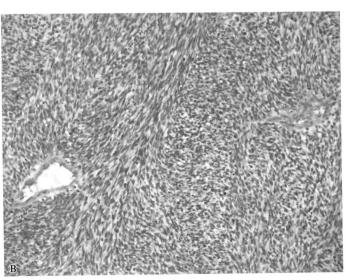

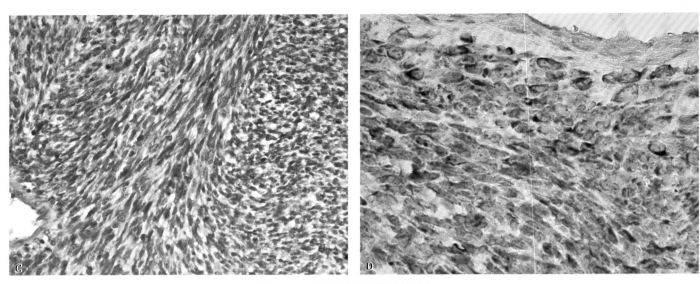

图 12-35 眶内梭形细胞横纹肌肉瘤

A. 梭形瘤细胞束状排列，可见间质水肿区；B、C. 梭形瘤细胞束状及编织状排列；D. IHC 示瘤细胞 Desmin 阳性

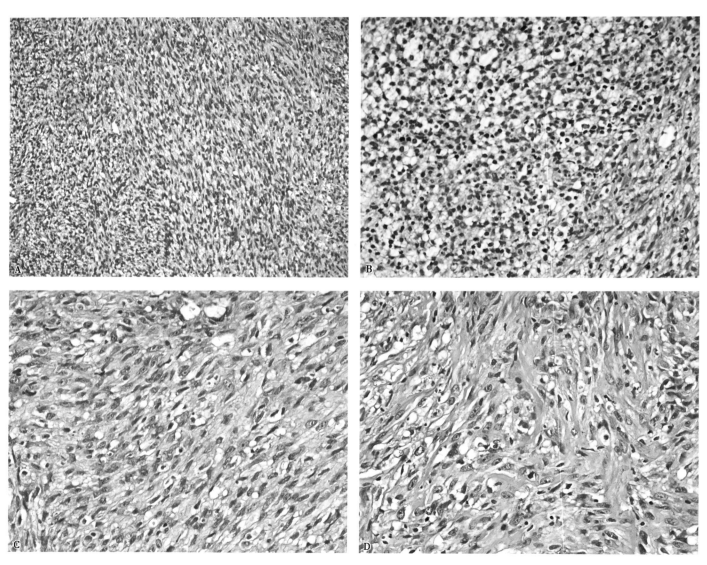

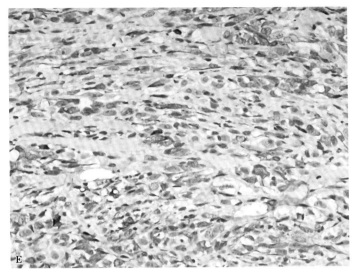

图 12-36　眶内硬化性横纹肌肉瘤

病例 4，女性，8 岁：A. 梭形瘤细胞束状排列；B. 横纹肌母细胞密集分布；C. 梭形瘤细胞异型性明显；D. 间质广泛透明变性；E. IHC 示瘤细胞 Desmin 阳性

第四节　鼻眶沟通性肿瘤及瘤样病变

【概念】

鼻眶沟通性肿瘤及瘤样病变（sinonasal tumours and tumour-like lesions with orbital invasion）是指原发于鼻腔鼻窦并直接侵至眼眶内的肿瘤及瘤样病变，不包括原发于外鼻皮肤的肿瘤。鼻腔、鼻窦与眼眶的关系极为密切，额窦、上颌窦、蝶窦和筛窦围绕眼眶的上侧、下侧、后侧和内侧，与眶内组织仅一薄层骨板之隔，尤其是筛窦侧壁如纸样板和蝶窦侧壁极菲薄甚或可有先天性缺损，致两窦的黏膜分别与眶内侧骨膜和视神经鞘膜相贴；筛前、后孔及其同名血管和神经贯通筛窦和眶内。鼻腔和鼻窦肿瘤可经上述解剖学联系侵入眶内。机体免疫力降低、鼻息肉、中鼻甲肥大和鼻中隔高位偏曲妨碍鼻窦引流，以及鼻窦外伤、手术操作等均可成为鼻腔鼻窦肿瘤侵入眶内的诱发因素。鼻腔鼻窦的真菌感染等也可形成鼻眶沟通性病变。

【临床特点】

北京同仁医院 1997 年 7 月至 2007 年 6 月就诊于耳鼻咽喉头颈外科肿瘤病人 1 836 人，鼻眶沟通性肿瘤住院病人有 134 例（7.3%），恶性肿瘤 93 例（占 69.4%），良性肿瘤 41 例（30.6%），年龄 2～77 岁，中位年龄是 40.5 岁。常见症状有鼻堵、眼球突出、面部疼痛或头痛、鼻出血、视力下降或复视、流涕、嗅觉迟钝、三叉神经的上颌神经支配区域麻木等。以鼻堵最为常见（46.3%），其次是眼球突出（35.8%）、视力下降或复视（21.6%）、面部疼痛或头痛（17.9%）、流涕（13.4%）、鼻出血（8.2%）等，有的同时具有两个或两个以上的症状。根据 2017 年 WHO 关于鼻腔鼻窦恶性肿瘤的分期标准，本组鼻眶沟通性肿瘤 98% 为 T3 或 T4 期病人，8 例伴有颈部淋巴结转移（6.0%，8/134）；远处转移到肝、骨的最多，有 2 例病人转移到腮腺，故鼻眶沟通性肿瘤预后欠佳。

【病理变化】

鼻眶沟通性肿瘤的病理类型较多，较常见的有鳞状细胞癌 23.9%（32/134）、骨及软骨肿瘤 20.1%（27/134）、嗅神经母细胞瘤 12%（17/134）、横纹肌肉瘤 8.2%（11/134）、唾液腺型腺癌 6%（8/134）及鼻型 NK/T 细胞淋巴瘤 3%（4/134），其他还可见到内翻性乳头状瘤伴中 - 重度不典型性增生、炎性假瘤、小细胞癌（图 12-37）、颗粒细胞肉瘤、滑膜肉瘤、原始神经外胚叶肿瘤及神经母细胞瘤（图 12-38）等，鼻窦的黏液囊肿也可向眶内生长。

【部位、类型和临床特点之间的关系】

鼻腔恶性肿瘤向眶内侵犯者少见，但相对于各个鼻窦而言，其侵犯眶内的发生率较高，占鼻眶沟通性肿瘤的 32.1%（43/134），其病理类型以鳞状细胞癌多见。鼻窦肿瘤发生眶内侵犯者以上颌窦最多，占本组鼻眶沟通性肿瘤的第二位（29.1%，39/134），以恶性及鳞状细胞癌多见。筛窦的鼻眶沟通性肿瘤的发生率位居第三（17.9%，24/134），恶性者以嗅神经母细胞瘤多见，良性者以骨和软骨类肿瘤多见。原发于蝶窦的鼻眶沟通性肿瘤非常少见，蝶窦肿瘤侵犯眼眶主要是从眶尖部位开始，从后向前生长，压迫或侵犯视神经，病人眼球突出非常明显，视力改变出现早，多是恶性肿瘤，预后差。原发于额窦者较少，以良性多见，如骨瘤、骨化纤维瘤、骨纤维结构不良及黏液囊肿等，恶性的有嗅神经母细胞瘤、鳞癌、软骨肉瘤、骨肉瘤等。

肿瘤性病变也可以形成鼻 - 眶 - 颅穿通性病变（图 12-39）。

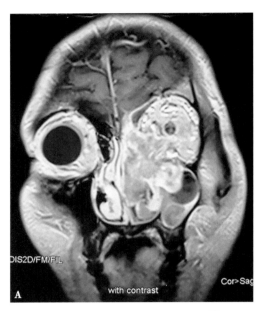
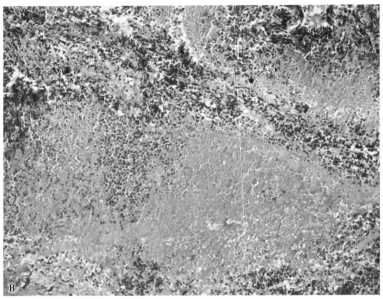

图 12-37　左鼻腔小细胞癌侵入上颌窦及眶内
A. MRI 示肿瘤主体位于鼻腔；B. 镜下肿瘤细胞较小，伴大片坏死

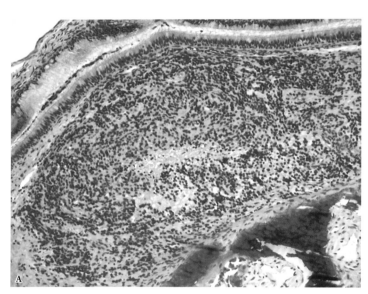
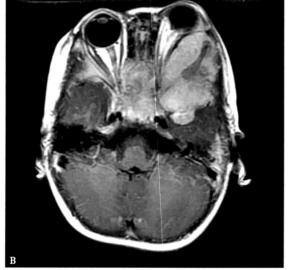

图 12-38　神经母细胞瘤（蝶窦、筛窦、左眶外壁）

病例，男，2 岁，在腹主动脉、脾及左肾之间同时可见实性占
位病变：A. 蝶窦黏膜内肿瘤细胞浸润；B. CT 水平断面可见
肿物位于蝶窦、筛窦、左眶外壁；C. CT 冠状面示左眼眶外侧
肿物及眼眶外侧壁骨质破坏

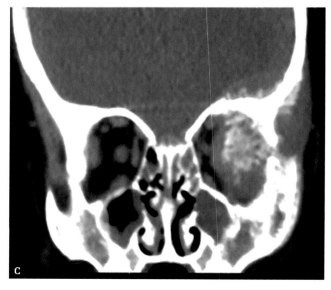

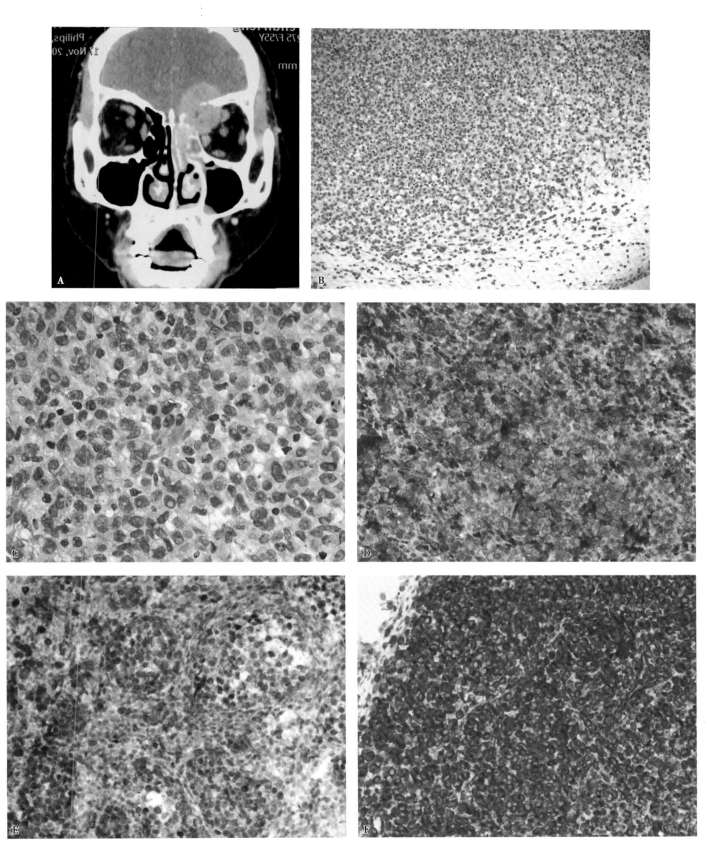

图 12-39 鼻 - 眶 - 颅穿通性病变

病例，女，55 岁，左额窦、筛窦 PNET：A . CT 示鼻腔顶部、额窦及筛窦肿瘤突入眶内及颅内；B . 肿瘤细胞呈小圆形浸至鼻窦上皮下；C . 高倍观；D . IHC 示瘤细胞 CD99 阳性；E . IHC 示瘤细胞 S-100 阳性；F . IHC 示瘤细胞 Vimentin 阳性

参考文献

1. Pakdaman M N, Sepahdari A R, Elkhamary S M. Orbital inflammatory disease: pictorial review and differential diagnosis[J]. World Journal of Radiology, 2014, 6(4): 106-115.

2. Gordon L K. Orbital inflammatory disease: a diagnostic and therapeutic challenge[J]. Eye (Basingstoke), 2006, 20(10): 1196-1206.

3. Gordon L K. Diagnostic dilemmas in orbital inflammatory disease[J]. Ocular Immunology & Inflammation, 2003, 11(1): 3-15.

4. Moore G H, Rootman D B. Orbital inflammatory disease management[J]. Expert Review of Ophthalmology, 2016, 11(6): 1-14.

5. Andrew N H, Nicole S, Kearney D J, et al. An analysis of IgG4-related disease (IgG4-RD) among idiopathic orbital inflammations and benign lymphoid hyperplasias using two consensus-based diagnostic criteria for IgG4-RD[J]. Br J Ophthalmol, 2014, 99(3): 376-381.

6. Sa H S, Lee J H, Woo K I, et al. IgG4-related disease in idiopathic sclerosing orbital inflammation[J]. British Journal of Ophthalmology, 2015, 99(11): 1493.

7. 赵莲, 陈建卓, 王红霞. 眼眶炎性假瘤的临床病理特征分析及治疗效果观察[J]. 眼科新进展, 2015, 35(8): 759-761.

8. 何为民, 罗清礼, 曾继红. 眼眶炎性假瘤手术治疗病例的临床病理分析[J]. 华西医学, 2004, 19(3): 363-364.

9. Yan J, Qiu H, Wu Z, et al. Idiopathic orbital inflammatory pseudotumor in chinese children[J]. Orbit, 2006, 25(1): 1-4.

10. Leo M, Maggi F, Dottore G R, et al. Graves' orbitopathy, idiopathic orbital inflammatory pseudotumor and Epstein-Barr virus infection: a serological and molecular study[J]. Journal of Endocrinological Investigation, 2016, 40(5): 1-5.

11. Ren J, Yuan Y, Wu Y, et al. Differentiation of orbital lymphoma and idiopathic orbital inflammatory pseudotumor: combined diagnostic value of conventional MRI and histogram analysis of ADC maps[J]. Bmc Medical Imaging, 2018, 18(1): 6.

12. Guo H Y, Xing J Q, Wang D Y. Clinical observation of methylprednisolone combined with peri-orbital injection of triamcinolone acetonide for diffuse-type orbital inflammatory pseudotumor[J]. International Eye Science, 2016, 16(7): 1380-1382.

13. Masaya N, Yoshiki S, Issei T, et al. Clinicopathological and molecular features of malignant optic pathway glioma in an adult[J]. Journal of Clinical Neuroscience Official Journal of the Neurosurgical Society of Australasia, 2015, 22(1): 207-209.

14. Glass L R, Canoll P, Lignelli A, et al. Optic nerve glioma: case series with review of clinical, radiologic, molecular, and histopathologic characteristics[J]. Ophthalmic Plastic & Reconstructive Surgery, 2014, 30(5): 372-376.

15. 贾碧云, 张虹. 视神经胶质瘤 32 例临床分析[J]. 中国实用眼科杂志, 2014, 32(5): 659-662.

16. Pierce S M, Barnes P D, Loeffler J S, et al. Definitive radiation therapy in the management of symptomatic patients with optic glioma. Survival and long-term effects[J]. Cancer, 2015, 65(1): 45-52.

17. Trigg M E, Swanson J D, Letellier M A. Metastasis of an optic glioma through a ventriculoperitoneal shunt[J]. Cancer, 1983, 52(4): 599-601.

18. Toonen J A, Anastasaki C, Smithson L J, et al. NF1 germline mutation differentially dictates optic glioma formation and growth in neurofibromatosis-1[J]. Human Molecular Genetics, 2016, 25(9): w39.

19. Buerki RA, Horbinski CM, Kruser T, et al. An overview of meningiomas[J]. Future Oncol, 2018, 14(21): 2161-2177.

20. Hen H, Zhang Q, Tan S, et al. Update on the application of optic nerve sheath fenestration[J]. Restor Neurol Neurosci, 2017, 35(3): 275-286.

21. Parker RT, Ovens CA, Fraser CL, et al. Optic nerve sheath meningiomas: prevalence, impact, and management strategies[J]. Eye Brain, 2018, 10: 85-99.

22. Rassi MS, Prasad S, Can A, et al. Prognostic factors in the surgical treatment of intracanalicular primary optic nerve sheath meningiomas[J]. Neurosurg, 2018, 21: 1-8.

23. Yu H, Wen X, Wu P, et al. Can amide proton transfer-weighted imaging differentiate tumor grade and predict Ki-67 proliferation status of meningioma?[J]. Eur Radiol, 2019, 29(10): 5298-5306.

24. Buttrick S, Shah AH, Komotar RJ, et al. Management of Atypical and Anaplastic Meningiomas[J]. Neurosurg Clin N Am, 2016, 27(2): 239-247.

25. Huntoon K, Pluto CP, Ruess L, et al. Sporadic pediatric meningiomas: a neuroradiological and neuropathological study of 15 cases[J]. Neurosurg Pediatr, 2017, 20(2): 141-148.

26. Nussbaum-Hermassi L, Ahle G, Zaenker C, et al. Optic nerve sheath meningioma detected by single-photon emission computed tomography/computed tomography somatostatin receptor scintigraphy: a case report[J]. Med Case Rep, 2016, 10(1): 96.

27. McGrath LA, Mudhar HS, Salvi SM. Hemangioblastoma of the optic nerve[J]. Surv Ophthalmol, 2019, 64(2): 175-184.

28. Smid LM, van Overdam KA, Davidoiu V, et al. Classification and treatment follow-up of a juxtapapillary retinal hemangioblastoma with optical coherence tomography angiography[J]. Ophthalmol Case Rep, 2019, 15: 100472.

29. Karacorlu M, Hocaoglu M, Sayman Muslubas, et al. Therapeutic Outcomes After Endoresection Of Complex Retinal Capillary Hemangioblastoma[J]. Retina, 2018, 38(3): 569-577.

30. Kanno H, Osano S, Shinonaga M. VHL-Associated Optic Nerve Hemangioblastoma Treated with Stereotactic Radiosurgery[J]. Kidney Cancer VHL, 2018, 5(2): 1-6.

31. Turkoglu EB, Say EA, Shields CL. Spontaneous Devascularization and Detachment of Optic Nerve Hemangioblastoma in a Patient With Von Hippel-Lindau Disease[J]. JAMA Ophthalmol, 2016, 134（9）: e161119.

32. Staub BN, Livingston AD, Chévez-Barrios P, et al. Hemangioblastoma of the optic nerve producing bilateral optic tract edema in a patient with von Hippel-Lindau disease[J]. Surg Neurol, 2014, 5: 33.

33. Turel MK, Kucharczyk W, Gentili F. Optic Nerve Hemangioblastomas? A Review of Visual Outcomes[J]. Turk Neurosurg, 2017, 27（5）: 827-831.

34. Liu Z, Zhang C, Kakudo K, et al. Diagnostic pitfalls in pathological diagnosis of infectious disease: patients with syphilitic lymphadenitis often present with inconspicuous history of infection[J]. Pathol, 2016, 66（3）: 142-147.

35. Yuan Y, Zhang X, Xu N, et al. Clinical and pathologic diagnosis and different diagnosis of syphilis cervical lymphadenitis[J]. Clin Exp Pathol, 2015, 8（10）: 13635-13638.

36. Mahapatra R, Clarke G, Lobo Z, et al. Cervical syphilitic lymphadenitis causing fever of unknown origin followed by rash of secondary syphilis[J]. Pathol Microbiol, 2019, 62（2）: 339-340.

37. Garnier C, Martin-Blondel G, Debuisson C, et al. Intra-nodal injection of gentamicin for the treatment of suppurated cat scratch disease's lymphadenitis[J]. Infection, 2016, 44（1）: 23-27.

38. Hozáková L, Rožnovský L, Fakhouri F, et al. Lymph node syndrome associated with cat scratch disease in children and adults[J]. Cas Lek Cesk, 2018, 157（3）: 146-151.

39. AlGhamdi FE, Al-Khatib TA, Marzouki HZ, et al. Kimura disease: No age or ethnicity limit[J]. Saudi Med, 2016, 37（3）: 315-319.

40. Buder K, Ruppert S, Trautmann A, et al. Angiolymphoid hyperplasia with eosinophilia and Kimura's disease - a clinical and histopathological comparison[J]. Dtsch Dermatol Ges, 2014, 12（3）: 224-228.

41. Ye P, Ma DQ, Yu GY, et al. Comparison of the efficacy of different treatment modalities for Kimura's disease[J]. Oral Maxillofac Surg, 2017, 46（3）: 350-354.

42. Cuglievan B, Miranda RN. Kikuchi-Fujimoto disease[J]. Blood, 2017, 129（7）: 917.

43. Morishima T, Mizutani Y, Takahashi T, et al. Histiocytic necrotizing lymphadenitis（Kikuchi's disease）with vasculitis[J]. Dermatol, 2018, 45（5）: e98-e99.

44. Wang W, Medeiros LJ. Castleman Disease[J]. Surg Pathol Clin, 2019, 12（3）: 849-863.

45. Freeman SC, Baskaran J, Gbadamosi-Akindele M. Human Herpesvirus-8 Negative Multicentric Castleman Disease in a Patient with Human Immunodeficiency Virus Treated with Highly Active Antiretroviral Therapy and Chemotherapy[J]. Cureus, 2019, 11（8）: e5530.

46. Bin Waqar SH, Khan AA, Mohiuddin O, et al. Paraneoplastic Pemphigus with Underlying Castleman's Disorder: A Rare Report with Literature Review[J]. Cureus, 2019, 11（6）: e5022.

47. Nelson DS, Marano RL, Joo Y, et al. BRAF V600E and Pten deletion in mice produces a histiocytic disorder with features of Langerhans cell histiocytosis[J]. PLoS One, 2019, 14（9）: e0222400.

48. Jain A, Kumar S, Aggarwal P, et al. Langerhans cell histiocytosis: An enigmatic disease[J]. South Asian J Cancer, 2019, 8（3）: 183-185.

49. Atal AA, Thakar S, Ghosal N, et al. Primary spinal Rosai-Dorfman disease: Report of an unusual extradural pathology[J]. Neurol India, 2019, 67（3）: 896-898.

50. Goyal G, Young JR, Koster MJ, et al. The Mayo Clinic Histiocytosis Working Group Consensus Statement for the Diagnosis and Evaluation of Adult Patients With Histiocytic Neoplasms: Erdheim-Chester Disease, Langerhans Cell Histiocytosis, and Rosai-Dorfman Disease[J]. Mayo Clin Proc, 2019, 94（10）: 2054-2071.

51. Singh S, Kumar A, Pandey S, et al. Isolated Langerhans Cell Histiocytosis Masquerading as Intradural Extramedullary Meningioma: Review on Histiocytic Disorders of Spine[J]. Pediatr Neurosci, 2019, 14（1）: 46-51.

52. Kamal AF, Luthfi APWY. Diagnosis and treatment of Langerhans Cell Histiocytosis with bone lesion in pediatric patient: A case report[J]. Ann Med Surg（Lond）, 2019, 45: 102-109.

53. Thambi SM, Benson R, Nair SG, et al. Hodgkin's lymphoma in a patient with acute lymphoblastic leukemia while on maintenance: A rare second malignant neoplasm[J]. Indian J Pathol Microbiol, 2019, 62（3）: 510-512.

54. Hellbacher E, Hjorton K, Backlin C, et al. Malignant lymphoma in granulomatosis with polyangiitis: subtypes, clinical characteristics and prognosis[J]. Acta Oncol, 2019, 13: 1-5.

55. Kriegsmann K, Klee JS, Hensel M, et al. Patients With Malignant Lymphoma and HIV Infection Experiencing Remission After First-Line Treatment Have an Excellent Prognosis[J]. Clin Lymphoma Myeloma Leuk, 2019, 19（10）: e581-e587.

56. Kim DD, Budhram A, Haji FA, et al. Leptomeningeal metastasis of classical Hodgkin lymphoma in a patient with malignant posterior reversible encephalopathy syndrome[J]. Lancet Oncol, 2019, 20（7）: e397.

57. 张长凯, 郭小芳, 卢伟, 等. EBV 感染与恶性淋巴瘤病人染色体异常、免疫表型及预后的相关性 [J]. 青岛大学学报（医学版）, 2019, 55（03）: 275-278 + 283.

58. Collins K, Mnayer L, Shen P. Burkitt-like lymphoma with 11q aberration[J]. Clin Case Rep, 2019, 7（9）: 1823-1824.

59. 吴永芳, 许春伟, 韩鸿雁, 等. 443 例恶性淋巴瘤临床病理特征分析 [J]. 临床与病理杂志, 2015, 35（07）: 1268-1275.

60. Casey DL, Chi YY, Donaldson SS, et al. Increased local failure for

patients with intermediate-risk rhabdomyosarcoma on ARST0531：A report from the Children's Oncology Group[J]. Cancer，2019，125（18）：3242-3248.

61. Lucas JT，Pappo AS. Optimal dosing of cyclophosphamide in rhabdomyosarcoma：It's complicated[J]. Cancer，2019，125（18）：3107-3110.

62. Lewin J，Desai J，Smith K，et al. Lack of clinical activity with crizotinib in a patient with FUS rearranged rhabdomyosarcoma with ALK protein overexpression[J]. Pathology，2019，51（6）：655-657.

63. Kurmasheva RT，Bandyopadhyay A，Favours E，et al. Evaluation of entinostat alone and in combination with standard-of-care cytotoxic agents against rhabdomyosarcoma xenograft models[J]. Pediatr Blood Cancer，2019，66（8）：e27820.

64. Raghavan SS，Mooney KL，Folpe AL，et al. OLIG2 is a marker of the fusion protein-driven neurodevelopmental transcriptional signature in alveolar rhabdomyosarcoma[J]. Hum Pathol，2019，91：77-85.

65. Zheng JJ，Zhang GJ，Huo XL，et al. Treatment strategy and long-term outcomes of primary intracranial rhabdomyosarcoma：a single-institution experience and systematic review[J]. Neurosurg，2019，13：1-11.

索引

Ewing 肉瘤　Ewing sarcoma，EWS　69

IgG4 相关性疾病　IgG4-related disease，IgG4-RD　347，391

Langerhans 细胞组织细胞增生症　Langerhans' cell histiocytosis，LCH　243

NUT 癌　NUT carcinoma　38

von Hippel-Lindau　VHL　383

A

艾滋病　acquired immune deficiency syndrome，AIDS　127

B

疤痕疙瘩　keloid　234

鼻孢子菌病　rhinosporidiosis　20

鼻部结核　nasal tuberculosis　20

鼻窦弥漫性大 B 细胞淋巴瘤　diffuse large B cell lymphoma，DLBCL　271

鼻胶质瘤　nasal glial heterotopia, nasal glioma　82

鼻眶沟通性肿瘤及瘤样病变　sinonasal tumours and tumour-like lesions with orbital invasion　429

鼻颅沟通性肿瘤及瘤样病变　sinonasal tumours and tumour-like lesions with encephalic invasion　119

鼻腔鼻窦 SMARCB1 缺失癌　SMARCB1（INI-1）-deficient carcinomas of the sinonasal tract　35

鼻腔鼻窦成釉细胞瘤　sinonasal ameloblastoma　92

鼻腔鼻窦的神经内分泌癌　neuroendocrine carcinoma，NEC　74

鼻腔鼻窦畸胎癌肉瘤　sinonasal teratocarcinosarcoma，SNTCS　71

鼻腔鼻窦角化性鳞状细胞癌　keratinizing squamous cell carcinoma，KSCC　29

鼻腔鼻窦未分化癌　sinonasal undifferentiated carcinoma，SNUC　34

鼻软骨间叶性错构瘤　nasal chondromesenchymal hamartoma，NCMH　325

鼻咽癌　nasopharyngeal carcinoma，NPC　130

鼻咽乳头状腺癌　nasopharyngeal papillary adenocarcinoma　133

鼻硬结病　rhinoscleroma　16

扁桃体角化症　hyperkeratosis of the tonsils　124

变应性真菌性鼻窦炎　allergic fungal sinusitis，AFS　7

病毒性结膜炎　viral conjunctivitis　366

伯基特淋巴瘤　Burkitt lymphoma，BL　287

C

肠型腺癌　intestinal type adenocarcinoma　51

传染性单核细胞增多症　infectious mononucleosis　256

D

低分化神经内分泌癌　poorly neuroendocrine carcinoma　198

淀粉样变性　amyloidosis　344，359

耵聍腺腺癌　ceruminous adenocarcinoma　217

多形性腺瘤　pleomorphic adenoma　393

E

恶性耳炎　malignant otitis　209

恶性黑色素瘤　malignant melanoma　242

恶性黑色素瘤　malignant melanoma，MM　65

恶性外周神经鞘瘤　malignant peripheral nerve sheath tumour，MPNSTs　112

耳郭畸形　auricle deformity　207

耳前瘘管　pre-auricular fistula　206

耳息肉　otic polyps　208

F

非肠型腺癌　non-intestinal type adenocarcinoma　51

非角化性鳞状细胞癌　non-keratinizing squamous cell carcinoma，NKSCC　29，130

分叶状毛细血管瘤　lobular capillary hemangioma，LCH　94

复发性多软骨炎　replapsing polychondritis　211

G

干酪性鼻炎　rhinitis caseosa　6

干燥综合征　Sjögren syndrome　391

高分化神经内分泌癌　well-differentiated neuroendocrine carcinoma　197

孤立性纤维瘤　solitary fibrous tumor　102

骨化性纤维瘤　ossifying fibroma，OF　315

骨瘤　osteoma　308

骨母细胞瘤　osteoblastoma，OB　310

骨肉瘤　osteosarcoma　318

骨软骨瘤　osteochondroma　322

过敏性鼻炎、鼻窦炎　allergic rhinitis, sinusitis　5

H

海绵状血管瘤　cavernous hemangioma　94，360

韩 - 薛 - 柯氏病　Hand-Schuller-Christian disease　299

黑色素瘤　melanoma　377

黑色素细胞瘤　melanocytoma　376

黑色素痣　melanin nevi　239

横纹肌瘤　rhabdomyoma　186

横纹肌肉瘤　rhabdomyosarcoma　105，147，242，424

喉角化症　laryngeal keratosis　156

喉结核　laryngeal tuberculosis　153

喉梅毒　laryngeal syphilis　154

喉膨出　laryngocele　183

喉隐球菌病　laryngeal cryptococcosis　154

呼吸上皮乳头状瘤　Schneiderian papiloma　23

呼吸上皮腺瘤样错构瘤　respiratory epithelial adenomatoid hamartoma, REAH　42

呼吸上皮型乳头状瘤　Schneiderian epithelial papilloma　128

滑膜肉瘤　synovial sarcoma, SS　147，189

化脓性肉芽肿　pyogenic granuloma　94，235

化生及增生　metaplasia and hyperplasia　42

黄斑瘤　xanthelasma　359

黄色瘤　xanthoma　359

混合性神经内分泌癌　combined neuroendocrine carcinoma　199

霍奇金淋巴瘤　Hodgkin lymphoma　260

J

肌球病　myospherulosis　6

基底细胞癌　basal cell carcinoma　361

基底样鳞状细胞癌　basaloid squamous cell carcinoma　130

急性爆发性真菌性鼻窦炎　acute fulminant fungal sinusitis, AFFS　11

急性鼻炎　acute rhinitis　2

急性喉炎　acute laryngitis　151

急性会厌炎　acute epiglottitis　151

急性咽炎　acute pharyngitis　123

脊索瘤　chordoma　334

假上皮瘤样增生　pseudoepitheliomatous hyperplasia, PEH　23

间变性大细胞淋巴瘤　anaplastic large cell lymphoma, ALCL　289

间叶性软骨肉瘤　mesenchymal chondrosarcoma　330

睑板腺囊肿　chalazion　358

睑腺炎　hordeolum　358

浆细胞瘤　plasmacytoma　244

浆液黏液腺错构瘤　seromucinous hamartoma　42

角化性鳞状细胞癌　keratinizing squamous cell carcinoma　130

角膜变性　corneal degeneration　366

接触性溃疡　contact ulcer　181

结节病　sarcoidosis　345

结膜皮样瘤　dermoid tumor　364

结膜炎　conjunctivitis　366

结外 NK/T 细胞淋巴瘤，鼻型　extranodal NK/T-cell lymphoma, nasal type　263

结外 Rosai-Dorfman 病　extranodular Rosai-Dorfman disease　252

睫状体色素上皮腺癌　pigmented epithelium adenocarcinoma of ciliary body　382

睫状体色素上皮腺瘤　pigmented epithelium adenoma of ciliary body　381

睫状体髓上皮瘤　medulloepithelioma　378

睫状体无色素上皮腺癌　nonpigmented epithelium adenocarcinoma of ciliary body　381

睫状体无色素上皮腺瘤　nonpigmented epithelium adenoma of ciliary body　381

颈静脉鼓室副神经节瘤　glomus tympanicum tumor　225

巨细胞癌　giant cell carcinoma　180

巨细胞瘤　giant cell tumour, GCT　311

巨细胞纤维瘤　giant cell fibroma　234

具有腺样囊性结构的 HPV 相关性癌　HPV-related carcinoma with adenoid cystic-like features　31

K

颗粒细胞瘤　granular cell tumor, GCT　184

口咽部 HPV 阳性鳞状细胞癌　oropharyngeal squamous cell carcinoma associated with high-risk HPV, OPSCC-HPV　136

L

莱特勒 - 西韦病　Letterer-Siwe disease, acute infantile reticuloendotheliosis, non-lipid reticuloendotheliosis　299

朗格汉斯细胞组织细胞增生症　langerhans cell histiocytosis, LCH　299

老年性玻璃体变性　senile vitreous degeneration　376

泪囊炎　dacryocystitis　397

泪腺炎　dacryoadenitis　391

良性淋巴上皮病变　benign lymphoepithelial lesion　391

淋巴上皮癌　lymphoepithelial carcinoma　34，178

淋巴组织反应性增生　reactive lymphoid proliferation　248

鳞状细胞癌　squamous cell carcinoma　368

鳞状细胞乳头状瘤　squamous cell papilloma　23，128，361

鳞状细胞乳头状瘤及乳头状瘤病　squamous papilloma and papillomatosis　156

颅咽管瘤　craniopharyngioma　88，141

滤泡树突状细胞肉瘤　follicular dendritic cell sarcoma, FDCS　303

滤泡性淋巴瘤　follicular lymphoma, FL　276

M

慢性鼻窦炎及鼻息肉　chronic sinusitis and nasal polyps　2

慢性扁桃体炎　chronic tonsillitis　123

慢性喉炎　chronic laryngitis　151

慢性结节性耳轮软骨皮炎　chondrodermatitis nodular helicis　211

慢性侵袭性真菌性鼻窦炎　chronic invasive fungal sinusitis，CIFS　9

慢性萎缩性鼻炎　chronic atrophic rhinitis　5

慢性咽炎　chronic pharyngitis　123

蔓状血管瘤　racemose hemangioma　237

毛细血管瘤　capillary hemangioma　94，234，359

毛状息肉　hairy polyp　128

梅毒　syphilis　124

弥漫性大 B 细胞淋巴瘤　diffuse large B cell lymphoma，DLBCL　272

迷芽瘤　choristoma　239

N

内翻性乳头状瘤　inverted papiloma　23

内淋巴囊肿瘤　endolymphatic sac tumor，ELST　231

脑膜及脑膜脑膨出　meningocele and meningoencephalocele　83

脑膜瘤　primary meningioma　88

脑三叉神经血管瘤综合征　Sturge-Weber 综合征　360

奴卡菌病　nocardiosis　21

P

皮样脂肪瘤　dermolipoma　364

皮脂腺癌　sebaceous adenocarcinoma　361

平滑肌瘤　leiomyoma　95

平滑肌肉瘤　leiomyosarcoma　111

Q

前庭施万细胞瘤　vestibular Schwannoma　231

侵袭性纤维瘤病　aggressive fibromatosis　96

青光眼　glaucoma　375

去分化软骨肉瘤　dedifferentiated chondrosarcoma　332

R

肉芽肿性结膜炎　granulomatous conjunctivitis　366

肉芽肿性炎　granulomatous inflammation　374

乳头状瘤　conjunctival papilloma　367

软骨瘤　chondroma　321

软骨母细胞瘤　chondroblastoma　323

软骨黏液样纤维瘤　chondromyxoid fibroma　325

软骨肉瘤　chondrosarcoma　329

S

鳃裂囊肿和瘘管　branchial cleft cyst and fistula　206

色素痣　nevus of conjunctiva　366

神经节细胞瘤　ganglion cell tumor，gangliocytoma，ganglioneurocytoma　146

神经纤维瘤　neurofibroma　239

神经纤维瘤病 2 型　neurofibromatosis 2，NF2　232

声带息肉　vocal cord polyp　151

声带小结　nodule　151

视神经胶质瘤　gliomas of the optic nerve　415

视神经鞘脑膜瘤　optic nerve sheath meningioma　416

视网膜静脉阻塞　retinal vein occlusion　376

视网膜母细胞瘤　retinoblastoma，RB　383

视网膜中心动脉阻塞　retinal artery occlusion　376

嗜酸性乳头状瘤　oncocytic papilloma　29

嗜酸性血管中心性纤维化　eosinophilic angiocentric fibrosis　343

嗜伊红淋巴肉芽肿　Kimura disease　252

嗜伊红肉芽肿　eosinophilic granaloma　299

双表型鼻腔鼻窦肉瘤　Biphenotypic sinonasal sarcoma　112

髓外浆细胞瘤　extramedullary plasmacytoma，EMP　279

髓外髓细胞肉瘤　extramedullary myeloid cell sarcoma　245，283

梭形细胞鳞状细胞癌　spindle cell（sarcomatoid）squamous cell carcinoma，SCSCC　33

T

糖尿病性视网膜病变　diabetic retinopathy　376

套细胞淋巴瘤　mantle cell lymphoma，MCL　279

特发性囊性软骨软化　idiopathic cystic chondromalacia　209

痛风　gout　345

透明细胞软骨肉瘤　clear cell chondrosarcoma，CCCS　334

唾液腺型癌　salivary gland-type carcinomas　136

唾液腺型肿瘤　salivary type tumors　45

W

外耳道闭锁　external ear canal occlusion　207

外生骨疣　exostosis　309

外生性乳头状瘤　exophytic papilloma　29

外周 T 细胞淋巴瘤　peripheral T-cell lymphoma，not otherwise specified　289

未分化多形性肉瘤　undifferentiated pleomorphic sarcoma　110

未分化肉瘤　undifferentiated/unclassified sarcoma　148

X

细菌性结膜炎　acute bacterial conjunctivitis　366

纤维结构不良　fibrous dysplasia，FD　309

纤维瘤　fibroma　234

纤维瘤病　fibromatosis　146

纤维肉瘤　fibrosarcoma　105

涎腺始基瘤　salivary gland anlage tumour　128

腺样囊性癌　adenoid cystic carcinoma　393

嗅神经母细胞瘤　olfactory neuroblastoma，ONB　56

血管淋巴增生伴嗜酸细胞浸润　angiolymphoid hyperplasia with eosinophilia　235

血管瘤　hemangioma　94，359，367

血管母细胞瘤　hemangioblastoma　383，416

血管内皮细胞瘤　haemangioendotheliaoma　147

血管平滑肌瘤　angioleiomyoma　237

血管平滑肌瘤　vascular leiomyoma or angiomyoma　96

血管肉瘤　angiosarcoma　111

血管肉瘤　pharynx angiosarcoma　147

Y

咽及扁桃体结核　tuberculosis of the tonsil and pharynx　124

咽血管瘤　pharynx angioma　146

炎性肌纤维母细胞瘤　inflammatory myofibroblastic tumour，IMT　97，184

眼眶炎性假瘤　inflammatory pseudotumor of the orbit　400

眼内炎　endophthalmitis　374

衣原体结膜炎　chlamydial conjunctivitis　366

异位垂体腺瘤　ectopic pituitary adenoma　77，141

异位中枢神经系统组织　ectopic central nervous system tissue　82

翼状胬肉　pterygium　364

硬纤维瘤病　desmoid fibromatosis　96

疣状癌　verrucous carcinoma　172

幼年性毛细血管瘤　juvenile capillary hemangioma　234

原发性视网膜色素变性　retinitis pigmentosa　376

原始神经外胚瘤　peripheral primitive neuroectodermal tumor，PNET　69

原位癌　carcinoma in situ　165，368

Z

真菌球　fungus ball，FB　7

真菌性鼻窦炎　fungal sinusitis，FS　7

脂肪肉瘤　pharyngeal liposarcoma　147

中耳胆固醇性肉芽肿　cholesterol granuloma of middle ear　229

中耳胆脂瘤　cholesteatoma of middle ear　227

中耳畸形　middle ear deformity　207

中耳脑膜瘤　meninggioma of middle ear　222

中耳侵袭性乳头状肿瘤　aggressive papillary tumor of middle ear　222

中耳腺瘤　middle ear adenoma　218

中分化神经内分泌癌　moderately differentiated neuroendocrine carcinoma　198

52检